医务人员
依法廉洁从业指南

刘鑫 陈伟 谈在祥◎主编

中国法制出版社
CHINA LEGAL PUBLISHING HOUSE

顾　问：杨立新　孙东东　张宝珠

主　编：刘　鑫　陈　伟　谈在祥

副主编：任美华　曾德荣　宋　萍

撰稿人：（以姓氏的汉语拼音为序）

敖丽丹 贵州省高级人民法院

鲍冠一 中共承德市双桥区纪律检查委员会

陈德华 广西中医药大学第一附属医院

陈　伟 首都医科大学附属北京口腔医院

陈向雯 首都医科大学附属北京口腔医院

陈筱璐 中国政法大学法学院

岑　文 重庆市九龙坡区第二人民医院

蒋雨彤 中国政法大学证据科学研究院

李金莎 中国政法大学法学院

李　浪 中国医学科学院附属肿瘤医院

李天琦 中共天津市河北区纪律检查委员会

李志远 贵州医科大学附属口腔医院

刘海仙 中国人民解放军总医院

刘诗卉 首都医科大学附属北京积水潭医院

刘　鑫 中国政法大学证据科学研究院

潘学宁 中国政法大学证据科学研究院

彭　华 北京协和医院

任美华 首都医科大学附属北京天坛医院

邵莫童 首都医科大学附属北京积水潭医院

佘　苗 西安交通大学第一附属医院

沈燕飞 甘肃省人民医院

石　帅 首都医科大学附属北京口腔医院

宋　萍 四川大学华西医院

宋赛男 中共山西省晋城市纪律检查委员会

孙乙冉 中国政法大学证据科学研究院

谈在祥 徐州医科大学附属医院

王江月 中国政法大学法学院

王思思 中国人民解放军总医院

王秀红 贵州医科大学护理学院

胥　沛 甘肃省人民医院

徐福穗 甘肃省人民医院

徐天龙 石家庄市妇产医院

徐　婷 通用医疗三二〇一医院

杨　越 中国政法大学法学院

殷　琦 柳州市工人医院

曾德荣 中共北京市纪律检查委员会

曾跃萍 首都医科大学附属北京儿童医院

张　梦 首都医科大学附属北京积水潭医院

张莎莎 中国政法大学证据科学研究院

赵　帆 石家庄市妇产医院

赵　双 首都医科大学附属北京积水潭医院

郑　娇 四川西南司法鉴定中心

郑秋实 北京大学肿瘤医院

序一

我国有悠久的医德传承，悬壶济世是医者普遍遵循的价值追求，历代医家皆以"医乃仁术"为行医宗旨，恪守医德规范。"夫医者，非仁爱之士，不可托也；非聪明理达，不可任也；非廉洁纯良，不可信也""医非仁爱不可托，非廉洁不可信"，是代代相传的医德箴言。

古代西方医生在开业时都要宣读一份有关医务道德的誓词：我要遵守誓约，矢忠不渝……我要清清白白地行医和生活。无论进入谁家，只是为了治病，不为所欲为，不接受贿赂，不勾引异性。对看到或听到不应外传的私生活，我绝不泄露。这份据称是古希腊医生职业道德圣典的《希波克拉底誓言》（Hippocratic Oath）影响至今。20世纪中叶，世界医协大会制定了国际医务人员道德规范。作为全球医生组织世界医学会（World Medical Association，WMA）通过了三个核心文件：《日内瓦宣言：医生誓言》（Declaration of Geneva：The Physician's Pledge，DoG）、《赫尔辛基宣言》（Declaration of Helsinki，DoH）和《国际医学伦理准则》（International Code of Medical Ethics，ICoME），以上文件的不断修改和完善，对医疗行业的伦理道德原则和职业责任，包括医生对患者和社会的责任，以及对其他医生和个人的责任都有系统的阐释，成为医生普遍遵守的伦理规范。例如，1949年10月世界医学会通过的《国际医学伦理准则》中明确提出医师的一般职责是：必须维持本职最高标准的道德，医师执行本职工作不受谋利动机的影响，包括明示：接受病人正当医疗费用以外的财物的行为，即使只有病人是知情者，也是不道德的。

　　新中国成立以来，党和政府一直高度重视医德建设，也褒奖了众多救死扶伤的医生楷模。改革开放以来，卫生行政管理部门一直在强化医德建设，卫生部1988年颁布了《医务人员医德规范及实施办法》（已于2010年废止），其第2条规定："医德，即医务人员的职业道德，是医务人员应具备的思想品质，是医务人员与病人、社会以及医务人员之间关系的总和。医德规范是指导医务人员进行医疗活动的思想和行为的准则。"在列举的七条医德规范中就有"廉洁奉公。自觉遵纪守法，不以医谋私"的规定。党的十八大以来，高度重视医疗队伍建设和医生职业道德建设。2013年12月，国家卫生计生委与国家中医药管理局联合印发《加强医疗卫生行风建设"九不准"》。2021年，国家卫生健康委会同国家医疗保障局、国家中医药管理局，针对当前医疗卫生领域群众反映强烈的突出问题，在2013年"九不准"的基础上，共同制定印发《医疗机构工作人员廉洁从业九项准则》（以下简称《九项准则》）。《九项准则》以医疗机构工作人员的行为是否谋取个人利益为评价标准，对禁止行为的具体表现和内涵做了解释说明。同时也明确了相应惩处措施，增加了违反《九项准则》的处罚参考依据，对于有关人员违反党纪、政纪的，移交纪检监察机关给予党纪政务处分；涉嫌犯罪的，移送司法机关追究刑事责任；对于违反《九项准则》行为多发或者造成恶劣社会影响等其他严重后果的医疗机构负责人，依照有关规定，予以问责。

　　2021年3月6日，习近平总书记在看望参加全国政协十三届四次会议的医药卫生界、教育界委员时提出了期待和要求：广大医务工作者要恪守医德医风医道，修医德、行仁术，怀救苦之心、做苍生大医，努力为人民群众提供更加优质高效的健康服务。但是，近年来医疗腐败案件时见报端，严重影响到医院管理与服务的质量，制约了医疗水平的提高，影响着医患关系，也因此影响到民众的高质量就医需求，破坏了医疗的公平性，阻碍了健康中国目标的实现。自2019年中央纪律检查委员会十九届三中全会中指出"开展民生领域专项整治"后，特别是 2023 年 7 月 6 日，中央 10 部委联合印发《关于开展全国医药领域腐败问题集中整治工作的指导意见》后，如何解决医疗腐败问题成为社会各方高度关注的话题。

当腐败渗透到医药卫生领域时，其破坏性尤其大，威胁到经济发展、国家安全、公共卫生事业和大众福祉。医药卫生领域腐败的多面性和复杂性使打击腐败变得极其困难。

作为一名纪检监察研究学者，医务人员廉洁从业也是我关注的一个重要领域。就其发生类型特点看，与职务以及医学专业高度相关。比如，医务人员应遵守的纪律有廉洁纪律、工作纪律、群众纪律、生活纪律等，其中违反廉洁纪律的比例占大多数。虽然也有医务人员涉及诈骗罪、挪用公款罪、串通投标罪等犯罪，但职务犯罪也就是贪污受贿的行为占极大部分，而在贪污与受贿中，受贿的腐败行为又占主要部分；就其发生环节看，在医疗各个环节都有可能发生腐败。从挂号就医环节到医疗器械与药品的采买环节，再到医保报销和基建环节。作为腐败行为主体的医务人员，其有一定的职务，或者其所在的部门有一定决策的职权，意味着医疗腐败行为往往从多个环节进行。此外，有些医务人员行为难以界定也是理论界研究的热点。例如，学术界对医生收受患者"红包"的行为是否构成犯罪，存在争议，有人认为此行为仅表感谢，虽然违反规定但不构成犯罪，也有人认为此行为构成受贿罪。

关于医药反腐问题的研究，大多数集中在分析公立医院腐败情况、探索治理医疗腐败的长效机制，还有一些关注医疗腐败理论模型、医院腐败责任人、医院廉政文化的研究等，较少有结合司法、纪检监察工作实际，以实践中的案例为支持点进行研究，为医务人员的规范行医提供针对性指引。这本《医务人员依法廉洁从业指南》，从医疗反腐实践出发，梳理了医务人员廉政风险点，厘清了医务人员与患者、医药企业、医保机构等相关群体的关系，分析了腐败的常见类型、发生环节以及发生原因，并对医务人员行医行为提出了具体的建议。

刘鑫教授长期关注和研究医疗卫生领域的法律问题，是我校医事法学领域的学者。在刘鑫教授的带领下，本书会聚了实务界和理论界的作者，既有纪检监察理论研究人员，也有一线的纪检监察干部，还有在医疗机构从事医疗反腐的领导干部和工作人员，写作团队均衡全面，且整体水准较高。这本书不仅是医务人员依法廉洁从业的指南，也是医疗行业相关人员与医务人员依法廉洁交往的指南。可以说，作者团队以对医疗行业的深刻洞察、丰富的纪检监察工作经验、深入浅出的笔触，打磨了一本对医疗机构、医务人员、患者及相关人员极具指导意义的工具书。

相信此书的出版将推动我国在医疗反腐实务理论研究方面发挥起应有的作用，促进医务人员合法合规执业，让人民群众享受优质高效的健康服务。

是为序。

常保国

中国政法大学副校长，纪检监察学院院长

2024 年 1 月 30 日

序二

晋代学者杨泉在其所著《物理论》中曾言："夫医者，非仁爱之士，不可托也。非聪明理达，不可任也。非廉洁纯良，不可信也。"古往今来，人类始终都对医生这个职业寄予崇高的道德期待，廉洁纯良的从医道德底线也是救死扶伤的应有之义。长期以来，我国广大医务人员响应党的号召，坚守医者初心，弘扬大医精神，始终按照"敬佑生命、救死扶伤、甘于奉献、大爱无疆"的卫生职业精神要求，赢得了抗击新冠疫情的全面胜利，也推动我国医疗卫生事业取得了长足的进展，为守护人民的健康做出了卓越的贡献。

然而，医者作为一项职业，此中既有无数良马、诸多神驹，也必有害群之马。自2023年以来，我国各级医疗机构医务人员违反党纪与法规的案件屡屡发生。人才难得，培养不易，医疗机构从业人员受到党纪国法的追究，殊为可惜。一方面，"带金销售"等痼疾提升了医药企业的运行成本，加剧了人民群众"看病难，看病贵"的切肤之痛。另一方面，医药购销领域的腐败部分问题败坏行业风气，腐蚀职业操守，割裂医患之间的信任，对医疗卫生行业的可持续高质量发展产生了恶劣影响，也使得广大医务人员从医路上纪法风险不断增加。

时下，正值由国家卫生健康委牵头、中纪委等多部委协同配合开展的为期一年的医疗领域腐败问题集中治理工作深入推进之时，建立医疗卫生领域腐败问题治理的长效机制是最为关键的一环。回顾医疗卫生系统令人叹息的腐败案例，不难发现不懂法、不知法，缺乏对党纪国法的敬畏，是比较普遍的现象。孟子云："不以规矩，不能成方圆。"不可否认，部分医务人员的堕落，离不开长期以来医疗行业的专业与垄断所形成的潜规则浸染，也与重专业轻党纪法规的学习密不可分。《淮南子》也讲道："矩不正，不可为方；规不正，不可为圆。"当下，医疗卫生行业迫切需要一部全面、规范、科学的医务人员依法廉洁从业的"规矩"加以指引。

值得期待的是，由我国医事法学研究专家中国政法大学证据科学研究院刘鑫教授牵头编著、中国法制出版社出版的《医务人员依法廉洁从业指南》即将付梓。全书 15 章，围绕医疗行为的属性、医务人员的廉洁自律的理论、医患关系、医务人员的法律义务、依法行医的规范要求、社会兼职、经商办企业等诸多纪律与法律的风险，通过翔实的案例加以阐述，理论与实践相结合，案例与理论相融通，深入浅出，娓娓道来，对医疗卫生行业规范行医、廉洁行医，防范行医过程中的纪法风险，提供了精准科学的"规矩"，因而是医疗机构从业人员检视自己行为的"镜子"，也是各级医疗机构开展法纪教育的经典教材，对医疗卫生行业健康平稳发展有着积极的时代意义。

受本书主编邀请作序，故为之。

杨立新

中国人民大学法学院教授

2023 年 12 月 1 日

序三

腐败一词已由最早形容自然界的物体腐烂变质衍化为当今政治学意义上的利用手中权力谋取私利行为的术语。腐败及其对应的反腐败是一个超越种族、宗教信仰、意识形态以及国界的世界性的话题。腐败现象存在于世界各个领域，其危害性世人皆知。反腐是世界各国国家治理的一项艰巨的重要任务。世界各国、国际组织都在努力治理腐败，且探索出了所谓"良好的治理""增加透明""腐败零容忍"解决腐败问题的三大法宝。但实际效果并未完全尽如人意，其原因十分复杂，既包括政治体制、社会结构等宏观层面的，也包括专业技术、组织机构内部管理等微观层面的。

医药领域基于其技术的专业性和运行模式的特殊性以及与人体健康的紧密联系性，在世界各地都形成行业腐败当然的高风险领域。医药领域腐败涉及各相关部门、环节和人员，包括贿赂监管机构和医疗专业人员、操纵药物试验信息、转移药品和用品、采购腐败以及对过度收费等现象。

我国医药领域腐败现象凸显于20世纪80年代中后期，伴随着事业单位由政府财政全额拨款改为差额补款的改革，"以药养医"运行模式的施行，导致医疗机构运行趋利化；多元经济所有制的医疗机构进入医疗卫生行业，以不当方式争抢患者；药品、器械购销施行市场化后，药品、器械购销中的权钱交易等问题越来越严重。

回顾医疗卫生行业反腐已走过的历程，我国已从个案打击逐渐走向制度建设，如国家卫生健康委员会于 2021 年 11 月 12 日颁布实施了《医疗机构工作人员廉洁从业九项准则》等医药领域反腐纲领性文件。但能够理论联系实际，深入浅出分析研究行业腐败的成因及防控对策的学术专著并不多。正如秘鲁前卫生部长帕特里夏·J. 加西亚（Patricia J. García）于 2019 年发表在《柳叶刀》杂志上的《全球卫生腐败公开的秘密》一文中指出的，腐败根植于卫生系统，尽管腐败是在世界范围内实施全民健康覆盖的最重要障碍之一，但很少公开讨论腐败。

今天，呈现在读者面前的这本由刘鑫教授团队根据《九项准则》撰写的《医务人员依法廉洁从业指南》，立足于我国国情，理论联系实际，力求以理服人、以例服人。对当前我国医药领域的腐败现象的观察和分析很到位，医药腐败违法情形归纳清晰，书中总结的廉洁自律指引和建议具有一定的可行性，是针对我国医疗反腐实践的行动指引。

本人与刘鑫教授相识 20 余年，与他的团队打过多年的交道，他们治学严谨，善于钻研，笔耕不辍，尤其近年国家医疗卫生法律较多，他们积极参与，建言献策。相信本书的出版，一定会助力我国医药领域反腐、防腐及建立廉洁行医的长效机制。

在此，本人需要特别强调一点，虽然我国医药领域确实存在腐败现象，但全国近千万各类医务人员中的绝大多数人能够恪守医学伦理规范，遵守国家医疗卫生管理法律法规诊疗规范，恪尽职守，敬业精业，尽心尽力为患者服务。在社会发生严重疫情时，无论是 2003 年的"非典"疫情，还是 2020 年的"新冠"疫情，医务人员都站在抗击烈性传染性疾病的第一线，并且很多医务人员付出了健康和生命。在重大灾害灾难面前，医务人员总是冲在最前面。面对繁重的日常医疗任务，医务人员都能坚守岗位敬业履职。"关键少数""关键岗位"是医药领域反腐核心，也是构建医务人员廉洁行医长效机制的重点。另外，在讨论医药领域反腐的同时，更要重视医务人员合法权益的保障。严格依照《医师法》的规定，确保医师休息时间、薪酬待遇、带薪休假、职称评定、人身安全等合法权益不受侵害。医务人员的合法权益得到保障，最终受益的是患者。

孙东东
北京大学法学院教授
2023 年 11 月 28 日

目　录

引言：医疗权是权利、权力还是职责 ……………………… 001

第一章　医务人员廉洁自律基本理论 ……………………… 013

　第一节　医务人员廉洁自律概述 ………………………… 014

　　一、医疗反腐与廉洁自律的关系 ……………………… 014

　　二、廉洁自律文化的演变和发展 ……………………… 017

　　三、《联合国反腐败公约》与中国反腐工作 ………… 020

　第二节　医药卫生领域腐败的现状及原因 …………… 022

　　一、我国医疗卫生领域腐败及反腐败现状 ………… 022

　　二、医疗领域廉洁自律政策的发展历程 …………… 023

　　三、我国医药购销领域腐败的成因分析 …………… 031

　第三节　医药卫生领域反腐的工作要求 …………… 035

　　一、2023年医药领域腐败问题集中整治工作 ……… 035

　　二、近10年整治医药领域不正之风的工作重点 …… 037

　　三、医药卫生领域的《九项准则》 ………………… 041

　　附：医疗机构工作人员廉洁从业九项准则 ………… 042

　第四节　域外国家和地区医疗反腐的情况介绍 …… 044

　　一、美国：将反腐败确定为国家战略 ……………… 045

　　二、英国：成立医疗服务反诈中心 ………………… 048

　　三、法国：医药、医检分开 ………………………… 050

四、德国：多管齐下的综合性反腐措施 …………………… 051

五、新加坡：与自己不相称的收入都属贪污 …………… 055

第五节　医药卫生领域腐败的惩治和预防 ……………… 056

一、我国医疗腐败者面临的法律责任 …………………… 056

二、建立医疗反腐促进医务人员廉洁执业的长效机制 ……… 068

第二章　医疗机构及科室管理人员廉洁自律的要求 ………… 077

一、概述 …………………………………………………… 078

二、医疗机构及科室管理人员违反廉洁自律的行为种类 …… 088

　【案例 02-01】某卫生院院长朱某等人私分国有资产罪案 … 091

　【案例 02-02】李某贪污罪、私分国有资产罪、挪用公款
　　　　　　　　罪、巨额财产来源不明罪案 …………… 092

　【案例 02-03】某医院党委书记、院长陈某受贿罪、单位
　　　　　　　　受贿罪案 …………………………………… 094

　【案例 02-04】上海版"药神"案改判以走私罪处罚 …… 096

　【案例 02-05】某市人民医院采购直线加速器腐败窝案 …… 097

　【案例 02-06】某县医院院长在药品采购、工程建设等方
　　　　　　　　面大肆敛财获刑 ………………………… 099

　【案例 02-07】某医疗集团原党委书记、总院长张某严重
　　　　　　　　违纪违法案 ……………………………… 101

　【案例 02-08】医疗机构党员干部为了职务晋升给院长送
　　　　　　　　礼被查 …………………………………… 103

　【案例 02-09】洪江市某医院副院长刘某为女儿大办婚宴
　　　　　　　　敛财 ……………………………………… 104

　【案例 02-10】热衷于搞"小圈子""一言堂"的院长
　　　　　　　　落马 ……………………………………… 106

【案例 02-11】垄断经营收费敛财！某省药师协会被国务
　　　　　　　院通报 ……………………………………… 109

　二、医疗机构及科室管理人员廉洁自律的风险 ……… 110

　四、医疗机构及科室管理人员如何落实廉洁自律政策与
　　策略 ………………………………………………… 114

第三章　医务人员与患者的关系 …………………………… 119

　一、相关概念 ………………………………………… 120

　二、患方送红包的表现及应对 ……………………… 122

　【案例 03-01】24 小时候诊的"缝兜大夫" ………… 127

　【案例 03-02】医师巧拒患者红包暖人暖心显医德 ……… 128

　【案例 03-03】山西省某医院肿瘤科医生李某索要"红
　　　　　　　包"案 ……………………………… 130

　三、患方送礼物的情形及应对 ……………………… 133

　【案例 03-04】医生"公开收礼"冲上热搜！ ………… 136

　【案例 03-05】院长收受贵重礼物细节披露 ………… 137

　四、患方在餐馆、私人会所招待的处理 …………… 139

　五、医患关系中的特殊情况的处理 ………………… 142

　【案例 03-06】某大学附属医院医师杨某微信有偿问诊被
　　　　　　　罚款案 …………………………… 143

　【案例 03-07】主任医师赵某拒收贵重礼物 ………… 145

　六、医疗红包礼物等相关法律问题 ………………… 146

第四章　保守国家、机构秘密和患者个人信息及隐私 ………… 151

　一、概述 ……………………………………………… 152

二、医务人员违反保密准则的情形及管控要求 …………… 163

【案例 04-01】上海某医院未经许可与境外合作开展国人
遗传资源研究被处罚 ……………… 165

【案例 04-02】两家医疗机构主动撤销涉遗传国际合作研
究行政许可 ……………… 166

【案例 04-03】国家医学考试试题泄密案 ……………… 168

【案例 04-04】某医院计算机中心主任倒卖统方信息判
刑案 ……………… 171

【案例 04-05】医院院长泄露标底操控招标受贿案 ………… 173

【案例 04-06】整形医生违反保密义务私设门诊部被判侵
权案 ……………… 175

【案例 04-07】某医院护士出卖多名患者信息被判决案 ……… 178

三、泄露秘密行为的法律问题 ……………… 180

第五章　医务人员与药械企业的关系 ……………… 189

一、概述 ……………… 190

二、医务人员与药械企业交往的种类和要求 …………… 195

【案例 05-01】美国布朗医生与药械企业签订独家营销协
议案 ……………… 203

【案例 05-02】医生开处方要求患者到指定药店购药并收
取药品回扣案 ……………… 204

【案例 05-03】某药品生产企业涉嫌商业贿赂行政处罚案 … 206

【案例 05-04】药代请客吃饭，5 名医生"挨板子" ……… 207

【案例 05-05】某药械企业被曝组织医生旅游，公司向公
众致歉 ……………… 210

【案例 05-06】甘被医药代表围猎，"医生掮客" 13 年捞
1600 万元好处费 …………………… 211

【案例 05-07】贩卖医药数据，暗做药代…………… 214

【案例 05-08】医疗机构临时聘用人员"统方"行为违法 … 216

【案例 05-09】"跟台人员"导致的医疗损害赔偿纠纷案…… 220

三、对医药械企业与医师关系的法律规制的建议 ………… 221

第六章　医务人员与其他医疗机构的关系 …………… 229

一、概述 ………………………………………… 230

二、转诊患者违反廉洁自律的情况 ……………… 236

【案例 06-01】某医院急诊科主任向外介绍患者收取"感
谢费"受到处理 ………………………… 237

【案例 06-02】涉嫌行贿，某专科医院有限责任公司被罚
15 万 ………………………………… 238

【案例 06-03】患者家属诉首诊医院违规转诊导致患者死
亡医疗纠纷案………………………… 239

【案例 06-04】某医师介绍患儿家长到指定药店购药受到
处理 ………………………………… 244

【案例 06-05】乐清市某医院急诊外科医生多次违规推荐
患者到外院并从中谋利………………… 246

【案例 06-06】某医院骨科副主任王某甲受贿案………… 247

【案例 06-07】以授予干股形式感谢药品审批领导的贿
赂案………………………………… 250

【案例 06-08】专家与社会商业机构合作加号谋利被处罚 … 251

【案例 06-09】领导配偶以"挂名"领薪形式收受贿赂案 … 252

【案例 06-10】江苏参与倒号的医务人员受到处理………… 254

【案例06-11】勾结号贩子，北京处理6名医务人员 ……… 255

三、医务人员与其他医疗机构打交道面临的法律问题 ……… 256

第七章　规范开展医疗活动 ………………………………… 261

一、概述 …………………………………………………… 262

二、过度医疗的种类及管控要求 ………………………… 267

【案例07-01】一张疯狂的处方 ……………………… 269

【案例07-02】两家医疗机构过度医疗等方法骗取医保基金被通报 …………………………………… 272

【案例07-03】精神病专科医院"过度医疗"，被罚344万元 ……………………………………… 273

【案例07-04】一名医师对患者防御性医疗决策的心路历程 ……………………………………… 277

【案例07-05】法院不予支持受害人过度医疗产生费用案 … 280

【案例07-06】哈尔滨"天价医疗费事件"调查真相 …… 282

【案例07-07】鲁某与某医科大学附属医院医疗服务合同纠纷案 ……………………………………… 284

【案例07-08】专家医生让病人做可能非必要检查用于其科研项目的投诉 ……………………… 286

【案例07-09】德国瓦格纳女士两年接受6次无效手术…… 288

三、过度医疗相关的法律问题 ………………………… 289

第八章　依法规范出具医疗证明文件 …………………… 293

一、概述 ……………………………………………… 294

二、违反规定出具医疗证明文件行为的分类 ……………… 300

　　【案例 08-01】医生因未当面开具需要住院治疗证明，被

　　　　　　　　处以罚款 5 万元…………………………… 300

　　【案例 08-02】违法开具病假条，医师及医院被警告、

　　　　　　　　罚款 ……………………………………… 303

　　【案例 08-03】医务人员出具虚假病历导致案件错判 ……… 304

　　【案例 08-04】非法买卖《出生医学证明》案 …………… 308

　　【案例 08-05】某职业健康检查机构出具虚假职业健康检

　　　　　　　　查证明文件案……………………………… 310

　　【案例 08-06】医嘱作假帮伤者多索赔，医生被罚……… 313

三、利用医疗执业的机会谋取个人不当利益 ……………… 314

　　【案例 08-07】护士非法倒卖疫苗，获刑一年六个月……… 316

　　【案例 08-08】李某君等人贩卖毒品案…………………… 318

　　【案例 08-09】医护人员私自向患者卖药，被罚款 10 万元 … 319

　　【案例 08-10】西安张某卖印度仿制药被判入狱………… 320

四、不规范实施医疗证明活动的法律责任 ………………… 321

第九章　医务人员与社会医疗保障的关系 ……………… 325

一、概述 …………………………………………………… 326

二、医务人员参与欺诈骗保的原因 ………………………… 337

　　【案例 09-01】参保人员骗取医保基金案………………… 340

三、医务人员参与欺诈骗取医保基金的具体表现 ………… 342

　　【案例 09-02】亳州市某医院明某某保险诈骗罪刑事案……… 343

　　【案例 09-03】过度医疗，骗取医保基金………………… 346

　　【案例 09-04】大同市某社区卫生服务站骗取医保基金案……… 347

　　【案例 09-05】重复收费，骗取医保基金………………… 348

【案例09-06】某医院医师重复使用一次性医用耗材骗取

医保基金被判刑 ……………………………… 350

【案例09-07】患者一年半转院13次，分解住院成骗保

新招 …………………………………………… 352

【案例09-08】普通门诊先兆流产患者复方氨基酸注射液

纳入医保报销案 ……………………………… 353

【案例09-09】钦州市浦北县某中心卫生院违规使用医保

基金案 ………………………………………… 355

四、欺诈骗保相关法律问题 ……………………………… 356

【案例09-10】李某合同诈骗案 ……………………………… 360

【案例09-11】某医院、林某发合同诈骗案 ………………… 361

五、医务人员欺诈骗保行为的预防 ……………………… 362

【案例09-12】9位北京三甲医院医生被暂停医保医师

资格 …………………………………………… 365

第十章　医务人员规范开展学术活动 ……………………… 367

一、概述 …………………………………………………… 368

二、不规范学术活动风险行为的分类及管控要求 ………… 374

【案例10-01】顾某违规接受管理服务对象宴请、违规收

受礼金案 ……………………………………… 377

【案例10-02】某科主任参加国际会议，违规接受药企

赞助往返英国商务舱机票案 ………………… 378

【案例10-03】合肥倍某恩医疗技术有限公司商业贿赂案 … 380

【案例10-04】某旅行社与药企合作虚设会议套现贿赂案 … 381

【案例10-05】药械企业为达到宣传产品的目的，向医师

行贿 …………………………………………… 383

【案例 10-06】内分泌科主任收取"讲课费"被追究受
　　　　　　　贿罪案 ·· 385

【案例 10-07】某医药信息咨询（上海）有限公司商业
　　　　　　　贿赂案 ·· 387

【案例 10-08】安徽知名骨科专家被控贪污受贿一审获刑
　　　　　　　两年半 ·· 388

三、医药学术活动的相关法律问题 ····························· 390

四、药械企业和医务人员有关学术活动的建议 ················· 393

第十一章　医师多点执业的问题及规范要求 ····················· 399

一、概述 ··· 400

二、医师"走穴""开飞刀"中的法律关系分析 ·············· 405

【案例 11-01】"走穴"医生手术失败，责任单位输了官司 ····· 407

三、"走穴""开飞刀"中的医师责任分析 ···················· 409

【案例 11-02】医联体内医师会诊的"劳务费"是否属
　　　　　　　于不当得利 ·· 410

【案例 11-03】医师"开飞刀"术前饮酒被停职检查 ·········· 414

【案例 11-04】医生收患者红包，术后 4 天患者死亡 ········· 415

【案例 11-05】医师"走穴"，被以非法行医罪判刑 10 年 ··· 418

四、医师异地规范开展医疗业务的建议 ······················· 419

第十二章　医务人员社会兼职的问题及规范要求 ··············· 423

一、概述 ··· 424

二、医务人员社会兼职的形式与违规风险 ····················· 426

【案例 12-01】"孙杨案"中护士担任兼职"血检官" ········ 428

【案例 12-02】发生在医学杂志社的贪腐窝案 ··············· 431

【案例12-03】医学期刊辑的另类"权谋" ················· 433

【案例12-04】柳叶刀烧烤摊 ················· 435

【案例12-05】医务人员利用医院资源，非法进行利益交

换案 ················· 438

【案例12-06】怀远非法摘取器官案 ················· 440

【案例12-07】团伙聘医生建黑医院非法移植51枚肾脏，

获千万元赃款 ················· 441

三、引导和管控医务人员社会兼职的建议 ················· 443

第十三章 互联网背景下廉洁行医的问题 ················· 447

一、概述 ················· 448

二、互联网医疗健康相关行为的廉洁要求 ················· 456

【案例13-01】某互联网医院使用未注册人员从事本专业

以外诊疗活动案 ················· 458

【案例13-02】谢某与某互联网医院一般人格权纠纷案 ······ 460

【案例13-03】汤某与上海某医院医疗损害责任纠纷案······ 462

【案例13-04】互联网医师未经问诊开处方被法院认定违

反规范败诉案 ················· 468

【案例13-05】上海某药房有限公司直播销售处方药被行

政处罚案 ················· 471

【案例13-06】医美女主播违法大面积裸露推荐隆胸产品

被罚60万元 ················· 472

三、互联网背景下医务人员行为的法律责任 ················· 474

【案例13-07】某医师工作时介绍患者到平台就医，医院

承担医疗损害责任 ················· 475

【案例13-08】侯某生产、销售假药罪案················· 481

第十四章　公立医院从业人员经商办企业行为纪法边界 ……… 483

　　一、概述 ………………………………………………… 484

　　　　【案例 14-01】某医院原院长李某违规从事营利性活动被

　　　　　　　　　　　"双开" …………………………… 487

　　二、公立医院从业人员经商办企业的相关法律和党纪渊源 … 488

　　　　【案例 14-02】落马副局长的"医院生意"：家族公司拿

　　　　　　　　　　　下社区医院项目 ………………… 497

　　　　【案例 14-03】某县医保局原党组书记、局长肖某入股民

　　　　　　　　　　　营医院被"双开" ………………… 499

　　三、公立医院从业人员经商办企业的合法合规性分析 ……… 500

　　　　【案例 14-04】某医院原党总支书记院长杨某违规经商办

　　　　　　　　　　　企业被"双开" …………………… 502

　　　　【案例 14-05】宣汉县某医院原党委副书记院长李某违规

　　　　　　　　　　　经商办企业被查 ………………… 503

　　　　【案例 14-06】违规经商、违规买卖股票，烟台市某医院

　　　　　　　　　　　原副院长被查 …………………… 506

　　四、规范公立医院从业人员经商办企业管理的建议 ………… 507

第十五章　政府举办医疗机构与社会资本合作办医的合规性

　　　　　　指引 …………………………………………… 509

　　一、我国政府举办医疗机构与社会资本合作办医的政策与

　　　　法律历史沿革 ………………………………………… 510

　　二、政府举办医疗机构与社会资本合作办医的政策与法律

　　　　边界 …………………………………………………… 513

　　　　【案例 15-01】"公办民营"医院骗保之后，三甲院长被

　　　　　　　　　　　判 17 年 ………………………… 516

【案例15-02】陈某、洛阳市某医院二审合同纠纷案 ········ 524

【案例15-03】政府举办医院与民营资本合作办"人民医院"合同纠纷案 ············· 528

【案例15-04】赠送医疗设备搭售耗材被认定为商业贿赂案 ··············· 531

【案例15-05】上海某医疗器械科技发展有限公司不正当竞争案 ················ 532

【案例15-06】温州某医院（普通合伙）商业贿赂案 ······ 533

【案例15-07】某医院投资管理有限公司与灵璧县某医院合同纠纷案 ················· 537

三、政府举办医院与社会资本合作办医的合规性建议 ········ 541

后记 ···································· 544

引言：医疗权是权利、权力还是职责

　　医师取得医疗执业资格，经注册后可以在注册的医疗机构和执业专业范围内开展诊疗活动，该医疗机构依照法律规定，授予该医师处方权。由此，医师便可以对前来就医的患者实施诊疗活动，对患者的病症，根据医学理论知识，依照诊疗规范并结合自己的经验，给患者开具处方，要求患者接受某种医疗器械、设备的检查或治疗，或者使用某种药物进行治疗。医疗活动，是在相对固化的空间、时间范围内，由专业人员对其实施严格的法律管控，是只有国家依照法律授予资格的人才能实施的医疗行为。虽然从理论上说，医患关系是平等主体之间的民事合同关系，患者有签订或者不签订该医疗服务合同的自由，患者可以拒绝医师的建议，也可以拒绝医师的处方，但此时的患者对自己身体上出现的问题处于茫然无措的状态，处于自己健康和生命受到威胁的彷徨恐惧之中。因此，对于医务人员的药械推荐，患者基本上会全盘接受，不太可能会拒绝。如果医师有私心，在给患者开具处方的时候，有意识地推荐某厂家的药品或者医疗器械，给患者开具一些无害但也无用的药物，患者同样会照单全收。由此可见，拥有医疗执业就可以接触患者的身体，处置患者的病症，医师由此产生合法收益，也有机会产生不合法收益。

一、医疗行为

医疗活动直接关系到人的生命健康。一方面，医疗活动可以有效干预人罹患病症，并予以诊治，使得人的身体可以恢复到正常状态，延年益寿。另一方面，医疗活动又具有人身侵袭性、危害性、不确定性，可能其诊治疾病恢复健康的目标还未实现，侵害性的医疗行为已经导致人的健康状况更为恶化甚至导致治疗对象死亡。鉴于医疗活动的利弊双重性，任何国家都会严管医疗执业活动，因此对医疗行为界定的讨论非常重要。

《医疗机构管理条例实施细则》第88条对"诊疗活动"的概念进行了明确的界定：是指通过各种检查，使用药物、器械及手术等方法，对疾病作出判断和消除疾病、缓解病情、减轻痛苦、改善功能、延长生命、帮助患者恢复健康的活动。这是迄今为止我们能够获得的最权威、最贴近"医疗行为"含义的概念，也可以作为我国医疗行为的定义。根据《医疗机构管理条例实施细则》对"诊疗活动"的定义，我们可以从以下三个方面予以把握，只有同时具备这三个要件，才可以判断为医疗行为。概言之，对某行为是否为医疗行为的判断，应当以医疗行为的目的、医疗行为的依据、医疗行为的方式这三个要件为依据。

第一，医疗行为的目的，在于对疾病作出判断、消除疾病、缓解病情、减轻痛苦、改善功能、延长生命和帮助患者恢复健康。这里给出了医疗行为的七个目的，如果某一行为要界定为医疗行为，须具备这七大目的中的任意一个。

第二，医疗行为的依据。医疗行为的实施，需要以医学理论、知识、技术、经验为基础，无须或不具备医学理论、知识、技术、经验而实施的行为，即被认为不是医疗行为。

第三，医疗行为的方式，包括各种检查，使用药物、器械及手术等方法。虽然《医疗机构管理条例实施细则》第88条规定对"诊疗活动"

列举了四种医疗行为方法，但应该认为没有穷尽，因为定义表述为"等方法"，医疗实践中确实还有其他方法，如穴位按摩。医疗行为方式是医疗行为最重要的要件，它是医疗行为的外在表现形式，也是医疗行为直接管控的对象。因此，对医疗行为的方式应该进一步准确界定。基于此理由，作者认为列举的方法并不理想，应该采用模糊界定法。医疗行为的方式应当是通过侵害性、危险性和不确定性的方法对患者的身体实施干预。侵害性是指对身体组织器官完整性的破坏，如针刺、切开等。危险性是指实施的行为会直接影响患者的生命或健康，如穴位按压，虽然没有破坏组织器官完整性，但是直接影响到患者的生命或者健康状态。反观一般的足疗，因其不会直接影响人的健康，只会间接影响人的健康，就不被定义为医疗行为。不确定性是指医疗行为实施的结果充满着不确定性，既有疾病诊疗的不确定性，也有对健康和生命影响的不确定性，还有存在各种风险的不确定性。某项行为具有这三性中任何之一者，即可以认为是医疗行为方式。①

域外国家和地区在讨论医疗执业管理问题时，对医疗行为、医疗业务的定义非常重视。美国司法上将医疗活动界定为"诊断、治疗、操作或开具任何人类疾病、疼痛、损伤、畸形或身体状况的处方"，②《日本医师法》第 17 条仅规定，"非医师，不得从事医业"，违反者根据该法第 31 条处以刑罚。这里所说的"医业"，在判例和学说上，一般被解释为"以医疗行为为业"。关于这种"医疗行为"的定义，从以前开始就有各种各样的讨论。③ 比如，日本学者松仓丰治认为，医疗行为是指有关疾病的诊断治疗、预防、畸形矫正、助产、堕胎及各种基于治疗目的

①　刘鑫：《医事法学》（第 3 版），中国人民大学出版社 2022 年版，第 8—10 页。

②　People v Smithtown General Hospital, et al. 402 NYS 2d 318（NY 1978）.

③　［日］神馬幸一：『医業概念の再定位：いわゆる「タトゥー事件」を契機として』，『獨協法学』第 117 号（2022 年 4 月），第 169—206 頁。

及增进医学技术的实验行为。① 日本学界对医疗行为的研究非常深入，根据技术的难易度和判断的难易度两个要素，把与医疗相关的行为分为 5 类：A. 绝对医疗行为；B. 特定医疗行为（又分为两种 B1、B2）；C. 一般医疗行为；D. 需要进一步研究的行为；E. 非医疗行为。② 并且医疗行为需与医师资格相关联。

二、"医疗权"与医疗执业资格

在口语中，人们常说医师具有"医疗权"，然而在与医疗执业管理相关的法律法规中，并没有"医疗权"或类似的概念。其中一个重要的原因就是我们很难界定医疗权到底是权利还是权力。如果是权利，医师作为医疗执业的主体，可以作为，也可以不作为，并且医师开展医疗活动就是要为自己带来相应的利益。但这符合现实中对医师开展医疗活动的现实要求和期待吗？不符合。如果说医疗权是一种权力，权力总是隶属一定身份和地位的人，如行政、立法、司法机关的工作人员，那么开展医疗服务的医疗机构以及拥有医疗执业资格的医师，上到专家、学者、院士，下到乡村医生，是否具有这种权力？

"权力"（power）和"权利"（right）是两个不同的概念。通常而言，前者是指公共的，为公权范畴，为以宪法和行政法为代表的公法所调整；后者是指私人的，与公权相对，系私权范畴，为民法所调整。在涉及"权力"这一概念时，还有一个词"权威"（authority），与 power 相比，authority 更强调获得的权力，即强调来自选举、法律、人事聘用获得的授权。我们平常说的"以权谋私""滥用职权"就是指用公共的权力（power）来为自己谋取权利（right）。但是，医师执业资格不可能

① ［日］松仓丰治：『医师から见た法律』，载［日］大阪医师会主编：『医疗と法律』，第 17 页。
② 厚生労働省：『医行为の分类について（案）』，载厚生労働省：『「医行為分類（案）及び教育内容等基準（案）に関する意見募集にかかる説明会」資料』，日時：平成 24 年 9 月 18 日，https：//www.mhlw.go.jp/stf/shingi/2r9852000002p34z-att/2r9852000002p3bm.pdf，最后访问日期：2023 年 10 月 4 日。

是这个权力（power）。医师执业资格并非固有的，而是经过一定的努力，符合法定条件，依法办理了注册手续，获得医师执业证之后才拥有的权力。医师资格考试、医师执业资格注册，都属于《行政许可法》调整的范围，属于行政许可事项。[①] 因此，医师执业权是一种授权（authority），这是一种半官方的权力，具有医师资格的人在行使医疗权时，受到有关部门的严格监管，并且必须依照法律规定的要求来实施。经卫生行政部门组织的医师执业资格统一考试合格并注册后获得医师执业授权，医师便可以依法开展医疗活动。从行政许可的角度来看，获得医疗执业资格授权，意味着具有开展医疗执业活动的资格，从此可以以医疗为业、以医疗为生，与其称之为医疗权，不如称之为从事医业业务的资格。

《基本医疗卫生与健康促进法》第53条规定，国家对医师、护士等医疗卫生人员依法实行执业注册制度。医疗卫生人员应当依法取得相应的职业资格。《医师法》第12条规定，医师资格考试成绩合格，取得执业医师资格或者执业助理医师资格，发给医师资格证书。第13条第1款规定，国家实行医师执业注册制度。针对医师的考试和注册，国家卫健委出台了《医师资格考试暂行办法》（2018年修订）、《医师执业注册管理办法》（2017年）、《传统医学师承和确有专长人员医师资格考核考试办法》（2006年）、《中医医术确有专长人员医师资格考核注册管理暂行办法》（2017年）。针对乡村医生，国务院出台的《乡村医生从业管理条例》规定了乡村医生资格取得的要求。《医师法》第13条第4款规

---

① 《行政许可法》第12条规定："下列事项可以设立行政许可：（一）直接涉及国家安全、公共安全、经济宏观调控、生态环境保护以及直接关系人身健康、生命财产安全等特定活动，需要按照法定条件予以批准的事项；……（三）提供公众服务并且直接关系公共利益的职业、行业，需要确定具备特殊信誉、特殊条件或者特殊技能等资格、资质的事项……"第54条规定："实施本法第十二条第三项所列事项的行政许可，赋予公民特定资格，依法应当举行国家考试的，行政机关根据考试成绩和其他法定条件作出行政许可决定；赋予法人或者其他组织特定的资格、资质的，行政机关根据申请人的专业人员构成、技术条件、经营业绩和管理水平等的考核结果作出行政许可决定。但是，法律、行政法规另有规定的，依照其规定。公民特定资格的考试依法由行政机关或者行业组织实施，公开举行。行政机关或者行业组织应当事先公布资格考试的报名条件、报考办法、考试科目以及考试大纲。但是，不得组织强制性的资格考试的考前培训，不得指定教材或者其他助考材料。"

定，未注册取得医师执业证书，不得从事医师执业活动。

三、医疗业务及其内容

并非任何没有医师资格开展医疗活动的情况都称为非法行医，并按照非法行医的相关法律规定进行处罚。非法行医，也称无照行医、非医师行医，这个概念虽然强调了"医疗行为""医师资格"，但是更强调"行医"，即开展医疗业务。

所谓业务，是指依社会生活之地位以继续之意思，从事伴随危害他人生命、身体之虞之业务。实务上认为，凡以反复实施同种类行为为目的的社会活动，且以事实上执行业务而言，不以本职或者兼职为限，至于有无报酬，是否以营利为目的，业务是否正常，是否获得"法律"或者"主管机关"之许可，均非所问。一般而言，这里的业务有四个特点：（1）以事实上执行为准；（2）须有持续性和固定性；（3）不以收取报酬或者是否营利论断；（4）以对他人生命、身体有危害之虞为必要。医疗业务包含"医疗行为"和"业务"，以"医疗行为为职业者，不问是主要业务或附属业务（辅助主要业务不可或缺之附随行为），凡职业上予以机会，为非特定多数人实施之医疗行为均属之，但不以收取报酬为要件"。①

以针对不特定的人反复实施医疗活动的单位和个人，须向卫生行政部门申请医疗执业资格。根据《基本医疗卫生与健康促进法》第38条的规定，医疗业务实施者为单位的，须申请"医疗机构执业许可证"；根据《医师法》第13条、第14条的规定，申请者为个人的，须取得"医师执业资格证"和"医师执业注册证"。且我国仅限单位对外开展医疗业务，因此，获得医师执业资格的医师只能在有"医疗机构执业许可证"的医疗机构以该机构的名义开展医疗业务，所以对医师开展医疗业务的要求是"三证齐全"。

---

① 黄丁全：《医事法新论》，法律出版社2013年版，第37页。

依照《基本医疗卫生与健康促进法》第 15 条第 1 款的规定，基本医疗卫生服务，是指维护人体健康所必需、与经济社会发展水平相适应、公民可公平获得的，采用适宜药物、适宜技术、适宜设备提供的疾病预防、诊断、治疗、护理和康复等服务。医疗业务的内容，系医疗机构为患者提供疾病预防、诊断、治疗、护理和康复等服务。《医师法》第 22 条第 1 项进一步规定，医师在注册的执业范围内，按照有关规范进行医学诊查、疾病调查、医学处置、出具相应的医学证明文件，选择合理的医疗、预防、保健方案。

医疗业务从内容上来说与医疗行为无异，但是医疗业务强调长期、针对不特定的人群开展医疗活动，具有时间上的长期性和对象上的不确定性的特点，因而医疗业务的内容更多为行政管理部门予以类型化为"医疗执业类型"，包括医疗执业的类别和执业范围。在我国，医师的执业类别包括临床医师、中医师（包括民族医、中西医结合）、口腔医师、公卫医师四大类；临床医师执业范围包括 17 个专业。①《医师法》第 14 条第 1 款规定，医师经注册后，可以在医疗卫生机构中按照注册的执业地点、执业类别、执业范围执业，从事相应的医疗卫生服务。

四、医疗职业垄断存在腐败空间

如前所述，获得医师执业资格可以从事医疗业务的人，具有专业和资格上的特殊性，必须经过国家规定的临床医学专业的高等医学院校的专业教育并取得毕业证书，参加国家组织的执业医师资格统一考试并取得医师资格证书，向拟执业的医疗机构所在地的卫生行政部门注册获得医师执业证书，方可在有"医疗执业许可证"的医疗机构，且在注册的

---

① 卫生部、国家中医药管理局联合发布《关于医师执业注册中执业范围的暂行规定》（卫医发〔2001〕169 号，2006 年对口腔和中医类别作了修改）规定，内科专业，外科专业，妇产科专业，儿科专业，眼耳鼻咽喉科专业，皮肤病与性病专业，精神卫生专业，职业病专业，医学影像和放射治疗专业，医学检验、病理专业，全科医学专业，急救医学专业，康复医学专业，预防保健专业，特种医学与军事医学专业，计划生育技术服务专业，省级以上卫生行政部门规定的其他专业。

执业种类和执业范围内开展医疗活动。上述条件非常严格，未注册取得医师执业证书，不得从事医师执业活动。《医师法》第 59 条规定，违反本法规定，非医师行医的，由县级以上人民政府卫生健康主管部门责令停止非法执业活动，没收违法所得和药品、医疗器械，并处违法所得 2 倍以上 10 倍以下的罚款，违法所得不足 1 万元的，按 1 万元计算。《基本医疗卫生与健康促进法》第 99 条第 1 款规定，违反本法规定，未取得医疗机构执业许可证擅自执业的，由县级以上人民政府卫生健康主管部门责令停止执业活动，没收违法所得和药品、医疗器械，并处违法所得 5 倍以上 20 倍以下的罚款，违法所得不足 1 万元的，按 1 万元计算。非医师行医的，不仅有行政处罚，还有刑事处罚。《刑法》第 336 条规定"非法行医罪""非法进行节育手术罪"：未取得医生执业资格的人非法行医，情节严重的，处 3 年以下有期徒刑、拘役或者管制，并处或者单处罚金；严重损害就诊人身体健康的，处 3 年以上 10 年以下有期徒刑，并处罚金；造成就诊人死亡的，处 10 年以上有期徒刑，并处罚金。未取得医生执业资格的人擅自为他人进行节育复通手术、假节育手术、终止妊娠手术或者摘取宫内节育器，情节严重的，处 3 年以下有期徒刑、拘役或者管制，并处或者单处罚金；严重损害就诊人身体健康的，处 3 年以上 10 年以下有期徒刑，并处罚金；造成就诊人死亡的，处 10 年以上有期徒刑，并处罚金。《刑法》第 336 条之一规定了"非法植入基因编辑、克隆胚胎罪"：将基因编辑、克隆的人类胚胎植入人体或者动物体内，或者将基因编辑、克隆的动物胚胎植入人体内，情节严重的，处 3 年以下有期徒刑或者拘役，并处罚金；情节特别严重的，处 3 年以上 7 年以下有期徒刑，并处罚金。

域外国家和地区针对非法行医现象，也专设了非法行医罪或者其他相关罪名。《日本医师法》（2023 年修改）第 31 条规定了"无证行医罪"：无资格进行医疗行为的，处 3 年以下的有期徒刑，单处或者并处

100 万日元以下的罚款；不是医生却自称是医生或使用容易混淆的名称的，处 3 年以下的有期徒刑，单处或者并处 200 万日元以下的罚款。《印度尼西亚刑法》第 263 条、第 267 条、第 378 条和《印度尼西亚医学实践法》第 75 条、第 76 条中都有规定，在无执业许可证的情况下故意从事医疗执业造成后果的，应处以最高 3 年的监禁和/或最高 1 亿卢比罚款。① 这说明医师执业具有很强的业务独占性、专有性和排他性。这种医疗业务的垄断性是国际通行做法，有的国家甚至对医师名称的使用也作出了独占垄断规定，未取得医师资格的人不得使用医师的称谓。② 在日本，法律规定的具有业务独占和名称独占的这种强专业性的职业有 99 个之多，其中包括医师等 24 个职业。③

事实上，医疗执业具有垄断性，为医疗机构和医务人员独占，任何未经国家卫生行政部门许可的单位和个人不得开展医疗业务。即便是获得医师资格的人，也必须注册到有医疗执业许可证的医疗机构并以该机构的名义才能对外开展医疗业务；仅有医师资格，未经注册也不得开展医疗业务。处方药不能在公众媒体做广告；在药店销售处方药，必须凭医师处方购买。在这样的情形下，医师的执业行为具有独特的意义，处方药必须经过医师之手才可以用到患者身上，非处方药（OTC）可以由医师向患者推荐。由于医师身份的特殊性，专业上的权威性，患者信息不对称性及对医师的信赖性、依赖性，决定了医师在给患者提供诊疗服务中对药品的销售具有绝对的话语权，这种权利如果没有制约，必然会形成利益寻租，从而滋生医疗腐败。

---

① Redyanto Sidi, Kharmaedisyah Putra, Mirza Kesuma et al. Criminal liability against a doctor who does not have a license practices in providing health services. International Journal of Research and Review, 2021, 8（12）：293-300.

② 松田晋哉：『フランスの産業医制度』，『産業医科大学雑誌』2013 年第 35 卷，第 67—72 頁。

③ 総務省：『業務独占資格制度一覧』，平成 10 年 4 月 1 日現在である，https：//www. soumu. go. jp/main_ sosiki/gyoukan/kanri/990707b1. htm，最后访问日期：2023 年 10 月 4 日。

五、医师开展医疗业务必须加强监管

医疗权是一种权利吗？的确，在民事法律框架下，医疗权是一种权利。医疗机构获得医疗执业许可，医师取得医师执业注册，便可以开展医疗业务。一般情况下（不包括传染病疫情、重大灾害、战争等），医疗机构及其医务人员为患者提供医疗服务，从法律层面上来说是平等主体之间的法律关系，适用民事法律。从民事法律关系上来说，医疗权是医师依法享有的一项权利，医师依法行使医疗权利，可以依法享有法律所规定①的和医患双方所约定的权利，同时履行法律所规定②的和医患双方所约定的各项义务。

虽然，医师在行使医疗权时会带来法定收益，但这是一种劳务上的对价，是基于医务人员的劳动付出而支付的报酬。正是这种劳动报酬才能维系医师的正当利益，让医师可以有不断学习的动力，不断地提升和发展，从而更好地为患者提供医疗服务。正是这种合法的、合理的报酬，才能维系正常的医患关系，让医师平等地、真诚地、专业地对待患者。正是这种合法的、合理的、长期存在的报酬，激励医师依法行医、廉洁行医，并加强自律。但是医师在医疗执业中享有的这种权利不是孤立的，甚至不能简单以民法中的权利来理解。在民事法律关系中，权利是可以放弃的。而医师在开展医疗活动过程中，其所享有的权利可以放弃，但

---

① 《医师法》第22条规定了医师执业中享有的7种权利：（1）在注册的执业范围内，按照有关规范进行医学诊查、疾病调查、医学处置、出具相应的医学证明文件，选择合理的医疗、预防、保健方案；（2）获取劳动报酬，享受国家规定的福利待遇，按照规定参加社会保险并享受相应待遇；（3）获得符合国家规定标准的执业基本条件和职业防护装备；（4）从事医学教育、研究、学术交流；（5）参加专业培训，接受继续医学教育；（6）对所在医疗卫生机构和卫生健康主管部门的工作提出意见和建议，依法参与所在机构的民主管理；（7）法律、法规规定的其他权利。

② 《医师法》第23条规定了医师执业中履行的6种义务：（1）树立敬业精神，恪守职业道德，履行医师职责，尽职尽责救治患者，执行疫情防控等公共卫生措施；（2）遵循临床诊疗指南，遵守临床技术操作规范和医学伦理规范等；（3）尊重、关心、爱护患者，依法保护患者隐私和个人信息；（4）努力钻研业务，更新知识，提高医学专业技术能力和水平，提升医疗卫生服务质量；（5）宣传推广与岗位相适应的健康科普知识，对患者及公众进行健康教育和健康指导；（6）法律、法规规定的其他义务。

是必须履行法定义务。因为医疗活动是一项公益性很强的保障民生的业务，业务上具有独占性，资源上具有稀缺性，实践上具有不可或缺性。

医疗权是一种权力吗？不，医疗权不是权力，它并非国家法律规定的，具有公共管理性质的由国家权力机关行使并有强制力保障的职权。因此，在行政法律关系下，我们不能称之为"医疗权"，而应该称之为"医疗业务"。这不是一种权力，而是一种职责，[①] 是获得医疗执业许可的人在国家法律体系下依法行使的职责。经卫生行政部门组织的医师执业资格统一考试合格并注册后获得医师执业授权，无论是其考试行为、注册行为，还是后续的执业行为，都要接受卫生行政部门的监管。医师在执业活动中违反法律规定，滥用获得的医疗执业活动授权，同样面临行政处分、行政处罚的风险，甚至可能被追究刑事责任。

有的行业，尤其是涉及公共服务和强专业性的行业，垄断是必需的。但如果国家法律和政府相关部门不加以限制、规制的话，这种垄断就会出问题。作为具有独占性的医疗业务，国家相关部门要加以严格管控，这样才能让医疗行业健康发展，才能实现健康中国的战略目标。

---

① 彭诗祥：《浅谈"常规医疗权"的法律性质》，载《医院管理论坛》2009 年第 7 期，第 8—10 页。

第一章　医务人员廉洁自律基本理论

　　党的十八大报告指出，要提高医疗卫生队伍服务能力，加强医德医风建设，提高人民健康水平。进入新时代，医疗机构综合实力的体现已不仅仅依靠先进的医疗技术或医疗设备，良好的精神风貌也是体现医疗机构综合实力的主要部分，即医疗机构工作人员尤其是科室管理人员医德医风的优良性。医疗机构作风建设，是其精神文明建设中的重要组成部分，提升医疗机构及科室管理人员廉洁自律水平，是确保医疗机构适应社会发展、永葆竞争力的关键因素。

第一节　医务人员廉洁自律概述

一、医疗反腐与廉洁自律的关系

（一）基本概念

1. 腐败

腐败是反腐倡廉理论的一个基本概念。国内外学术界对腐败概念还没有一个统一的定义。① 不同国家及地区，不同学科专业，站在不同角度，往往会给腐败下不同的定义。

腐败原意是指有着正常结构和功能的物品发生毁灭性的破坏、溃烂，使其丧失正常的形态、结构，失去其应有的功能和用途，成为废物。腐败一词在《汉书·食货志上》就已出现："太仓之粟陈陈相因，充溢露积于外，至腐败不可食。"意指谷物发霉、腐烂，这是腐败概念的生物学释义。后来，它被引申到政治领域，成为一个政治术语。现在我们讨论的社会领域的腐败则是一种形象的比喻性说法，是指社会治理机制中掌握一定权力的组织或者个人，滥用手中的权力积极谋取私利；或者承担一定管理职责的组织或者个人，不按照政策程序履行法定职责，而是通过"吃拿卡要"等手法，在完成职责的同时，谋求个人私利。腐败的核心是权力的滥用、权力的寻租、权力与利益的交换。腐败的本质，是利用公共权力谋取私利，侵害国家的、集体的公共利益或者他人的合法权益。近年来，随着我国反腐工作深入、规范、系统地推进，各行各业的腐败现象得以揭示，一些行业相关的概念便与腐败关联，形成了行业反腐的新名称，如政治腐败、学术腐败、商业腐败、教育腐败、医疗腐

---

① 楚文凯：《腐败概念的泛化和界定》，载《中国监察》2005 年第 16 期，第 51—52 页。

败等。由此，腐败也成了一个内涵和外延都很丰富的概念。具体到某一个领域讨论腐败，其概念就相对狭小，外延也相对明确。

2. 医疗腐败

医疗腐败（Corruption in Health）作为腐败的一种类型，主要是指发生在医疗卫生健康领域的腐败，既具有一般腐败的共性，也具有其特性。医疗腐败是指发生在医疗卫生健康领域的各参与主体滥用职权，为个人或他人谋取物质利益、精神利益的行为，其后果严重危害了国家和人民的利益。医疗腐败不仅限于医疗卫生服务领域，还包括药品生产流通管理领域、医疗社会保障领域以及其他与健康服务、健康保障、健康教育、健康促进有关联的领域。医疗腐败涉及领域比较宽泛，涉及层级比较多，其表现形式多种多样，因此，很难给出一个准确的界定。

3. 廉洁自律

廉洁自律，指的是医疗机构及其科室管理人员在执行职责和决策过程中，秉持高度的道德标准，忠实履行职业职责，遵守法律法规和道德准则，确保行为诚实、公正、透明，同时远离腐败、贪污、滥用权力等不道德行为。廉洁自律要求管理人员在医疗领域的各个方面，包括患者关怀、资源管理、医疗决策、药品采购等，均表现出高度的诚信和职业操守。这一概念不仅涵盖法律法规的遵守，还包括道德、伦理、社会责任等多个层面的要求，以确保管理人员不仅在法律上合规，而且其决策和行为也要符合道德和职业伦理，维护医疗服务的质量、患者权益和医疗机构声誉。廉洁自律是医疗行业不可或缺的一部分，有助于建立社会对医疗机构的信任，提升医疗服务的质量，确保医疗体系的正常运行。

（二）廉洁自律与医疗行业的关系

廉洁自律与医疗行业之间存在紧密的关系，这一关系对于医疗领域的正常运作和社会的公信力至关重要。其一，保障患者权益。廉洁自律是确保患者权益的重要保障措施之一。医疗机构及其科室管理人员的廉洁自律能够保证患者在医疗过程中受到公平、公正、诚实和透明的对待。这包括确保患者隐私权的保护、医疗决策的公平性，以及患者信息的保密性。其二，提升医疗服务质量。医疗机构管理人员的廉洁自律对医疗服务的质量有直接影响。遵守道德准则和法律法规的管理人员更有可能作出以患者为中心的决策，优化资源分配，提高医疗标准，从而提升整个医疗系统的质量。其三，维护医疗机构声誉。医疗机构的声誉对于吸引患者、合作伙伴和投资者至关重要。管理人员的廉洁自律有助于预防腐败和不道德行为，从而维护医疗机构的良好声誉，增强社会对医疗机构的信任。其四，体现医疗机构的社会责任感。医疗机构及其管理人员不仅是市场经济主体，还是社会责任的承担者。通过廉洁自律，管理人员能够展现出他们对社会的责任感，确保医疗资源合理分配以及医疗服务的平等和公正，以满足社会的需求。其五，规范医疗机构合规经营。医疗行业面临着严格的法律法规监管。廉洁自律使得医疗机构能够合规经营，降低违法违纪风险。

廉洁自律是医疗行业不可或缺的一部分，它有助于确保医疗机构的正常运行，提高医疗服务质量，保护患者权益，维护医疗机构声誉，以及履行医疗行业的社会责任。这种自律精神有助于构建一个更加公平、公正和诚信的医疗环境，使社会对医疗体系更有信心。

（三）国内医疗机构廉洁自律的特殊要求

国内医疗机构及科室管理人员廉洁自律面临着一些特殊的要求，这些要求反映了我国医疗体制的独特性以及社会文化的影响。其一，反腐败法规的遵守。国家高度重视反腐败工作，出台了一系列反腐败法规和政策。医疗机构及其管理人员需要严格遵守这些法规，防止贪污和滥用权力行为的发生。管理人员应特别注意与药品采购、医疗设备采购等领域的合规经营相关的法规。其二，公立医疗机构的特殊性。我国的医疗体制中包括公立和私立医疗机构。公立医疗机构的管理人员需要更加谨慎，因为他们不仅要管理医疗资源，还要承担公共责任。廉洁自律对于公立医疗机构管理人员来说尤为重要，以确保资源分配的公平性和透明度。其三，职业道德的塑造。管理人员在我国的医疗体制中扮演着榜样的角色，他们的职业道德和行为影响着整个医疗团队和医疗文化。因此，他们更要注重职业道德的塑造，树立正面榜样，鼓励其他医疗从业者遵循道德准则。其四，医疗资源分配的公平性。我国医疗领域存在医疗资源分配不均衡的问题，管理人员需要确保资源分配的公平性，不偏袒任何一方，同时避免与药品公司、供应商等私营企业的利益相勾结。其五，患者权益的保护。我国医疗改革中，患者权益得到了更多的关注。管理人员需要关注患者的需求，确保医疗服务的质量和安全，同时保护患者的隐私和权益。

国内医疗机构及科室管理人员在廉洁自律方面有着独特的要求，包括遵守反腐败法规、处理公立医疗机构的特殊性、注重职业道德、确保医疗资源的公平分配，以及保护患者的权益。这些要求旨在维护医疗行业的正常秩序，提升医疗服务质量，以满足社会对医疗体系的期望。

二、廉洁自律文化的演变和发展

廉洁自律的发展演变，实际上是廉洁自律文化的发展历史。廉洁自律文化的发展是一个长期渐进的演化过程，不仅受到社会、文化和法律环境的影响，还随着人们对道德伦理和社会责任的认知不断提高影响。

（一）古代社会有着朴素的廉洁文化

在一些古代文明中，已经可以看到廉洁的种子在悄然发芽。中国封建社会中的廉洁，主要体现在各级官员的廉洁自律。古代中国的官员制度相当严格，官员们必须遵守一系列的法规和道德规范。"廉"德是中华民族的传统道德，其内涵随着历史的发展不断丰富，是中华传统道德的重要组成部分。在古代，"廉"德在治国理政、社会稳定以及个人的道德养成上起着独特的作用。"廉洁"一词最早出现于我国战国时期屈原《楚辞·招魂》"朕幼清以廉洁兮，身服义而未沫"，此处的"廉洁"多指"清高不爱财"。《周礼·天官冢宰》中记载："（小宰）以听官府之六计，弊群吏之治。一曰廉善，二曰廉能，三曰廉敬，四曰廉正，五曰廉法，六曰廉辩。"从以上六条标准来看，当时考核官吏的政绩离不开一个"廉"字，体现了"廉"是为官之本和考核之要的基本精神。《礼记·乐记》中指出"丝声哀，哀以立廉，廉以立志"。由此可见，从西周开始我国各个时代都有一套较为严格、完善的考核管理政绩及清廉标准。

（二）近代社会廉洁自律文化雏形开始形成

近代社会廉洁自律文化主要体现在近代社会的反腐败运动。随着现代国家的形成，反腐败和廉洁自律的运动逐渐成为政治议程的一部分。在欧洲，尤其是在 16 世纪的启蒙运动中，廉洁的理念开始得到广泛传播。启蒙运动倡导人们用理性思维来审视社会问题，其中也包括对廉洁的思考。著名的启蒙思想家伏尔泰就曾强调政府应当廉洁公正，为人民谋福祉。19 世纪末和 20 世纪初，一些国家开始制定反腐败法律和法规，以打击腐败和不当行为。随着社会的进步和民主制度的发展，近代社会对廉洁的重视程度不断提升。在中国，近代廉洁发展可以追溯到清末民初的维新运动。维新运动倡导洋务实业和政治改革，其中包括反腐倡廉的呼声。维新运动的倡导者们提出了一系列的改革方案，旨在推动社会的廉洁发展。

（三）现代意义上的廉洁自律文化的形成

随着现代社会的发展，廉洁发展的重要性日益凸显，各国纷纷制定相关法律法规，以确保廉洁的执行和监督。在国际社会中，反腐败成为全球的共识，联合国等国际组织积极推动各国加强廉洁发展，提供技术支持和合作机制。同时，各国也通过签署反腐败公约等方式，加强国际间合作，共同打击跨国腐败行为。廉洁发展是一个长期而艰巨的任务，需要全社会的共同努力。只有通过严格的法律法规、有效的监督机制以及广泛的宣传教育，才能够实现廉洁发展的目标。

随着国际反腐败协定的约定，20 世纪后半叶，国际社会加强了反腐败的国际合作。联合国反腐败公约和其他国际协定的制定，推动了国际上廉洁自律的发展，并鼓励各国采取行动打击腐败。同时，许多国家建立了独立的廉政机构，如反腐败委员会和监察机构，以侦破腐败案件和监督政府机构。此外，许多国家也规定了反腐败法律，明确了不当行为的违法性和刑事责任。部分国家通过社会活动、媒体和公众舆论的积极参与推动廉洁自律的发展，通过披露腐败丑闻和倡导道德伦理对政府和企业施加压力，推动了反腐败法律的改革和完善。信息技术的迅速发展增强了透明度，使公众更容易获得信息并监督政府和机构的行为，在线举报平台等工具有助于揭露不当行为。目前，还有国际组织的支持，如世界银行、国际货币基金组织（IMF）和世界卫生组织（WHO）等积极支持廉洁自律，鼓励其成员国建立反腐败机构并制定政策。随着社会的发展，人们对廉洁自律和道德伦理的认知也发生了变化。公众越来越重视道德价值观，对腐败行为和不道德行为表达出更大的反感。廉洁自律的发展进程是一个不断演化的过程，它反映了社会对诚信和道德规范的不断追求，并强调了反腐败和廉洁的重要性。尽管不同国家和地区的发展速度和方式各不相同，但廉洁自律的普遍价值得到了国际社会的广泛认可。

在中国，廉洁发展成为国家治理体系的重要组成部分。中国政府坚决打击腐败行为，出台了一系列反腐败的政策措施。同时，中国还加强了对公职人员的监督，建立了廉洁考核制度，推动廉洁文化的培育。2021 年，中共中央、国务院印发《关于新时代加强和改进思想政治工作的意见》，文件指出思想政治工作是党的优良传统、鲜明特色和突出政治优势，是一切工作的生命线。医疗机构作为党服务人民群众的重要窗口，伴随经济社会发展、公立医院改革等多因素的影响，医务人员的思想状况也发生了相应的变化。医疗机构思想政治工作的质量，直接关系到"健康中国"战略实施的成效。①

三、《联合国反腐败公约》与中国反腐工作

《联合国反腐败公约》（United Nations Convention Against Corruption），是联合国历史上通过的第一个用于指导国际反腐败斗争的法律文件，于2005年12月14日正式生效。该公约对预防腐败、界定腐败犯罪、反腐败国际合作、非法资产追缴等问题进行了法律上的规范，对各国加强国内的反腐行动、提高反腐成效、促进反腐国际合作具有重要意义。

联合国大会于2000年12月通过决议，要求为谈判制定一项有效的反腐败国际法律文书，设立一个特设委员会。联合国随后成立了《联合国反腐败公约》特委会和相关的政府间专家工作组，负责公约起草工作。特委会先后举行了七届会议，于2003年10月1日在维也纳举行的第七届会议上确定并核准了《联合国反腐败公约（草案）》。2003年10月31日，第五十八届联合国大会全体会议审议通过了《联合国反腐败公约》，同年12月9日至11日在墨西哥南部城市梅里达举行的联合国国际反腐败高级别政治会议上开放供各国签署，并在第三十个签署国批准后第90天生效。

2003年12月10日，中国政府在联合国高级别政治会议上签署《联合国反腐败公约》。2005年10月27日，十届全国人大常委会第十八次会议审议并批准《联合国反腐败公约》。2006年2月，中国成为《联合国反腐败公约》缔约国，反腐败的国际合作得到加强。中国加入《联合国反腐败公约》后，积极履行公约的义务，大力开展反腐工作，将反腐

---

① 周纬：《公立医院思政工作路径研究》，载《政工视点》2022年第22期，第83页。

倡廉推行到各个领域并不断深化。2019 年 4 月 25 日，第二届"一带一路"国际合作高峰论坛廉洁丝绸之路分论坛在北京国家会议中心举行。会议由中共中央纪律检查委员会国家监察委员会主办，外交部协办。会议期间，中国与有关国家、国际组织以及工商学术界代表共同发起《廉洁丝绸之路北京倡议》。2023 年 10 月，第三届"一带一路"国际合作高峰论坛廉洁丝绸之路专题论坛上又推出多项成果，包括：《"一带一路"廉洁建设成效与展望》《"一带一路"廉洁建设高级原则》等。中国的反腐工作真正取得成效，并逐步进入良性循环，朝着"不敢腐、不能腐、不想腐"[①] 的目标迈进。

　　《联合国反腐败公约》除序言外共分 8 个章节、71 项条款，包括总则、预防措施、定罪和执法、国际合作、资产的追回、技术援助和信息交流、实施机制以及最后条款。公约涉及预防和打击腐败的立法、司法、行政执法以及国家政策和社会舆论等方方面面，是一个重要、全面、综合性的反腐败国际法律文书。公约对如下问题进行了法律上的规范："腐败"的概念、"公职人员"的概念和其他相关的概念、挪用或转用犯罪、财产非法增加罪、贿赂外国官员和国际组织官员行为的定罪、"双重犯罪原则"的适用、在引渡合作中不将腐败犯罪视为"政治犯罪"、被非法转移国外资产的追回机制、被追缴资产的返还或处置、被追缴资产的"分享"等。公约草案为世界各国政府执行对各种腐败行为的定罪、惩处、责任追究、预防、国际法律合作、资产追回以及履约监督机制提供了法律依据。公约确立了反腐败五大机制：预防机制、刑事定罪和执法机制、国际合作机制、资产追回机制、履约监督机制，对于惩治和预防腐败具有非常重要的作用。

---

　　① 党的十八届四中全会正式提出"形成不敢腐、不能腐、不想腐的有效机制"。《关于新形势下党内政治生活的若干准则》再次强调，"着力构建不敢腐、不能腐、不想腐的体制机制"，这是中国共产党党风廉政建设和反腐败斗争的重要目标要求。建立"不敢腐、不能腐、不想腐的体制机制"，要通过治腐惩贪、制度建设、思想教育等措施和手段，多管齐下，综合施策。

第二节　医药卫生领域腐败的现状及原因

客观而言，医药购销领域的腐败问题的成因是复杂多元的，既有政府层面对医疗领域投入的历史欠账，以及"以药养医"政策造成各级医疗机构逐利的内在驱动，也有医疗活动本身的专业性、垄断性等特点带来行业的透明度低等多方面原因。

一、我国医疗卫生领域腐败及反腐败现状

近30年来，我国医疗系统的多次反腐案件均在行业内引发震动。在我国，公立医院利用药品销售来弥补政府资金不足的情况很常见，这为一些医师提供了用制药公司回扣来补充微薄收入的机会。一些医师将收受制药公司的贿赂和回扣视为对其高昂培训成本和高职业风险的补偿。然而，如果医师仅仅根据经济利益而不是循证临床实践指南为患者开药，那么很难说患者得到了最具成本效益的治疗。制药公司和医师之间的不道德关系不可避免地会损害医患关系，并最终损害中国的整个医疗体系。[1]

党的十八大以来，中国医疗卫生领域反腐有四个重要的节点。一是中央纪委开始向各中央直属单位派驻纪检监察组开展巡视工作，并由此推广到地方各级政府部门及相关机构，医药卫生领域的反腐逐步得到加强；二是国家医保局的成立，加大了医保资金支付的监管，从资金层面加大了医药卫生领域的反腐工作，药品、医用耗材的集中招投标采购，明显挤压了药械价格虚高的利益空间，铲除了医药卫生领域腐败滋生的

---

① Zhang Y, Yu YS, Tang ZH, Chen XH, Zang GQ. Crack down on medical corruption: an urgent matter in China. *Eur J Intern Med*, 2014, 25 (1): e2-3.

土壤；三是国家监察委员会的成立及《监察法》的实施，强化了对医疗卫生机构管理人员、公职人员、医务人员的监督，对医疗机构"关键少数""关键岗位"加强了监管；四是2023年7月6日国家启动了为期1年的医药领域腐败问题集中整治工作。

2023年开展的医药领域腐败问题集中整治工作，针对医药行业生产、流通、销售、使用、报销等方面加大腐败打击力度，"关键少数"是2023年医疗反腐的重点关注对象，查处了一批玩忽职守、贪污受贿、坑害患者利益的医疗机构管理人员、医务人员。据中国新闻网不完全统计，截至2023年8月17日，当年至少已有184位医院院长、书记被查，特别是6月以来，至少有10位医院领导主动投案。落马院长、书记所在医院涉及全国24个省份，广东、四川、云南等地落马人员相对较多。从医院来看，三甲医院院长、书记超50个，有人为享受国务院特殊津贴专家。① 虽然医药卫生领域的反腐取得初步成效，但必须将医药卫生领域的反腐继续推进下去，中央纪委在其相关文件中表示，今后五年全国反腐败目标任务和重点工作的规划文件也强调，要以零容忍态度严惩腐败，紧盯重点问题、重点对象、重点领域，把严的基调、严的措施、严的氛围长期坚持下去。在此基础上，加强制度构建，从制度层面、国家管理层面予以规制，建立医疗卫生领域的反腐机制，促进构建医务人员树立廉洁自律、钻研业务、专心工作、一心为民的良好行业风气。

二、医疗领域廉洁自律政策的发展历程

回顾我国医疗反腐败的历史，与我国总体反腐的进程基本上一致，只是会针对医药领域的专业性和特殊性，出台医药卫生领域反腐的专门规定。20世纪90年代以来，国家陆续出台法律法规严厉打击医务人员

---

① 邵萌、韦香惠：《超180位院长书记落马，医药反腐紧盯"关键少数"！》，载"中国新闻网"，https://www.chinanews.com.cn/sh/2023/08-18/10063364.shtml，最后访问日期：2023年10月30日。

涉嫌商业贿赂和企业贿赂行为。特别是 2013 年以后，为适应新时代卫生领域整顿工作的需要，针对医疗卫生方面群众反映强烈的突出问题，国家卫生和计划生育委员会、国家中医药管理局于 2013 年 12 月 26 日制定了《加强医疗卫生行风建设"九不准"》[①]（以下简称《九不准》），将执行《九不准》的情况列入医疗卫生机构以及人员年度考核、医德考评和医师定期考核的重要内容，作为职称晋升、评优评先的重要依据。2021 年 11 月 12 日，国家卫生健康委员会、国家医疗保障局、国家中医药管理局发布《九项准则》更是将医药领域的反腐工作推向一个新的高度。改革开放以来，我国相关部门发布医药领域反腐及廉洁自律的法律、法规、规章以及政策，可以划分为多个重要的阶段，反映了政府对医疗行业廉洁自律的不断关注和强化。

（一）医药卫生领域反腐的萌发期

第一阶段，1978—2004 年。在改革开放初期，我国医疗体制进行了重大改革，医疗机构从完全公立向多元化发展。这一时期主要关注医疗体制的改革和建设，政府对廉洁自律的监管较为有限。国家有关反腐和廉洁自律的法律、规范和政策文件有限，对改革开放以后医疗机构经营管理和药械销售领域出现的一些新情况、新问题认识不是很到位。比如，关于药械回扣问题，甚至在医疗领域认为是"药品回扣和收入是销售单位给医院的一种优惠，在取得回扣时，应借记药库药品科目（批发价），贷记药品费科目（回扣部分），贷记银行存款科目（实际付款数）"；有人认为，药品回扣实际上是一种优惠价，应直接以优惠价记账，不需要做任何处理。[②] 医院的工作人员还在探讨"药品回扣收入"的核算问题。给回扣的方式更是五花八门：开始是饭盒、报刊、照相机、安装电话、住宅装修，后来发展到直接给现金，这些收入入账的方式也很丰富，往

---

① 已失效。

② 何立勋、丁泽谞、白雪芹：《医院会计核算中的几个问题》，载《财会通讯》1992 年第 9 期，第 47 页。

往以宣传费、广告费、劳务费、红字发票等名义，堂而皇之地出现在医疗机构的账目上。1984 年出台的《药品管理法》①仅有 60 条，没有直接规定药品销售贿赂的问题。1993 年通过的《反不正当竞争法》②也只将没有入账的回扣认定为受贿行为。但是在 1998 年出台的《执业医师法》③第 27 条规定了"医师不得利用职务之便，索取、非法收受患者财物或者牟取其他不正当利益"。第 37 条第 10 项规定，医师在执业活动中，违反本法规定，利用职务之便，索取、非法收受患者财物或者牟取其他不正当利益的，由县级以上人民政府卫生行政部门给予警告或者责令暂停 6 个月以上 1 年以下执业活动；情节严重的，吊销其执业证书；构成犯罪的，依法追究刑事责任。这一时期有关医药领域反腐的规范，更多体现在一般法律法规中的原则性规定，如《反不正当竞争法》《刑法》仅存在少量规定，鲜有专门针对医药领域反腐和廉洁自律的专门规范文件。

（二）医药卫生领域反腐的成长期

第二阶段，2000—2012 年。随着医疗体制改革的深入，医药购销领域的腐败问题日益严重，我国政府逐渐意识到医疗领域存在腐败和不道德行为的问题。同时，2001 年 12 月 11 日我国正式加入世界贸易组织后，我国的市场规则和反腐事项逐渐与国际接轨。在这种内外双重因素的作用下，我国政府反腐的力度也在不断加大。同时，国家相关部门也加大了医药卫生领域的反腐力度，强化了医药卫生领域的廉洁自律，严厉打击了涉医涉药的腐败违法行为。

这一时期，国内外查处了一些医药领域的腐败大案。比如，2005 年 5 月 20 日，美国监管部门决定对美国德普公司处以高达 479 万美元的罚款，原因是从 1991 年到 2002 年的 11 年间，德普公司在中国天津的子公

---

① 已被修改。
② 已被修改。
③ 已失效。

司向中国的医疗机构及医生进行了现金贿赂，总额达 162.3 万美元，而德普公司从中赚取 200 万美元。德普案发生一个多月后，另一场真正触动我国医药行业深层次变革的反腐行动也拉开了序幕。2005 年 6 月 22 日，年满 60 岁的郑筱萸被免去国家食品药品监督管理局局长、党组书记职务；2006 年 12 月，因涉嫌受贿，郑筱萸被立案调查；2007 年 7 月 10 日，受贿 649 万元人民币、滥发药品文号的郑筱萸因受贿罪、玩忽职守罪被执行死刑。同一时期，国家食品药品监督管理局"医疗器械司"和"药品注册司"负责人郝和平、曹文庄也被查处。2006 年 11 月 28 日郝和平因犯受贿罪和非法持有枪支罪，被北京市第一中级人民法院一审判处有期徒刑 15 年，并处没收个人财产 20 万元人民币；2007 年 7 月 6 日曹文庄因犯受贿罪、玩忽职守罪，被北京市第一中级人民法院判决执行死刑，缓期两年执行，剥夺政治权利终身，并处没收个人全部财产。

这一时期，我国涉及医药卫生领域的法律法规明显得到加强。比如，2001 年修订后的《药品管理法》扩充到 106 条，专门增加了药品销售回扣的规定。第 91 条规定："药品的生产企业、经营企业的负责人、采购人员等有关人员在药品购销中收受其他生产企业、经营企业或者其代理人给予的财物或者其他利益的，依法给予处分，没收违法所得；构成犯罪的，依法追究刑事责任。医疗机构的负责人、药品采购人员、医师等有关人员收受药品生产企业、药品经营企业或者其代理人给予的财物或者其他利益的，由卫生行政部门或者本单位给予处分，没收违法所得；对违法行为情节严重的执业医师，由卫生行政部门吊销其执业证书；构成犯罪的，依法追究刑事责任。"

尤其值得一提的是，这一时期国家相关部门出台了大量的医药领域反腐和廉洁自律建设的政策和规范文件。比如，2000 年 4 月 24 日国家发展计划委员会等 6 部门共同发布的《2000 年纠正医药购销中不正之风工作的实施意见》①（国纠办发〔2000〕4 号）；2004 年 4 月 28 日卫生部《关于印发〈全国卫生系统开展纠正医疗服务中不正之风专项治理实施方案〉的通知》（卫办发〔2004〕140 号）；2006 年 9 月 26 日卫生部和国家中医药管理局《关于印发〈全国整顿和规范药品市场秩序加强药品使用环节管理专项工作方案〉的通知》（卫医发〔2006〕412 号）；2006 年 12 月 7 日卫生部、国家中医药管理局《关于印发〈卫生部、国家中医药管理局关于建立健全防控医药购销领域商业贿赂长效机制的工作方案〉的通知》（卫规财发〔2006〕471 号）；2007 年 1 月 9 日卫生部《关于建立医药购销领域商业贿赂不良记录的规定》②（卫政法发〔2007〕28 号）；2009 年 4 月 23 日中共中央纪委、监察部、财政部、审计署《关于印发〈关于在党政机关和事业单位开展"小金库"专项治理工作的实施办法〉的通知》（中纪发〔2009〕7 号）；2009 年 5 月 19 日卫生部《印发〈关于开展"小金库"专项治理和财务检查的工作方案〉的通知》；2010 年 6 月 21 日卫生部《关于进一步深化治理医药购销领域商业贿赂工作的通知》（卫办发〔2010〕59 号）；2010 年 7 月 6 日卫生部《关于印发〈卫生部关于进一步加强和完善卫生纠风工作责任制的意见〉的通知》（卫办发〔2010〕63 号）规定，按照"谁主管、谁负责"和"管行业必须管行风"的原则，一级抓一级、层层抓落实，加大责任考核追究力度，确保卫生纠风工作各项任务落到实处，各级卫生行政部门和医疗卫生单位的行政领导班子主要负责人即纠风工作第一责任人，对职责范围内的纠风工作负总责；2011 年 12 月 30 日中央纪委驻卫生部纪检组、监察部驻卫生部监察局《关于印发〈医疗机构从业人员违纪违规问题调查处理暂行办法〉的通知》（驻卫纪发〔2011〕22 号）；2012 年 6 月 26 日卫生部、国家食品药品监督管理局、国家中医药管理局《关于印发

---

① 已失效。
② 已失效。

〈医疗机构从业人员行为规范〉的通知》（卫办发〔2012〕45号）；2012年9月18日卫生部、国家中医药管理局《关于加强公立医疗机构廉洁风险防控的指导意见》（卫办发〔2012〕61号）。

（三）医药卫生领域反腐的深化期

第三阶段，2013年至今。在这个时期，中共中央和国务院加大了对腐败惩治的力度。以习近平同志为核心的党中央着眼于党风廉政建设和反腐败工作的新形势新任务，深入推进党的纪律检查体制改革，激发体制机制活力，创新监督执纪方式，强化法规制度保障，不断推进全面从严治党向纵深发展。2014年12月，中央制定出台《关于加强中央纪委派驻机构建设的意见》，为实现派驻监督全覆盖确定了时间表和路线图。将巡视监督作为党内监督的战略性制度安排，赋予巡视制度新的活力。以中央巡视带动省级巡视、中央和国家机关巡视和市县巡视工作。① 党中央坚持把党内法规制度执行凸显出来，健全责任体系、强化刚性约束，充分发挥领导干部"关键少数"作用，推动广大党员干部把党规党纪刻印在心，党内法规制度的严肃性和权威性明显增强。实践启示我们，推进党内法规制度建设，必须坚持一手抓制定、一手抓执行，既紧贴时代需求科学民主制定有效管用的法规制度，又以钉钉子精神抓执行，真正让"铁规"发力、禁令生威。②

政府进一步加强了对医疗领域的监管，特别是关注医疗资源的合理分配和医疗费用的合规性。我国政府更强调医疗机构及其管理人员的廉洁自律，反腐败立法更加完善，相关法规更加严格。国家卫生健康委员会等部门发布了一系列政策文件，要求医疗机构管理人员廉洁自律，确

---

① 朱基钗：《构筑"不能腐"的制度体系——党的十八大以来纪律检查体制改革综述》，载"中国纪检监察网"，https://www.ccdi.gov.cn/yaowenn/201707/t20170723_60995.html，最后访问日期：2023年10月30日。
② 中共中央办公厅法规局：《开辟新时代依规治党新境界——党的十八大以来党内法规制度建设成就综述》，载《人民日报》2021年6月17日，第1版、第2版。

保医疗服务的公平性和质量。国家医疗保障局、国家食品药品监督管理局等部门发布了更多关于医疗机构管理的规定，特别是关注医疗费用、药品采购等方面的廉洁自律。今后，随着医疗领域的不断发展和改革，廉洁自律政策将继续演进。未来，政府可能会继续加强监管，提高廉洁自律的法规标准，同时注重医疗资源分配的公平性和医疗服务的质量。廉洁自律政策的发展历程反映了我国政府对医疗领域廉洁自律的不断重视和加强。这一过程中，政府不断完善法律法规，强调医疗机构及其管理人员的职业道德和法律责任，以确保医疗行业的正常秩序和患者权益的保护。

这一时期，国内外同样查处了一些医药领域的腐败大案。比如，2013 年 7 月初，英国制药巨头葛兰素史克（GSK）的贿赂丑闻震惊了中国，该公司因行贿事件收到 30 亿元罚单，引发了人们对英国制药行业的担忧和争议。据悉，中国药品市场有数千家制药公司，激烈的竞争导致了不健康的环境。[1] 一些公司通过行贿来提高药品价格、扩大销售并获取不当利润。制药公司和医师之间的各种形式的不当行为包括现金回扣、奢侈的礼物或娱乐、费用全包的带薪旅行、代写服务、期刊赞助增刊，甚至性好处。[2]

这一时期国家相关部门出台了大量具有重大意义的医药领域反腐和廉洁自律的政策和规范文件。比如，2017 年 1 月 13 日国家卫生计生委印发的《2017 年卫生计生工作要点》（国卫办函〔2017〕11 号）中明确提出"以零容忍态度惩治腐败"；2013 年 3 月 11 日《卫生部办公厅关于印发〈医疗机构主要负责人任期经济责任内部审计要点〉的通知》[3]（卫办规财函〔2013〕199 号）；2013 年 12 月 13 日国家卫生计生委等 9 部门印

---

[1] Zhang H, Wu J. Ways out of the crisis behind Bribegate for Chinese doctors. Lancet, 2012, 379: e16.

[2] [Editors] Doctors and pharma in China. Lancet 2013, 382: 102.

[3] 已失效。

发《纠正医药购销和医疗服务中不正之风专项治理工作实施意见》（国卫医发〔2013〕47号）；2014年11月20日《国家卫生计生委、国家中医药管理局印发〈关于加强医疗卫生机构统方管理的规定〉的通知》（国卫纠发〔2014〕1号）；2015年5月12日国家卫生计生委、国家中医药管理局《关于进一步加强卫生计生系统行风建设的意见》（国卫纠发〔2015〕1号）；2017年7月11日国家卫生计生委等9部门《关于印发〈医用耗材专项整治活动方案〉的通知》；2017年11月20日《卫生计生系统内部审计工作规定》（国家卫生和计划生育委员会令第16号）；2021年《全国医疗机构及其工作人员廉洁从业行动计划（2021—2024年）》；2021年11月12日国家卫健委发布《九项准则》；2022年3月2日《国家卫生健康委关于印发〈进一步加强卫生健康行业内部审计工作若干意见〉的通知》（国卫财务发〔2022〕9号）；2023年5月8日国家卫健委等14部门《关于调整纠正医药购销领域和医疗服务中不正之风部际联席工作机制成员单位及职责分工的通知》（国卫医急发〔2023〕10号）；2023年9月7日中共中央办公厅印发了《中央反腐败协调小组工作规划（2023—2027年）》，推动反腐败向基层延伸，聚焦就业创业、教育医疗、养老社保、生态环保、安全生产、食品药品安全、执法司法等领域，严肃查处贪污侵占、截留挪用、虚报冒领、吃拿卡要等行为。

从2015年开始，我国定期发布医药卫生领域不正之风的整治工作重点、要点文件，进一步将医药卫生领域不正之风、贪污腐败行为列入清单，有针对性地重点整治。自2017年以来，国家相关部门为了明确医药代表职责，严厉整治药品购销、医疗服务领域不正之风。2020年9月22日国家药监局《关于发布〈医药代表备案管理办法（试行）〉的公告》（2020年第105号），以规范医药代表学术推广行为，促进了医药产业健康有序发展。

三、我国医药购销领域腐败的成因分析

（一）"以药养医"带来的医疗逐利驱动的痼疾

我国人口基数大，医疗费用支出多，而医疗机构总体的筹资能力与筹资水平明显不足。从世界卫生组织（WHO）公布的数据来看，2021年，我国卫生总费用占 GDP 比重为 6.69%，在 WHO 成员国中排名第 90 位，在金砖国家中低于俄罗斯（7.39%）、南非（8.27%）、巴西（9.89%）；我国人均卫生总费用为 843.21 美元，是世界平均水平（1322.89 美元）的 63.74%，是高收入国家人均水平的（3727.95 美元）的 22.62%，在 WHO 成员国中排名第 69 位，在金砖国家中低于俄罗斯（936.73 美元）。[1] 由此，与世界平均水平相比，我国医疗费用投入仍然处在较低水平，公立医院普遍存在亏损、高负债等现状，也印证了当下医疗行业的筹资问题仍然是影响公立医院高质量发展的主要矛盾。

长期以来，"以药养医"政策在一定程度上助推了医疗机构盲目扩张、过度医疗等逐利行为。该政策从 1954 年开始至 2017 年取消，在财政直接投入严重不足的情况下，政府允许医院进药时在批发价格的基础上加成 15%，用以弥补药品的管理支出和医院发展的需要。然而，医院则通过"药品加成""大处方""诱导消费"等不规范医疗行为来积极创收。这虽然缓解了医疗机构赖以生存发展的经费来源问题，但该项政策也加剧了医疗资源的浪费，侵害了患者的利益，恶化了医患关系，导致医务人员整体道德水准的滑坡，助推了"带金销售"等违法行为，为医疗权力寻租提供了巨大空间，医药企业更是通过商业贿赂等手段拉拢腐蚀了大批医院管理者和医务人员。

（二）医疗活动高度的专业性形成的"垄断效应"

众所周知，医疗活动具有高度的专业性和技术性，这种极强的专业

---

[1] 柴培培，李岩，翟铁民等：《2022 年中国卫生总费用核算结果与分析》，载《卫生经济研究》2024 年第 1 期，第 14—19 页。

性导致了医疗领域存在垄断效应，少数拥有专业权力和资源的人或组织可以控制市场供给和价格，形成垄断地位，达到获取非法利益的目的。

首先，医疗专业知识具有垄断性。医疗专业知识和技能门槛准入较高，只有具备严格的医学教育资质并参加规范完整培训的医务人员、符合条件的医疗机构才能提供专业的医疗服务。医学专业人才的培养周期长，相较于其他学科，这种极具专业知识的垄断使得医务人员具有一定的支配力和影响力，形成了"专家权力"。通过处方权的使用，能够控制医疗资源的分配、决定药品耗材的使用和医疗服务产生的费用支出，因此十分容易成为医药供应商们围猎的对象。

其次，医疗资源的供给存在垄断效应。广义的医疗资源包括医生、医院、药品和医疗器械等，由于优质医疗资源的有限性和专业性，高水平医院和高品质医疗服务等稀缺医疗资源存在严重的供需失衡，少数医疗机构或医生可能垄断了优质的医疗资源供给，导致"一号难求""一床难求"，继而形成垄断效应。这种垄断现象导致了医疗资源的不均衡分配，部分患者只能选择特定的医疗机构或接受高价医疗服务，由此带来的就医体验就是"看病难""看病贵"。

最后，在药品和医疗器械领域，少数大型制药公司或生产厂家控制着特定药品或器械的生产和销售。这种垄断现象也导致了药品价格的虚高。并且越是高价的药品耗材越容易在医院销售，医疗机构和患者往往需要支付高昂的费用来购买所需药品和器械。这种垄断地位使得大型制药公司和生产厂家能够轻易控制供应和定价，进一步加剧了医疗服务的垄断效应，在医药购销领域存在多环节，甚至全链条的廉洁风险。

垄断效应为医疗领域的腐败问题营造了不公开、不公平的制度环境，不仅损害了患者的利益，也破坏了医疗行业的公信力和社会公平。

（三）医院管理权力高度集中形成权力寻租现象

英国学者阿克顿公爵曾言："权力导致腐败，绝对的权力导致绝对的腐败。"由于医疗领域相对的专业和垄断，因而存在滋生腐败的土壤。司法判决实证表明，医院管理权力的高度集中是导致医药购销领域腐败问题的重要成因。在我国，医院作为医疗服务的主要提供者和药品、耗材、大型设备的采购者，拥有大量的资源和权力。这种权力大都集中在医院管理层手中，容易形成"寻租"现象，即利用职权谋取私利的职务违法犯罪行为。

从司法判决来看，一方面，在药品、耗材、设备的采购遴选过程中存在腐败行为，医院作为采购方，动辄涉及上亿元的采购金额，足以影响到关联企业的发展。长期以来政府对医院运营管理不到位，医院的决策体制和运营机制多不透明，管理层决策权和审批权过大，为权力寻租提供了可能性。例如，收取药品、耗材新品种的"进院费"，收受供应商的各类回扣、招投标中的权钱交易，提供内部信息以获取高额回报等。这些腐败行为导致了药品、耗材、设备的高价采购和不合理使用，增加了医疗成本，损害了患者和社会的利益。2018年国家医疗保障局自成立以来，大力推进"三医联动"，深化医疗卫生体制改革，特别是实施药品耗材集中带量采购政策，大幅度降低药品耗材的价格，但通过"原研药""创新药"等途径逃避政策规制的行为屡见不鲜，行业治理仍然任重道远。

另一方面，药品、耗材、大型设备供应商为了达到产品进院销售的目的，通过行贿等不法手段获取优先采购机会。此外，医疗机构的"关键少数"掌握着比较多的内部管理的权力资源，拥有决策和分配资源的权力，能够利用职务之便为他人谋取不正当利益，存在利用职务便利进行利益输送的巨大空间。

医院管理权力高度集中形成的"寻租"现象是医药购销领域腐败问题的一个重要成因。决策不透明、信息不对称、采购和供应链腐败，以及药品购销、处方滥用等诸多问题都与医院管理权力过度集中及缺少必要的监管密切相关。

（四）治理体系滞后加剧腐败成本"溢出效应"

医疗系统治理体系滞后是导致腐败成本"溢出效应"出现的重要原因，也是我国医药购销领域全链条腐败问题产生的关键因素。"溢出效应"是指医疗腐败行为在一个环节中发生后会产生连锁反应，进一步渗透和蔓延到其他环节，进而加剧了腐败成本的"溢出效应"。

第一，我国现代医院管理制度尚待建立。自2018年开始，国家卫生健康委员会开始高度重视现代医院管理制度的建设，但公立医疗机构一直奉行技术至上的理念，长期以来围绕医院发展的激烈竞争，始终把生存放在首位。尽管当下公立医院党委领导下的院长负责制已经基本得到了落实，但与国外发达国家医院管理者的职业化和专业化相比，我们仍然存在较大差距。

第二，医院管理需增加透明度和公开性。医药购销领域信息的透明度和公开性不足，导致采购过程中的各种交易和决策不够公开和公正。缺乏透明度容易滋生腐败行为，同时也增加了腐败成本的"溢出效应"。一旦腐败行为得逞，其影响范围可能会扩大，涉及更多的利益相关方。

第三，规章制度需进一步健全机制。医药购销领域的规章制度可能存在不完善或漏洞，为腐败行为提供了可乘之机。例如，存在采购程序不规范、决策不够透明、合法合规性审查机制不健全、合同管理缺乏监管等问题，这些漏洞被腐败分子利用，进而加剧腐败成本的"溢出效应"。

第四，加强有效的监督惩罚机制。同级纪委监督"太软"，上级监督"太远"，加之医疗行业本身的专业性，腐败问题的发现也比较困难。司法判例研究表明，医疗腐败问题的处理相对较轻，缺乏对腐败行为的严厉惩罚和威慑，使其医疗腐败行为不仅容易得逞，且犯罪成本较低。缺乏有效的惩罚机制会削弱对腐败行为的打击力度，进而加剧腐败成本的"溢出效应"。

第三节　医药卫生领域反腐的工作要求

一、2023 年医药领域腐败问题集中整治工作

2023 年 7 月 6 日，中央 10 部委联合印发《关于开展全国医药领域腐败问题集中整治工作的指导意见》（以下简称《意见》），启动为期 1 年的集中整治工作。

2023 年 7 月 21 日，国家卫健委等 10 部门联合召开会议部署开展为期 1 年的全国医药领域腐败问题集中整治工作，一场针对医药行业全领域、全链条、全覆盖的反腐风暴已然拉开序幕。此次集中整治明确指向医药领域生产、供应、销售、使用、报销等重点环节和"关键少数"。[①]

本次集中整治工作明确了三项工作原则。一是全面覆盖、聚焦重点。此次整治涵盖了医药行业生产、流通、销售、使用、报销的全链条，以及医药领域行政管理部门、行业学（协）会、医疗卫生机构、医药生产经营企业、医保基金等全领域，实现医药领域全覆盖。在整治的重点上，聚焦"关键少数"、关键岗位，尤其是利用医药领域权力寻租、"带金销售"、利益输送等不法行为。

二是集中突破、纠建并举。针对"关键少数"、关键岗位的腐败问题进行重点突破，对重点问题、典型案件进行调查核实、处置处理、通报剖析，形成全国性集中整治医药领域腐败问题的高压态势。坚持线索处置、问题整改、行业治理相结合，健全规章制度、完善治理机制、规范行业监管，注重加强长效机制建设，实现医药领域腐败问题治理系统

---

① 《全国医药领域腐败问题集中整治工作有关问答》，载"国家卫健委网"，http：//www.nhc.gov.cn/ylyjs/pqt/202308/f39311862637470ab199f8fa2fef8449.shtml，最后访问日期：2023 年 10 月 30 日。

化、规范化、常态化。

三是统一实施、分级负责。严格落实工作责任，确保集中整治工作的各项要求任务落地见效。在全国医药领域腐败问题集中整治工作协作机制的统一领导下，相关职能部门和地方切实承担集中整治的主体责任，分级负责、抓好落实。

本次集中整治的内容重点在六个方面。（1）医药领域行政管理部门以权寻租。例如，在药品耗材招采或目录编制、项目申报等过程中泄露工作秘密以谋取利益。（2）医疗卫生机构内的"关键少数"和关键岗位。例如，在药品耗材、医疗器械、大型设备等产品进院、招评标、采购、使用等环节和工程建设等其他院内重大经济活动中，利用职务上的便利为他人谋取利益，非法收受他人财物等。（3）接受医药领域行政部门管理指导的社会组织利用工作便利谋取利益。例如，以无中生有、编造虚假学术会议的名头进行利益输送，违规将学术会议赞助费私分等。（4）涉及医保基金使用的有关问题。例如，公立医疗机构无正当理由不通过医药集中采购平台采购全部所需药品和高值医用耗材等。（5）医药生产经营企业在购销领域的不法行为。例如，规避"两票制"政策和监管实施商业贿赂，组织参与欺诈骗保等。（6）医务人员违反《九项准则》。例如，收受医药产品销售方给予的各种名义的回扣或其他财产性利益等。通过自查自纠、集中整治、总结整改等阶段，对医药行业的突出腐败问题，进行全领域、全链条、全覆盖的系统治理，建立完善一系列长效机制，确保工作取得实效。

2023年9月，中国医院院长论坛在南京召开。在此次会议上，国家卫生健康委员会医疗应急司负责人以"把稳政策基调，推进医药腐败集中整治"为主题进行讲话。其中提到，反腐要"集中突破，纠建并举"，聚焦两个"关键"，要与医药界辛勤付出、无私奉献的绝大多数区分开，不得与医务人员正常收入所得相混淆，不得随意打击医务人员参加正规

学术会议的积极性，不得随意夸大集中整治工作范围。从涉医腐败案例
中呈现出的特点，可以看出清查重点。（1）聚集在医疗机构：其中医院
占 77.4%，三级医院和二级医院数量多，占 83.5%。（2）聚集在招采领
域：器械采购占 36.7%，药品采购占 30.3%，耗材试剂采购占 15.6%；①
商业贿赂、回扣、欺诈骗保是主要表现形式。（3）聚集在关键岗位：行
政部门中排在前三位的是采购办、药剂科、财务处；临床科室中排在前
三位的是骨科、普外科、心内科。（4）聚集在"关键少数"：腐败问题
聚集在决策环节（机构负责人）、使用环节（临床科室负责人）、采购环
节（采购科室负责人）。

《意见》特别强调，聚焦两个"关键"，要与医药界辛勤付出、无私
奉献的绝大多数区分开。同时，工作中要处理好三个方面的关系：一是
需要处理好全面覆盖与聚焦重点的关系；二是需要处理好绝大多数与极
少数的关系；三是需要处理好当下改与长远治的关系。

严格医药反腐工作下，后续学术会议又该如何开展？对此，国家卫
生健康委员会明确，医药行业的学术会议是学术交流、经验分享、促进
医药技术进步和创新发展的重要平台。按照国家有关规定，规范开展的
学术会议和正常医学活动是要大力支持、积极鼓励的。需要整治的是那
些以无中生有、编造虚假学术会议的名头进行违法违规利益输送，或者
违规将学术会议赞助费私分的不法行为。

二、近 10 年整治医药领域不正之风的工作重点

自 2015 年以来，国家卫健委牵头相关部门一直在致力于整治医药领
域的不正之风，每两年发布一版重点清单，从 2019 年开始连续五年，每
年都发布工作要点文件，详列整治清单。参与工作的部门，2015 年到

---

① 《事关医疗反腐，国家卫健委医疗应急司长最新发言》，载"搜狐网"，http：//
news. sohu. com/a/722216823_ 121124516，最后访问日期：2023 年 10 月 4 日。

2022 年都是 9 个部门（国家卫生健康委、工业和信息化部、公安部、财政部、商务部、国家税务总局、国家市场监督管理总局、国家医疗保障局、国家中医药管理局），到 2023 年增加到了 14 个部门（增加的 5 个部门是教育部、审计署、国务院国资委、国家疾控局、国家药监局）。具体如下：2015 年 5 月 22 日国家卫计委等 9 部门发布《2015 纠正医药购销和医疗服务中不正之风专项治理工作要点》（国卫医发〔2015〕64 号）；2017 年 7 月 11 日国家卫计委等 9 部门发布《2017 年纠正医药购销领和医疗服务中不正之风专项治理工作要点》；2019 年 5 月 8 日国家卫计委等 9 部门发布《2019 年纠正医药购销和医疗服务中不正之风专项治理工作要点》（国卫医函〔2019〕90 号）；2020 年 5 月 15 日国家卫计委等 9 部门发布《2020 年纠正医药购销领域和医疗服务中不正之风工作要点》（国卫医函〔2020〕192 号）；2021 年 4 月 25 日国家卫计委等 9 部门发布《2021 年纠正医药购销领域和医疗服务中不正之风工作要点》（国卫医函〔2021〕85 号）；2022 年 5 月 9 日国家卫计委等 9 部门发布《2022 年纠正医药购销领域和医疗服务中不正之风工作要点》（国卫医函〔2022〕84 号）；2023 年 5 月 8 日国家卫计委等 14 部门发布《2023 年纠正医药购销领域和医疗服务中不正之风专项治理工作要点》（国卫医急函〔2023〕75 号）。

近五年工作重点如下：

（1）2023 年整治医药领域的不正之风的重点

①整治行业重点领域的不正之风问题

• 整治行业管理中的不正之风问题

• 整治行业组织存在的不正之风问题

• 整治医药产品销售采购中的不正之风问题

②强化医保基金监督管理

• 加强医保基金规范管理及使用

- 持续推进医药价格和招采信用评价

③深入治理医疗领域乱象

- 明确《九项准则》行业底线

- 划清"红包"回扣问题红线

- 树牢违法违规行为惩治高压线

（2）2022年整治医药领域的不正之风的重点

①扎实做好疫情防控领域纠风工作

- 做好疫情防控类医疗物资质量保障

- 持续打击涉疫领域违法违规行为

②深入开展医疗领域乱象治理

- 坚决维护医保基金安全

- 坚决落实管理要求

- 坚决维护行业秩序

③严厉打击医药购销领域非法利益链条

- "产销用"各环节共同发力打击违法行为

- 探索建立长效监管机制

（3）2021年整治医药领域的不正之风的重点

①坚决维护疫苗接种工作顺利实施

②打击核酸检测领域违法违规行为

③深入开展定点医疗机构规范使用医保基金专项治理

④持续整治收受"红包"等医疗乱象

⑤保持打击"回扣"行为高压态势

⑥坚决纠正扰乱医疗服务领域行业秩序行为

⑦全面构建"亲清"型廉洁规范的医商关系

⑧加大不正之风案件联合惩戒力度

⑨高位引领推动纠风工作落地见效

⑩进一步完善行风管理制度

（4）2020 年整治医药领域的不正之风的重点

①严厉打击欺诈骗取医保基金行为

- 开展保障医保基金安全自查自纠整改

- 精准分类处置违规使用医保基金行为

- 加大打击欺诈骗取医保基金处罚力度

- 建立完善维护医保基金安全长效机制

②巩固医药流通领域改革成效

- 加强医药生产流通管理

- 推进医药购销体系改革

- 打击重点领域违法行为

- 规范医商合作交往途径

③深入清理群众身边的医疗行业乱象

- 切实履行医疗行为管理责任

- 严厉打击各类违法违规执业行为

- 持续推进医疗领域扫黑除恶

- 坚决惩处患者身边"微腐败"

- 严肃查处收取医药耗材企业回扣行为

（5）2019 年整治医药领域的不正之风的重点

①完善医药购销用全程监管

- 大力保障医药供应

- 推进医药购销改革

- 规范药品临床使用

②整顿规范医疗服务秩序

- 维护患者健康权益

- 持续规范诊疗行为

③开展重点领域专项治理

● 规范医学学术合作

● 持续打击骗保行为

● 严惩供销链条违法犯罪

● 加强医疗废物管理

通过梳理、归纳、分析、总结近五年的整治医药领域的不正之风的重点，可以看出，红包回扣、药品购销、医保违规、骗保以及违法违规执业始终是重点，与 2023 年医药领域集中整治的六个方面基本一致，也与《九项准则》禁令一致。可以肯定的是，即便本次预计为期一年的医药领域集中整治工作结束，但在未来相当长的时间内，这些领域仍然是医药领域反腐的重点，并将长期持续下去。净化医药市场，构建良好环境，规范医疗执业，提高医疗水平，保障患者安全，造福华夏民族，实现中华复兴始终是我国医药人的理想和目标。

三、医药卫生领域的《九项准则》

我国医疗卫生领域的腐败现象比较严重，腐败形式很多，涉及面广，关联的环节、机构、人员较多，但核心是医疗机构及医务人员。为此，国家针对医务人员开展医疗执业活动也出台了相应的行为规范。2012 年 6 月 26 日，卫生部、国家食品药品监督管理局和国家中医药管理局联合制定《医疗机构从业人员行为规范》（卫办发〔2012〕45 号），对医疗机构的各类从业人员的行为规范作出规定和要求。国家卫生计生委、国家中医药管理局 2013 年 12 月 26 日发布了联合制定的《九不准》（国卫办发〔2013〕49 号），再到 2021 年 11 月 12 日卫生健康委、医保局、中医药局联合制定发布了《九项准则》（国卫医发〔2021〕37 号），这是在《九不准》从严治理基础上，从内容到形式的一次完善升级。[①] 具体表现为：《九项准则》涵盖《九不准》全部要求，补充扩展内容，明确相应惩处措施，规定具体实施途径。《九项准则》基本上涵盖了医药卫生领域腐败现象的方方面面，是一个比较全面的梳理、概括性文本。虽然有学者对医药卫生领域腐败现象做了各种分类，但《九项准则》较为全面而准确，对于医药卫生领域的反腐倡廉工作具有重要的指导意义。

附：医疗机构工作人员廉洁从业九项准则[②]

一、合法按劳取酬，不接受商业提成。依法依规按劳取酬。严禁利用执业之便开单提成；严禁以商业目的进行统方；除就诊医院所在医联体的其他医疗机构，和被纳入医保"双通道"管理的定点零售药店外，严禁安排患者到其他指定地点购买医药耗材等产品；严禁向患者推销商品或服务并从中谋取私利；严禁接受互联网企业与开处方配药有关的费用。

二、严守诚信原则，不参与欺诈骗保。依法依规合理使用医疗保障基金，遵守医保协议管理，向医保患者告知提供的医药服务是否在医保规定的支付范围内。严禁诱导、协助他人冒名或者虚假就医、购药、提供虚假证明材料、串通他人虚开费用单据等手段骗取、套取医疗保障基金。

三、依据规范行医，不实施过度诊疗。严格执行各项规章制度，在诊疗活动中应当向患者说明病情、医疗措施。严禁以单纯增加医疗机构

---

① 《驻卫健委纪检监察组推动制定九项准则健全医疗卫生行风建设长效机制》，载 "中央纪委国家监委网"，https://www.ccdi.gov.cn/yaowenn/202112/t20211218_159544.html，最后访问日期：2023 年 10 月 30 日。

② 《卫生健康委、医保局、中医药局关于印发〈医疗机构工作人员廉洁从业九项准则〉的通知》（国卫医发〔2021〕37 号），载 "国家卫健委网"，https://www.gov.cn/gongbao/content/2022/content_5678098.htm，最后访问日期：2023 年 10 月 30 日；《〈医疗机构工作人员廉洁从业九项准则〉解读》，载 "国家卫健委网"，http://www.nhc.gov.cn/yzygj/hfdt/202111/d62075378971429c8d4cb3c74151032d.shtml，最后访问日期：2023 年 10 月 30 日。

收入或谋取私利为目的过度治疗和过度检查，给患者增加不必要的风险和费用负担。

四、遵守工作规程，不违规接受捐赠。依法依规接受捐赠。严禁医疗机构工作人员以个人名义，或者假借单位名义接受利益相关者的捐赠资助，并据此区别对待患者。

五、恪守保密准则，不泄露患者隐私。确保患者院内信息安全。严禁违规收集、使用、加工、传输、透露、买卖患者在医疗机构内所提供的个人资料、产生的医疗信息。

六、服从诊疗需要，不牟利转介患者。客观公正合理地根据患者需要提供医学信息、运用医疗资源。除因需要在医联体内正常转诊外，严禁以谋取个人利益为目的，经由网上或线下途径介绍、引导患者到指定医疗机构就诊。

七、维护诊疗秩序，不破坏就医公平。坚持平等原则，共建公平就医环境。严禁利用号源、床源、紧缺药品耗材等医疗资源或者检查、手术等诊疗安排收受好处、损公肥私。

八、共建和谐关系，不收受患方"红包"。恪守医德、严格自律。严禁索取或者收受患者及其亲友的礼品、礼金、消费卡和有价证券、股权、其他金融产品等财物；严禁参加其安排、组织或者支付费用的宴请或者旅游、健身、娱乐等活动安排。

九、恪守交往底线，不收受企业回扣。遵纪守法、廉洁从业。严禁接受药品、医疗设备、医疗器械、医用卫生材料等医疗产品生产、经营企业或者经销人员以任何名义、形式给予的回扣；严禁参加其安排、组织或者支付费用的宴请或者旅游、健身、娱乐等活动安排。

医疗机构内工作人员，包括但不限于卫生专业技术人员、管理人员、后勤人员以及在医疗机构内提供服务、接受医疗机构管理的其他社会从业人员，应当依据《九项准则》有关要求，服从管理、严格执行。违反法律法规等有关规定并符合法定处罚处分情形的，可依据《中华人民共和国基本医疗卫生与健康促进法》、《中华人民共和国传染病防治法》、《中华人民共和国社会保险法》、《中华人民共和国公益事业捐赠法》、《中华人民共和国医师法》、《中华人民共和国药品管理法》、《护士条例》、《医疗纠纷预防和处理条例》、《医疗保障基金使用监督管理条例》、《医疗机构医疗保障定点管理暂行办法》、《处方管理办法》等规定的责令改正、给予警告、给予相关人员或科室中止或者终止医保结算、追回医疗保障基金、没收违法所得、并处罚款、暂停处方权或者执业活动直至吊销执业证书等措施，依法追究有关机构和人员责任；依据《中华人民共和国劳动合同法》、《事业单位工作人员处分暂行规定》[①] 等规定的给予解除劳动合同、警告、记过、降低岗位等级或者撤职、开除处分等措施，对有关人员依法作出处理；依据《医疗机构从业人员行为规范》等规定的由所在单位给予批评教育、取消当年评优评职资格或低聘、缓聘、解职待聘、解聘等措施，由所在单位依法作出处理。

有关人员违反党纪、政纪的，移交纪检监察机关给予党纪政务处分；涉嫌犯罪的，移送司法机关追究刑事责任。对于违反《九项准则》行为多发或者造成恶劣社会影响等其他严重后果的医疗机构负责人，依照有关规定，予以问责。

第四节　域外国家和地区医疗反腐的情况介绍

医疗腐败是一个国际性问题，也是医疗行业的一个公开的秘密。[②] 全球公共卫生采购支出的 10% 至 25% 因腐败而损失。全球每年在医疗保

---

① 2023 年 11 月中共中央组织部、人力资源社会保障部发布《事业单位工作人员处分规定》。

② García PJ. Corruption in global health：the open secret. Lancet. 2019，7；394（10214）：2119-2124.

健方面的总支出超过 7 万亿美元。腐败有多种形式，这取决于该国的发展水平和医疗融资系统。① 没有一个国家可以免予医疗腐败，医疗腐败导致世界各地的患者都受到伤害。"透明国际"将腐败定义为滥用委托权力谋取私利。在医疗保健领域，腐败包括贿赂监管机构和医疗专业人员、操纵药物试验信息、转移药品和用品、采购腐败以及对保险公司的过度收费。即使是被认为反腐败表现最好的欧盟，其成员国的情况也各不相同，有的国家腐败情况仍然很严重，腐败在对人口健康的影响方面存在重大差异。腐败程度越高的国家的健康指标越低，死亡率越高，预期寿命越低。欠发达国家的健康指标较低，腐败程度较高。然而，腐败与人口健康之间的联系不仅仅是基于欠发达国家与西欧国家之间的差异。②

一、美国：将反腐败确定为国家战略

医疗腐败在美国同样普遍。除了有证据表明美国每年因医疗挪用损失数十亿美元之外，还有一批基于其体制出现的高知名度案例。芝加哥的 6 名医生因涉嫌收受回扣而被起诉。他们被指控的罪行包括将不需要入院的患者送往医院，并进行不必要但有利可图的气管切开术，导致本可免予死亡的患者死亡。③ 美国医疗产业规模巨大，占 GDP 的比重高达 20%，医疗腐败也很严重。例如，2011 年，美国因医疗挪用损失了 820 亿美元至 2720 亿美元，其中大部分与医疗保险系统有关。④ 大量的利益关系催生了大量腐败，大量腐败又催生了大量相关立法和执法行动，不过效果有限，毕竟理想化的法律条文和现实世界往往是有区别的。虽然

---

① Jain A, Nundy S, Abbasi K. Corruption: medicine's dirty open secret. BMJ, 2014, 348.

② Socoliuc Gurită OR, Sîrghi N, Jemna DV, et al. Corruption and Population Health in the European Union Countries-An Institutionalist Perspective. Int J Environ Res Public Health, 2022, 19（9）: 5110.

③ Owen Dyer. Six doctors are charged with taking kickbacks for sending patients to Chicago hospital for no reason. BMJ, 2015, 350: h22.

④ Dyer O. New report on corruption in health. Bull World Health Organ, 2006, 84（2）: 84-5.

经过多年的打击，但令人触目惊心的医疗腐败案件仍然时有发生。在美国卫生与公众服务部和司法部发布的《医疗欺诈和滥用控制计划 2007 财年（2008 年）年度报告》中显示：得克萨斯州一家耐用医疗设备（DME）供应商因向联邦医疗保险提交虚假索赔而被判五项医疗欺诈罪，法院判处供应商 120 个月监禁，并赔偿 160 万美元；拉里坦湾医疗中心同意向政府支付 750 万美元，以解决有关其欺诈医疗保险计划、故意夸大住院和门诊费用、人为从医疗保险中获得异常付款的指控；AmeriGroup 伊利诺伊股份有限公司欺诈性地扭曲了医疗补助 HMO 计划的注册，拒绝为孕妇注册，并阻止已有疾病的个人注册，根据《虚假索赔法》和《伊利诺伊州举报人奖励和保护法》，AmeriGroup 伊利诺伊股份有限公司向伊利诺伊州和美国政府支付了 1.44 亿美元的赔偿金，并支付了 1.9 亿美元的民事罚款；在佛罗里达州，一名皮肤科医师因对 865 名联邦医疗保险受益人进行了 3086 次不必要的手术而被判处 22 年监禁，支付了 370 万美元的赔偿金，并支付了 25000 美元的罚款；在佛罗里达州，一名医师被判处 24 个月监禁，并被责令支付 72.7 万美元的现金赔偿金，因为该医师为从未见过的患者签署了空白处方和医疗必需品证明；美国卫生与公众服务部（HHS）监察长办公室（OIG）发现，在 10 个被审计州中，有 8 个州的医疗服务提供者因受益人死亡后索赔的服务而收到了大约 2730 万美元的医疗补助超额付款。[①] 2020 年 9 月 23 日，吉利德（Gilead）公司同意支付 9700 万美元，以和解违反《虚假申报法》（False Claims Act）支付回扣的责任。

美国当前适用于医师最重要的联邦欺诈和滥用的法律有五部，分别是《虚假申报法》（FCA）、《反回扣法》（AKS）、《医师自我推荐法》（The Stark law，即斯塔克法）、《排除从业资格法》（Exclusion Authori-

---

① U. S. Department of Health and Human Services and Department of Justice. Health Care Fraud and Abuse Control Program Annual Report for FY 2007（2008）. Available at http：//oig. hhs. gov/publications/docs/hcfac/hcfacreport2007. pdf.

ties）和《民事金融处罚法》（Civil Monetary Penalties Law，CMPL）。联邦政府机构，包括司法部、卫生与公众服务部监察长办公室以及医疗保险和医疗补助服务中心（CMS）负责执行这些法律。违反这些法律可能会导致刑事处罚、民事罚款、从业资质被排除在联邦医疗保健计划之外或彻底丧失从业资格，即吊销州医疗委员会颁发的医疗执照。在这些法律中，与医师回扣行为最相关的是《反回扣法》和《医师自我推荐法》。这两部法律有一个基本特点，就是定义的宽泛性。对最为核心的概念，即什么叫"回扣"，按照律师的解释，它可以有多种形式，如任何形式的现金，包括免费租金、假期、膳食以及给未实际执行的服务付款。简单来说，它包括任何有价值的东西，除了现金之外，还包括免掉租金，昂贵的酒店住宿，餐饮以及以讲课、指导、咨询、研讨等各种名义支付的超额报酬。在某些情况下，起诉依据已经延伸到一方向另一方提供的服务高于市场价值，或一方向另一方就不必要的服务支付款项。同时，政府管理机构无须证明患者受到伤害或项目造成经济损失即可证明医师违反了《反回扣法》；即使医师实际提供了服务并且该服务具有医疗必要性，也有可能违反《反回扣法》，因为从药品或设备公司或耐用医疗设备供应商处收取金钱或礼物本身就不具有合法性，即使医师能够证明没有回扣也会开出同样的药物或订购同样的轮椅。在《医师自我推荐法》中，涉及回扣问题的医疗服务覆盖范围极广，包括临床实验室服务；物理治疗、职业治疗和门诊病理学服务；放射学和某些其他成像服务；放射治疗服务和用品；耐用医疗设备和供应品；肠外和肠内营养物质、设备和用品；假肢、矫形器以及假肢装置和用品；家庭健康服务；门诊处方药；住院和门诊医院服务。而且这是一项严格责任法规，意味着检控方不需要提供受指控者具备具体违法意图的证据。

在美国，拜登政府认为，腐败是社会内部的癌症——一种侵蚀公众信任和政府为公民提供服务的能力的疾病。腐败的危害性几乎涉及社会的各个方面。它加剧了社会、政治和经济的不平等和两极分化；阻碍了国家应对公共卫生危机或提供优质教育的能力；降低了商业环境和经济机会；引发了冲突；破坏了人们对政府的信心。那些滥用权力谋取私利的人不仅偷走了物质财富，还偷走了人们的尊严和福利。拜登政府将打击腐败确立为美国国家安全的核心利益，因此将反腐上升到了国家安全战略，并于 2021 年发布了《美国腐败战略》（United States Strategy on Countering Corruption），① 美国国际开发署（U. S. Agency for International Development，USAID）发布了《反腐败指南》（Dekleptification Guide）、《跨部门反腐败指导》（USAID's Guide to Countering Corruption Across Sectors）和《全球卫生部门反腐败手册》（USAID Global Health Anti-Corruption Integration Handbook），宣布其首个反腐败政策，将反腐败列为各项目的优先事项，努力转向最具破坏性的腐败形式，建立新的伙伴关系和联盟，并保障援助资源。美国的医疗反腐还将继续下去。

二、英国：成立医疗服务反诈中心

《英国医学杂志》公布的一项调查报告显示，有明确证据表明，英国医师接受了私下的经济引诱，将患者转诊到私立医院集团。一些伦敦医师从中受益了数万英镑，有人甚至受益数十万英镑。② 2011 年英国首次曝光了一些独立诊所聘请的顾问的账单有大幅增加的现象，调查人员通过调查揭示，这些医院提供了一个看似独立的诊所免费住宿，以换取顾问尽"最大努力"将患者转诊到医院。2012 年英国市场监管机构展开调查后将调查结果提交竞争委员会。竞争委员会于 2014 年 4 月发布的最终报告证实，医院从顾问那里购买患者转诊的做法非常普遍，如从免费诊

---

① The White House, United States Strategy on Countering Corruption. https：//www. whitehouse. gov/wp-content/uploads/2021/12/United-States-Strategy-on-Countering-Corruption. pdf，最后访问日期：2023 年 10 月 30 日。

② Gornall J. The truth about cash for referrals. BMJ, 2015, 350：h396.

室和行政支持到与医院收入挂钩的现金支付，以及参与复杂的"合资"股份计划等激励措施。[①] 英国一些支柱性的医疗机构同样有这样的行为。

自"二战"以后，英国就开始推行全民免费医疗体系（NHS），这是英国社会保障制度的重要组成部分，也是杜绝医疗行业腐败的方法。但是，体制框架中的漏洞仍然存在。英国政府多部门都设有内部审计机构作为行政监督。英国国家医疗服务体系还公布数据称，欺诈行为给国家医疗服务体系造成巨额资金漏洞。其中，患者欺诈行为，包括冒领"费用免除"权利、不支付处方药费用及牙医费用等，造成每年 2 亿英镑（约合 16.4 亿元人民币）以上的漏洞。由患者、医护员工及承包商的欺诈行为造成的资金漏洞，相当于英国医疗服务体系年预算的 1%。2016 年，英国国家医疗服务体系原调查部门曾成功追回 960 万英镑（约 7848 万元人民币）。2017 年，英国国家医疗服务体系反诈中心（the NHS Counter Fraud Authority，NHSCFA）正式成立，拥有独立职能，全面围绕反欺诈组织人力收集证据，预防欺诈行为发生。[②] 即便成立了专门的医疗反腐机构，2022 年 2 月，负责监管英国政府各部门的英国国会公共账户委员会发布的审计报告显示，在 2020 年年初英国新冠疫情暴发之际，英国卫生部曾花费 120 亿英镑（约合 981 亿元人民币）用于采购医护防护用品，但 75% 涉嫌价格虚高、存在使用缺陷。例如，采购假冒伪劣的口罩和不防水的防护服，价值近 40 亿英镑（约合 327 亿元人民币）。几乎同时，英国《太阳报》曝出，时任卫生大臣的汉考克涉嫌以权谋私，将新冠防疫用品的竞标合同及多项采买交易留给了其他同事的家人或

---

① Competition and Markets Authority. Private healthcare market investigation, final report. CMA, 2014.

② NHSCFA 是卫生和社会保健部反欺诈部门（DHSC AFU）的一个部门，NHSCFA 董事会对其战略的实施负责。2017 年第 958 号法定文书规定了该组织的成立和章程。附表 2 第 1 部分和第 2 部分详细说明了组成 NHSCFA 董事会的特定角色的要求。NHSCFA 职权范围包括英国国家医疗服务体系和更广泛的健康团体。在威尔士，根据 2006 年《威尔士政府法》第 83 条向威尔士政府提供专业的反欺诈支持职能。

朋友。

值得注意的是，英国在 2011 年就通过了《反贿赂法》，对医疗腐败有一定威慑作用。该法中有一项商业组织不履行预防贿赂义务罪，规定商业组织疏于构建内部行贿预防制度而导致行贿行为发生，要承担相应的刑事责任，若商业组织无法证明其采取了适当程序来预防行贿受贿，可处最低 5000 英镑（约合 4.1 万元人民币）的罚金或对责任人处 10 年以下有期徒刑。[①]

三、法国：医药、医检分开

在法国法律中，腐败被定义为担任特定职能（公共或私人）的人提出要求或同意接受礼物的行为，目的是采取行动、拖延或不履行其职责范围内的任务。[②] 为加强反腐，2021 年法国发布《法国在合作行动中的反腐败战略（2021—2030）》［France's Anti-Corruption Strategy in Its Co-operation Action（2021—2030）］，法国将采取三项行动，实现八个目标。该战略制定了一系列具体行动，并有明确的时间表（问责框架）：（1）采取行动限制风险，加强对公职人员的培训方案；（2）支持机构和执法人员；（3）与民间社会密切合作——法国因此重申决心将公民置于合作行动的核心。

法国的医疗腐败丑闻并不多。该国全民医疗保险制度覆盖面大，收入低于一定标准的居民享受全部免费待遇，被世界卫生组织评为"几乎是世界上整体水平最好的医疗系统"。为节省医疗开支、防止医疗腐败，法国政府设计了一套完整制度，主要有以下几个方面：

（1）医药分家。即医师根据患者病情进行诊断并开出药方和医疗检

[①] 姚蒙、辛斌、伍铎克、张东秀：《各国严打医疗腐败》，载《生命时报》2022 年 6 月 28 日，第 1618 期。

[②] Mustapha Mekki. La corruption dans les contrats commerciaux internationaux et ses effets en droit privé. *Revue Internationale de Droit Comparé*, 2014, 66（2）: 391-402.

查，但药品与医疗设备所产生的效益与医师无关。在法国，遍布各街区、乡镇的药房是人们买药的主要渠道，除少数医疗机构以及医院临床使用的特别药品外，大多数医院没有药房，不会出售药品。零售药房由持证药剂师经营，是独立的私人企业，患者拿着医师处方自行去药店买药。医药分开制度减少了医师为提高收入而滥开药品的机会。《法国社会保险法》还规定，在疗效相同的情况下，医师要尽量开价格低的药物或仿制药，社会保险机构会经常对医师处方进行检查，避免医师滥开处方。

（2）医检分开。为了节省医保支出、提高诊疗效率以及减少对患者健康造成不良后果，法国门诊的医疗检查都归街区、乡镇的医疗检查专业机构进行。这些医疗检查机构均由持证药剂师经营，检查结果受所有医师和医疗机构认可。这就避免了不同医院、不同医师对患者进行重复检查。

（3）禁止医药广告。在法国，禁止通过媒体进行处方药的广告宣传，只有少数非处方药可投放广告，但必须明确标示副作用和警示信息。医疗器械是通过药房与专业商店出售的，医院无权出售。

一系列的法律规定既保证了法国医疗体系的良好运作，也最大限度地控制了医疗支出浪费与医疗腐败。但是，一些消费者协会与媒体仍然质疑：医药企业常以定点跟踪、观察药物使用情况为由，向医师、医院提供赞助经费，这些做法是否间接为药物打广告。法国当局考虑到医药企业确实需要药物使用后的反馈，难以通过法律禁止此类做法，所以强化了经费透明制度，规定收到相关赞助经费的医师与医疗机构必须上报经费数额，并将其纳入收入，报税缴税。[1]

四、德国：多管齐下的综合性反腐措施

与传统政治腐败相比，德国近20年才真正开始重视医疗腐败问题，

---

[1]　姚蒙、辛斌、伍铎克、张东秀：《各国严打医疗腐败》，载《生命时报》2022年6月28日，第1618期。

起因是1994年曝光的心脏瓣膜销售回扣丑闻，当时引起了德国社会的极度震惊。截至1997年，德国检察机关启动了超过1500个调查程序，涉及大约11000起个案，牵涉到德国32所大学附属医院。时至今日，医疗腐败仍然是德国社会面临的一个严峻问题。德国医疗行业反腐的法律体系包括《刑法》《社会保险法》和《医疗行业法》。由于医疗行业的特殊性，相比于《刑法》《社会保险法》和《医疗行业法》在医疗腐败的预防和治理方面发挥着越来越重要的作用，且在提高医疗行业透明度和内部监督及信息交流方面的作用尤为突出。[①]

（1）加大刑事打击力度。在医疗腐败案件中，传统上医师涉及的刑事犯罪主要有《德国刑法典》第263条的诈骗罪、第266条的背信罪、第331条的接受利益罪和第332条的索贿受贿罪，医药供应商涉及的刑事犯罪主要有《德国刑法典》第333条的提供利益罪和第334条的行贿罪。但是由于对犯罪构成的特别要求，这些规定不适用于或者不能完全适用于医疗机构和医师。为了应对商业腐败的严峻形势，德国于1997年8月31日通过的《反腐败法》增设了业务交往中的贿赂罪，强化了刑事制裁。然而，2012年3月29日德国联邦最高法院作出裁决，针对执业医师不能适用业务交往中的贿赂罪，执业医师在诊所或者医院中自由执业，既不是雇员，也不是法定医疗保险机构的受托人，因此不符合业务交往中的贿赂罪的构成要件。德国联邦议院于2016年4月通过了《卫生领域反腐败法》，对《德国刑法典》进行了相应修订，特别增加了第299a条医务人员受贿罪和第299b条对医务人员行贿罪。第299a条规定，医务人员在执业过程中有三类涉及国内外不正当竞争的行为要受到有期徒刑或者罚金刑事处罚，包括在开药、辅助用品或者医用产品等由医务人员或其职业辅助人直接使用的产品时，或在采购上述产品时，或在输送患者或者检验材料时，为自己或者第三人索取，要求承诺或者接受利益，

[①] 曾见：《德国医疗行业反腐制度与启示》，载《医学与哲学》2018年第4A期，第55—59页。

从而为他人提供不正当的竞争优势。根据第 299b 条，试图影响医师做出前述违法行为的行贿人也将面临刑事处罚。

（2）严管药品流通领域方面。《德国社会法典》第 5 编针对法定医疗保险运营中的医疗腐败问题建立了复杂的监控和预防机制。监控机制可以划分为卫生行政监督和卫生行业监督。预防机制主要包括药品控制和奖励制度。《德国社会法典》第 5 编赋予了卫生行政部门广泛的监督管理职能，如第 77 条及后面条款就明确规定了联邦卫生部和各州卫生行政部门的一些审核权。医师的背信和受贿等不法行为当然属于行政监督的范围。为此，联邦卫生部和各州卫生行政部门都设有专门的组织机构，能够通过跟踪调查来实现这一职能。德国的药品控制制度包括药品销售环节和使用环节两个部分，对药品销售环节的控制主要体现在医药分离这一基本政策上。《德国药品流通法》第 43 条规定，所有药品原则上都必须通过药房进入市场流通。医师和医疗机构禁止直接从事药品销售经营。患者凭医师处方直接从药房取药，药品费用由医保公司与药房进行结算。《德国药房业法》第 11 条规定，医师与药房之间不得约定优先提供特定药品或者介绍患者。另外，《药品价格条例》详细规定了药品批发与零售过程中的价格加成幅度，严格限定了药品流通过程中的利润空间。

（3）对医商合作的限制。2008 年 12 月 15 日通过的《法定医疗保险组织结构深入发展法》全新修订了《德国社会法典》第 5 编第 128 条，对医师与患者、医药产品供应商之间的合作问题进行了严格的限制。首先，医师给患者开药及医疗用品不得超出正常使用量，只有出于急救需要才可以向患者提供储备量。其次，供应商不得向医师及医疗机构提供金钱或者其他经济利益，促使其参与医药产品及服务的供给或者向患者提供医疗保险范围外的医疗服务。向医师及医疗机构提供的赞助不得与处方挂钩，赞助的范围包括金钱、无偿或者折价的医疗设备，提供培训、场所、人员及承担部分费用，甚至参股供应商企业。医疗保险公司与供应商之间必须明确约定违反上述规定的处罚办法，并且对于反复及严重违反的，最长可以两年内禁止其参与供应。最后，在不影响医疗服务质量和经济性的前提下，医师原则上可以参与医药产品及服务的供给和提供医疗保险之外的医疗服务，但必须与医疗保险公司签订合同，明确约定医师的报酬，并且医师的处方要经过医疗保险公司的审批。供应商不得以任何方式参与医师报酬的结算。

（4）充分发挥行业协会惩戒作用。针对医师违反执业义务的行为，德国有两套惩戒制度：一是医保医师协会根据《德国社会法典》第5编第81条在章程中明确规定的处罚措施；二是各州制定的以联邦医师协会颁布的《（标准）德国医师执业守则》为模板的纪律制度。根据《德国社会法典》第5编第81条，如果医保医师违反义务，可以根据违反义务的程度对其处以警告、训斥、罚款（最高5万欧元）、暂停或者吊销医保医师资格（最长两年）。如果特别严重违反义务的，医保医师协会还可以申请撤销该医师的医保医师许可。《（标准）德国医师执业守则》第30条要求医师在所有与第三人的合同及其他职业关系中，都必须保持其在为患者提供诊疗服务上的独立性。第31条禁止医师在为患者转诊、运送检验材料、开处方或者采购医药用品时为自己或为第三人要求或接受金钱或其他利益，必须具备充分的理由才可以将患者转诊介绍给特定的医师、药房或者医药产品供应商。第32条禁止医师为自己或第三人要求或接受患者或其他人的馈赠或其他利益，如果接受的利益完全用于职业相关的进修培训，则不违反职业守则，但不得超过必要限度；接受第三方赞助必须完全用于科研项目，并且在宣传组织过程中应当公开赞助的条件和范围。第33条规定，如果医师为医药产品生产商提供服务，其报酬必须与服务相当，且必须签订书面协议并报送医师协会。各州的医师协会作为行业监管主体有权对违规医师处以警告、训斥和罚款等行政处罚。如果医师严重违反执业守则，可以被中止或者撤销医师资格。

五、新加坡：与自己不相称的收入都属贪污

新加坡是国际公认的廉洁的国家，各领域的腐败防治都卓有成效。虽然该国人口不多，但医疗支出每年也达到上百亿新元。因此，医疗行业的腐败预防与惩治是新加坡政府关注的重点。

目前，新加坡《药品法》《药品销售法》《药品滥用误用法》《有毒药品法》4 部法规，涵盖了药品的生产、制造、进口、宣传和销售等各个环节，在打击医疗用品暴利和预防医疗腐败方面发挥了根本性作用。新加坡的医药价格主要由市场调控，医药费用相对公开、透明，从而减少了医疗腐败的发生。从 2003 年起，新加坡政府为公众提供了在卫生部网站上"比较医院收费"的服务，公民可查询各大医院的平均住院费用、平均住院天数及单病种费用等，每个月更新一次信息。医院也可以从网站上得知同行的收费，从而降低成本，保持竞争力。

2022 年 3 月，新加坡医药理事会宣布，全科医师柯某智涉嫌以生理盐水替换疫苗给病人"接种"，并收取过高的"接种费"等，被吊销行医执照 18 个月。2011 年通过的《医药注册修正法案》规定，新加坡医药理事会可委任调查人员对涉嫌违规的医师进行搜证，无论是收取回扣还是收费过高，一经确认，医师将面临严厉处罚，最高达 10 万新元（约合 48.4 万元人民币）。医药理事会还可采取除名、吊销执照或从业限制等措施，限制期可达 3 年以上。

此外，新加坡的《预防腐败法》、《公务员法》和《没收非法所得法》是治理医疗腐败的重要依据。法律规定，任何被控者如果无法澄清与自己收入不相称的财产收入来源，便可作为贪污证据。《预防腐败法》更是将商业贿赂作为重点打击目标，用"报酬"一词定义贿赂，报酬广泛涉及经济及非经济利益，代理人为自己或他人的利益，非法接受、索

取或同意接受、索取报酬，以作为或不作为的形式，实施与其委托人事务相关的获利行为，不管目的是否实现，均构成腐败交易罪。《预防腐败法》坚持有罪必惩、轻罪重惩，公务员构成犯罪行为的，可判 10 万新元以下的罚金，或 7 年以下的监禁，或者二者并处。[①]

第五节　医药卫生领域腐败的惩治和预防

一、我国医疗腐败者面临的法律责任

（一）法律责任概述

法律责任的含义有广义和狭义上的不同。广义上的法律责任是指任何组织和个人均负有遵守法律，自觉维护法律尊严的义务。狭义上的法律责任是指违法者对违法行为所应承担的具有强制性法律上的责任。法律责任同违法行为紧密相连，只有实施某种违法行为的人（包括法人），才承担相应的法律责任。法律责任具有如下特点：（1）在法律上有明确具体的规定；（2）由国家强制力保证其执行，由国家授权的机关依法追究法律责任，实施法律制裁，其他组织和个人无权行使此项权力；（3）追究什么类型的法律责任应当有明文规定，一般是国家法律、行政法规、规章作出的规定；（4）法律责任只能对实施违法行为的主体作出；（5）作出法律责任的决定应当有书面的正式文件，且必须送达法律责任承担者。自然人或者单位在实施社会活动的过程中，违反法律、法规，将会面临程度不同的法律后果即法律责任。根据不同情形可以分为以下几种类型（见图 1）：内部责任和外部责任。内部责任主要是单位内部责任和

---

① 姚蒙、辛斌、伍铎克、张东秀：《各国严打医疗腐败》，载《生命时报》2022 年 6 月 28 日，第 1618 期。

行业监管内部责任。单位内部责任包括管理责任、纪律责任和技术责任。行业监管内部责任包括行政管理责任、纪律责任和技术责任。外部责任包括伦理责任、纪律责任、行政管理责任、法律责任。法律责任包括民事法律责任、行政法律责任、刑事法律责任、国家赔偿责任。

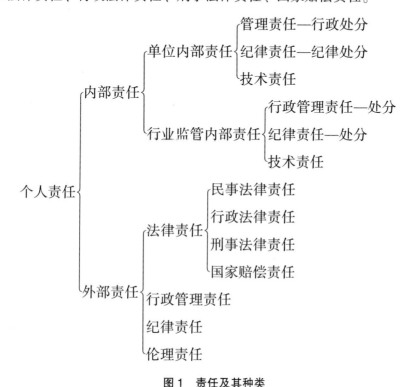

图 1　责任及其种类

就医师而言，内部责任包括单位内部责任和行业内部责任，医师的单位内部责任主要是指医师所在医疗机构对其实施人事管理、执业活动管理所面临的责任，其中单位内部的管理责任、纪律责任，一般也称为处分；医师的行业内部责任主要是指对医师有管理权的行政部门和行业协会对其实施人事管理、执业活动管理所面临的责任，其中行业内部的管理责任、纪律责任，前者称为行政处分，后者称为纪律处分，与外部责任的行政处罚有本质区别。同时，外部责任中也有管理责任、纪律责任，一般也称为行政处分，但与行政处罚还是不同。尤其要说明一下

"技术责任"。由于医疗服务活动的特殊性，相关法律、法规对医师有很多执业规则的要求，当医师的执业活动出现问题，但其严重程度尚未达到需相关管理部门处理时，可以由医疗机构进行处理。比如，根据《处方管理办法》的规定，处方权由医师所在医疗机构授予，如果医师违反处方开具规则，可以由医疗机构暂停处方权、剥夺处方权。我们把这一类与医疗执业活动有关联的责任界定为技术责任。

外部责任主要是指医疗行业的行政管理部门、医疗行业协会以及其他对医师执业活动有管理权的行政部门、公检法监察机关，对医师违反医疗卫生管理法律、法规，情节或者后果比较严重的，追究其外部责任。例如，医疗损害责任纠纷中对于患者的侵权行为，医院对第三方的民事责任承担就是外部责任，而医院内部对于医生的处罚或者责任划分就是内部责任。纪律责任一般指行业纪律，属于社会中某一社会组织的章程、决议等，纪律责任的认定和对纪律责任者的处分也是由行业组织来进行。比如，《九项准则》，各省市、各行业协会对入会成员的纪律要求等。①

由于医药卫生工作涉及范围广、参与主体多，在医药卫生领域反腐中的法律责任承担者，或者说被处罚的对象包括医药卫生领域的一切参与者，即卫生行政部门及其工作人员，药品和医疗器械行政管理部门及其工作人员，医疗保障行政部门及其工作人员，医疗机构及其医务人员，药品生产流通企业及其工作人员，以及其他与医药卫生行业有关联的单位和个人。

（二）医师定期考核不合格

专业技术人员开展执业活动，要求其保持良好的专业技术状态，适时更新相关的专业知识和技能，只有这样才能保证其执业活动的质量和水平，因此，对专业技术人员的定期考核，是对专业技术人员管理的重

---

① 刘鑫、陈伟、张宝珠主编：《中华人民共和国医师法理解与适用》，中国法制出版社 2022 年版，第 272—279 页。

要措施之一。对医师的执业状态、执业技术水平、医疗诊治能力，卫生行政管理部门应当定期组织考核。根据《医师定期考核管理办法》第2条规定，医师定期考核是指受县级以上地方人民政府卫生行政部门委托的机构或组织按照医师执业标准对医师的业务水平、工作成绩和职业道德进行的考核。[①] 医师定期考核是对注册医师一定时间内执业情况的归纳、总结和综合评价。《医师法》第42条明确医师定期考核的周期、内容、备案及考核不合格的处理，第43条强调省级以上人民政府卫生健康主管部门负责医师考核的指导、检查和监督工作。[②]根据《医师法》《医师定期考核管理办法》《医师执业注册管理办法》等规定，我国实行注册医师定期考核制度，考核周期由原来的2年改为3年，县级以上人民政府卫生健康主管部门以业务水平测评、工作成绩和职业道德评定3项标准来考核医师在考核周期内的执业情况，并将考核结果纳入医师执业注册管理中。

《医师定期考核管理办法》第11条规定，医师定期考核包括业务水平测评、工作成绩和职业道德评定。业务水平测评由考核机构负责；工作成绩、职业道德评定由医师所在医疗、预防、保健机构负责，考核机构复核。第19条规定，国家实行医师行为记录制度。医师行为记录分为良好行为记录和不良行为记录。良好行为记录应当包括医师在执业过程中受到的奖励、表彰、完成政府指令性任务、取得的技术成果等；不良行为记录应当包括因违反医疗卫生管理法规和诊疗规范常规受到的行政处罚、处分，以及发生的医疗事故等。医师行为记录作为医师考核的依

[①] 《卫生部关于印发〈医师定期考核管理办法〉的通知》（卫医发〔2007〕66号）。

[②] 《医师法》第42条规定："国家实行医师定期考核制度。县级以上人民政府卫生健康主管部门或者其委托的医疗卫生机构、行业组织应当按照医师执业标准，对医师的业务水平、工作业绩和职业道德状况进行考核，考核周期为三年。对具有较长年限执业经历、无不良行为记录的医师，可以简化考核程序。受委托的机构或者组织应当将医师考核结果报准予注册的卫生健康主管部门备案。对考核不合格的医师，县级以上人民政府卫生健康主管部门应当责令其暂停执业活动三个月至六个月，并接受相关专业培训。暂停执业活动期满，再次进行考核，对考核合格的，允许其继续执业。"第43条规定："省级以上人民政府卫生健康主管部门负责指导、检查和监督医师考核工作。"

据之一。医师在执业过程中存在违法、违规情形的，无论是否遭受行政处罚、刑事处罚，都纳入医师定期考核的内容中。根据《医师法》的规定，医师定期考核主体是县级以上人民政府卫生健康主管部门或者其委托的医疗卫生机构、行业组织。而对于考核不合格的医师将面临责令其暂停执业活动 3 个月至 6 个月的处罚。医师定期考核不仅仅是医疗卫生机构对本机构内医师的管理手段，同时也是政府部门对医师进行行政管理的依据。对于在医疗执业过程中存在违法、违规行为的医务人员，其违法的危害后果尚未达到作出行政处罚、刑事处罚的，在医师定期考核中都可能面临考核不合格，从而产生累加性的不利后果。考核结果分为合格和不合格。工作成绩、职业道德和业务水平中任何一项不能通过评定或测评的，即为不合格。卫生行政部门应当将考核结果记入《医师执业证书》的"执业记录"栏，并录入医师执业注册信息库，对考核不合格的医师的后续执业过程会产生不利影响。

（三）医疗机构内部的纪律责任

对于医务人员在医疗执业过程中出现违法、违规、违纪等不良行为，医疗机构可以率先启动内部调查问责程序，对涉嫌不当行为的医务人员展开调查，如果已经出现了影响医疗活动、损害患者利益的情况，还可以先行暂停医师的处方权，甚至停止医师的一切医疗执业活动，同时采取必要措施防止有关人员毁灭证据。

在调查清楚相关医师的不良行为之后，对于不良行为较轻的，可以依据医疗机构内部规章制度对该医师实施内部问责处理，包括诫勉谈话、批评教育、调离原工作岗位等。对于情节较重的，可以依据《事业单位工作人员处分规定》进行处理。《事业单位工作人员处分规定》第 19 条规定，有下列行为之一的，给予警告或者记过处分；情节较重的，给予降低岗位等级处分；情节严重的，给予开除处分：（1）贪污、索贿、受贿、行贿、介绍贿赂、挪用公款的；（2）利用工作之便为本人或者他人谋取不正当利益的；（3）在公务活动或者工作中接受礼品、礼金、各种有价证券、支付凭证的；（4）利用知悉或者掌握的内幕信息谋取利益的；（5）用公款旅游或者变相用公款旅游的；（6）违反国家规定，从事、参与营利性活动或者兼任职务领取报酬的；（7）其他违反廉洁从业纪律的行为。对事业单位工作人员的处分，按照干部人事管理权限，由事业单位或者事业单位主管部门决定。其中，由事业单位决定的，应当报事业单位主管部门备案。开除处分由事业单位主管部门决定，并报同级事业单位人事综合管理部门备案。

医师系党员的，依据《中国共产党纪律处分条例》进行处理，第八章对党员违反廉洁纪律行为有具体的处分规定。《中国共产党纪律处分条例》第 8 条规定，对党员的纪律处分种类：（1）警告；（2）严重警告；（3）撤销党内职务；（4）留党察看；（5）开除党籍。第 94 条第 1 款规定，党员干部必须正确行使人民赋予的权力，清正廉洁，反对任何滥用职权、谋求私利的行为。第 98 条第 1 款规定，向从事公务的人员及其配偶、子女及其配偶等亲属和其他特定关系人赠送明显超出正常礼尚往来的礼品、礼金、消费卡（券）和有价证券、股权、其他金融产品等财物，情节较重的，给予警告或者严重警告处分；情节严重的，给予撤销党内职务或者留党察看处分。

同时，医疗机构也可以对存在不良行为的医师作出限制处方权、暂停处方权、停止处方权的处理。

（四）行政部门追究行政责任

卫生行政部门对违规医务人员的处理，包括内部行政问责处分和行政处罚两大类，前者仍然属于纪律责任的范畴，后者则属于外部行政责任追究。被处罚的医务人员可以申请行政复议，对行政复议不服的，还可以提起行政诉讼。在医药卫生领域的法律法规中都有比较详细的行政处罚规定，在医疗执业过程中存在不当行为的医务人员，经查证情节比较严重的，可以由卫生行政部门依据《监察法》《公职人员政务处分法》《事业单位工作人员处分规定》进行处理。对于情节严重的，可以由卫生行政部门依据《药品管理法》《医师法》《护士条例》等法律法规进行处罚，追究相关人员的行政责任。2019 年修订的《药品管理法》第141 条对相关单位和人员在药品购销中给予、收受回扣或者其他不正当利益的，对使用其药品的医疗机构的负责人、药品采购人员、医师、药师等有关人员给予财物或者其他不正当利益的，由市场监督管理部门给予行政处罚，包括没收违法所得，并处 30 万元以上 300 万元以下的罚款；情节严重的，吊销企业营业执照，并吊销药品批准证明文件、药品生产许可证、药品经营许可证。向国家工作人员行贿的，对法定代表人、主要负责人、直接负责的主管人员和其他责任人员终身禁止从事药品生产经营活动。卫生行政部门对存在严重违法行为且情节较重的医师，可以对其执业资格进行处罚。

在行政处罚方面，除要依据医药卫生领域的行政法律、法规、规章外，还要依据有关的行政法律，如《行政许可法》《行政强制法》《行政处罚法》《行政复议法》《行政诉讼法》等法律、实施条例以及司法解释。需要注意的是，《行政复议法》于 2023 年 9 月 1 日第十四届全国人民代表大会常务委员会第五次会议修订，2024 年 1 月 1 日实施。修订后的《行政复议法》对我国行政复议制度作了较大调整。比如，一般情况下的行政复议机关，不再是上级行政部门，而是同级人民政府，对抽象行政行为的附带审查作了更为具体的规定等。《行政处罚法》是医药卫生领域行政违法处罚的重要依据，但《行政处罚法》第 33 条规定，违法行为轻微并及时改正，没有造成危害后果的，不予行政处罚；初次违法且危害后果轻微并及时改正的，可以不予行政处罚；当事人有证据足以证明没有主观过错的，不予行政处罚。法律、行政法规另有规定的，从其规定。第 36 条第 1 款规定，违法行为在 2 年内未被发现的，不再给予行政处罚；涉及公民生命健康安全、金融安全且有危害后果的，上述期限延长至5年。法律另有规定的除外。第32条规定，当事人有下列情形之一，应当从轻或者减轻行政处罚：（1）主动消除或者减轻违法行为危害后果的；（2）受他人胁迫或者诱骗实施违法行为的；（3）主动供述行政机关尚未掌握的违法行为的；（4）配合行政机关查处违法行为有立功表现的；（5）法律、法规、规章规定其他应当从轻或者减轻行政处罚的。

（五）司法机关追究刑事责任

1.《刑法》对商业贿赂犯罪的规定

打击商业贿赂是各国刑事法律的重要内容之一。商业贿赂，不仅涉及受贿，还涉及行贿；不仅涉及自然人的刑事责任，还涉及单位的刑事责任。《刑法》对药企给予相关医疗机构负责人、医务人员回扣、贿赂或者其他利益的，根据犯罪主体、行为的不同，有不同的刑罚规定。比如，《刑法》第163条规定了非国家工作人员受贿罪；第164条规定了对非国家工作人员行贿罪；第166条规定了为亲友非法牟利罪；第168条规定了国有公司、企业、事业单位人员滥用职权罪；第385条规定了受贿罪；第387条规定了单位受贿罪；第388条之一规定了利用影响力受贿罪；第390条之一规定了对有影响力的人行贿罪；第391条规定了对单位行贿罪；第392条规定了介绍贿赂罪；第393条规定了单位行贿罪；第395条规定了巨额财产来源不明罪（见表1）。在社会医疗保障方面的犯罪，《刑法》也有规定，如第266条规定了诈骗罪；第224条规定了合同诈骗罪。《刑法》第253条之一对涉及非法提供、出售患者个人信息和隐私的犯罪行为规定为侵犯公民个人信息罪。与医药卫生相关联的刑事犯罪约30个（见表2）。

表 1　商业贿赂犯罪的罪名

行贿方相关罪名	受贿方相关罪名
行贿罪（《刑法》第 389 条，第 393 条）	受贿罪 （《刑法》第 385 条，第 388 条之一）
对非国家工作人员行贿罪 （《刑法》第 164 条）	非国家工作人员受贿罪 （《刑法》第 163 条）
对单位行贿罪 （《刑法》第 391 条）	单位受贿罪（《刑法》第 387 条）
对有影响力的人行贿罪 （《刑法》第 390 条之一）	利用影响力受贿罪 （《刑法》第 388 条之一）
为亲友非法牟利罪（《刑法》第 166 条）	
介绍贿赂罪（《刑法》第 392 条）	
巨额财产来源不明罪（《刑法》第 395 条）	
国有公司、企业、事业单位人员滥用职权罪（《刑法》第 168 条）	

表 2　与医药卫生相关联的刑事犯罪的罪名

罪名	《刑法》条文
生产、销售、提供假药罪	第 141 条
生产、销售、提供劣药罪	第 142 条
妨害药品管理罪	第 142 条之一
生产、销售不符合标准的医用器材罪	第 145 条
非国家工作人员受贿罪	第 163 条
合同诈骗罪	第 224 条
组织出卖人体器官罪	第 234 条之一第 1 款
侵犯公民个人信息罪	第 253 条之一
虐待被监护、看护人罪	第 260 条之一
诈骗罪	第 266 条
妨害传染病防治罪	第 330 条
传染病菌种、毒种扩散罪	第 331 条
妨害国境卫生检疫罪	第 332 条
非法组织卖血罪	第 333 条第 1 款
强迫卖血罪	第 333 条第 1 款

罪名	《刑法》条文
非法采集、供应血液、制作、供应血液制品罪	第 334 条第 1 款
采集、供应血液、制作、供应血液制品事故罪	第 334 条第 2 款
非法采集人类遗传资源、走私人类遗传资源材料罪	第 334 条之一
医疗事故罪	第 335 条
非法行医罪	第 336 条第 1 款
非法进行节育手术罪	第 336 条第 2 款
非法植入基因编辑、克隆胚胎罪	第 336 条之一
妨害动植物防疫、检疫罪	第 337 条
污染环境罪	第 338 条
非法持有毒品罪	第 348 条
非法提供麻醉药品、精神药品罪	第 355 条
妨害兴奋剂管理罪	第 355 条之一
受贿罪	第 385 条
单位受贿罪	第 387 条
传染病防治失职罪	第 409 条

另外，在《刑法修正案（十二）》中有对商业贿赂的规定。比如，对多次行贿、向多人行贿，国家工作人员行贿等六类情形从重处罚；将单位行贿罪刑罚由原来最高判处五年有期徒刑的一档刑罚，修改为两档刑罚："三年以下有期徒刑或者拘役，并处罚金"和"三年以上十年以下有期徒刑，并处罚金"；现行《刑法》规定了国有公司、企业相关人员非法经营同类营业罪，为亲友非法牟利罪和徇私舞弊低价折股、出售国有资产罪，这次修改在上述条文中各增加一款，将现行《刑法》对"国有公司、企业"等相关人员适用的犯罪扩展到民营企业。

2. 司法解释对商业贿赂犯罪的规定

除了《刑法》对商业贿赂犯罪的刑事责任规定外，最高人民法院、最高人民检察院还作出了相关司法解释。比如，2007 年 7 月 8 日最高人民法院、最高人民检察院《关于办理受贿刑事案件适用法律若干问题的意见》（法发〔2007〕22号）；2008年11月20日最高人民法院、最高人民检察院《关于办理商业贿赂刑事案件适用法律若干问题的意见》（法发〔2008〕33号）；2012年12月7日《最高人民法院、最高人民检察院关于办理渎职刑事案件适用法律若干问题的解释（一）》（法释〔2012〕18号）；2021年4月13日最高人民法院《关于审理掩饰、隐瞒犯罪所得、犯罪所得收益刑事案件适用法律若干问题的解释》（法释〔2021〕8号）；2016年4月18日《最高人民法院、最高人民检察院关于办理贪污贿赂刑事案件适用法律若干问题的解释》（法释〔2016〕9号）；2021年9月8日，中央纪委国家监委与中央组织部、中央统战部、中央政法委、最高人民法院、最高人民检察院联合印发了《关于进一步推进受贿行贿一起查的意见》，对进一步推进受贿行贿一起查作出部署。

在医药卫生领域商业贿赂的犯罪案件的法律适用上，司法解释作出了更为详尽具有可操作性的规定。比如，最高人民法院、最高人民检察院《关于办理商业贿赂刑事案件适用法律若干问题的意见》第4条规定，医疗机构中的国家工作人员，在药品、医疗器械、医用卫生材料等医药产品采购活动中，利用职务上的便利，索取销售方财物，或者非法收受销售方财物，为销售方谋取利益，构成犯罪的，依照刑法第385条的规定，以受贿罪定罪处罚。医疗机构中的非国家工作人员，有前款行为，数额较大的，依照刑法第163条的规定，以非国家工作人员受贿罪定罪处罚。医疗机构中的医务人员，利用开处方的职务便利，以各种名义非法收受药品、医疗器械、医用卫生材料等医药产品销售方财物，为医药产品销售方谋取利益，数额较大的，依照刑法第163条的规定，以非国家工作人员受贿罪定罪处罚。

最高人民法院、最高人民检察院《关于办理受贿刑事案件适用法律若干问题的意见》对以交易形式收受贿赂，收受干股，以开办公司等合作投资名义收受贿赂，以委托请托人投资证券、期货或者其他委托理财的名义收受贿赂，以赌博形式收受贿赂的认定；特定关系人"挂名"领取薪酬，由特定关系人收受贿赂、收受贿赂物品未办理权属变更，收受财物后退还或者上交，在职时为请托人谋利离职后收受财物；"特定关系人"的范围等问题进行了规定。第 1 条规定，国家工作人员利用职务上的便利为请托人谋取利益，以下列交易形式收受请托人财物的，以受贿论处：（1）以明显低于市场的价格向请托人购买房屋、汽车等物品的；（2）以明显高于市场的价格向请托人出售房屋、汽车等物品的；（3）以其他交易形式非法收受请托人财物的。受贿数额按照交易时当地市场价格与实际支付价格的差额计算。前款所列市场价格包括商品经营者事先设定的不针对特定人的最低优惠价格。根据商品经营者事先设定的各种优惠交易条件，以优惠价格购买商品的，不属于受贿。第 9 条规定，国家工作人员收受请托人财物后及时退还或者上交的，不是受贿。国家工作人员受贿后，因自身或者与其受贿有关联的人、事被查处，为掩饰犯罪而退还或者上交的，不影响认定受贿罪。第 11 条规定"特定关系人"是指与国家工作人员有近亲属、情妇（夫）以及其他共同利益关系的人。

3. 有关行贿受贿犯罪需要注意的问题

这里需要特别区别受贿主体即行贿对象的身份问题。在医疗机构内，受贿主体如果是公立医疗机构负责人以及其他由政府组织人事部门任命的管理人员，则属于《刑法》相关规定中的国家工作人员，《刑法》罪名中一般以受贿罪论处。对于不涉及组织人事部门任命的其他管理人员、医务人员，则涉及《刑法》中的对非国家工作人员行贿罪。巨额财产来源不明罪只涉及国家工作人员。因此，在实践中，如果相关部门发现某公立医院院长拥有巨额财产且不能合理说明其来源的，可能被认定为巨额财产来源不明罪。但如果是一般的医务人员被发现其账户上有巨额财产，虽然不能解释、说明其来源，但也无法据此追究其刑事责任。

在涉及医疗机构与药企利益输送问题上，还有几个值得关注的罪名，单位受贿罪、向单位行贿罪和单位行贿罪。在实践中，有的医疗机构在与药企打交道过程中，相关负责人、管理人员并不收受药企输送的利益，但是以单位名义收受，甚至药企开展"二次议价"，明确要求企业基于医疗机构"现金返点"，收入医院的账户或者"小金库"中，虽然该经费用于医院的正常运营，或者给医务人员发绩效、奖金，或者用于医疗机构的公共支出，但对医疗机构和药企而言，仍然有被认定为"单位受贿罪""向单位行贿罪"的风险。那么，单位受贿与单位正常收取相关单位输送的利益如何区别呢？除了涉及为对方谋取利益、必须达到一定的金额之外，最关键的就是该经费是正常入账，还是"账外暗中"收受。所以，如果医疗机构在采购药企的药品、医疗器械的过程中，虽然有"二次议价"，并向该药企提出了"返点"要求，企业也依照"约定"给医院打款，只要该款项进入医院的大账，有来往使用明细，有据可查，便不会被认定为单位受贿罪。

关于受贿、行贿犯罪立案追诉涉及的违法金额、犯罪情节等，《最高人民法院、最高人民检察院关于办理贪污贿赂刑事案件适用法律若干问题的解释》作出了明确规定。行贿、受贿金额，涉及数额较大、数额巨大、数额特别巨大三个档次，量刑不同。受贿数额在3万元以上不满20万元的，应当认定为《刑法》第383条第1款规定的"数额较大"，依法判处3年以下有期徒刑或者拘役，并处罚金。第386条规定的受贿罪即比照该条规定立案追责。行贿、受贿犯罪情节有较重情节、严重情节、特别严重情节三个档次，量刑不同。

二、建立医疗反腐促进医务人员廉洁执业的长效机制

在预防腐败和制定解决方案方面，文化融合代表了除一个因素外的

所有因素。政治背景是打击腐败的一个同样重要的因素。① 我国医疗卫生领域的反腐倡廉工作正在开展，医药健康领域的腐败蛀虫正在被逐步清除，相关责任人受到了应有的处理。可以说，我国医药卫生领域的腐败治理工作正在按照党中央提出的"不敢腐""不能腐""不想腐"的目标推进。

（一）推进公立医院党委领导下院长负责制的落实

办好中国的事情，关键在党，关键在加强党的领导和党的建设。自2019 年以来，经过多次调整，公立医院在领导体制上实行党委领导下的院长负责制，已经成为一项基础制度要求。这一措施旨在加强党委在公立医院的领导地位，明确院长的责任和权力，确保公立医院公益性的实现，也能够有效遏制腐败行为的发生，提升医药购销领域的治理效果。

第一，必须强化党委对公立医院的全面领导。推进党委领导下院长负责制的落实可以强化党委在医院管理中的核心作用。党委应当加强对医院领导班子的组织建设，明确院长的责任和权力，确保医院管理决策的科学性和透明度，防止腐败行为的发生。

第二，要建立健全完善的责任机制。在推进院长负责制的过程中，院长是医院法人代表，在推进党委决策的过程中，应该独立承担应有的责任。医疗机构关乎生死，因此，决策者在管理医院的过程中遇到的各类突发问题比较多，必须通过赋予相应的职权，建立规范有效的决策机制，才能及时有效地解决各类问题。同时，应当建立健全行政监督机制，确保对院长行使权力的监督和制约。医院应设立独立的监察机构或者加强党委纪委的监督职能，加强对院长及其领导班子的监督，及时预防和查处腐败行为。

第三，要提升院长履职的职业化和专业化水平。推进院长负责制需

---

① Bah M, Charlier L, Davila C, et al. Tackling corruption in global health. Lancet. 2020, 18；396（10245）：161.

要院长具备较高的责任意识和管理能力。医疗行业的专业性，使得医院的行政领导应当具备相应的医疗背景和专业的管理知识。因此，从医院领导的选拔层面就要重视管理者的学科专业背景。同时，医院领导应该加强自身的学习和培训，提升医院管理能力、决策水平和医药类相关专业知识。

第四，要加强内部控制和风险管理。医药购销领域的腐败问题常常涉及采购、招投标等环节。公立医院应建立健全内部控制制度，通过完善审计制度，加强风险管理，规范采购程序，确保公正透明。同时，加强对供应商和合作伙伴的审查和监督，防止不法分子通过与医院内部人员勾结实施腐败行为。

通过强化党委领导作用、提升院长履职能力、建立监督机制、加强内部控制和风险管理机制等措施，可以有效治理医药购销领域的腐败问题，协同推动医药购销领域的腐败治理取得更好的效果。

（二）推进公立医院治理体系和治理结构的现代化

党的十八届三中全会指出，全面深化改革的总目标是完善和发展中国特色社会主义制度，推进国家治理体系和治理能力现代化。当下，推进公立医院治理体系和治理结构的现代化是从根源上治理医药购销领域腐败问题的关键之所在。现代化的治理体系和机制可以提高公立医院的管理效能，规范管理流程，减少腐败行为的滋生和发展。

第一，建立健全现代化的治理体系。公立医院应建立健全现代化的治理体系，包括明确权责、规范管理、强化内部控制等方面。制定和完善医院章程，完善法人治理机构，规范管理制度，明确各级管理层的职责和权限，建立科学性、规范性和公开透明的现代医院管理体系。同时，要通过法律制度固化医疗卫生体制改革的成果。

第二，要切实推进医疗领域法治建设进程。进一步加强医药购销领域的法治建设，制定和完善相关法律法规，明确违法行为的界定和相应的处罚措施，增加违法成本，形成威慑。需要指出的是，医保违规问题治理的法治化进程依然比较缓慢，社会保险领域的立法严重滞后于社会发展的现实需要。

第三，要大力提升医疗信息化建设水平。统筹建立省域医药购销领域平台的信息化建设，推动电子采购、电子招投标等数字化工具的应用。通过信息化手段，提高采购过程的透明度和公开度，减少人为干预和腐败的机会。同时，可以通过构建全国性的医疗大数据平台，让违规医疗行为无处遁形，并直接与医务人员职称晋升、评先评优挂钩，以此作为医疗腐败案件线索的重要来源，从而有效监督医务人员的医疗行为。

第四，要切实加强风险防范和诚信建设。加强医药购销环节的风险防范，加强对供应商和合作伙伴的审查和监督，建立供应商诚信准入制度，防止不法分子通过与医院内部人员勾结实施腐败行为。一旦发现行贿等违法违规行为，应当作出职业禁止性规定，形成有效震慑。同时，加强医务人员诚信体系和服务评价体系建设，倡导医务人员廉洁从业，树立良好的职业道德和行业形象。

通过建立健全现代医院的治理体系、推动信息化建设、强化监督机制和加强风险防范与诚信体系建设，可以有效治理医药购销领域的腐败问题。

（三）推进法治医院建设，严格重大决策合法性审查

法治是限制权力滥用的必由之路。近年来，建设法治医院已经成为行业共识。治理医药购销领域腐败问题，也必须大力推进法治医院建设和严格重大决策合法性审查。通过加强法治建设和审查机制，可以有效预防和治理医药购销领域的腐败行为。

第一，建立健全医疗领域法律法规体系。尽管自2018年以来，我国医疗卫生行业的立法得到了不断提高，数量和质量也得到了较大幅度提升，但是符合现代医院管理制度的医疗领域的法治体系还未形成，仍然

存在法律和制度的漏洞，如应该赋予大型公立医院监察权，实现监察权覆盖的问题，《事业单位人员处分办法》严重滞后于时代发展的问题。因此，要在《基本医疗卫生与健康促进法》《医师法》《药品管理法》《疫苗法》等一系列立法的基础上，继续完善医疗领域相关立法，如制定《社会医疗保险法》、修订《事业单位人员处分办法》等，同时要确保法律的有效实施，形成依法治理的良法善治的状态。另外，很多大型公立医院的现金流相当于大型国企，法律供给十分必要，但医院的公职律师制度、法律顾问制度等保障法律落实的制度还未得到全面落实。

第二，强化重大决策的合法性审查。应该明确三级以上医院必须建立专门的法务部门，通过院内外的法律人才资源，建立严格的重大决策合法性审查机制，确保医院内部重大决策的合法性和规范性。特别是对医药购销领域的"三重一大"的决策、接受社会捐赠的行为、与社会资本的合作、重大合同的签订等进行严格的合法合规性审查，从而避免重大法律风险，减少腐败行为的滋生。

第三，健全内部审计和监督机制。审计监督是国际通行的行之有效的专业监督方式，特别是对大型医疗机构进行定期的审计监督。要建立健全内部审计监督机制，加强对医药购销活动的监督和审查。通过定期的内部审计，检查和评估医院药品耗材设备等购销行为的合规性和合法性，发现问题并及时采取纠正措施。

第四，强化法律法规的教育和培训，加强法治文化建设。应该建立分层级的医务人员法律法规培训机制。从卫生行政主管部门角度，应该加大对医院管理人员，特别是领导班子和职能部门的法律法规培训力度。医疗机构应该高度重视管理部门人员和临床一线医务人员的法律法规培训，让依法治院、依法执业成为职业习惯。要通过多元化的教育培训，促进医院各类人员的法治思维的养成，让医务人员依法行医成为行动自觉，形成良好法治文化。

总之，通过法律法规的制定和完善、内部审计和监督机制的健全，可以有效预防和打击医药购销领域的腐败行为，实现医务人员法治素养和法治思维的养成，全面提升医药购销领域腐败问题治理的效果。

（四）加大政府对医疗投入，完善公平合理的薪酬体系

加大政府对医疗投入和完善公平合理的薪酬体系是治理医药购销领域腐败问题的重要环节。有研究表明，通过增加医疗资源的供给和改善医务人员的待遇，可以有效减少腐败行为的发生。

一方面，要加大政府对医疗投入。政府应该增加对医疗事业的直接投入，提升医院硬件设施和医疗设备的水平，改善医疗条件。通过增加医疗资源的供给，减少医院资源短缺的情况，降低医院创收的利益驱动，进而防范医院内部的腐败风险。政府对医疗卫生工作的投入不足，会使医疗机构面临生存、发展压力，相关部门给予医疗卫生机构一些"创收"政策，甚至"默许"医疗卫生机构的一些"违规"操作，使医疗卫生机构在努力"创收"的同时，出现违法、违规的情况，甚至给医疗卫生机构的"关键少数""关键环节"留下了腐败的漏洞。比如，药械"进场费"、药品采购"二次议价"，都是违法违规行为，这些现象刚开始出现时被有关部门明令禁止；但是在药品"零加成"政策实施后，随着政府的相关补贴不到位，越来越多的医疗卫生机构实施了药械"进场费"、药品采购"二次议价"，这也就成了医疗卫生机构的"潜规则"，医疗机构明目张胆地收取相关费用。药品集中采购，走过了 2001 年初步建立试行制度的尝试，也经历过 2010 年卫生部等 7 部委联合制定的《医疗机构药品集中采购工作规范》（卫规财发〔2010〕64 号），在不断发展的过程中，迎来了《国务院办公厅关于完善公立医院药品集中采购工作的指导意见》（国办发〔2015〕7 号）和《国家卫生计生委关于落实完善公立医院药品集中采购工作指导意见的通知》（国卫药政发〔2015〕70 号），时至今日，这些规范文件仍然是指导药品全领域开展分类采购

的指导意见。《医疗机构药品集中采购工作规范》第 36 条明文规定："医疗机构按照合同购销药品，不得进行'二次议价'。严格对药品采购发票进行审核，防止标外采购、违价采购或从非规定渠道采购药品。"目前，药品集中招标采购下的"二次议价"正在以各种方式回归，应当引起有关部门的重视。①

另一方面，必须完善医务人员薪酬体系，切实提高医务人员的收入水平。习近平总书记在 2016 年全国卫生与健康大会上讲话提出"两个允许"政策要求，应该在公立医院薪酬制度改革中发挥关键作用。建立公平合理的医务人员薪酬体系，参考国外发达国家的普遍做法，提升医务人员合法的阳光收入，确保医务人员的收入水平与其工作贡献相匹配。通过提高医务人员的薪酬待遇，增加其职业发展空间和福利待遇，激发其工作动力，职业的荣誉感、成就感和获得感，有效遏制腐败行为的发生。医务人员的收入与其付出是否匹配，是医务人员薪酬是否公平合理的关键。一名合格的医务人员基本上都经过长学制教育、毕业后又经过规培教育以及在执业过程中不断学习、训练，终身学习是医务人员的常态。同时，医务人员生活在受到各种社会因素左右和影响的社会环境中，其在开展治病救人的诊疗工作的同时，也面临住房、赡养老人、子女入学等现实问题，如果其薪酬不合理，得不到支撑其必要的与其身份相匹配的工资，在出现其他"谋利机会"时，其必然难以抵御诱惑。虽然通过加强对医务人员依法执业、廉洁自律的教育，提升医务人员恪守医疗执业的伦理道德素养，增强医务人员的执业荣誉感、自豪感在一定程度上可以让医务人员自觉自愿地管束自己的执业行为。再通过加强立法管控，增强反腐行政执法的监管机制，是外在的净化医药领域的有效措施，能够稳固医药领域反腐的成果。医师执业证书是其开展医疗执业的谋生证件，但是如果拥有这种资格证，却不能获得相应的报酬时，即医师证

---

① 慕欣：《"二次议价"变脸归来?》，载《医药经济报》2023 年 3 月 27 日，第 1 版。

的性价比不高时，有人甚至宁可放弃职业。

概言之，加大政府对医疗投入和完善公平合理薪酬体系是治理医药购销领域腐败问题的重要一环。尽管社会一直用"医者仁心"来要求医务人员遵守职业操守，但无法回避的是，医疗本身的职业属性决定了医生也需要养家糊口，也需要谋求体面的生存和发展的机会，尊重并善待医务人员，积极构建合理的薪酬体系，才能最终实现医疗资源的公平合理配置和医疗服务的高质量发展。

（五）加快完善有效监督机制，营造廉洁行医的文化氛围

加快完善有效监督机制并强化廉洁行医文化是治理医药购销领域腐败问题的重要措施之一。通过建立健全监督机制和倡导廉洁行医文化，可以有效预防和打击腐败行为。

第一，必须建立完善的监督机制。建立健全医药购销领域的监督机制，包括监管部门、监察机构、内设监督机构和行业自律组织等，加强对医疗机构、药品流通企业和医务人员的监督。医政、医药、医保等卫生行政监管部门应加大执法力度，加大对违法违规行为的查处和处罚力度，形成对腐败行为的有效威慑。比如，"医保飞行检查"、对大型医院的"巡视巡查"监督、"审计监督"等，并对失职渎职的管理人员及时启动问责追责机制。

第二，必须加强信息公开，提升透明度。阳光是最好的防腐剂，推动医药购销领域信息的公开和透明，包括医疗服务流程、药品价格、采购流程等方面的信息公开和透明。通过建立信息公开平台，让公众了解医药购销领域的相关信息，接受社会的普遍监督，增强监督的精准性。

第三，必须强化行业自律和规范。行业协会和专业组织应加强自律，制定行业规范和行为准则，引导医务人员和企业遵守职业道德和行业规范。推动医务人员《九项准则》落地生根，并通过加强行业自律组织的监督和处罚机制，对违规行为进行严厉打击，直至吊销其执业资格；加

强教育和培训，倡导廉洁行医。加大对医务人员和相关从业人员的廉洁教育和培训力度，提高医务人员的职业道德水平。通过培训课程、研讨会和案例教学等方式，加强对腐败风险的认识和防范意识。

第四，要推动医院加强廉洁文化建设，树立医务人员廉洁行医的价值导向，形成廉洁行医的良好氛围，从而最终实现从"不敢腐""不能腐"到"不想腐"的转变。

第二章　医疗机构及科室管理人员廉洁自律的要求

——加强对"一把手""关键少数""关键岗位"监管

　　医疗机构及其科室管理人员的廉洁自律问题一直以来都备受社会关注，尤其在医疗领域，这一问题更是具有突出的重要性。在医疗机构中，管理人员扮演着至关重要的角色，他们的决策和行为不仅直接影响到医疗服务的质量，还关系到患者的生命和健康。因此，管理人员的廉洁自律成为医疗领域中不可忽视的议题。本次"全国医药领域腐败问题集中整治工作"的重点，就是医疗卫生机构内"关键少数"和"关键岗位"的腐败问题。

　　医疗机构管理人员的廉洁自律问题涉及多个层面，包括遵守法律法规、职业道德，保障患者权益，资源分配公平性等方面。与此同时，医疗机构管理人员往往面临来自多方面的压力和挑战，如贪污风险、利益冲突、诱惑等。这些因素使得维护廉洁自律成为一项复杂而严峻的任务。廉洁自律不仅是一项法规要求，更是医疗伦理和社会责任的具体体现。只有深刻地理解廉洁自律并积极地行动起来，医疗机构及其科室管理人员才能真正履行起他们的职责，为社会提供高质量、廉洁正直的医疗服务。

一、概述

(一) 相关概念

1. "关键少数"

"关键少数"被用来强调领导干部在治国理政和党的建设中的责任和作用。"关键少数"中的"少数关键"主要是指各级领导班子"一把手",他们的岗位重要、责任重大、权力集中。2021 年 3 月 27 日,《中共中央关于加强对"一把手"和领导班子监督的意见》中写道,"一把手"被赋予重要权力,担负着管党治党重要政治责任,必须以强有力的监督促使其做到位高不擅权、权重不谋私。党委(党组)、纪检机关、党的工作机关要突出对"一把手"的监督,将"一把手"作为开展日常监督、专项督查等的重点,让"一把手"时刻感受到用权受监督。[①] 工作、生活中重点是要抓住"关键少数",更重要的是要抓住"关键少数"中的"少数关键"。"关键少数"中的"少数关键"拥有执掌重要权力的特殊地位,同时被赋予了特殊职责。"关键少数"中的"少数关键"的责任担当与政治智慧直接关系到一个单位政治建设的全面性。

2018 年 4 月,《国家监察委员会管辖规定(试行)》第 7 条规定,中央纪律检查委员会、国家监察委员会要把日常监督管理、巡视监督和派驻监督有机结合,对监督中发现的问题,要及时分类处置,了解和督促被巡视地区和单位整改落实工作。加强对派驻纪检监察组的领导和建设,督促其落实监督责任,定期约谈主要负责人,将监督工作做实做细。2015 年 2 月 2 日,省部级主要领导干部学习贯彻党的十八届四中全会精神全面推进依法治国专题研讨班在中央党校开班,习近平总书记在开班式上强调,各级领导干部在推进依法治国方面肩负着重要责任,全面依

---

① 《中共中央关于加强对"一把手"和领导班子监督的意见》,载"中国共产党新闻网",ht-tp://dangjian.people.com.cn/n1/2021/0602/c117092-32119875.html,最后访问日期:2023 年 10 月 30 日。

法治国必须抓住领导干部这个"关键少数"。领导干部要做尊法学法守法用法的模范，带动全党全国一起努力，在建设中国特色社会主义法治体系、建设社会主义法治国家上不断见到新成效。[①]

本次医药领域中的反腐，也提到要针对"关键少数""关键岗位"的腐败问题进行重点突破，对重点问题、典型案件进行调查核实、处置处理、通报剖析，形成全国性集中整治医药领域腐败问题的高压态势。坚持线索处置、问题整改、行业治理相结合，健全规章制度、完善治理机制、规范行业监管，注重加强长效机制建设，实现医药领域腐败问题治理系统化、规范化、常态化。[②] 在现代化国家治理的过程中，对掌握公权力的"关键少数"予以监督和制约是推进反腐败斗争的关键环节。中国共产党一直将纯洁党员干部队伍作为建设廉洁政治的重要环节，将"关键少数"视为治国理政的"决定因素"。[③]

习近平总书记强调，各级领导干部要"做到心中高悬法纪明镜、手中紧握法纪戒尺，知晓为官做事尺度"。任何人都没有法律之外的绝对权力，任何人行使权力都必须对人民负责并接受人民监督。"木受绳则直，人受谏则圣。"《宪法》《监察法》等国家法律和党章、党内监督条例等党规党纪，规定了人民监督、组织监督等多种监督方式。"法之不行，自上犯之"，对"关键少数"的领导干部的监督尤为重要。领导干部不仅应依法接受监督，更要自觉接受监督，把自己的履职言行放在阳光下接受检验，切实增强在长期执政条件下坚持依法办事和依法行政的法治责任意识。同时，领导干部也要把接受监督视为对法治的尊重和敬畏，形成接受监督的习惯，主动筑好法治的堤坝，防止权力失控和滥用，

---

① 盛卉、李忻蔚：《盘点 2015 年习近平带火的 10 个新热词》，载"人民网"，http：//politics. people. com. cn/n/2015/0804/c1001-27408430-4. html，最后访问日期：2023 年 10 月 30 日。

② 《权威部门就全国医药领域腐败问题集中整治工作答记者问》，载"中国共产党新闻网"，http：//fanfu. people. com. cn/n1/2023/0816/c64371-40057466. html，最后访问日期：2023 年 10 月 30 日。

③ 张卓、余栋：《中国共产党反腐败斗争的历史回望、内在逻辑与基本经验》，载《苏州科技大学学报（社会科学版）》2023 年第 4 期，第 8—16 页。

坚决杜绝以言代法、以权压法、徇私枉法，严格落实有权必有责、用权必担责、滥权必追责的问责制度，坚决维护法治的严肃性和权威性。[①]

在医疗卫生领域，"关键少数"是指医疗机构的领导干部，包括党委书记、院长、副院长等，还包括各科室主任、负责人、护士长等。

2. 医疗机构主要负责人

在日常生活中，医疗机构的主要负责人一般是院长，如果发生医疗事故，其可能要承担相应责任。根据我国法律的规定，医疗机构是法人，如果患者和医疗机构发生纠纷，要承担责任的当事人是医疗机构，而不是其主要负责人。特殊情况下，如有单位涉嫌犯罪的情况下，主要负责人可能要承担刑事责任。法人的民事权利能力和民事行为能力，从法人成立时产生，到法人终止时消灭。

《医疗机构管理条例实施细则》第 12 条规定，有下列情形之一的，不得申请设置医疗机构：（1）不能独立承担民事责任的单位；（2）正在服刑或者不具有完全民事行为能力的个人；（3）发生二级以上医疗事故未满五年的医务人员；（4）因违反有关法律、法规和规章，已被吊销执业证书的医务人员；（5）被吊销《医疗机构执业许可证》的医疗机构法定代表人或者主要负责人；（6）省、自治区、直辖市政府卫生计生行政部门规定的其他情形。有前款第（2）、（3）、（4）、（5）项所列情形之一者，不得充任医疗机构的法定代表人或者主要负责人。

3. 医疗机构法定代表人

法定代表人是一个法律概念，是指依法代表法人行使民事权利，履行民事义务的主要负责人（如卫健委主任、医院院长等）。在法律层面，法定代表人直接代表法人参与民事活动，行使民事权利，履行民事义务。在对外签署相关合同协议时，由法定代表人或其授权的人签署，方可生

---

① 常宏磊：《着力提升"关键少数"的法治思维能力》，载《光明日报》2020 年 12 月 5 日，第 7 版。

效。在涉及法律诉讼时，法定代表人代表医院参加法律诉讼。《民事诉讼法》第51条第2款规定："法人由其法定代表人进行诉讼。其他组织由其主要负责人进行诉讼。"法定代表人有权直接代表本单位向人民法院起诉和应诉，其所进行的诉讼行为，就是本单位（或法人）的诉讼行为，直接对本单位（或法人）发生法律效力。法定代表人与法人的代表有一定区别，法人的代表的行为不是被代表人本身的行为，只是对被代理人发生直接的法律效力，而法定代表人的行为，就是企业、事业单位等本身的行为。

法定代表人特征如下：（1）法人的法定代表人是由法律或法人的组织章程规定的；（2）法人的法定代表人是代表法人行使职权的负责人；（3）法定代表人是代表法人进行民事活动的自然人。法定代表人只能是自然人，且该自然人只有在代表法人从事民事活动和民事诉讼活动时才具有这种身份。

法定代表人任职限制。根据《公司法》第178条第1款第4项规定，担任因违法被吊销营业执照、责令关闭的公司、企业的法定代表人，并负有个人责任的，自该公司、企业被吊销营业执照、责令关闭之日起未逾三年，不得担任公司的董事、监事、高级管理人员。《市场主体登记管理条例》也规定了因贪污、贿赂、侵占财产、挪用财产或者破坏社会主义市场经济秩序被判处刑罚，执行期满未逾5年，或者因犯罪被剥夺政治权利，执行期满未逾5年等六种情形的，不得担任公司、非公司企业法人的法定代表人。此外，《医疗机构管理条例实施细则》第12条也对医疗机构的法定代表人的担任条件作出了限制性规定。

4. 科室管理人员

医疗机构科室管理人员，通常包括专家、行业学会/协会领导等，是医疗机构内的高级管理人员，他们在特定医疗科室或领域发挥着领导和管理的关键作用。这些管理人员通常具有丰富的专业知识和经验，并负责确保科室或领域的高效运作、质量控制和协调合作，以提供最佳的医疗服务和患者护理。医疗机构科室管理人员的主要特点和职责分别是：其一，专业领导。这些管理人员通常是医疗领域的专家，拥有深厚的专业知识和经验。他们在特定医疗领域中扮演领导和咨询的角色，确保医疗实践符合最新的研究和最佳实践。其二，科室管理。科室管理人员负责领导特定医疗科室或领域的日常运营。他们制定战略计划、目标和政策，确保科室内的医疗服务和治疗符合行业标准。同时，负责培训和评估科室内的医生、护士和其他医疗专业人员。他们创建协调的工作环境，以促进团队合作。其三，质量控制。他们负责确保科室内医疗服务的质量、安全和效率。这包括制定质量控制措施、监测绩效指标和改进流程。其四，协作与沟通。科室管理人员需要协调和合作，与其他医疗科室和部门以及医疗机构的高级管理人员保持有效的沟通。他们促进信息流通，协调资源，解决问题。其五，研究与创新。一些科室管理人员可能参与医学研究和创新，推动医疗科学的进展，改进治疗方法和医疗技术。其六，依法治院。医疗机构的法人和科室管理人员还需要了解和遵守医疗行业的法规、政策和法律要求，确保科室的运营合规性，防止违规行为。其七，担负社会责任。科室管理人员需要确保患者的权益得到尊重和保护，同时积极参与社会和社区服务。

总之，医疗机构科室管理人员，包括专家和行业学会/协会领导，是医疗机构内的高级管理人员，他们在特定医疗科室或领域内发挥关键的领导和管理作用。他们的专业知识、领导能力和管理技能对于医疗机构设立的成功和提供高质量的医疗服务至关重要。

5. "关键岗位"

2023 年 7 月初，国家卫健委会同教育部、公安部、审计署、国务院国资委、市场监管总局、国家医保局、国家中医药局、国家疾控局、国家药监局等 9 部门共同启动了为期 1 年的全国医药领域腐败问题集中整治工作，聚焦医药行业"关键少数"和"关键岗位"，坚决整治违规违纪违法行为，构建风清气正的行业氛围，为医药卫生事业高质量发展提供保障。国家卫健委在全国医药领域腐败问题集中整治工作有关问答中提到医疗领域集中整治的内容重点在六个方面：一是医药领域行政管理部门以权寻租；二是医疗卫生机构内"关键少数"和关键岗位，以及药品、器械、耗材等方面的"带金销售"；三是接受医药领域行政部门管理指导的社会组织利用工作便利谋取利益；四是涉及医保基金使用的有关问题；五是医药生产经营企业在购销领域的不法行为；六是医务人员违反《九项准则》。其中，第二点明确提到了医疗卫生机构内的"关键岗位"，以及药品、器械、耗材等方面的"带金销售"。医疗卫生机构内的"关键岗位"主要是指招采决策、药品、耗材、医疗器械采购和行政、后勤、网络信息、药事管理等部门。

2022年国家卫健委对2013—2021年中国裁判文书网相关的2954件医药腐败案件判决书进行了梳理，并且在梳理过程中发现了四个特点。第一个特点是案件主要聚集在医疗机构，占比接近90%，其中，医院占77.4%。医院中三级医院占36.4%，二级医院占47.1%。第二个特点是商业贿赂、回扣等聚集在招采领域。第三个特点是案件聚集在"关键岗位"，其中行政部门中排在前三位的是采购办、药剂科、财务处；临床科室中排在第三位的是骨科、普外科和心内科。第四个特点是案件聚焦在决策环节、使用环节、采购环节中的"关键少数"。不能忽视的是，在医疗机构内还有涉及使用大量耗材的科室也是"关键岗位"，也容易产生腐败行为，如检验科、放射科等。

医疗机构关键岗位不仅掌握着医疗机构的管理权和资源分配权，而且直接或间接地影响着医疗服务的质量和价格。虽然"关键岗位"在医疗服务和管理运作方面起到关键作用，但是这些岗位也存在廉政风险，容易滋生腐败。

（二）医疗机构及科室管理人员廉洁自律的意义

医疗机构及科室管理人员的廉洁自律对医疗行业和社会具有深远的积极影响。它不仅确保了患者的权益得到保护、提高医疗质量，还有助于维护公众信任、降低成本、促进医疗改革、维护行业声誉、促进社会公平和稳定。因此，廉洁自律政策和实践应该是医疗机构管理的核心任务，具有重大意义。

1. 提高医疗服务质量

廉洁自律要求医疗机构及其管理人员坚守职业操守，遵守法律法规，优先保护患者的利益。这有助于提高医疗服务的质量，确保患者获得高水平的医疗护理和治疗。

医疗机构的廉洁自律对提升医疗服务质量起到了关键作用。其一，在职业操守的维护方面。廉洁自律政策要求医务人员坚守职业操守，将患者的健康放在首位。这种操守包括尊重医疗伦理、严守诚信原则和专业道德准则，从而确保医疗服务始终以患者的最佳利益为导向。其二，在合规经营的要求方面。医疗机构的廉洁自律要求合规经营，包括合法获得医疗设备和药品、合规开展医疗实践、按照法规准确记录患者信息等。这既确保了医疗机构的运作合法、规范，还确保了医疗机构提供的医疗服务质量和安全的提升。其三，在医疗实践的科学性方面。医疗机构廉洁自律促使医务人员遵守临床实践的最新科学标准和指南。这确保了医疗决策基于最新的医学知识和研究成果，进而提高治疗方案的科学性和有效性。其四，在确保医疗服务的透明性方面。廉洁自律政策鼓励医疗机构提供医疗服务的透明信息，包括治疗方案、费用结构和患者权益。患者能够清楚地了解他们将接受的治疗和相关费用，如此可以增加医疗服务的透明度和信任度。其五，在医疗技术和设备的优化方面。医疗机构廉洁自律有助于确保医疗技术和设备的合法采购和使用，包括确保设备的质量、维护和后续更新，从而提高医疗服务的准确性和效率。

其六，在医疗服务的后续改进方面。廉洁自律政策鼓励医疗机构不断进行自我评估和改进，以适应不断变化的医疗环境。医疗机构可以识别问题、改进流程、提高服务，持续提升医疗服务质量。其七，在医疗事件的报告与学习方面。廉洁自律政策鼓励医疗机构建立医疗事件报告和学习机制，以分析医疗事件的原因，并采取措施防止再次发生。这有助于改善医疗服务的质量和安全性。

总的来说，医疗机构的廉洁自律政策通过推动合规经营、提高职业操守、保障医疗实践的科学性、提供透明信息等方式，直接促进了医疗服务质量的提升。这使患者能够获得更为安全、高效、透明、合法、高质量的医疗服务，有力地维护了患者的权益。

2. 保障患者权益

医疗机构及其管理人员的廉洁自律有助于保护患者的权益，包括隐私权、知情权和安全权。这让患者更有信心，更愿意寻求医疗帮助，同时减少医疗纠纷的发生。其一，医疗机构及其管理人员的廉洁自律保证公平的医疗资源分配。医疗机构的廉洁自律确保医疗资源（如床位、医生资源、医疗设备）的公平分配。这意味着患者无论社会地位或财力如何，都能够平等获得医疗服务。不偏袒、不歧视的资源分配保障了患者的平等权益。其二，医疗机构及其管理人员的廉洁自律保证医疗费用的合规透明。廉洁自律要求医疗机构和医务人员确保医疗费用的合规性。这包括明示收费项目，增加费用透明度，防止不正当的费用增加。患者有权获知治疗的费用，避免其被高额医疗费用困扰。其三，医疗机构及其管理人员的廉洁自律保证医疗服务的质量与安全。廉洁自律政策鼓励医疗机构和医务人员坚守职业操守，提供高质量、安全的医疗服务。这确保了患者接受的治疗是科学、规范、有效的，减少了医疗事故和医疗纠纷的风险。其四，医疗机构及其管理人员的廉洁自律保护了患者隐私权。廉洁自律政策要求医疗机构妥善保护患者的个人隐私，包括患者病历和个人信息的保密性，以及遵循法律法规保护患者的隐私权。其五，医疗机构及其管理人员的廉洁自律保障患者知情权。医疗机构的廉洁自律政策鼓励医务人员充分尊重患者的知情权。患者有权获知自己的病情、治疗选项、风险和预期效果，以便做出明智的医疗决策。其六，医疗机构及其管理人员的廉洁自律有利于建设畅通的投诉和申诉机制。廉洁自律政策应建立健全的投诉和申诉机制，使患者能够有效地提出投诉、申诉和建议。这确保了患者有途径反映不当行为，维护自身权益。其七，医疗机构及其管理人员的廉洁自律可预防和化解医疗纠纷。医疗机构的廉洁自律政策有助于防止不当行为和医疗纠纷的发生。通过规范医疗行为、遵守法规和伦理准则，减少了患者受到不当医疗行为影响的可能性。

医疗机构的廉洁自律是保障患者权益的基础。它确保了患者能够获得平等、合规、高质量、安全的医疗服务，并保护了患者的隐私权、知情权、投诉权，降低了患者面临的风险，维护了患者的全面权益。医疗机构的廉洁自律是医疗行业发展和社会和谐的关键组成部分。

3. 维护医疗行业声誉

廉洁自律政策有助于维护医疗行业的声誉，提高社会对医疗机构的信任度。这对于吸引患者、合作伙伴和投资者至关重要，能够促进医疗行业稳健发展。首先，廉洁自律政策能树立诚信和可信赖的形象，医疗机构通过积极遵守廉洁自律政策，表明其管理人员和医务人员是诚信、可信赖的。这种诚信形象让患者和社会对医疗机构充满信任，提高了声誉。其次，廉洁自律政策能保证提供高质量医疗服务，廉洁自律政策鼓励医疗机构提供高质量、安全的医疗服务。合规经营、科学实践和质量控制确保了患者获得卓越的医疗治疗，这对维护医院声誉至关重要。再次，廉洁自律政策保证收费的合规与公开，医疗机构通过保持财务的透明度，包括合规的财务记录和报告，展示了财务诚信。这有助于社会和患者信任医疗机构，并确保声誉不受不当财务行为的影响。从次，廉洁自律政策有助于防止医疗纠纷的发生。合规经营和高质量医疗服务减少了患者接受不当医疗行为的风险，维护了医疗行业声誉。最后，廉洁自律政策也是医疗机构社会责任感的体现，医疗机构积极履行社会责任，参与慈善医疗服务、社区活动等，这展示了医疗机构对社会的关心，增强了社会的信任和支持，有助于维护其声誉。

因此，医疗机构的廉洁自律通过树立诚信形象、提供高质量医疗服务、维护财务透明度、防止医疗纠纷、体现社会责任感、吸引患者和合作伙伴，以及赢得社会信任和支持等方式，直接有助于维护医疗机构的声誉。良好的声誉对于医疗机构的长期成功运营和社会地位提高至关重要。

4. 防止腐败和滥用权力

医疗机构及科室管理人员腐败和滥用权力问题是一个全球性的挑战，它可能对患者、医疗系统和社会造成广泛的负面影响。医疗机构及科室管理人员腐败和滥用权力有以下几个问题。其一，财务腐败。医疗机构管理人员可能滥用财务权限，包括挪用公款、虚假报销、贪污受贿等行为。这种腐败不仅损害了医疗机构的经济健康，还可能导致资源不平衡，影响医疗服务的提供及提供的质量。其二，虚报医疗服务。管理人员可能涉及虚报医疗服务，夸大医疗机构的收入，以获取额外的财政资助或个人利益。这种行为可能导致资源的浪费，对患者造成负担，降低医疗服务的可及性。其三，药品和设备滥用。某些管理人员可能与制药公司或供应商勾结，为获得回扣或其他非法好处，导致医疗机构使用昂贵或不必要的药品和设备，增加医疗成本。其四，招聘和晋升的不当行为。腐败可能影响医疗机构内部的人事管理，导致不合格或不适当的人员被招聘或晋升，而非基于能力和经验招聘或晋升。其五，缺乏透明度和监督，医疗机构管理的不透明和监督不足为腐败提供了机会，缺乏独立监督机构或内部举报渠道，滥用权力的行为可能长期存在而不被发现。

防止医疗机构及科室管理人员腐败和滥用权力需要建立多层次的控制措施，包括透明政策、财务管理、道德培训、独立监督、举报机制、法律制裁等。只有这样，我们才能确保医疗机构始终以患者的最佳利益为出发点，提供高质量的医疗服务。

5. 促进医疗改革

医疗机构及科室管理人员的廉洁自律是医疗改革的基础之一，廉洁自律有助于促进医疗体系的可持续改进和改革升级。其一，提高医疗质量和安全。廉洁自律的管理人员更有可能致力于提高医疗服务的质量和安全，而不是通过降低标准来节省成本。减少贪污和滥用权力的机会，有助于确保医疗机构采用最佳实践和最新技术，提高医疗质量。其二，改进资源分配。确保资源流向最需要的领域，而不是被滥用或浪费。这有助于提高医疗机构的效率，减少资源浪费，使有限资源更好地满足患者需求。其三，增强医疗系统透明度。通过公开财务信息和医疗数据，提供有关医疗机构性能的更多信息。患者和社会可以更容易评估医疗机构的质量和效率，从而选择最好的医疗服务提供者。其四，减少医疗成本。腐败和滥用权力通常导致额外成本，包括贿赂、浪费和滥用资源。廉洁自律有助于降低这些额外成本。其五，增强公立医院的公信力。医疗机构及科室管理人员的廉洁自律有助于提高公众对医疗体系的信任，公众更愿意接受医疗建议和治疗，认为医疗机构是为了他们的最佳利益而运营的。

二、医疗机构及科室管理人员违反廉洁自律的行为种类

（一）医疗机构法定代表人承担医院违法乱纪的管理责任

医疗机构作为提供社会服务的机构，是社会主义经济秩序中的重要环节，能广泛参与社会经济活动。其一，为了更好地提供医疗服务，医疗机构要加强自身建设，采购各种普通设备和物资，这些经济活动与其

他机构参与的性质和方式差别不大，要遵守国家的相关法律法规以及政策规定。其二，医疗机构要增强医疗服务的品质，还需要采购专业设备和物资，一般是政府出资，有的设备还可能是进口设备、大型昂贵的专业设备，这就涉及一些专门的法律法规及政策规定。其三，医疗机构向患者提供医疗服务。其四，医疗机构还会与其他机构合作。其五，其他经济活动。正常情况下，医疗机构在开展相关业务活动时应当遵守国家的法律法规以及相关政策的要求，从而圆满完成保障民生的公益性服务任务。但是，由于我国医疗行业管理的特殊性，医疗机构需要在市场经济环境中生产、发展，面临市场竞争和医疗行业竞争问题，有的医疗机构就有不遵守法律法规以及相关政策的情况，出现了违法甚至犯罪的行为。虽然这些行为是以作为法人的医疗机构的名义实施，相关收益也是医疗机构享有，出现问题甚至面临行政、刑事处罚也由医疗机构承担。但是，医疗机构管理者，尤其是医疗机构的法定代表人，往往要承担领导、管理责任，因而同样须面临处罚。在刑事诉讼中，医疗机构构成单位犯罪，医疗机构的相关管理人员也面临刑罚的后果。

在多部法律法规中都有明确规定，医疗机构负责人是各相关业务活动的第一责任人（见表3）。当然，没有规定"第一责任人"时，医疗机构负责人同样是第一责任人，对医疗机构负有全面的管理职责。医疗机构及医务人员出了问题，医疗机构负责人可能会承担责任；相关分管领导、科室负责人对自己主管的业务事项负有相应的组织领导责任。

表3　法律法规（部分）规定医疗机构负责人是第一责任人的情况

法律法规	条序	内容
医疗废物管理条例	第7条	医疗卫生机构和医疗废物集中处置单位，应当建立、健全医疗废物管理责任制，其法定代表人为第一责任人，切实履行职责，防止因医疗废物导致传染病传播和环境污染事故。

法律法规	条序	内容
医疗质量管理办法	第9条 第2款	医疗机构主要负责人是本机构医疗质量管理的第一责任人；临床科室以及药学、护理、医技等部门（以下称业务科室）主要负责人是本科室医疗质量管理的第一责任人。
医疗机构临床用血管理办法	第7条	医疗机构应当加强组织管理，明确岗位职责，健全管理制度。医疗机构法定代表人为临床用血管理第一责任人。
医疗机构投诉管理办法	第11条 第1款	医疗机构主要负责人是医疗机构投诉管理的第一责任人。
医疗机构手术分级管理办法	第7条	医疗机构手术分级管理实行院、科两级负责制。医疗机构主要负责人是本机构手术分级管理的第一责任人；手术相关临床科室主要负责人是本科室手术分级管理的第一责任人。
医疗技术临床应用管理办法	第6条	医疗机构对本机构医疗技术临床应用和管理承担主体责任。医疗机构开展医疗技术服务应当与其技术能力相适应。医疗机构主要负责人是本机构医疗技术临床应用管理的第一责任人。

（二）医疗机构负责人应当严格履行国有资产监管责任

国有资产，指的是属于国家所有的一切财产和财产权利的总和。国有资产有广义、狭义两个概念。广义是指国有财产，属于国家所有的各种财产、物资、债权和其他权益。狭义指的是国家所有的并能为国家提供未来效益的各种经济资源的总和。公立医疗机构，包括政府举办的医疗机构，和其他国有企业举办的机构，其资产所有权性质均为国有，属于国有资产的组成部分。医疗机构管理人员不负责任，导致医疗机构资产流失，意味着国有资产流失，医疗机构的管理人员因此将面临承担法律责任的后果。

在公立医疗机构国有资产流失的案件中，既有相关管理人员在履行职责过程中不认真履行职责、不作为，或者决策工作中出现重大过失，造成医疗机构国有资产流失，也有医疗机构管理人员为谋取个人私利，贪污、受贿，擅自处分医疗机构资产、未严格依法定程序审查即作出决定，与不法人员同流合污侵吞国有资产、私分国有资产等；或者在处理医疗纠纷的过程中，为了息事宁人，在没搞清事实的情况下，不走法律程序，突破医疗机构调解的限额规定，给患者及其近亲属过高的赔偿。这些医疗机构管理人员，忘记了其所处的领导岗位对国有资产管理的重要性，辜负了党和人民的信任，在履职活动中不作为、乱作为，个人主义思想严重，肆意滥权，最终导致国有资产的流失，或者有造成国有资产流失的风险，相关领导、管理人员即面临承担法律责任。比如，被查处的原某中医药大学附属医院书记侯某，利用职务便利，收受贿赂240万元，为商人谋取利益。更为引人注意的是，其在担任医院院长时，在医院基建项目中，违规多支付施工方费用，造成国有资产损失100多万元。

【案例 02-01】 某卫生院院长朱某等人私分国有资产罪案①

2011年3月，朱某任某卫生院院长。随后，朱某召集该院会计罗某雪、住院部主任钟某华、门诊部主任宋某云、出纳韩某梅等5人开会。会上朱某提出在不能发放奖金的情况下，如何解决医院职工人员少，工作量大，待遇不高，职工有抵触情绪的问题。是否按照其卫生院原来采用的模式：将一部分业务费不存入单位的对公账户，由出纳保管，到年底或重大节日时发给全院职工和单独发给科室负责人。参会人员均表示同意。考虑到各科室负责人工作任务较重，所以上述人员除领取单位奖金外，依据出勤情况和工作表现还可另行领取一笔奖金。业务费来源主要是医生套取的药品费、截流的二类疫苗款、自费病人医疗费等违规经费。此后，每年年底或重大节日时，会计会核对出纳保管不入单位公账

---

① 贵州省都匀市人民法院（2019）黔2701刑初164号刑事判决书。

的资金总数，然后由朱某组织会议，按照出勤情况和工作表现讨论发放奖金的标准。讨论决定后，会计制作发放清册，出纳根据发放清册发放资金，领钱人在发放清册上签字确认。2013 年沈某艳接任出纳，仍按朱某要求发放奖金。2011 年 3 月至 2015 年，朱某、罗某雪、韩某梅、宋某云、钟某华将某卫生院不入公账的款项人民币 540010 元，按出勤情况及工作实绩表现发放给各科室负责人及院领导；同时，2011 年至 2015 年，某卫生院还将该院不入公账的款项人民币 724421 元以发放福利或奖金的形式发放给全院职工。2019 年 11 月 26 日，法院判决被告人朱某、罗某雪犯私分国有资产罪，免予刑事处罚，决定执行有期徒刑 2 年，并处罚金人民币 40 万元。

评析

医疗机构在经营管理过程中，相关的业务经费往来都应当入账，依法依财务制度严格管理。医务人员的工资、绩效如何发放，发放多少，都有严格的规定。本案中，虽然医疗机构负责人从调动员工积极性的角度出发，从相关业务经费中拿出一部分来给医疗机构工作人员发放，但严重违反了国家的法律和财务制度，实质上是对国有资产的侵占，由于数额较大，医疗机构负责人及相关管理人员被以私分国有资产罪追究刑事责任。需要注意的是，有的领导错误认为，只要这些经费不是进自己的口袋，是给职工发福利，不是自己贪污，就应该没有问题。

【案例 02-02】李某贪污罪、私分国有资产罪、挪用公款罪、巨额财产来源不明罪案①

2011 年 12 月，李某（某卫生院院长）以向某医药有限公司虚假采购药品的方式，通过做假账支付给某医药有限公司 106973.37 元药品款，随后李某要求某医药有限公司退还该款项。2012 年 2 月，某医药有限公

① 昆明市中级人民法院（2014）昆刑一终字第 14 号刑事判决书。

司退还给李某 91010 元，该款并未入账，被李某占为已有。2009 年至
2011 年，李某将卫生院部分职工辞职后的工资、请休假期间的工资和奖
金共计 73000 余元非法占为已有。卫生院承租本院职工王某双房屋作为
值班室，后该房屋在租期内卖给了卫生院，在此过程中，李某将应该返
还给卫生院的租金共计 27420 元占为已有。2012 年 10 月，卫生院向其下
设的卫生室、服务站的 10 名乡村医生每人收取 10000 元押金，共计 10
万元。李某未将该笔款项入账，而是以私人名义投资于某寄售行进行营
利。2009 年 9 月和 2010 年 9 月，被告人李某违反国家关于城市社区公共
卫生服务专项补助资金发放的规定，通过召开院务领导小组会议决定，将
市国家经济技术开发区拨付给卫生院共计 23 万元的基本公共卫生服务专项
经费以公共服务工作考核奖的形式分给卫生院职工。被告人李某身为卫生
院院长，其资产包括多套房产、车辆、债权和现金总计 8178560.47 元，
其家庭消费支出 466062.93 元，合法收入包括工资、投资所得、借贷等
总计 6222414.92 元。能说明来源的涉嫌贪污、挪用金额 290624.65 元。
其财产、支出明显超过合法收入，差额巨大，不能说明来源的差额部分
金额为 2131583.83 元。2014 年 3 月 17 日，法院判决被告人李某犯贪污
罪，判处有期徒刑 10 年 6 个月；犯挪用公款罪，判处有期徒刑 2 年；犯
私分国有资产罪，判处有期徒刑 1 年，并处罚金 5000 元；犯巨额财产来
源不明罪，判处有期徒刑 1 年；数罪并罚，决定执行有期徒刑 13 年，并
处罚金 5000 元。

评析

反腐要"老虎苍蝇一起打"，并非只有身居要位的高级领导会腐败，
并非只有大型三甲医疗机构的主要负责人会腐败，在基层医疗机构同样
会发生腐败，而且可能更严重。本案中，李某系某乡镇卫生院院长，长
期以来并非专注于所在医疗机构的医疗保健工作，而是在琢磨如何私分
国有资产、如何最大限度赚取个人利益，用尽一切方法贪污、私分国有

资产，挪用国有资产，并且在其个人账户上还有大量现金无法说明合法来源，最终东窗事发，数罪并罚，李某被判处 13 年有期徒刑。

（三）医疗机构负责人是法人犯罪的被告人之一

目前，我国《刑法》将单位认定为部分犯罪的犯罪主体，如《刑法》第 387 条规定的单位受贿罪。还有的犯罪在罪状表述中虽然没有直接规定"单位"作为犯罪主体，但是在司法实践中仍然会将单位作为犯罪主体予以追究，如《刑法》对走私罪的规定就没有直接规定"单位"是犯罪主体，但是在司法实践中会将单位认定为犯罪主体。医疗机构在开展医疗活动的过程中违反国家法律法规规定，可能构成犯罪。目前，我国《刑法》对法人犯罪采取"双罚制"，既对作为犯罪主体的法人医疗机构进行处罚（主要是处罚金），也对医疗纠纷法定代表人实施刑事处罚。

【案例 02-03】某医院党委书记、院长陈某受贿罪、单位受贿罪案①

2010 年至 2016 年，被告人陈某在担任某医院党委书记、院长期间，利用职务之便，向王某索要位于某小区价值 1531422 元的房产一套，王某支付住宅专项维修资金 14625 元、契税 45942.66 元、装修费 7.3 万元。陈某为掩饰犯罪，与王某签订协议，支付给王某现金 30 万元，并将其位于某市路灯管理所院内的房屋作价 60 万元抵顶给王某，剩余房款在办理房屋过户手续时付清。2015 年 4 月，陈某让王某购买车位，王某花费 8.5 万元为陈某购买车位一个。陈某在承揽工程等方面为王某谋取利益。2010 年 8 月，被告人陈某利用职务之便，收受王某所送价值 109800 元的东风标致轿车一辆，支付给王某购车款 60000 元；2013 年春节期间，陈某利用职务之便，收受王某所送现金 6000 元，为王某谋取利益。2013 年 4 月至 2016 年，被告单位某医院在被告人陈某的直接领导下，在

---

① 山东省泰安市中级人民法院（2017）鲁 09 刑终 158 号判决书。

药品采购过程中，账外暗中收受某公司所送回扣款共计 49182188 元。法院认为，某医院在经济往来中，账外暗中收受其他公司给予的回扣，其行为已构成单位受贿罪。陈某作为直接负责的主管人员，应对其以单位受贿罪定罪处罚；陈某身为国家工作人员，利用职务上的便利，索取、收受他人财物，为他人谋取利益，其行为已构成受贿罪。陈某具有索贿情节，应从重处罚。陈某犯数罪，应当依法并罚。2017 年 12 月 6 日，法院判决被告人陈某犯单位受贿罪，判处有期徒刑 2 年；犯受贿罪，判处有期徒刑 5 年，并处罚金人民币 40 万元，决定执行有期徒刑 6 年，并处罚金人民币 40 万元。

评析

　　受贿罪的犯罪主体是具有国家工作人员身份的自然人，单位受贿罪的主体则是单位。本案中，陈某是该医疗机构的书记兼院长，法院在认定该医疗机构构成了单位受贿罪，对该医疗机构作出刑罚裁判的同时，对该医疗机构的法定代表人陈某一并予以处罚。同时，陈某作为国家工作人员在履行职责的过程中，以"借款"的形式收受他人商品房，在医疗机构基建工程承包中收受承包人的巨额回扣，构成了受贿罪。本案有一个特别的受贿形式，就是以"借款""欠款"的形式受贿。从表面上看，陈某购买商品房，支付住宅专项维修资金、契税、装修费，拖欠部分房款，实际上都是收受对方的贿赂，企图以此掩盖其受贿的犯罪行为。最高人民法院、最高人民检察院《关于办理受贿刑事案件适用法律若干问题的意见》对以明显低于市场的价格向请托人购买房屋、汽车等物品，以明显高于市场的价格向请托人出售房屋、汽车等物品的，都认定为受贿犯罪。

【案例02-04】 上海版"药神"案改判以走私罪处罚①

2015年7月至2016年11月，某门诊部非法从新加坡的诊所采购了11种儿童用进口疫苗，共1.3万余支，其中80%为13价肺炎球菌疫苗，还包括轮状病毒疫苗、水痘疫苗、五联疫苗和六联疫苗，采购总额近千万元。据郭某交代，她从孙某处拿的13价肺炎疫苗每支约为900元，而该门诊部对外销售价约为每针2380元。当时，《药品管理法》还未修改，其中规定未经批准生产、进口，或者依照本法必须检验而未经检验即销售的，按假药论处。法院遂以销售假药罪对此案进行了判决，某门诊部被判处罚金1200万元，郭某被判处有期徒刑7年，罚金200万元。

2018年6月27日，上海高院二审开庭审理此案，但时隔一年半后才作出发回重审的裁决，与新颁布的《药品管理法》有关。新修订的《药品管理法》于2019年12月1日正式实施。根据新《药品管理法》，未经批准进口的药品不再被列为假药。2019年12月28日，上海市第三中级人民法院对上海版"药神"案再次开庭审理。最终某门诊部被判处罚金20万元，郭某被判处有期徒刑2年，罚金5万元，其他3名被告人也被较大幅度减轻了刑罚和罚金。

评析

药品乃特殊商品，世界各国政府都采取严格的管理制度。我国政府对药品进出口一直采取严格的管理，无论是2019年修订前的《药品管理法》，还是修订后的《药品管理法》都作出了严格规定。当然，修订前的《药品管理法》第48条规定，依照《药品管理法》必须批准而未经批准生产、进口，或者依照本法必须检验而未经检验即销售的，按假药论处。因此，本案一审对该机构及相关人员按照销售假药罪论处。但是，

---

① 余东明、张若琰：《上海版"药神"案改判以走私罪处罚 从境外进口药品必须经过批准》，载"法治网"，http://www.legaldaily.com.cn/judicial/content/2020-01/08/content_ 8094462.html，最后访问日期：2023年10月30日。

修订后的《药品管理法》对"假药""按假药论处的药""劣药""按劣药论处的药"作了重大修改。修订后的《药品管理法》将未经批准即进口、销售、使用移除，从而导致本案二审的改判。当然，本案之所以定"走私罪"，是因为整个事件符合走私行为，违反了国家对进口物资的管理规定，且情节严重。在 2020 年《刑法修正案（十一）》实施之后，该修正案增加了一个新的罪名——"妨害药品管理罪",① 所以类似的犯罪行为此后可能被认定为妨害药品管理罪。本案最终对涉案被告人医疗机构"某门诊部"处以罚金 20 万元人民币，对涉案的医疗机构管理人员分别判处不同期限的有期徒刑。

（四）对医疗机构基本建设和大型仪器设备采购决策的不当行为

近年来，随着我国经济的发展，人民生活水平的提高，人们对医疗服务的内容和品质也提出了越来越高的要求，医疗机构加强自身的建设和发展成为必然选择。这里既涉及医疗机构的建设项目，也涉及大型昂贵医疗器械和设备。这些项目涉及金额大，一方面，国家对项目是否启动采取严格的管控；另一方面，国家对相关项目一般都有专项资金支持。因此，涉及招投标程序、购买决定以及财务管理问题，也是医疗机构管理人员最容易出问题的"黑点"，是本次医药领域反腐和整治的重点环节，也是"关键少数"所指向的核心。

【案例 02-05】某市人民医院采购直线加速器腐败窝案

2014 年，某市人民医院通过公开招投标的方式采购直线加速器等设备，陈某 1（另案处理）、陈某 2（另案处理）以昆明麦某兰进出口贸易

---

① 《刑法修正案（十一）》第 7 条规定：在刑法第 142 条后增加一条，作为第 142 条之一：违反药品管理法规，有下列情形之一，足以严重危害人体健康的，处 3 年以下有期徒刑或者拘役，并处或者单处罚金；对人体健康造成严重危害或者有其他严重情节的，处 3 年以上 7 年以下有期徒刑，并处罚金：（1）生产、销售国务院药品监督管理部门禁止使用的药品的；（2）未取得药品相关批准证明文件生产、进口药品或者明知是上述药品而销售的；（3）药品申请注册中提供虚假的证明、数据、资料、样品或者采取其他欺骗手段的；（4）编造生产、检验记录的。有前款行为，同时又构成本法第 141 条、第 142 条规定之罪或者其他犯罪的，依照处罚较重的规定定罪处罚。

有限公司中标该项目，时任某市人民医院院长杨某1（另案处理）让某省卫计委医政处副处长刘某（另案处理）找人出面交涉收取该项目的设备回扣款一事。刘某安排被告人宁某联系陈某1，双方商定陈某1从利润中拿出人民币70万元分给杨某1等人，后宁某代杨某1、刘某二人向陈某1收取现金人民币70万元，宁某收到钱款后转交给刘某，刘某拿走其中的50万元，将剩余的20万元留给宁某。①

中纪委网站对某市人民医院原院长杨某等人在该案中受贿的情况予以披露：医疗器械经销商陈某虎向某市人民医院销售的直线加速器进口价是1500万元，但医院进价是3520万元，远远高于同期市场价格。交易之所以能够达成，与某市人民医院原院长杨某和原副院长杨某1密切相关。两人与供应商称兄道弟，即使院领导班子其他成员都明确反对，杨某仍执意购买并最终达成。在杨某影响下，医院中层干部上行下效。最终，查处了医院7名公职人员和13名供货商。在案件查办的强大震慑下，某市医疗系统上百名公职人员主动向组织讲清问题，上缴违纪违法所得共计5000余万元。②

评析

这是一起典型的大型医疗设备采购的腐败案，当地卫健委、市人民医院领导及相关人员都深陷其中。相关人员违反组织纪律，没有按"三重一大"事项议事规则进行民主决策；违反国家法律法规，利用职务便利在医疗设备采购时为他人谋取利益，非法收受他人财物，造成了恶劣影响。医疗卫生设备、器械、药品的使用关乎人民群众的民生福祉，也牵涉千家万户的切身利益，因此，医疗设备采购也是医药领域腐败问题集中整治的重点。

---

① 云南省普洱市思茅区人民法院（2021）云0802刑初75号刑事判决书。

② 《"让心存侥幸者丢掉幻想"——记全国纪检监察系统先进工作者云南普洱市思茅区纪委副书记、监委副主任王某建》，载"中央纪委国家监委网站"，https://www.ccdi.gov.cn/yaowenn/202305/t20230522_265320.html，最后访问日期：2023年10月30日。

【案例 02-06】某县医院院长在药品采购、工程建设等方面大肆敛财获刑①

经查，2008 年至 2021 年，曾在县医院、中医院担任十多年院长的刘某利用职务之便，在药品采购、工程建设等方面大肆敛财，为他人在药款、医疗设备款、医疗器械款和工程款等资金拨付上提供便利，收受他人送与的现金共计 1758.7 万元，累计收受违纪违法金额达 2012.09 万元。

2009 年，县人民医院修建新的住院楼之初，工程老板彭某便以"入股"共同承建的名义，承诺工程完成后将分一定利润给刘某，只需工程进度款如期拨付即可。当时刘某嘴上说着"进度款如期拨付是我们应该做的，什么'入股'这些就别提了，把工程做好就行"，可心里却觉得理所当然。工程顺利进行，工程进度款也如期拨付。2009 年 7 月的一天，老板彭某的妻子提着 60 万元现金找到刘某，以"入股分红"的名义送到他面前。几十万元的现金摆在自己面前，刘某既紧张又兴奋，这些钱来得太快、太容易了，但一想到这都是"事先讲好了的"，自己不过是按"规矩"办事，便心安理得地收下了。在随后 5 年间，每次工程进度款一拨付，刘某均会收到一笔"分红"，共计 280 万元。

2023 年 3 月，刘某因犯受贿罪，被依法判处有期徒刑 11 年 6 个月，并处罚金 80 万元，退缴违纪违法所得 2012.09 万元。

评析

这是一起医疗机构负责人长期利用职务之便，在医院建设事项上贪污受贿的典型案件。该院长在这家医院任职十余年，经营自己的"朋友圈"，形成自己固有的利益集团，进而在工程建设等方面收受贿赂。该

---

① 《以案为镜丨靠医敛财 2000 万医院院长贪欲成疾不自医》，载"四川省监察委员会"，ht-tp://www.scjc.gov.cn/scjc/xxlist/2023/8/15/a8e481271e184c779ce86a0e8ffc4349.shtml，最后访问日期：2023 年 10 月 30 日。

院长受贿数额巨大，情节恶劣，最终被法院依法定罪判刑。

（五）医疗机构负责人插手干预医院采购招标问题

招投标是一种适于实施投资规模较大的建设工程项目和物资采购行为的有组织、规范化的交易运作方式。它先将工程、货物、服务项目的采购规则、条件等内容以公开的方式发出邀请，召集若干承包商或供应商，以秘密的方式报价投标，在公开、公平、公正原则基础上进行竞争，通过招标机构规范的评估，择优选择中标者，实现节约资金、资源优化配置的目的。目前，规范招投标工作的法律是 1999 年通过、2017 年修正的《招标投标法》。该法第 3 条规定，在中华人民共和国境内进行下列工程建设项目包括项目的勘察、设计、施工、监理以及与工程建设有关的重要设备、材料等的采购，必须进行招标：（1）大型基础设施、公用事业等关系社会公共利益、公众安全的项目；（2）全部或者部分使用国有资金投资或者国家融资的项目；（3）使用国际组织或者外国政府贷款、援助资金的项目。前述所列项目的具体范围和规模标准，由国务院发展计划部门会同国务院有关部门制订，报国务院批准。法律或者国务院对必须进行招标的其他项目的范围有规定的，依照其规定。第 4 条规定，任何单位和个人不得将依法必须进行招标的项目化整为零或者以其他任何方式规避招标。第 5 条规定，招标投标活动应当遵循公开、公平、公正和诚实信用的原则。政府举办医疗机构的产权性质为国有，其资产、投资等均为国有资产，应当按照国家有关国有资产的法律法规进行严格管理，涉及基建、大型采购项目，必须按照国家有关招投标的程序进行。招投标工作中，非常重要的环节是招投标项目的"标底"。第 22 条规定，招标人不得向他人透露已获取招标文件的潜在投标人的名称、数量以及可能影响公平竞争的有关招标投标的其他情况。招标人设有标底的，标底必须保密。第 52 条规定了违法泄露标底的法律后果，即依法必须进行招标的项目的招标人向他人透露已获取招标文件的潜在投标人的名称、数量或者可能影响公平竞争的有关招标投标的其他情况的，或者泄露标底的，给予警告，可以并处1万元以上10万元以下的罚款；对单位直接负责的主管人员和其他直接责任人员依法给予处分；构成犯罪的，依法追究刑事责任。前述所列行为影响中标结果的，中标无效。然而，在医疗机构的基建、大型购置的招投标工作中，有的医疗机构管理者滥用手中权力，私下将标底泄露并从中谋取私利，这是违法甚至是犯罪行为。在刑事方面，有关责任人员可能构成除商业贿赂犯罪外的其他罪名，如串通投标罪（《刑法》第223条）、非法经营罪（《刑法》第225条）、侵犯商业秘密罪（《刑法》第219条）、工程重大安全事故罪（《刑法》第137条）等。

【案例02-07】某医疗集团原党委书记、总院长张某严重违纪违法案①

　　在某医疗集团腐败窝案中，药品采购、器械采购和基建工程是腐败的"重灾区"，而张某的"左膀右臂"——王某、余某是这些项目工程的负责人。

　　2012年上半年，李某公司欲承接黄石市某医院放射医用胶片业务，张某答应并要求时任该医院保障部主任的王某关照。2016年年初，在张某授意下，王某又帮助李某所在公司承接该医院330余万元的器械采购项目……

　　由于听话，王某被张某一路提拔，成为张某受贿的得力帮手。此后，按照张某的授意，王某多次在医院组织的设备项目招标前进行价格谈判，大肆收受回扣。

　　2015年年底，黄石市某医院准备启动某院区一期工程项目，商人方某请托张某在武汉某集团承接该医院某院区某项目上提供帮助，张某同

---

① 方弈霏：《抱团腐败医术虽高难自医，某医疗集团原党委书记、总院长张某严重违纪违法案剖析》，载《中国纪检监察报》2021年4月21日，第7版。

意并让其另一"干将"余某负责安排。为了让武汉某集团中标，余某特意将某项目换到武汉开标，并将评审人员由7人增加到9人，增加医院评审人员权重，通过围标、串标，从而确保该集团顺利中标。充当掮客的方某也"投桃报李"，送给张某好处费37.5万元，并通过房屋转让的形式，暗中送给余某60万元。

上梁不正下梁歪。据办案人员介绍，2016年至2018年，某医疗集团领导班子成员和下属医院干部职工先后有20余人因涉嫌职务犯罪被查处。张某不仅不抓排查整改、源头防治，反而想方设法寻求对上述人员减轻处罚的途径，使得集团腐败之风盛行，最终导致集团40人因违纪违法受到党纪国法制裁。

2019年3月，因涉嫌严重违纪违法，经湖北省纪委监委指定管辖，张某被黄石市纪委监委依法审查调查，并采取留置措施。2019年9月，张某被开除党籍、开除公职。2019年11月，黄石市人民检察院以张某涉嫌受贿罪向黄石市中级人民法院提起公诉。

2021年1月，黄石市中级人民法院公开宣判，以受贿罪判处张某有期徒刑10年6个月，并处罚金人民币50万元。宣判后，张某当庭表示服从判决，不上诉。

评析

这是一起令人触目惊心的发生在医疗机构的腐败案。有的医疗机构领导干部对自己手中掌握的医疗机构管理的权力，不用于医疗机构的经营管理，不用于医疗机构的发展，不用于提升为老百姓健康服务的质量，在错误权力观的驱使下，背离全心全意为人民服务的宗旨，把权力、金钱、享乐作为人生追求，拿人民赋予的权力为自己谋私利，损害了党的威信，贻误了党的事业。医疗机构领导"一把手"腐败带来的危害要远超过一般的领导干部，产生的"腐蚀"效应更强。

（六）医疗机构人事安排、职称晋升方面的问题

医疗机构的人事工作，包括医疗机构进人、科室负责人任命、医务

人员职称晋升、医务人员职务聘用等，医疗机构负责人都有绝对的话语权。人事工作直接关系到人员的收入和待遇，关系到相关人员后续的发展和前途，涉事当事人都很重视，也愿意为此付出一定的经济支出。

【案例02-08】 医疗机构党员干部为了职务晋升给院长送礼被查①

2004年至2017年，某市妇幼保健院12名党员干部为了职务晋升，向院长李某送钱送物，并借李某儿子结婚、孙子出生、父亲去世之机送礼金拉关系。上述人员涉及某市妇幼保健院的护士长、代理护士长、科室主任、副主任等多个职位。李某不仅未履行全面从严治党的职责，对跑官要官的不正之风姑息迁就，破坏某市妇幼保健院政治生态，而且借此收受财物共计23.15万元。经查明，李某违反政治纪律、中央八项规定精神和廉洁纪律、组织纪律、生活纪律；利用职务上的便利收受贿赂，为他人谋取利益。2019年1月，李某被开除党籍、开除公职；2019年12月，被判处有期徒刑10年6个月。相关人员已受到相应的处理。

评析

党员领导干部争取组织的信任和提拔本无可厚非，但若是"权力观""进步观"发生异化，谋求职务晋升的方式方法出了问题，不仅可能违反党规党纪，破坏党内政治生态，甚至涉嫌犯罪，受到法律严肃追究。党的干部是党和国家事业的骨干。党要管党，首先是管好干部；从严治党，关键是从严治吏。以习近平同志为核心的党中央抓住管权治吏的要害，严肃查处选人用人腐败，一批"跑官要官""买官卖官"的党员干部被查处，匡正了选人用人风气。广大党员干部要树立正确的"权

---

① 《党纪政务处分│某市妇幼保健院原院长、党委副书记李某被开除党籍、开除公职》，载"平顶山纪检监察网站"，http：//www.pdsjjw.gov.cn/sitesources/pdsjw/page_pc/xsqjw/zhq/xxgk/sc-dc/articleb00fe2e9191447d8b5afff16e59e7a88.html，最后访问日期：2023年10月30日；《某市纪委通报三起跑官卖官典型案例》，载"平顶山纪检监察网站"，http：//www.pdsjjw.gov.cn/sitesources/pdsjw/page_pc/xsqjw/zhq/xxgk/jdpg/article49a68c1163aa4143be0ac34e7018adac.html，最后访问日期：2023年10月30日。

力观""进步观",正确看待进步,采取合理的方式追求进步,努力成为新时代的好干部。

(七)借婚丧嫁娶迁收受礼金、接受贿赂

【案例 02-09】 洪江市某医院副院长刘某为女儿大办婚宴敛财①

2018 年 1 月 18 日下午,刘某在洪江市黔城某茶庄、某饭店为女儿举办婚宴,共 27 桌,违规收受 152 名非亲戚人员礼金,其中某医院干部职工 145 人,共 47099 元。

经查,刘某在嫁女宴前已经从洪江市某医院纪检员黄某新处领取了《党和国家工作人员操办婚礼事前报告表》《党和国家工作人员操办婚丧事宜事后报告表》。报告表上填写宴请桌数为 20 桌。20 桌怎么变成了 27 桌?原来,婚宴前,刘某夫妇通过电话、短信、微信等,通知其亲友及医院同事。副院长的"面子"在那摆着,同事们纷纷表示一定到场祝贺。婚宴当日,茶庄大厅摆了 20 桌。也有一些同事、朋友知道现在管得严,人没来,礼却到了。宴席上,客人来了一波又一波,大厅坐不下了。"来了就是客。"刘某夫妇没有拒绝赴宴人员,就在包厢加了 4 桌。宴席还是不够,又在临近的饭店增加了 3 桌。接受组织审查后,刘某退还或上缴了违规收受的礼金,受到党内严重警告处分;履行监督责任不力的纪检员黄某新,受到诫勉谈话处理;其他"随礼"的 145 名医院干部职工,受到批评教育。

评析

我国传统习俗中,但凡遇到喜事,主人都会通知亲朋好友,操办庆典,设置酒宴,与前来贺喜的亲朋好友分享喜悦。但是有的人却把这当作敛财的机会,尤其那些身居要职的人。一些别有用心的人也会借机前往庆贺,随数额可观的现金或者贵重物品,从而取悦主人、拉近关系,

---

① 雷鸿涛、张雪:《洪江:违规办婚宴连累 147 人》,载"湘潭廉政网",http://lz.xiangtan.gov.cn/contents/tszy/29738.html,最后访问日期:2023 年 10 月 30 日。

并希望主人在履行公职、做出相关事项决定时予以关照。这实际上涉及利益输送、行贿受贿。数额小，属于违纪违法；数额大，则可能构成犯罪。

（八）医疗机构及科室领导不要做"学霸""院霸""科霸"

有的医疗机构负责人在工作中养成了"唯我独尊"的霸道作风，大搞"一言堂"，由"班长"变成了"家长"。党员领导干部霸道行权，极易出现决策失误、权力滥用，给当地或者行业造成损失，值得警醒。①医疗机构虽然是提供医疗卫生服务的专业机构，但同时也是一个学术机构。医疗机构及其医务人员为患者提供医疗服务，是依靠其掌握的医疗专业知识和技术。医疗机构及其医务人员的学术水平越高，技术能力越强，其所提供的医疗技术服务的范围就越宽，品质就越高。因此，医务人员在开展医疗服务工作之余，仍然要接受继续教育，不断学习新知识、新技术，并且还要开展医学科学研究，发表学术专著、论文。一般来说，医务人员的学术水平与其技术水平正相关，所以在对医务人员诊疗进行评价时，学术水平往往作为一个重要指标。然而，学术水平的评价具有很大的主观性，常常会借助一些外在的指标进行评价，被评价者所担任的行政职务、学术职务会成为评价指标，这也就是为什么很多技术骨干争先恐后要担任医疗机构领导、科室领导以及行业组织领导的原因之一。学术水平高、技术能力强的医务人员担任领导职务，对医疗机构、科室、学术组织的发展，乃至对我国医疗卫生事业的发展都是有利的。但是，有些身居要职的医务人员，却滥用这种权力地位。利用自己的领导地位，打压同行，排除异己，照顾师门，打造自己独有的"饭圈"，培养"自己人"。在学术上充当本专业领域的"学霸"，在医疗机构内充当"院霸"，在其管理的科室内充当"科霸"。如此下来，在学术界、医疗机构内、科

① 李许坚：《别把"霸道"当"果断"》，载"中央纪委国家监委网"，https://www.ccdi.gov.cn/pln/202310/t20231031_303953.html，最后访问日期：2023年10月30日。

室内形成自己的"小圈子",唯我独尊,可以肆意发号施令。在学术上"近亲繁殖",不利于专业发展;在医疗机构及科室内,形成庞大的排他的利益集团,缺乏制约和监督,滋生腐败在所难免。

【案例02-10】热衷于搞"小圈子""一言堂"的院长落马[①]

"喜欢搞'一言堂'",这是郴州市某医院工作人员对该院原党委副书记、院长谷某的普遍印象。在担任院长的12年时间里,谷某把医院当"江湖领地",热衷于搞团团伙伙,最终自己坠入违纪违法犯罪的深渊,其堕落轨迹教训深刻、发人深省。据办案人员介绍,谷某是从一名企业卫生室医生逐步走上领导岗位的。2005年,在他担任该医院院长后,常以功臣自居,用权任性,俨然把医院当成自己的"私人王国"。谷某多次违反议事规则,以院长办公会等方式,将个人意志凌驾于集体决策之上,按照自己的主观意愿研究通过重大项目,将医院项目指定给其熟人或特定关系人承揽。谷某将医院当"江湖领地"。精心经营了以自己为中心的四个圈子:一是以其个人喜恶、亲疏为由组织的"娱乐圈",经常组织圈内朋友一起吃饭、打牌、唱歌,参与私企老板组织的宴请和娱乐活动,培植个人势力,方便其在医院重大事项研究上得到较多支持;二是以医院部分中层领导或骨干人员为主要成员组织的"项目圈",多次在医院重点项目研究上通过事先沟通来"定调子",内定供应商和工程商,借此捞取好处;三是以多名女性为主要成员组织的"情妇圈",通过在工作调动、职务晋升、摆平困难等方面提供帮助,与其长期保持不正当男女关系;四是以老板、包工头为主要成员组织的"生意圈",以获取非法利益。2020年10月19日,郴州市中级人民法院终审判决谷某有期徒刑11年,并处罚金20万元,对其涉案的850多万元款项予以依法追缴。

---

① 刘燕娟、陈蓓姬:《热衷"小圈子"大搞"一言堂"——郴州市某医院原党委副书记、院长谷某违纪违法案剖析》,载"三湘风纪",http://www.sxfj.gov.cn/news/222244554.html,最后访问日期:2023年10月30日。

评析

近年来各地查办的腐败窝案、串案背后，屡现"圈子文化"的影子。从各地巡视巡察反馈的情况来看，在一些地方和部门，"圈子文化"现象依然不同程度存在。此前不久，广东、山东、河南、海南省委发布的关于巡视整改情况的通报中，均明确对"圈子文化"开展专项整治、深入整改。团团伙伙、拉帮结派、山头主义、结党营私、破坏政治生态……"圈子文化"的毒害不容小觑，亟须高度重视，标本兼治，彻底消除这一政治生态的"污染源"。① 在医疗卫生领域，同样存在各种各样的"圈子"，这些"圈子"形成一种独特的力量，统治着一定区域的医疗资源。相关人员滥用其在"圈子"中的独特地位，独揽大权，打压异己，欺压同行，排挤不服从自己管理、"不听话"的领导和同事，形成了自己独特的"医院江湖"，并据此大兴不正之风，大搞医疗腐败。"圈子文化"在医疗界出现，是导致医药行业腐败的重要原因之一，是必须重点整改的问题，也是本次医药领域反腐的重点。

（九）医学专家、行业协会领导廉洁自律的要求

医学专家，即在医学领域有丰富经验和专业知识的人，因其为行业和社会所认可，故其一言一行具有相当的影响力。在医疗机构内，医学专家具有很强的话语权，甚至在社会上也具有相当大的影响力。这种话语权、影响力用得好，可以促进我国医疗卫生事业的发展，提高老百姓的健康科普知识，有力促进健康中国建设。反之，话语权、影响力用得不好，甚至恶意利用话语权、影响力，将其作为谋取私利的工具，则可能给社会带来危害。正因如此，医学专家更应对自己的言行负责，为自己设定明确的行为准则。其一，坚持廉洁从业、规范执业的工作要求，工作中坚决杜绝"吃拿卡要"，收受他人红包等不良行为。其二，开展

---

① 陈金来、佘子艺、黄秋霞：《整治"圈子文化"净化政治生态》，载《中国纪检监察报》2018年12月29日，第4版。

自己专业领域内、知识能力所及范围内的执业，避免出现违背执业伦理的行为。其三，不能利用知识背景及行业优势谋取私利，更不能以此违法谋利。其四，不能做"学霸"，不可打压同行、部下，应谦和、包容，以身作则，认真做好"传帮带"，将所学知识传授给同事等。综上，医学专家无论是开展医疗活动，还是多点执业，抑或参加社会活动（医疗质量评审、工作检查、医院等级评审等）、参与法律活动（为公安司法机关提供咨询意见、做专家辅助人等）、接受媒体采访、发表专业意见和观点（互联网上撰文）、撰写科普文章等都需谨言慎行、恪守医德、遵纪守法、廉洁自律。

另外，医学专家往往担任一些行业学会负责人（包括全国性、地方性行业学会、协会及专业委员会），作为风向标，其作风影响着整个行业的发展方向，因此行业学会领导廉洁自律，以身作则尤其重要。行业协会领导需不断学习，提高政治站位，保持头脑清醒、立场坚定；弘扬清廉正气，狠刹歪风，树立良好形象；夯实基础，提升专业素养，克服业内"本领恐慌"；严格自律，遵守规程，不得以权谋私，打压同行；遵纪守法，廉洁从业，不得利用行业学会领导身份，违规给本机构及本人谋取私利；勇于执纪，坚持原则，依法依规按劳取酬，不得以学会、协会、专委会的名义，违法接受药械企业的资金和其他利益；严于律己，秉公办事，在开展学术活动中明确利益冲突，做好利益切割等。

对于医学专家、行业学会及协会在商业活动中的行为规范，国家相关法律法规有明确规定。比如，《药品、医疗器械、保健食品、特殊医学用途配方食品广告审查管理暂行办法》（2019年12月24日国家市场监督管理总局令第21号公布，自2020年3月1日起施行）第11条第2项规定，药品、医疗器械、保健食品和特殊医学用途配方食品广告不得违反《中华人民共和国广告法》第9条、第16条、第17条、第18条、第19条规定，不得使用科研单位、学术机构、行业协会或者专家、学者、医师、药师、临床营养师、患者等的名义或者形象作推荐、证明。第 27 条规定，违反本办法第 11 条第 2 项至第 5 项规定，发布药品、医疗器械、保健食品和特殊医学用途配方食品广告的，依照《广告法》第 58 条的规定处罚；构成虚假广告的，依照《广告法》第 55 条的规定处罚。所以，科研院所、学术机构、行业学会协会并非法外之地，医学专家利用行业学术机构不当谋利，同样面临法律制裁。还有的行业组织，利用建立基金项目、制定临床实践指南、专家共识的机会，收受企业贿赂，在本是专业技术性质的文件中，夹杂了少数企业的利益和诉求，使得学术活动变味。

【案例 02-11】垄断经营收费敛财！某省药师协会被国务院通报①

2019 年 9 月，按照国务院第六次大督查的统一部署，16 个国务院督查组分赴 16 个省（区、市）开展实地督查。根据企业和群众通过国务院"互联网+督查"平台等渠道反映的问题线索，督查组核查发现部分地方和单位落实深化"放管服"改革、优化营商环境政策要求不到位，仍然存在"红顶中介"、"红顶协会"、垄断经营、违规收费，以及"任性用权"、违规设置门槛、限制公平竞争等突出问题。其中，某省药师协会利用政府下放权力垄断经营、收费敛财、弄虚作假，有关部门失察失管。国务院第二督查组在某省督查时发现，某省药师协会利用承接有关部门下放的执业药师继续教育管理职责机会，自行出台《某省执业药师继续教育管理办法（试行）》，超出协会业务范围违规开展并垄断全省执业药师继续教育施教工作，巧立名目收费敛财。2016 年 6 月至 2019 年 6 月，该协会共收取执业药师继续教育培训费 1848 万元、会议费等 149 万元、"一卡通"工本费 42 万元。同时，某省药师协会未落实执业

---

①　《关于国务院第六次大督查发现部分地方和单位落实深化"放管服"改革优化营商环境政策要求不到位典型问题的通报》，载"中央人民政府网"，https://www.gov.cn/hudong/2019-11/12/content_5450989.htm，最后访问日期：2023 年 10 月 30 日。

药师继续教育学时学分有关规定，实际执行中远低于相应标准，并用买杂志顶学分等手法弄虚作假。某省药品监督管理局未履行执业药师管理、执业药师注册管理等法定职责，未对协会进行有效指导管理，形成监管真空。

评析

我国的行业学会、协会众多，尤其医药领域的行业组织，不仅有全国性的，还有地方性的，涉及医药领域的方方面面。长期以来，国家对行业组织一般都采取自我管理的粗放式管理模式，行政主管部门干预较少，因而存在问题较多。有的是行业组织在发展和经营过程中的问题，有的是主管部门查收或者借行业组织开展违法违规、肆意敛财的问题。早在 2014 年，中央有关部门就调查通报过类似的问题，审计署通报《国务院关于 2013 年度中央预算执行和其他财政收支的审计工作报告》，特别点评中华医学会，让中华医学会的敛财之术"浮出水面"。2014 年一年时间，160 个学术会议，8.2 亿元赞助费……2012 年至 2013 年，中华医学会以广告展位、医生通讯录和注册信息等为回报，以 20 万元至 100 万元的价格，公开标注不同等级的赞助商资格，赚得盆满钵满。① 一时间，"挂着非营利的牌，敛着药企赞助的财"的批评声四起。靠政府撑腰，与企业争食，部分所谓协会依托行政资源不当谋利的问题，再次成为舆论焦点。行业协会乱象丛生的根本原因，是其与政府、企业间存在利益输送。因此，行业组织也成了医药反腐的重要领域。

三、医疗机构及科室管理人员廉洁自律的风险

医疗机构廉洁自律在理论上对维护声誉和提高医疗服务质量具有巨大的益处，但在实际执行中，面临一些挑战和障碍。其一，金钱诱惑与

---

① 李林、郭美宏：《中华医学会遭曝光有多少协会借"二政府"之皮敛财?》，载《中国青年报》2014 年 6 月 27 日，第 3 版。

贪污。医疗领域存在金钱诱惑和贪污的问题。医务人员可能受到贿赂或回扣的诱惑，从而不遵守廉洁自律原则。贪污行为对医疗机构声誉和患者权益造成极大威胁。其二，医疗资源分配不均衡。一些地区可能存在医疗资源不均衡分配的问题，医疗资源向大城市倾斜，这可能导致医疗机构在资源分配上的不公平行为，损害声誉。其三，监管不足或不力。监管机构可能存在监管不足或不力的问题，导致医疗机构的廉洁自律政策无法有效执行。监管体系的不完善可能会让不道德和不合规行为滋生。其四，信息不对称。患者通常对医疗行业了解有限，与医疗机构之间存在信息不对称问题。这可能使医疗机构在医疗服务和费用方面的不当行为较难被揭示。其五，法律法规不足或不严格执行。某些地区可能存在法律法规不足或不严格执行的问题，这使得医疗机构有机会逃避法律责任，阻碍了廉洁自律政策的有效实施。其六，医疗机构内部监管不足。医疗机构内部监管不足可能导致不合规行为的发生。缺乏有效的内部审计和监督机制可能使得不当行为更容易发生。其七，医疗行业的复杂性。医疗行业的复杂性也增加了行业廉洁自律的难度。医疗服务的多样性、技术性和法律法规的复杂性，使得医疗机构管理和监督更为复杂。

综合来看，医疗机构廉洁自律在实际执行中面临各种挑战和障碍，包括金钱诱惑、资源分配不公、监管问题、文化差异、信息不对称、法律问题、内部控制等。克服这些挑战需要医疗机构、监管部门和社会各界的共同努力，以确保医疗行业的廉洁自律政策有效贯彻，维护声誉和患者权益。

（一）贪污与腐败风险

医疗机构及科室管理人员廉洁自律面临贪污与腐败风险，这些风险可能对医疗机构的声誉和患者权益造成严重危害。首先，是金钱的诱惑。医疗机构及科室管理人员在处理医疗资源、合同和采购等方面有权力，这使得他们可能受到金钱诱惑，供应商可能通过行贿或提供回扣来获得有利合同，而管理人员也可能因诱惑而放弃合规原则。其次，不透明的财务操作。财务操作的不透明性为贪污提供了机会。如果医疗机构的财务记录和账目不清晰或容易操控，管理人员可能会滥用权力进行贪污或挪用资金。再次，涉及患者费用操纵。管理人员可能通过虚报费用、提高药品价格、不必要的检查或治疗等方式操纵患者的费用，包括诊疗费用、药物费用和手术费用等，以获取非法收入。同时，如果医疗资源分配不公平或受到管理人员的操控，可能导致资源不正当分配的风险。一些科室或医生可能获得更多资源，而其他人则受到不公平对待，这可能导致腐败和不公平竞争。最后，患者、家属和供应商的压力。医疗机构科室管理人员可能面临来自患者、患者家属或供应商的压力，要求他们采取不正当行为。这种压力可能包括威胁告发，行贿、送礼以及其他形式的贿赂。具体体现在不合规合同上，医疗机构管理人员可能在签订合同和采购方面违反合规规定，以谋取个人或团队的私利。这可能包括与不合规供应商合作或签署有利于他们的合同。同时，如果监管机构缺乏有效的监督和制衡，管理人员可能更容易滥用权力，而不必担心受到法律追究。监管不足可能助长腐败行为。

为应对这些贪污与腐败风险，医疗机构需要建立有效的内部控制和合规机制，加强财务透明度，增强管理人员的职业道德意识，定期进行风险评估，以及加强监管和举报机制。此外，建立工作文化，强调廉洁自律、诚实守信和道德操守，对于减少贪污与腐败风险也至关重要。

（二）利益冲突与职业道德挑战

医疗机构及科室管理人员在廉洁自律方面常常面临利益冲突和职业道德挑战。其一，医疗资源分配冲突。管理人员需要决定如何分配医疗资源，包括床位、医生资源和医疗设备。在这个过程中，他们可能会面临医院利润、个人职业发展和患者权益之间的冲突。例如，他们可能因追求经济效益而牺牲了患者的权益，或者因争取医院的利益而忽视了职业道德。其二，利益与合同冲突。管理人员与供应商合同的交往可能引发利益冲突。他们可能收到供应商的回扣，以签署有利于供应商的合同，从而牺牲了医疗机构的最佳利益。其三，患者隐私与信息保护。管理人员需要处理患者的敏感信息，包括病历和个人数据。在此过程中，保护患者隐私与医院的信息需求之间可能存在冲突。泄露患者信息或滥用其隐私可能会对患者权益和医院声誉造成损害。其四，医疗研究道德问题。医疗机构管理人员可能涉足医学研究领域，其中伦理和道德问题常常涉及病人参与研究的同意、患者权益和研究结果的报告。管理人员必须确保研究的道德合规性，同时满足科学和医疗机构的需求。其五，医疗数据安全与信息共享。管理人员需要确保医疗数据的安全，同时在患者和医疗机构之间实现必要的信息共享。在此过程中，他们可能会面临如何平衡数据保护和临床协作的道德挑战。

以上这些利益冲突和职业道德挑战需要管理人员具备高度的职业道德意识、决策透明度和内部监管能力，以确保他们的决策和行为不损害患者的权益和医疗机构的声誉。此外，强调培训和教育，鼓励医疗机构管理人员遵守伦理准则和法规，是减少利益冲突和道德挑战的重要一环。

（三）文化与道德观念的影响

医疗机构及科室管理人员的廉洁自律受到文化和道德观念的深刻影响。不同文化和道德观念对于这些管理人员如何看待和处理廉洁自律问题产生了重要影响，包括以下方面。其一，道德观念的差异。不同文化拥有不同的道德观念和价值体系，一些文化强调诚实、正直和公平，鼓励管理人员坚守廉洁自律原则。而在其他文化中，可能更容易接受权谋、亲属关系优先和不正当手段，这可能导致廉洁自律的挑战。其二，家庭和社会压力。家庭和社会压力可能推动个体采取不正当行为，例如，为了家庭的经济需求而追求不道德的利益。管理人员可能因家庭压力或社会期望而屈从于贪污或腐败。其三，礼品和回馈文化。一些文化中，赠送礼品或回馈被视为一种传统示好的方式。然而，这可能演变成贿赂的形式，影响管理人员的廉洁自律。在这种情况下，管理人员可能不容易拒绝礼物或回馈，因为它们被视为正常的文化习惯。其四，道义伦理与法规的冲突。某些文化可能将道义伦理看作高于法律法规。管理人员可能会因遵循传统的道义伦理而违反了法规，这种情况下廉洁自律可能受到道德观念的影响。其五，社会信任和羞耻文化。一些文化强调社会信任和面子，而不希望在社会中失去面子。这可能导致管理人员不愿意曝光贪污或不正当行为，因为这可能会损害他们的社会地位和声誉。

四、医疗机构及科室管理人员如何落实廉洁自律政策与策略

对医疗机构负责人的监管，不仅要求医疗机构负责人严格要求自己，依法依规履行职务，做好遵纪守法、遵守医院规章制度、勤政廉政的模范，还要管好班子成员，尤其对于自己信任的、培养的后备干部，更是要加大监管力度。另外，医疗机构负责人还要管好其近亲属，不得参与、干预医院的各项工作，尤其涉及医院的决策性工作，杜绝各种形式的说情、送礼、吃请、聚会。

2021年3月27日中共中央发布了《关于加强对"一把手"和领导班子监督的意见》，加强对主要领导干部和领导班子的监督，是新时代坚持和加强党的全面领导，提高党的建设质量，推动全面从严治党向纵深发展的必然要求。对"一把手"的监督，包括对"一把手"个人的监督、同级领导班子的监督、加强对下级领导班子的监督。[①] 医疗机构党政负责人认真履职，落实第一责任人，实行年度述法汇报，优化行风管理架构，坚决落实行风建设的责任主体。医疗机构负责人和科室管理人员，建立打击"红包"、回扣的长效机制，持续完善相关投诉举报、调

---

① 王卓、陆丽环：《一把手易出现哪些问题首个专门文件提出哪些实招，破解一把手监督难题》，载《中国纪检监察报》2021年6月7日，第4版。

查处理、督导检查的综合体系。严守各项招采纪律，严控药品耗材使用，严惩违法违规人员，规范医疗机构运行的管理秩序。

（一）医疗机构、科室管理人员廉洁自律的要求

风清则气正，气正则心齐，心齐则事成。廉洁行医是缓解医患关系、改善医疗环境的重要举措，更是医疗机构推进全面从严治党的必然要求。建设廉洁医院，医疗机构需坚持党建引领，切实强化医务人员廉洁从医意识，秉承良好医德医风，不断深入开展医疗行业全领域、全方位、全覆盖系统治理，塑造风清气正的行业生态，为患者提供高质量医疗服务。

廉洁医院建设是全面建设廉洁长治的重要内容，是全市公立医院深化医改、提质增效、全方位高质量发展的重要保障。深刻践行以人民为中心的发展理念，以党的政治建设为统领，加强党对公立医院的全面领导，坚持严的主基调不动摇，坚持标本兼治和惩防并举相结合，整体推进和重点突破相统一，不断加强医院政治建设、组织建设、制度建设、纪律建设、效能建设和文化建设，切实把廉洁要素融入全方位推动医院高质量发展全过程各方面，营造党风清正、院风清朗、医风清新的良好政治生态和发展环境。具体来说，建设廉洁医院，医疗机构需从以下五个方面着手。

第一，加强教育宣传，增强廉洁自律意识。廉政教育必须坚持教育为先，预防为主的总体思路，来筑牢廉政思想防线。医疗机构应每年组织全院职工学习《中国共产党纪律处分条例》和《九项准则》，利用医院微信平台，开设指尖上"廉政小课堂"，宣传廉政小知识，定期召开全院廉政警示教育大会，观看警示教育片，通报典型案例，坚持以案为戒，提高思想认识，吸取深刻教训，做明白人，做清醒事。常上"政治课"、常吹"廉洁风"、常念"紧箍咒"，要知敬畏、存戒惧、守住底线，不碰红线，摈弃侥幸心理。增强执行廉洁自律的自觉性，真正做到廉洁从业。

第二，加强纪律监督，强化廉政风险防范。为净化医院执业环境，以上级卫生行政部门反馈的和自查的不合理检查及用药突出问题为抓手，制定切实有效的整改措施，从合理性和规范性上下功夫；定期排查重点科室、重点岗位，掌握基本情况，及时发现廉洁风险苗头，梳理日常管理制度、内部工作流程、权力运行机制等方面存在的问题，给予监督提醒。在招标采购、基建维修、财务管理、选人用人上强化监督，在重大节假日发布廉洁提醒。深化推进风险防控工作，实现日常提醒、纪律监督常态化。

第三，聚焦主责主业，努力提升群众满意度。医院投诉渠道畅通，就诊大厅、医院网站公布监督举报电话，通过收集12345、12320投诉和作风监督热线问题反馈，以及对出院患者的回访，及时收集群众的意见建议，充分了解有关诉求，将矛盾化解关口前移，并将收集到的问题线索如实向院党委汇报，及时制定纠治措施，极大改善群众就医感受。

第四，聚焦从严治党，督促强化政治担当。推动党员领导干部发挥"头雁效应"，带头转作风，努力形成作风建设以上率下、齐抓共管的良好局面。牢记管党治党政治责任，强化对"一把手"和领导班子的监督，医疗机构"三重一大"全部要通过会议决策、领导班子开展谈心谈话、建立党员领导干部廉政档案和重大事项年度报告制度，坚持常态化开展年度述职述廉，不断压实医疗机构党委主体责任、纪委监督责任、党委书记第一责任人责任和班子成员"一岗双责"，形成思想联合、制度联通、责任联动的管党治党"责任共同体"。

第五，率先垂范，加强纪委队伍自身建设。打铁还需自身硬，按照对党忠诚、服务人民、秉公执纪的要求，加强自身队伍建设，提高履行职责的能力和水平，更好地发挥监督监察作用。纪委工作人员还要严格要求自己，做严守纪律、改进作风、拒腐防变的表率，自觉接受群众监督。新时代，人民群众对健康有新理解和新期盼，对党领导下的卫生健康工作有了更高的要求与期待。医疗机构纪检监察提升监督效能是秉承"以人民为中心"的发展理念，切实把人民健康事业的重要性贯穿监督工作的全过程，将公平公正、可期可及、群众受益的健康福祉作为出发点和落脚点，推进建设卫生健康工作迈上新台阶。

（二）强化医疗机构、科室管理人员廉洁自律的监督和培训

为进一步贯彻落实习近平新时代中国特色社会主义思想，增强医疗卫生人员的责任感、使命感、荣誉感，规范执业行为，弘扬新时代医疗卫生人员职业精神，引导形成风清气正的行业环境，保障医疗卫生事业高质量发展。

1. 内部控制与监督机制

为确保医疗机构及科室管理人员的廉洁自律，需要制定并实施一系列廉洁自律政策和策略。首先，制定明确的廉洁自律政策。医疗机构应制定明确的廉洁自律政策，明确规定禁止的行为和职业道德准则。这些政策应该包括对贪污、腐败、权力滥用和不当行为的明确定义，并明确违反政策的后果。其次，建立内部控制机制。医疗机构应建立内部控制机制，确保财务交易和资源分配的透明度和合规性。这包括财务审计、资源分配监督、采购审查等。最后，加强廉洁自律相关教育和培训。提供廉洁自律教育和培训，以确保管理人员了解政策、法规和职业伦理，以及如何应对廉洁自律挑战。培训应针对文化差异和道德观念进行定制，以提高管理人员的文化敏感性。同时，定期审查医疗机构的财务记录、合同和资源分配，以确保合规性。监督机制应包括内部审计、独立审查和外部监管。对于违反廉洁自律政策的行为，医疗机构应建立合规监管和制裁机制，包括对不当行为的调查、纪律处分和必要的法律追究。

2. 培训与教育计划

医疗机构及科室管理人员廉洁自律的培训与教育计划是医疗机构管理的重要组成部分，它有助于确保伦理和法律的合规性，提高医疗质量，

维护公众信任，促进医疗改革的顺利进行。对相关人员的教育培训要确定目标，建立管理人员的廉洁自律意识，提高其伦理素养，减少腐败和滥用权力的风险，确保医疗机构合法合规运营。对相关人员的教育培训内容包括以下六个方面：（1）伦理教育，提供有关医疗伦理和职业道德的培训，包括患者权益、隐私保护、诚实和透明度等方面的原则。培训内容应强调管理人员在医疗决策中的伦理考量。（2）法律法规，详细介绍与医疗行业相关的法律法规，包括反腐败法、医疗法律、药品和医疗器械法规等。管理人员应清楚了解法规，以避免违法行为。（3）典型案例分析，提供具体的案例分析，让管理人员了解腐败和滥用权力的实际后果，以及如何避免这些问题。真实案例的分析有助于增强学员的警觉性。（4）设立举报机制，介绍医疗机构内部的举报机制，鼓励管理人员报告可能的不当行为，同时明确举报者的权益和保护措施。（5）提升道德决策，提供关于如何做出伦理决策的指导，包括道德决策模型的应用。管理人员应该学会如何在伦理和法律之间取得平衡。（6）完善财务管理，针对医疗机构的财务管理，强调透明度、会计准则和经费使用的最佳实践，以减少财务腐败的风险。同时，保持定期更新，确保培训计划与不断变化的法律法规和行业标准保持同步。计划应定期进行更新和审查，以确保其有效性。

公立医院应定期开展广泛的廉洁自律教育和培训活动，涵盖医院所有员工，特别是管理人员。培训内容包括医疗伦理、法规合规和职业道德等方面。提高医疗机构所有职工对廉洁自律的认知，有助于预防不当行为的发生。

第三章 医务人员与患者的关系

——如何对待患者的"红包""礼物""吃请"

医务人员与患者之间的互动关系被称为医患关系，医患关系是医疗服务中至关重要的一环①。医患关系的质量与类型，直接影响患者就医的选择、医疗效果以及患者就医的获得感。随着社会的发展和医学水平的不断进步，医疗活动逐渐规范化，患者按照相关规定支付诊疗费用。医务人员拒收红包、礼物等行为不仅体现出制度的约束作用，也代表了自身的道德底线。国家有关部门对经济因素介入医患关系、影响医患关系的现象极为重视，出台了一些规定，对红包问题加大整治力度，目前已取得了一定成效。本章就医患关系中的患方向医务人员递送红包等利益的行为展开剖析，对红包现象从医疗实践和法律规制层面加以讨论，最后提出相应的对策建议。

---

① 莫娟、蔡昱、刘激扬：《论回归医患关系的本质》，载《中国医学伦理学》2023 年第 9 期，第 960—964 页。

一、相关概念

(一) 医务人员的定义及范畴

医务人员是指经过考核、卫生行政部门批准、承认，取得相应资格证书及执业证书的各级各类卫生技术人员。包括中医师、西医师、中西医结合高级医师、护师、中药师、西药师、检验师、其他技师、中医士、西医士、护士、助产士、中药剂士、西药剂士、检验士、其他技士、其他中医、护理员、中药剂员、西药剂员、检验员和其他初级卫生技术人员。然而，在医患关系中，医务人员不仅限于专业技术人员，而是泛指在医疗机构的从业人员，包括行政管理和总务后勤的工作人员。

医疗机构从业人员是指在医疗行业中从事各类职业的人员，包括医师、护士、药师、技术人员、管理人员、辅助人员及其他人员。他们为病患提供专业的医疗服务，助力健康事业的发展。2012年6月26日，卫生部、国家食品药品监管局、国家中医药管理局联合印发的《医疗机构从业人员行为规范》第2条指出，医疗机构从业人员包括：(1) 管理人员。指在医疗机构及其内设部门、科室从事计划、组织、协调、控制、决策等管理工作的人员；(2) 医师。指依法取得执业医师、执业助理医师资格，经注册在医疗机构从事医疗、预防、保健等工作的人员；(3) 护士。指经执业注册取得护士执业证书，依法在医疗机构从事护理工作的人员；(4) 药学技术人员。指依法经过资格认定，在医疗机构从事药学工作的药师及技术人员；(5) 医技人员。指医疗机构内除医师、护士、药学技术人员之外从事其他技术服务的卫生专业技术人员；(6) 其他人员。指除以上五类人员外，在医疗机构从业的其他人员，主要包括物资、总务、设备、科研、教学、信息、统计、财务、基本建设、后勤等部门工作人员。

(二) 患者的定义及范畴

患者有广义和狭义之分。狭义上的患者是指患有疾病并忍受疾病痛苦的人，特指与医疗系统建立联系且正在寻求医疗帮助的一类社会群体；而广义上的患者，与医学服务对象的变化密切相关，是指医学服务的一切对象，包括怀孕的孕妇、分娩的产妇、医学整形美容的求美者、接受健康体检的人员、需要康复治疗的人员等。

在医患关系中，我们通常使用患方这一术语，它不仅包括患者本人，还包括与患者有关联的其他人，如患者的近亲属、朋友及其他特定关系人。

（三）构建和谐互信的医患关系

医患关系是医务人员与患者在医疗过程中产生的特定关系。它是一种特殊的人际关系，反映了医患双方各自不同的心理需求——患者寻求尊重、关心与爱；医者寻求认可和自我价值的实现。医患之间应相互理解，相互信任，加强沟通，建立平等的互信关系。[1] 人类社会的演变伴随着医疗活动的萌芽，我们几乎可以说：有了人类，就有了医疗活动；有了医学活动，就出现了医者与患者之间的互动关系。因此，医患关系的起源甚至可以追溯到远古时代。从远古时代开始，人类一直在不懈探索治疗疾病的方法。早期人们相信疾病是神的惩罚，他们寻求僧侣和巫师的帮助来治疗疾病。在古希腊，患病的人们会前往庙宇向医神阿斯克勒庇俄斯祭祀祈祷，并进行药物治疗和饮食控制。公元前 5 世纪，希腊医生希波克拉底声称，引起和治愈疾病的不是魔法，而是大自然。他与其追随者们撰写了大量医学著作，这些文献为后续医学研究提供了深刻的理论基础。因此，希波克拉底被后世誉为"医学之父"。从希波克拉底开始，医患关系逐渐发展至前所未有的高度，这一关系架构也一直延续至今。[2]

---

[1] 朱大伟：《对当前医患关系现状的分析及对策探讨》，载《当代临床医刊》2017 年第 3 期，第 3175—3176 页。
[2] 《外科的黎明与曙光》，载"健康界网"，https://www.cn - healthcare.com/articlewm/20211017/content-1274571.html，最后访问日期：2023 年 10 月 30 日。

在医疗实践中，我们应当构建一种健康、和谐、相互信任、相互依赖的医患关系，以促进患者摆脱病痛的纠缠，实现健康中国的目标。医患关系的本质是一种治疗合作伙伴的关系。医生和患者之间要以相互配合的方式共同工作。由于医患关系承载着信任、责任甚至生命，因此受到全社会的高度关注。良好的医患关系不仅是治疗疾病的必要条件，更是社会和谐的体现。医学泰斗裘法祖曾说："才不近仙不可以为医，德不近佛不可以为医。"医务人员不仅要有精湛的技术水平，还应具备优秀的道德品质，给予患者应有的关怀和帮助，以获得患者的尊重和信任。

二、患方送红包的表现及应对

"求医问药"虽是中国古时就医的雅称，却也揭示了患者就诊时的心态，为了解决困扰身体的疾病，患者"求医时"大多对医务人员怀有敬畏之心。为引起医生更多的关注和认真对待，在疾病治愈后表达感激之情，送礼物或者包个红包成为人之常情。送红包的行为，自古有之，但随着性质、价值上的悄然改变，此行为越来越被全社会诟病。医疗红包是中国医疗界的一种特殊现象，而且红包的金额随着生活水平的提高和人们对健康的重视程度节节攀升，这些行为不仅给患者带来经济负担，也对医务人员的形象产生负面影响。此外，实践中甚至出现了医疗机构从业人员向患方索要红包的现象，正因如此，许多患者选择以私下录音录像的方式留存证据，以备日后不时之需。这一系列不信任行为使得医患关系进入了一种恶性循环。因此，医务人员应正确看待红包问题并以科学妥善的态度对待和处理这一问题①。

（一）红包的概念

红包是指包着钱的红纸包，主要用于馈赠或奖励。传统的红包也叫

---

① 赵凌云、裴一飞、杨淑娟：《浅析"医疗红包"行为的法律性质》，载《长春市委党校学报》2017年第2期，第5—7页。

压岁钱，是过年过节时长辈赠与小孩以作祝福、鼓励之用；现在的红包是指将金钱放置在红色纸封中用作馈赠的一种礼金。发生在医疗活动中的红包被称为医疗红包。医疗红包是指发生在诊疗行为中，患者为了入院、检查、治疗等便利，或者为了表达对医务人员的感激之情，而私下赠与医务人员的医疗费用之外的钱款。

医生收红包这一行为由来已久，其初衷实为善意。在中国古代，医生在自家坐诊，前来看病的患者有熟人亲友，也有方圆百里之外慕名而来的患者。他们当中有名门望族，也有穷苦百姓，就诊结束后一般会将诊金投入专门的箱子，诊金并不像现在有标准的物价规定，而是患者依据自身的经济条件和疾病状况自行决定支付多少，有钱的人会多投些银子，一般老百姓只需放一些铜板。然而，对于一些穷苦的患者来说，由于无法支付医疗费用，因此即便患有疾病也难以前去就医。有一位非常善良的医生想出一个很温暖的方法，他在箱子旁边摆放一沓红纸，无论患者富贵还是贫苦，都将诊金用红纸包好投入纸箱。这种安排使得旁观者无法辨别报酬的多寡，即使是没钱的乞丐，只需将红纸放进箱子，也能体面地接受医疗服务，这就是医生收红包的由来。

（二）有关禁止收受红包的规定

在国家层面，加强对所有行使公权力的公职人员的监督全覆盖，坚决整治违规赠送和收受红包、礼金、礼品等不正之风，以进一步净化政治生态，优化经济社会发展环境。为此，国家相关部门出台了《中国共产党廉洁自律准则》、《中国共产党纪律处分条例》和《公务员法》等有关规定。在医疗领域，《医师法》第56条规定，医师在医疗执业活动中，利用职务之便，索要、非法收受财物或者牟取其他不正当利益的，卫生行政部门给予行政处罚。为构建和谐医患关系，2013年12月，国家卫生和计划生育委员会与国家中医药管理局联合印发了《九不准》，旨在加强医疗卫生行业作风建设、严肃行业纪律，并积极纠正医疗卫生领域中损害群众利益的行为。《九不准》明确要求医务人员不准收受患者红包。2014 年 1 月 29 日，国家卫生和计划生育委员会办公厅发布《关于开展医患双方签署不收和不送"红包"协议书工作的通知》（国卫办医函〔2014〕107 号），要求二级以上医院，由主管医师或病区主治医师负责与患者及其家属进行沟通，并代表医方与患方在《医患双方不收和不送"红包"协议书》上签字。医疗机构要将医患双方签署的协议书纳入病案管理，按照有关规定做好归档和保存等工作。为进一步增强医疗机构工作人员的责任感、使命感、荣誉感，规范执业行为，弘扬新时代医疗卫生人员职业精神，引导形成风清气正的行业环境，保障医疗卫生事业高质量发展，国家卫生健康委员会、国家医疗保障局与国家中医药管理局，在《九不准》的基础上，于 2021 年 11 月共同制定并印发了《九项准则》，再次明确要求医务人员应与患方共建和谐关系，不收受患方红包。《九项准则》规定，医疗机构从业人员应恪守医德、严格自律。严禁索取或者收受患者及其亲友的礼品、礼金、消费卡和有价证券、股权、其他金融产品等财物；严禁参加其安排、组织或者支付费用的宴请或者旅游、健身、娱乐等活动安排。因此，按照《九项准则》的规定，医疗行业行风管理中的红包应包括"患者及其亲友的礼品、礼金、消费卡和有价证券、股权、其他金融产品等财物"，并扩大到患方安排、组织或者支付费用的宴请、旅游、健身、娱乐等活动安排。

为了规范医疗行业的红包管理问题，我国多地卫生行政部门下发了有关医务人员收受红包的处理规定。例如，黑龙江省卫生计生委于 2018 年 8 月出台了《医务人员收受"红包"处理暂行规定》；吉林省卫健委于 2019 年 10 月制定了《吉林省医务人员收受"红包"处理规定（试行）》。上述规定均对红包概念进行了具体的界定，红包是指医务人员在从事诊疗活动过程中，以各种名义收受患者或其亲友馈赠的现金、有价证券、支付凭证、贵重礼品等财物。

医务人员对于红包的概念和范畴应有明确的认知，同时应认识到建立和谐的医患关系对于医疗行业的健康发展至关重要，医生拒收患方红包是维护和谐关系的必要条件。医生作为社会公众信任的职业，必须坚守职业道德和行业规范，以患者的健康和满意度为首要目标。通过拒收红包，医生能够获得患者的信任和尊重，树立良好的职业形象，进一步促进医患关系的和谐与稳定。

（三）患方送红包的类型

医生廉洁自律是构建和谐医患关系的基石。医生接受患方红包，不仅违反了行业规范和道德标准，而且可能损害医生的职业形象和患者对医生的信任感。尽管有人主张患者赠送红包仅为一种对医生的感谢方式，并不会对医疗产生实质性影响。但实际上接受红包容易让医生陷入职业道德困境，给患方带来经济负担。此外，红包的出现在一定程度上会破坏医患之间的信任关系，加剧社会对医疗行业的误解和质疑[1]。因此，明确红包的范围和类型并妥善处理是促进医疗行业良性运转的必要条件。从患方送红包的目的考虑，红包的类型分为感激型红包和顾虑型红包。[2]

1. 感激型红包

患者或家属在医师成功治愈疾病后，为表感激之情，可能会给医师送红包。这类红包承载了患方朴素深沉的感激之情，尤其在经济相对贫困、基层医疗机构较为集中的地区，此类现象更为常见。因此，这种红包的数额都不会太大，往往根据患方的经济实力来决定红包大小，有时是患方提着一筐鸡蛋、一篮水果来面谢医师。其实，从某种角度来说，这种类型的红包不应禁止，患者发自内心的感谢和医务人员的回应，有助于改善医患矛盾，增进医患关系，同时有助于医师个体的荣誉感和成

---

[1]　杨海涛、郭永胜、荣良忠：《医疗红包行为的社会危害性刍议》，载《南京医科大学学报（社会科学版）》2015 年第 6 期，第 452—455 页。

[2]　刘鑫：《医疗利益纠纷——现状、问题与对策》，中国人民公安大学出版社 2012 年版，第 51—53 页。

就感的建构。

2. 顾虑型红包

有时患者送红包图的是安心。他们往往认为在崇尚"礼尚往来"的中国社会，付出的付费行为应当得到回报。基于此种"花钱买服务"的心理，如果医生不收受红包，反而会引发患者内心的不安和焦虑。此外，患者普遍认为，未能参与送礼行为可能导致医生不公平的对待。因此，患者之间的相互影响和模仿成了红包现象盛行的重要动因。从这一方面来看，红包实际上增加了医生工作的风险，埋下了医患纠纷的隐患。如果诊疗活动没有达到患者预期的效果，或者其在就医过程中出现了不可避免的意外，患者往往会更容易将不满和愤怒情绪牵涉到曾经接受过红包的医生身上。

（四）患方送红包的特殊情况

虽然从红包的历史渊源来看，其产生与历史原因和合理性因素密切相关。但是在当前市场经济体制下，医疗机构给患者提供的医疗服务已经纳入正常的市场交易范畴，患者就医已经支付了相应的医疗费用，实施诊疗行为的医务人员不得收取额外的患者费用。在市场经济体制之下，患者送红包属于患方私下赠与，缺乏标准与约束，无形中会异化医患关系，增加患者负担。因此，国家相关部门以及地方卫生行政部门下发了禁止收受红包的规定，对红包作了定性，将收受患者红包视为违法违规行为。医务人员应了解相关内容，避免陷入被动[1]。

1. 患者或其亲友主动送与、医务人员无法拒绝的情况

如前所述，患者在诊疗过程中，无论是出于感激心理、诊疗过程中的忐忑心理还是从众心理，都有可能在诊疗过程中，尤其是重大疑难复杂手术之前，想尽办法给主刀医生送红包，以示感谢或者求得心安。医

---

[1] 郭云涛：《医生关系、医生印象与城市居民的送红包行为研究》，载《中国卫生事业管理》2015年第2期，第124—126页。

务人员每天与患者接触，进行诊断和治疗工作，遇到这种情况在所难免。在秉承"以患者为中心"的医疗宗旨的同时，医务人员亦应恪守职业道德。当患者或患者家属送红包时，医务人员应明确表明自己的态度，坚决拒收，与此同时，也要适当表达感谢，以避免患者因未能赠送红包而感到尴尬，或因此而对手术产生不安感。同时，医务人员应增强依法执业意识，提升拒腐防变本领，警惕察觉其他可能被认定为红包的行为。

【案例 03-01】 24 小时候诊的"缝兜大夫"①

贾立群，男，1953 年 11 月出生，曾是北京儿童医院超声科主任、主任医师。贾立群住在医院南侧的一栋塔楼里，家里面积不到 50 平方米。从门诊楼到他家，走路不超过五分钟。北京房价还低的时候，同事们都在别处买了大房子，他不肯换房，并称"住得远了，怕赶不回来，没法儿 24 小时接诊"。20 世纪 80 年代，夜里有急诊需要做 B 超，值班大夫就上贾立群家去敲门。1992 年，医院破格给贾立群家装了一部内线分机，许多大夫现在还记得这个分机号码——"782"。后来，有了手机，临床医生找贾立群更方便了。一个休息日，贾立群正在理发店理发，一个急诊电话，他顶着理了一半的头发就奔向医院。即使半夜也是如此，呼叫最频繁的一夜中，他接了 19 个电话。

贾立群的白大褂和别人不一样，他的两个手兜是缝起来的。很多患儿家长为了感谢他，要给他送礼，贾立群坚决不要，可家长们硬往他兜里塞，他就躲，来回拉扯，白大褂的两个兜全给撕得耷拉了下来。他就干脆把兜口给缝死了。再有家长塞礼物时，贾立群就说："兜缝着呢，您甭塞啦。"

从医 36 年来，他秉持"做人要做出品牌"的信念，潜心研究超声业务，主持制定的相关标准被卫生部采纳推广；他先后挽救 2000 多个患

---

① 杨舒：《"缝兜大夫"贾立群：做人做出品牌来》，载《共产党员（河）》2014 年第 20 期，第 46—47 页。

儿的生命，确诊7万多个疑难病例。他把患者当亲人，为减少患儿等候时间形成不吃午饭的习惯。他廉洁行医，为谢绝患儿家属塞红包便将自己白大褂的兜缝上，人称"缝兜大夫"。"贾立群B超"已成为无数患儿家庭在绝境中重拾美好生活梦想的希望，他也成为首都各界立足岗位践行中国梦的先进代表。贾立群曾荣获全国医药卫生系统创先争优活动先进个人、北京市先进工作者、北京市劳动模范、首都道德模范提名奖、首都十大健康卫士、北京市群众心目中的好党员等荣誉称号。

评析

B超专家贾立群，不仅有着高超的诊疗技术，还有着体恤患者，全心全意为患者服务的热情。对有需求的患者，随叫随到，不计个人的利益得失，不因为自己的付出而收受患者的"感谢费"。为了避免因推卸患者红包带来的麻烦，干脆把自己的白大褂口袋给缝死了。类似贾立群这样的医务人员不在少数，在我国各级医疗机构中活跃着大量的"贾立群式的医务人员"，我们应当为这样的专家点赞！

【案例03-02】医师巧拒患者红包暖人暖心显医德①

2023年5月，广东省阳江市人民医院超声科副主任彭判带着1600元到住院收费处为一位患者交了住院押金，将患者及家属硬塞给他的一份"心意"以另外一种方式返还患者。彭主任说："这1600元是患者和他的家属先后三次给我的，我再三推托都没办法当面退回，为了让他们安心我只能暂时收下心意，过后再想办法退回。"

据彭主任介绍，该名患者因肺部感染到阳江市人民医院住院治疗，行CT检查提示：左侧纵膈胸膜下及胸膜下大量包裹性积液可能性大，并有左侧胸壁占位。经与患者及家属充分沟通，彭主任为患者进行了"左侧胸壁肿物粗针穿刺活检和左侧胸腔包裹性多分隔积液的穿刺抽吸

---

① 《我院医生巧拒患者"红包"暖人暖心显医德》，载"阳春市人民医院"，https://mp.weixin.qq.com/s/5GA5t6oE3ZeQIfsvDT7U-A，最后访问日期：2023年10月30日。

和聚桂醇硬化治疗"。其间，患者家属先后三次共送了1600元红包给彭主任，彭主任推托再三无果，为了让患者及家属安心，只能暂时保管了这三个红包，待完成有关治疗后再进行处理。

彭主任在工作之余来到医院住院收费处，将患者及家属先后三次递交的红包为患者交了住院押金。据介绍，阳江市人民医院目前设有三种退还红包的方式：一是当场退还给患者或者家属；二是将红包交到住院收费处，作为患者的住院押金；三是在医院纪委人员的监督下将红包放入红十字会设在医院的捐款箱。

彭刿主任多次拒收住院患者的红包，用实际行动践行了良好的医德医风，展示了一位优秀党员医生廉洁行医守初心的高尚品德。其实，彭主任从医以来，已不记得拒收了多少次红包。

评析

阳江市人民医院是阳江市廉洁示范医院，近年来不断推进党风廉政及廉洁医院建设，通过教育引导和制度建设，让医务人员坚守廉洁行医、依法执业的观念，筑牢拒腐防变的思想防线。在医院党委的坚强领导下，在院纪委的执纪监督下，全院上下形成了风清气正的干事氛围，医务人员精神更加振奋、作风更加务实、行为更加规范、服务更加优质、纪律更加严明。医院的这种做法，弘扬了仁心仁术的医疗理念，彰显了生命至上的人文理念，构建了医院廉洁文化，为行业注入了清风正气。这一系列举措必将提升群众就医获得感、满意度。

2. 医务人员索要红包的情况

建立和谐医患关系需要医生、患者及全社会的共同努力。医生拒收患方红包是维护医患关系和谐的关键环节。绝大多数医务人员恪守救死扶伤的职业精神，无私奉献、兢兢业业为患者服务。收受患者的红包违法，但在诊疗活动中也不乏一些医务人员践踏医德的底线，仍然收受患者主动送出的红包，甚至有些医务人员通过各种方式向患者索要红包，包括向患方暗示、刁难、勒卡、变相勒卡等手段。这种形式的医疗红包危害性最大。医务人员索要红包的行为意味着其职业道德沦丧，本应无价的生命健康，在医务人员这里成了可以标价出售的商品，这既是对医师这一职业的亵渎，也是对生命健康的漠视。

【案例 03-03】 山西省某医院肿瘤科医生李某索要"红包"案①

2021 年 7 月，互联网上出现了一段视频，显示为李某索要红包的过程。发布者称："父亲不幸罹患食管癌，大病面前全家痛感不幸。然而，山西某医院消化科副主任医师李某，公然向我们索要万元红包，无奈之下，我们送其价值 5000 元白酒，并筹得 5000 元现金，然而李某非常不满，直言钱太少，不够给领导分。癌症面前我们已经感觉天塌下来了，再遇到这样的无良医生，真是走投无路了。"2021 年 7 月 18 日上午，山西省某医院发布《山西省某医院关于李某医生索要红包视频有关情况调查处理结果的通报》称：经查，李某存在收受索要患者财物，并违规接受患者家属宴请等问题。该医院召开党委会研究认为：李某的行为违反了国家《九不准》，严重损害了医务人员形象和医院声誉。对李某及相关科室、责任人处理结果如下：（1）对消化内镜微创外科主治医师李某给予党内严重警告处分；行政记过处分；停止执业 6 个月、扣罚 6 个月绩效奖励；取消当年个人评先评优、职务晋升及职称评聘资格；进行全院通报。（2）对消化内镜微创外科主任董某及科室的处理：董某对科室内工作人员出现索要红包情况，负有直接管理责任，对其进行诚勉谈话，扣罚其当月奖励职务系数。取消消化内镜微创外科当年的评先、评优资格。

山西省某医院称将以此为戒，进一步加强管理，在全院开展专项治

---

① 《山西省某医院关于李某医生索要红包视频有关情况调查处理结果的通报》，载"山西省肿瘤医院网"，https://www.sxzlyy.com/Html/News/Articles/6237.html，最后访问日期：2023 年 10 月 30 日。

理活动，对医疗服务、医德医风建设等方面存在的问题严格监督检查，立即整改到位，对违规违纪行为"零容忍"，发现一起、处理一起，不断提升服务水平和服务能力，更好地为患者服务。

（五）红包的拒绝与处理

医疗红包问题，一直是医疗纠纷中的顽疾。早在 2014 年，国家卫生和计划生育委员会办公厅发布了《关于开展医患双方签署不收和不送"红包"协议书工作的通知》（国卫办医函〔2014〕107 号），要求自 2014 年 5 月 1 日起，开展医疗机构和住院患者签署《医患双方不收和不送"红包"协议书》（以下简称《协议书》）工作。具体要求为：医疗机构应在患者入院 24 小时内，由经治医师向患者或患方代表提供《协议书》，并认真解答其疑问。二级以上医院（含开设住院床位的妇幼保健院、专科疾病防治院等）必须开展，其他医疗机构可参照执行。

此通知在当时引起广泛争议，很多医生将之视为人格侮辱。更令人啼笑皆非的是，《协议书》在当时还起到了提醒患者送红包的反作用。根据 2014 年《北京晚报》的报道，时任北京市人大代表、中国中医研究院西苑医院副院长徐凤芹讲述，当医生拿着协议去与患者沟通时，有些患者见到协议书后说："不好意思，我刚住进来，红包还没准备好，抱歉啊。"医生说："你不用给，我不收。"结果当天晚上，红包就送过来了。[①] 有专家指出，《协议书》本质上是通过合同来约束双方的行为，用来规范医疗伦理和道德领域，就可能存在的一些问题，如"是否被误解为暗示""是否缺乏激励效应"等，但从其提示作用的角度而言，协议书还具有一定的积极意义。实际上，虽然《协议书》没有达到理想的效果，但是足可见国家卫生行政部门一直在积极采取各种方式来预防和治理医疗红包问题，避免医务人员收受红包，甚至索要红包的情况发生。

---

① 《医生"拒红包协议"咋成了"送红包提醒"》，载"新民网"，http：//wap.xinmin.cn/content/26618494.html，最后访问日期：2023 年 10 月 30 日。

目前，医院的《协议书》大多数已经与患者入院告知书合并，既达到告知患者医务人员拒收红包的目的，又不至于引发过度的关注和歧义。医务人员在工作中难免会遇到患者坚持送红包表示感谢的情况，妥善拒绝和处理既体现了医务人员良好的职业道德，也尊重和感谢了患者的信任和善意。

1. 如何拒绝患方的红包

在工作中遇到患者送红包的情况时，医务人员可以通过以下几种方式礼貌而坚定地拒绝。（1）明确态度。要坚定表达不接受红包的立场，用真诚和明确的语言向患者说明不能接受红包的原因。（2）解释原因。要向患者解释清楚为何不能接受红包，如医院规定、职业道德准则或个人价值观等原因。这样可以让患者了解红包被拒收并非因为个人偏见，而是基于一些原则和规定。（3）感谢患者的信任。表达对患者的尊重和感激，并强调很高兴能为其提供医疗服务。可以提及患者的满意是对本人工作的最好肯定，比任何红包都更有价值。（4）建议用其他方式表达感谢。建议采用其他适合的方式来表达患者的感激，如和医生完美地配合就是最好的感谢，或者写封感谢信就是对工作最好的认可。（5）保持专业性。在整个过程中，保持礼貌、尊重和专业的态度。避免对患者产生不必要的困扰或误解①。

2. 拒绝不掉的红包如何处理

患者在重大疾病康复后为了表示感激，或在手术前为了得到更加优质的服务等情况下，会非常执着地给医务人员送上红包，有一些情况确实在现场难以拒绝，或者有的患者由于红包没有送出便表现得惴惴不安，无法安心接受治疗。在这种情况下，为了配合患者，让患者及家属能够踏实接受治疗，不得不暂时收下红包，但在患者出院后应直接或者通过

---

① 莎如拉：《"红包"现象原因分析与思考》，载《中国卫生质量管理》2015年第3期，第94—97页。

其他渠道将红包退还。

《吉林省医务人员收受红包处理规定（试行）》（以下简称《规定》）明确规定了无法拒绝收受的患方红包的处理方式。《规定》第13条指出，对于不知情或无法拒绝收受的患方红包，医务人员应当在2个工作日内主动退还或者上交医院相关责任部门：（1）现金形式的患方红包均要通过缴纳患者住院费的途径返还并告知患者或其亲友；（2）未在规定时间内返还或者上交患方红包的医务人员，即视为收受患方红包；（3）对于交送本单位相关责任部门的患方红包应于次日起3个工作日内返还患者；（4）主动上交且无法退还的红包可由单位上缴国库处理。

《规定》中的具体要求，为医务人员处理无法拒绝的红包提供了处理方法和途径参考。医务人员在遇到红包无法拒绝的情况下，可通过以下途径将红包返还：（1）将患者的红包用于缴纳患者住院费用；（2）及时上交到医院纪检部门，通过纪检部门返还患者；（3）部分红包可能因患者担心医生拒绝而被置于患者诊室或办公室等地，导致难以追溯所有权人。在此情况下，也应立即上交到医院相关管理部门，由医院统一进行处理。

三、患方送礼物的情形及应对

（一）礼物的概念

礼物（礼品）是指在社会交往中，人们为了表达祝福和心意或者以示友好而互赠的物品；它一般是送礼者向收礼者传递信息、情感、意愿的一种载体。

"礼尚往来"是人类社会最为古老的交际形式之一，特别是在以农耕文化为基础的中国社会，用礼物充当社会交往媒介的习俗自古存在，这是中国"熟人"社会的突出表现。著名人类学家阎云翔曾以黑龙江省下岬村为案例进行田野调查，在其著作《礼物的流动》一书中尝试用中国人情伦理解读中国的礼物交换体系，并提出了三点关于本土礼物交换的观点：其一，互惠模式存在模糊性，即在人情伦理模式下，互惠的变化可能造成"回"与"给"在形式、数量等方面呈现不平等的多样性，以及在等级情境下，礼物沿着社会地位的阶梯单向赠送，存在互惠的缺失。其二，在中国情境模式下，礼物具有可让渡性，这里将礼物中所包含的送礼者的精神（人情）和礼物实体本身进行区分。作者认为，不可让渡的是礼物中所包含的送礼者的精神，即人情，而礼物本身是可以消费并具有可计算价值的。其三，礼物的本身不包含超自然的性质，联系送礼与收礼双方的不再是礼物本身，而是"关系"这一传达人情的工具和社会基础。

有些学者关于礼物交换的论断颇为丰富，且侧重于经济角度。法国社会学家马塞尔·莫斯发现了在相对简单的社会交往中礼物交换的意义和普遍性。他提到："理论上这些礼物是自愿的，但实际上它们是根据义务给予和归还的……"英国社会学家布罗尼斯拉夫·马林诺夫斯基秉持"互惠原则"。他认为，人们在随礼之后有希望得到回报的期许，知道在将来的某一个时刻会得到相应的回报，所以才参与礼物交换。日本社会学家贝夫从送礼者的动机和表达效果出发，采用"二分法"对日本的礼物馈赠进行研究，其关于礼物的分类是后续诸项研究的基础，笔者将在下一节展开详细论述。

综上，研究表明，礼物交换在人际关系中越来越呈现出实现互惠原则的主流趋势，这有助于我们理解医疗领域中的礼物赠送或者礼品收受行为。患者给医生赠送礼物，其本质动机在于希望医生提供更加优质的医疗服务；出于互惠原则，医生收取患者的礼物，极有可能使患者享受高于既定标准的医疗服务水平。而医疗服务本身就具有一定的稀缺性，在礼物赠送及收受的过程中产生的利益交换极易导致医疗资源的不公平分配。因此，医务工作者，特别是公立医院的医务工作者，更应杜绝在医疗行为中的礼品收受行为。

我国法律法规中存在不少关于收受礼品的规定。例如，国务院1988年发布的《国家行政机关及其工作人员在国内公务活动中不得赠送和接受礼品的规定》第2条中提出："国家行政机关及其工作人员在国内公务活动中，不得赠送和接受礼品。"

2023年12月新修订的《中国共产党纪律处分条例》第97条规定："收受可能影响公正执行公务的礼品、礼金、消费卡（券）和有价证券、股权、其他金融产品等财物，情节较轻的，给予警告或者严重警告处分；情节较重的，给予撤销党内职务或者留党察看处分；情节严重的，给予开除党籍处分。收受其他明显超出正常礼尚往来的财物的，依照前款规定处理。"

《刑法》第385条规定："国家工作人员利用职务上的便利，索取他人财物的，或者非法收受他人财物，为他人谋取利益的，是受贿罪。国家工作人员在经济往来中，违反国家规定，收受各种名义的回扣、手续费，归个人所有的，以受贿论处。"

礼物赠送和收受的背后是对利益交换的期待，实质都是通过感情投资来谋求好处。以往的违纪违法案例反映出，大多数违法违纪医务工作者都是从战战兢兢收受烟酒茶发展到肆无忌惮收受贵重礼品的，并最终陷入腐败堕落的深渊。因此，医务工作者应该高度重视医患关系中"礼尚往来"的界限，以优良的医德和职业精神正确处理此类复杂情境。

（二）礼物的分类

日本社会学家贝夫根据送礼者的动机，按照"二分法"的标准，将礼物分为"表达型礼物"和"工具型礼物"。当然，在实践中，没有纯粹的表达型礼物和工具型礼物之分，表达型和工具型的因素几乎在所有的馈赠活动中都同时存在，只是比例不同而已。但贝夫的"二分法"始终都是后续研究的基础，是最根本的分类方法。

1. 表达型礼物馈赠

以交换本身为目的，往往反映了馈赠者和收受者之间的长期关系。

【案例 03-04】 医生"公开收礼"冲上热搜！①

2023 年中秋节前夕，一则医生收礼的消息冲上了热搜。与以往不同的是，这位"公开收礼"的医生，迎来了网友的一致好评！

事情经过是这样的：近日，郑州大学第一附属医院血管外科主治医师张闯在网上晒出了一位患者赠送的中秋礼物，礼物是一位家住河南省林州市农村的 62 岁患者乘坐 4 个小时大巴送来的一袋花生和一桶小米。

据媒体报道，2016 年，这位患者曾在郑州大学第一附属医院做了血管瘤手术，张闯恰好是她的主治医生。当年做完手术后，患者背上出现积血，张闯第一时间发现了问题，并且及时处理。患者非常感激，认为是张闯救了她的命。最近患者身上又长出血管瘤，特地来到医院找张闯看病。

这份特殊的中秋节礼物令张闯医生非常感动。他说："从医十几年没收过患者一分钱的，但这个我得收。"他自己也没想到，收下这份礼物的视频在网上发布后，赢得一片赞声。有网友评论道："医生用心诊断，患者用心送礼。"患者和医生都能够站在对方的角度考虑问题，这样医患关系才会越来越和谐。

评析

自古以来，医生视救死扶伤为神圣使命，他们全力以赴为患者提供治疗服务。很多患者对为自己及亲属进行诊治和关照的医生心存感激，于是想通过送礼物的方式来表达自己的感激之情。值得提出的是，确实存在患者单纯为了表达感谢，而在医疗行为完成之后，给医务工作者赠送小额礼物的情况。对于这类特殊的表达型礼物，若综合评估送礼动机

---

① 《医生"公开收礼"冲上热搜！张文宏谈医生收礼，这些礼单，令医生动容……》，载"网易网"，https://m.163.com/dy/article/GL8CKVNA053438SI.html，最后访问日期：2023 年 10 月 30 日。

（单纯表示感谢）、送礼时机（医患关系结束后）和礼品金额（远低于当地经济水平或患者经济能力）后，在实在无法推辞的情况下，医务人员可以考虑接受，使患者的感谢可以充分表达。

2. 工具型礼物

工具型礼物仅是达到某种功利目的的手段，一般意味着短期的关系。

【案例03-05】院长收受贵重礼物细节披露①

某中医医院党委副书记、院长沈某在2018年6月收受周某某送的"8848"牌手机一部，价值15999元。2019年11月，沈某将该手机交给周某某维修，周某某通过以旧换新，以5800元换购了一部"8848"牌的新手机交给沈某。

经查，沈某在担任某中医医院党委委员、副书记、院长期间，违反政治纪律，对党不忠诚不老实，不如实向组织说清自己的问题，搞政治攀附，捞取政治资本，转移、隐匿违纪违法所得，对抗组织审查，全面从严治党主体责任和监督责任缺失；违反中央八项规定精神，收受他人送的礼品礼金，违规发放津贴补贴，利用公款违规接待和购买赠送土特产品；违反组织纪律，违反民主集中制原则和议事规则，不如实报告个人有关事项；违反廉洁纪律，违规放贷给他人从中获利，为自己和亲属谋取不正当利益；违反群众纪律，违规乱收费，增加群众负担，侵害群众利益；违反工作纪律，干预和插手建设工程项目和医疗设备物资采购，为他人谋取不正当利益；违反生活纪律，违反社会公德、家庭美德，造成不良影响；涉嫌受贿犯罪，利用职务便利和职务影响，为他人谋取利益，收受他人财物，数额巨大。

---

① 《"双百院长"收受100套房，100个车位！更多医疗反腐细节披露》，载"衡阳市人民政府网"，https://www.hengyang.gov.cn/xxgk/dtxx/tzgg/gsgg/20230815/i3074219.html，最后访问日期：2023年10月30日。

评析

医务人员，特别是"关键岗位""关键少数"的工作人员在工作中应当坚持廉洁自律，收受礼物也许只是滑向深渊的开始。"廉"是一种境界，根深而不惧风摇，"洁"是一种品质，只留清气满乾坤。孟子有云："人有不为也，而后可以有为。"诸葛亮戒子道："非淡泊无以明志，非宁静无以致远。"廉洁是中华民族传统美德之一，"以清为美、以廉为荣"是每个中国公民应当遵守的行为准则，对于全体党员和领导干部而言，更应要求其在职业从业中恪守高尚的廉洁原则。

（三）患方赠与贵重礼物的处理

贵重礼物一般是指送礼人赠送的礼物明显超出当地经济发展、生活水平、风俗习惯、个人经济能力以及一般的礼节性质的礼物，与其正常的身份收入不对等，其主观目的超出了正常人情往来的范围。

贵重礼物的处理，应当依照中共中央办公厅、国务院办公厅 1995 年发布的《关于对党和国家机关工作人员在国内交往中收受礼品实行登记制度的规定》和国务院 1988 年发布的《国家行政机关及其工作人员在国内公务活动中不得赠送和接受礼品的规定》，按照以下两个方面的程序进行操作。

一是在规定时间内如实进行登记。《关于对党和国家机关工作人员在国内交往中收受礼品实行登记制度的规定》明确规定，须登记的礼品，自收受礼品之日起（在外地接受礼品的，自回本单位之日起）一个月内由本人如实填写礼品登记表。实践中，常因相关人员被查处，担忧牵连而事后补登记，或者选择性登记、多收少登等，都属于违纪行为。

二是向指定的受理登记的部门进行登记。一般来说，指定的受理登记部门是受礼者所在单位的纪检部门，有的地方可能是廉政账户。例如，江苏省委、省政府 2005 年制定的《关于严禁公职人员收受礼金礼品的若干规定》第 5 条明确规定："公职人员因各种原因未能拒收的礼金、礼品，应在一个月内作如下处理：（一）礼金不论数额大小，一律登记上交受礼人所在单位纪检部门，并由单位集中上交财政部门，或由受礼人具实名上交廉政帐户；（二）礼品一律登记上交受礼人所在单位纪检部门，由单位按照规定处理。"

违规收送贵重礼物的根本问题在于背后的利益交换，送礼者"醉翁之意不在酒"，收礼者乐在其中，彼此心照不宣。医务工作者应进一步提升纪法意识，杜绝思想偏差，避免权情不分，为患者提供"一视同仁"的医疗服务保障。

四、患方在餐馆、私人会所招待的处理

（一）患方宴请

1. 患者宴请的定义

宴请就是设宴款待。宴请是国际交往中常见的交际活动之一。各国宴请都有自己国家或民族的特点与习惯。国际上通用的宴请形式有宴会、招待会、茶会、工作进餐等。举办宴请活动采用何种形式，通常根据活动目的，邀请对象以及经费开支等各种因素而定。而发生在医疗活动中的红包被称为患者宴请。患者宴请是指发生在诊疗行为前后，患者为了在入院、检查、治疗等医疗活动中寻求便利，或者为了表达对医务人员的感激之情，而私下设宴款待医务人员的行为。

《九项准则》明确规定，医疗机构从业人员应恪守医德、严格自律。严禁参加患方安排、组织或者支付费用的宴请或者旅游、健身、娱乐等活动安排。

2. 宴请的分类

医生接受患方的宴请，不仅违反了行业规范和道德标准，而且可能损害医生的职业形象和患者对医生的信任。接受宴请在一定程度上会破坏医患之间的信任关系，加剧社会对医疗行业的误解和质疑。从患者的

目的来讲，宴请的类型分为感谢型宴请和目的型宴请。

（1）感谢型宴请。患者康复出院，家属为表示感谢，摆下一桌酒席，款待医护人员。一方面是出于对医护人员的感激，另一方面是出于感情。这就像学生学成毕业后的谢师宴，亲朋好友遇到喜事的答谢宴，基本不掺杂任何的利益关系，这种宴请更侧重于情感方面的交流和联系。

（2）目的型宴请。患者请客吃饭是为了拉近与医生的关系，希望能够在诊治过程中得到特殊的关照，甚至希望一些其他的不合理诉求得到满足。对于患方带有功利目的的宴请，医务人员必须在第一时间予以拒绝。

（二）私人会所的招待

1. 私人会所的定义

私人会所是指改变历史建筑、公园等具有公共资源属性所在地而设立的高档餐饮、休闲、健身、美容、娱乐、住宿、接待等场所，包括实行会员制的场所、只对少数人开放的场所、违规出租经营的场所。此外，一些人为了规避监督，将私人住宅改造成向特定对象提供餐饮、娱乐活动的场所，搞所谓的"家宴"，这也要认定为私人会所。

2. 在私人会所招待的目的

在私人会所招待主要是以向特定对象提供餐饮和各类娱乐活动的方式来实现感情投资、利益勾兑和拉帮结伙的意图。

3. 私人会所的界定

如何判断是否属于私人会所，不仅要以是否高档、花费多少来区分，还要结合是否实行会员制，是否不对外开放等情况进行综合研判与精准认定。

4. 如何界定出入私人会所的违规性？

要准确把握出入私人会所的违规性。不是所有出入私人会所的行为都属于违纪，如有关行政执法部门因工作需要出入私人会所不属于违纪行为。因此，要稳妥处理此类案件，必须把握行为的"违规性"。具体而言，要结合"和谁一起去""目的是什么""在会所做什么"等情况进行综合分析。另外，在私人会所接受宴请或者进行其他健身娱乐活动，可以仅认定为违规出入私人会所。但是如果在私人会所内赌博、嫖娼，或者搞团团伙伙、结党营私等非组织活动等，则不仅要认定违规出入私人会所，还要对其他违纪行为进行认定。

5. 对于违规出入私人会所对应的《中国共产党纪律处分条例》

宴请或者其他活动安排由管理和服务对象私款支付的，应适用处分较重、最能体现行为性质的条款，即《中国共产党纪律处分条例》第102条，认定为违反中央八项规定精神、违规出入私人会所，同时具有接受影响公正执行公务的宴请的情节。宴请或者其他活动安排由公款支付的，应适用处分较重的条款，即《中国共产党纪律处分条例》第113条，认定为违反中央八项规定精神，违规组织、参加用公款支付的宴请、娱乐、健身活动问题，其违规出入私人会所的情节在量纪时应予考量。此外，如果党员领导干部违规出入私人会所，在场所内搞团团伙伙、结党营私等非组织活动，或者收受可能影响公正执行公务的礼品、礼金，或者出现赌博、嫖娼等行为的，属于同时存在多个违纪行为，不仅要认定违规出入私人会所，还要对其他违纪违法行为分别进行认定。

（三）妥善处理患方餐馆、私人会所的招待邀请

医务人员收到患者发出的在餐馆、私人会所招待的邀请，可通过以下途径拒绝患者的宴请：（1）表达感激。医务人员可以表达自己的感激之情，感谢患者的邀请和心意，并表示自己很想去，但是由于身体状况不允许、时间不够或者有其他安排等原因不能去。（2）说明原因。医务人员要如实和患者告知自己的情况，如医院明令禁止医务人员严禁接受患者宴请。需要注意的是，向患者解释时不用过于详细或复杂，简单而直接地回答即可。（3）提出建议。医务人员可以向患者提出以其他方式

来表达感谢和祝福，如送上一份祝福。这样可以使对方感到医务人员的诚意和关心，并减轻拒绝带来的失望感。

五、医患关系中的特殊情况的处理

人类作为情感动物，其行为几乎都来源于情感的驱使。情感是人类内在世界中最为复杂和深刻的表达方式，对人们的生活、思维、态度和行为产生深远影响。在医疗领域，医务人员和患者在诊疗过程中共同对抗疾病，尤其是在住院情境下，患者和医务人员长时间朝夕相处，难免会产生各种复杂的感情，这些情感可能包括感激、依赖、仰慕、喜爱等。因为感情的存在，患者及其亲属就会通过各种朴素或特别的方法去表达，医务人员则需要妥善处理，既能够保护患方情感的表达，又不逾越法律红线和道德底线。

（一）患方索要电话和加微信的处理

患者就诊结束，可能有些问题还没有明白，需要向医生再次询问，尤其是一些经常找专科医务人员就诊的老病号，因为和医务人员很熟悉，甚至每日固定时间就诊已经成为他们生活中不可缺少的一部分，所以难免会向医务人员索要电话或微信。很多医务人员为了便于患者问询和就医，就将电话和微信告知了患者。手机号码及微信原本属于个人隐私，告知患者联系方式的同时要向患者做好必要的告知，并掌握好沟通和交流的分寸，这样才能避免不良后果的发生。告知患者及家属联系方式后医务人员要注意以下几点问题：（1）一定要告知患者及家属，因为医务人员工作繁忙，需要完成门诊、手术、讲课、开会、发言等各种工作，所以不能保证随时接听电话，回答患者提出的问题。（2）电话及微信只能进行普通的咨询和交流，不能代替诊疗，为患者提供治疗建议一定要慎之又慎。未能亲自诊疗患者，很有可能无法全面了解患者身体状况，进而造成误诊或者漏诊，既耽误了患者的治疗，又会引发投诉和纠纷。

（3）患者在微信问诊后，或者在年节时，给医务人员发红包表示感谢，一定要学会拒绝患者的善意，在微信收受红包亦会被认定为《九项准则》中收受红包的行为。

【案例03-06】某大学附属医院医师杨某微信有偿问诊被罚款案①

2018年10月至2021年8月，某大学附属医院杨某，通过添加患者蔡某及其母亲的微信，以互联网诊疗平台就诊的诊金名义，接受患者及其母亲向其发放的微信红包48次共计近5000元。杨某因收受患者红包受到行政警告处罚，并处行政罚款1.8万元；所收微信红包款项全部退还患者及其家属。案例中医生杨某微信问诊的行为不规范，被认定为变相收受红包礼金的行为。除了涉嫌收受红包礼金，通过微信诊疗也存在诸多隐患。

评析

本案中的杨某在违反问诊行为规范的情况下，多次收取诊疗对象明显超出礼尚往来的电子红包，属于收受礼金的行为。由此可以看出，如果是采用私人微信"点对点"发高额"红包"，甚至用微信转大额款项，并且双方之间有"业务需求""职权需求"等关系，就有可能涉嫌违法，如果金额较大，还可能涉嫌犯罪。案例中，医师杨某的行为被认定为"利用职务之便，索要、非法收受财物或者牟取其他不正当利益"，因而依据《医师法》第56条第5项之规定予以处罚。

（二）患方送来的土特产如何处理

有时患者及家属为了表达对医务人员发自内心的感谢，会随身携带一些家乡的土特产，如地瓜、小米、土豆等，用淳朴的方式表达自己的感激之情，尤其是一些家庭生活并不富足但又特别质朴的患者家属，会千里迢迢背着一大麻袋土特产赶往医院，医务人员一味拒绝不仅会让患

---

① 广州市卫健委穗卫医罚（2022）00310号行政处罚决定书。

者难堪，以为医生看不起家乡的土特产，同时也会使其在诊疗中充满忐忑之情。因此，医务人员对于患者带来的土特产的处理要有技术性。

原则上，即使是微不足道的土特产，也不得收取，这既是职业道德的基本要求，也是党纪条规的明文规定。《中国共产党廉洁自律准则》中规定，坚持崇廉拒腐，清白做人，干净做事。廉洁用权，自觉维护人民根本利益。《中国共产党纪律处分条例》第97条规定，收受可能影响公正执行公务的礼品、礼金、消费卡（券）和有价证券、股权、其他金融产品等财物，情节较轻的，给予警告或者严重警告处分；情节较重的，给予撤销党内职务或者留党察看处分；情节严重的，给予开除党籍处分。收受其他明显超出正常礼尚往来的财物的，依照前述规定处理。医疗工作中的红包是指医务人员利用职务之便，在医疗活动中以各种名义收受有关单位和个人馈赠的礼金、物品等。患者馈赠的土特产属于个人馈赠的物品的范畴，原则上无论土特产价值多少都不能收，要坚决拒绝。但是，中国自古以来有礼尚往来的习俗，我们有时也会带些家乡的特产给同事、朋友，如果该土特产价值较小，且不影响自己及对方正常履行职权，那么这些土特产基本上可以算作正常礼尚往来。但是，如果收受的土特产可能影响到自己或对方公正执行公务，或者土特产的价值较大，或者属于贵重物品，明显超出了正常礼尚往来的范畴，则属于违纪行为，应当受到党纪处分。党纪法规不禁止正常的人情往来，但也不允许打着传统习俗的旗号变相收礼。治病救人是医务人员的天职，要时刻把患者利益放在第一位。恪守医德，廉洁行医，才是医者的责任担当。

拒收红包的行为，是医务人员对职业道德的坚守，是对公众信任的回应，也是对公平正义的捍卫。其中蕴含的不仅是良好的职业操守，更是医务人员对患者的尊重和关爱。在医疗卫生行业，营造"以患者为中心"的良好氛围，坚决抵制红包等不良风气，提升医疗行业人员职业素养，坚守道德底线和责任担当，提高公众对医务人员的信任，是实现医患和谐和医院高质量发展的保障。

【案例 03-07】 主任医师赵某拒收贵重礼物①

某市三甲医院主任医师、中共党员赵某为来自吉林的患者李某顺利完成了一场心脏手术，从而挽救了李某年轻的生命。李某家属对赵主任非常感激，特意送上家乡的土特产长白山野山人参。面对如此昂贵的土特产，赵主任婉拒了家属的心意。赵主任的做法并非不近人情，而是野山参明显超出土特产的范畴，属于贵重礼品。后来李某家属在李某复查时，千里迢迢带来了自家的土鸡蛋，赵主任推辞不过，只好收下。李某家属送完鸡蛋后的心情比吃了蜜还甜，因为自己发自内心的感谢终于得到了专家的理解和接受。

评析

本案例中赵主任婉拒了患者的野山参，但推辞不过，收下了患者千里迢迢带来的自家土鸡蛋。在和谐的医患关系下，病患与医生一定是共情共难，将心比心。鸡蛋虽小，患者的情意却大，医生收受的是患者的这份情，这也是医患之间相互信任、相互关心的体现。

（三）患方给医师送来"锦旗""感谢信"如何处理

医疗机构内有一种特殊的现象，即在走廊上、病区墙上挂着数量不等的红底黄字缎面黄边的锦旗，这些锦旗上的文字不多，但字里行间充满着患方对医务人员医术高超、救死扶伤的感激之情。患者在医疗机构就医期间，得到医务人员仔细入微的诊疗和关怀后，无论是否治愈，很多患者及其近亲属都会对医务人员表达感谢。只不过，有的患者不仅停留在口头上感谢，还要通过撰写感谢信或制作锦旗的方式表达感激之情。锦旗作为一种庄重、具有仪式感的感谢信，不仅仅是患者对医护人员的赞许，更是鼓励与信任的象征。一面锦旗、一封感谢信对医院全体医护

---

① 《【廉洁文化】视频 l 医务人员收受病患土特产品违规吗？》，载"风清久苑微信公众号"，https://mp.weixin.qq.com/s/0-wXvyuB3-jH9a58bcBpmQ，最后访问日期：2023年10月30日。

人员来说，分量是不同的，它正是对每一位医务人员一点一滴付出的认可和肯定，同时也是一种鞭策。面对患者及其近亲属的肯定，医务人员必将继续努力，更好地为患者服务。

但是，医疗机构收到患者的锦旗、感谢信之后，应当如何妥善处理呢？虽然将感谢信贴在医疗场所，将锦旗挂在显眼的位置，确实可以彰显该医疗机构及医务人员与患方的融洽关系，也能体现出医疗机构及医务人员高超的医术和医德，对于吸引患者前来就医，改善医患关系具有显而易见的促进作用。但是这些锦旗和感谢信也可能会给患者及其近亲属带来心理压力和负担。患者在看到这些锦旗和感谢信之后，可能会认为需要以物质的方式回应医务人员的关怀，从而增加了患者的负担。尤其对于一些经济困难的患者，可能还需从医疗费、生活费中挤出资金送锦旗。因此，建议医疗机构收到锦旗、感谢信之后，可以收藏起来，并在医德医风办公室造册登记，也可以在医疗机构内部刊物上予以发布，但不宜在诊疗病区、患者候诊区域张贴、悬挂，以避免给患者施加不必要的心理压力。

六、医疗红包礼物等相关法律问题

红包的范畴远不止传统的现金红包，医务人员在从事诊疗活动过程中，患者及其亲友赠送的礼品、礼金、消费卡（券）和有价证券、股权、其他金融产品等财物，其安排、组织或者支付费用的宴请或者旅游、健身、娱乐等活动安排都认定为红包。医护人员要提高辨别能力，拒绝以各种形式出现的红包，并规范自身行为。此外，还要时常对个人行为进行自我审视，确保行为不存在廉洁风险，不触碰廉洁底线，严守《九项准则》，做到廉洁行医。

（一）患方送红包礼物的法律定性

医生收受患者红包的行为是否构成受贿罪，对此问题曾经有两种截然相反的看法。一种是以曲新久为代表的法学家认为，国有医院与其他国有事业单位一样，都是由政府权力分化而来，这些单位的工作仍然是公务行为，因此，医生收受红包和拿药品回扣的行为均应按受贿罪定罪。另一种是以北京大学法学家陈兴良为代表的专家认为，临床医生的诊疗行为并不是公务活动范畴内的行为，其收受红包回扣的行为并不能构成受贿罪。

医生收受患者的红包是否构成犯罪，关键要看医生是否利用职务上的便利为患者谋取利益。无论是受贿罪还是非国家工作人员受贿罪，非法收受财物的情形都要求医生为他人谋取利益。

如果医生收受患者红包之后所提供的医疗服务，与没有收受红包所提供的医疗服务，除服务态度和细心程度外，并无本质区别，其所提供的医疗服务受到医疗服务规范的严格制约，患者的请托事项亦在正常诊疗活动范围之内，则此时医生是在做自己职务范围之内应做的事情，并不存在为患者谋取利益的情形，其行为不构成刑事犯罪。比较常见的情形如医生刚做完手术或患者刚病愈，为了表达对医生的感谢，患者送出红包；又如，手术之前患者内心紧张不安，希望得到医生更好的照顾，故而向医生送出红包等。但是要注意的是，《刑法》是法律的最后一道防线，医生收受患者红包的行为可能并不触犯《刑法》，却违反了其他法律法规，仍旧是应当坚决予以打击的。

如果医生收受患者红包后，利用职务之便为患者谋取利益，则其行为可能构成受贿罪或非国家工作人员受贿罪。根据《刑法》第 163 条和第 385 条的规定可知，医生收受患者红包是有可能犯非国家工作人员受贿罪和受贿罪的。由此可见，医生收受患者的红包在法律层面上是不排除构成刑事犯罪的可能性的。例如，多名患者在排队等待器官移植，医生在收受排名较后的患者的红包之后，利用职务上的便利将其优先级提前，极有可能触犯受贿类犯罪。又如，医生在收受患者的红包之后，为患者开具虚假的证明文件，也是医生触犯受贿类犯罪的常见情形。

（二）医疗机构内部纪律责任

2012 年 6 月 26 日，卫生部、国家食品药品监督管理局和国家中医药管理局组织制定了《医疗机构从业人员行为规范》（卫办发〔2012〕45 号）第 8 条规定：廉洁自律，恪守医德。弘扬高尚医德，严格自律，不索取和非法收受患者财物，不利用执业之便谋取不正当利益。第 56 条规定：医疗机构从业人员违反本规范的，由所在单位视情节轻重，给予批评教育、通报批评、取消当年评优评职资格或低聘、缓聘、解职待聘、解聘。其中需要追究党纪、政纪责任的，由有关纪检监察部门按照党纪政纪案件的调查处理程序办理；需要给予行政处罚的，由有关卫生行政部门依法给予相应处罚；涉嫌犯罪的，移送司法机关依法处理。

同时，多地卫生行政部门先后下发医务人员收受红包处理相关规定。以黑龙江省《医务人员收受"红包"处理暂行规定》为例，该文件明确规定，查实医务人员收受"红包"不上交或不如实上交的，根据国家法律法规和党纪政纪规定，由所在单位予以追缴，给予批评教育、责令作出书面检查、通报、取消当年评先评优和职称评审资格，以及相应的组织处理和行政处罚，医师定期考核为不合格；并根据以下情形给予相应处罚：（1）被不同人实名举报收受"红包"3 次以上未查实的，医务人员应向所在单位说明情况；（2）查实收受"红包"金额（价值）在 500 元以下的，由所在单位给予警告处分，记入黑名单 3 个月，医务人员系医师的，卫生计生主管部门依据相关法律法规给予警告处罚；（3）查实收受"红包"金额（价值）在 500 元至 1000 元的，由所在单位给予记过处分，记入黑名单 6 个月，医务人员系医师的，卫生计生主管部门依据相关法律法规给予责令其暂停 6 个月执业活动处罚；（4）查实收受"红包"金额（价值）在 1000 元以上的，由所在单位给予降低岗位等级或撤职处分，记入黑名单 1 年，医务人员系医师的，卫生计生主管部门依据相关法律法规给予责令其暂停 1 年执业活动处罚；（5）查实收受

"红包"2次以上的，或累计收受红包金额（价值）在1500元以上的，或通过中介、第三方变相取得的，或暗示，勒卡、变相勒卡索取的，由所在单位视情形给予降低岗位等级或撤职、开除处分，记入黑名单2年，医务人员系医师的，卫生计生主管部门依据相关法律法规给予吊销执业证书处罚；（6）查实非医师其他医务人员收受"红包"的，根据数额和情形，按照相关法律法规，参照医师处罚办法予以处罚；（7）医务人员中的中共党员因收受"红包"问题受到处分的，应当根据《中国共产党纪律处分条例》有关规定，同时给予党纪处分。

（三）行政部门追究行政责任

根据《基本医疗卫生与健康促进法》第102条第1款第1项规定，违反本法规定，医疗卫生人员利用职务之便索要、非法收受财物或者牟取其他不正当利益的，由县级以上人民政府卫生健康主管部门依照有关执业医师、护士管理和医疗纠纷预防处理等法律、行政法规的规定给予行政处罚。

根据《医师法》第56条第5项规定，违反本法规定，医师在执业活动中利用职务之便，索要、非法收受财物或者牟取其他不正当利益，或者违反诊疗规范，对患者实施不必要的检查、治疗造成不良后果的，由县级以上人民政府卫生健康主管部门责令改正，给予警告，没收违法所得，并处1万元以上3万元以下的罚款；情节严重的，责令暂停6个月以上1年以下执业活动直至吊销医师执业证书。第58条规定，严重违反医师职业道德、医学伦理规范，造成恶劣社会影响的，由省级以上人民政府卫生健康主管部门吊销医师执业证书或者责令停止非法执业活动，5年直至终身禁止从事医疗卫生服务或者医学临床研究。

第四章　保守国家、机构秘密和患者个人信息及隐私

——恪守保密准则，不泄露隐私，确保患者信息安全

　　医疗机构的工作会涉及大量的需要保密的信息，医务人员在履行职务的过程中接触或者了解到这些信息，应当予以保密，不得向无关机构和个人泄露，这既是法律的要求，也是医疗职业伦理的要求。医院保密范围主要为机要文件、收发文件登记本、会议记录、印鉴、各类档案（含病案）、财务信息、疫情、科研成果、正在研究的科研项目和新技术，涉及国家安全、利益以及医院权益的音像图表等。实践中，涉及医务人员泄露秘密主要分为泄露国家秘密、商业秘密和患者信息及隐私，其中以泄露患者隐私最常见，所以在《九项准则》第5项规定中提到恪守保密准则，不泄露患者隐私。本章主要针对医务人员泄露秘密非法获利的现象进行探讨。

一、概述

(一) 相关概念

1. 国家秘密

国家秘密的概念源自 1988 年 9 月 5 日第七届全国人大常委会第三次会议通过的《保守国家秘密法》，其第 2 条规定：国家秘密是关系国家的安全和利益，依照法定程序确定，在一定时间内只限一定范围的人员知悉的事项。第 8 条第 1 款对具体秘密事项进行了列举：（1）国家事务的重大决策中的秘密事项；（2）国防建设和武装力量活动中的秘密事项；（3）外交和外事活动中的秘密事项以及对外承担保密义务的事项；（4）国民经济和社会发展中的秘密事项；（5）科学技术中的秘密事项；（6）维护国家安全活动和追查刑事犯罪中的秘密事项；（7）其他经国家保密工作部门确定应当保守的国家秘密事项。2024 年版《保守国家秘密法》继续沿用了此两条规定。从以上规定可以看到，国家秘密具备三个要素：一是关系国家和安全利益，此为判断国家秘密与非国家秘密的主要标准；二是依照法定程序确定，也即一项事项需要有权机关依照法定程序确定为国家秘密；三是在一定时间内只限一定范围的人员知悉。

《保守国家秘密法》第 13 条规定了国家秘密的范围：下列涉及国家安全和利益的事项，泄露后可能损害国家在政治、经济、国防、外交等领域的安全和利益的，应当确定为国家秘密：（1）国家事务重大决策中的秘密事项；（2）国防建设和武装力量活动中的秘密事项；（3）外交和外事活动中的秘密事项以及对外承担保密义务的秘密事项；（4）国民经济和社会发展中的秘密事项；（5）科学技术中的秘密事项；（6）维护国家安全活动和追查刑事犯罪中的秘密事项；（7）经国家保密行政管理部门确定的其他秘密事项。政党的秘密事项中符合前款规定的，属于国家秘密。

国家秘密的密级分为绝密、机密、秘密三级。绝密级国家秘密是最重要的国家秘密，泄露会使国家安全和利益遭受特别严重的损害；机密级国家秘密是重要的国家秘密，泄露会使国家安全和利益遭受严重的损害；秘密级国家秘密是一般的国家秘密，泄露会使国家安全和利益遭受损害。

2. 商业秘密

《反不正当竞争法》第9条第4款对商业秘密的概念进行了规定，商业秘密是指不为公众所知悉、具有商业价值并经权利人采取相应保密措施的技术信息、经营信息等商业信息。商业秘密主要分为技术信息和经营信息。《最高人民法院关于审理侵犯商业秘密民事案件适用法律若干问题的规定》第1条第1款、第2款对技术信息和经营信息进行了界定："与技术有关的结构、原料、组分、配方、材料、样品、样式、植物新品种繁殖材料、工艺、方法或其步骤、算法、数据、计算机程序及其有关文档等信息，人民法院可以认定构成反不正当竞争法第九条第四款所称的技术信息。与经营活动有关的创意、管理、销售、财务、计划、样本、招投标材料、客户信息、数据等信息，人民法院可以认定构成反不正当竞争法第九条第四款所称的经营信息。"这些对商业秘密外延的列举，是一个不全面的列举。随着社会经济的进步，商业秘密不断有新的内容和形式。凡是符合《反不正当竞争法》规定要件的技术信息和经营信息都是商业秘密，都受法律的保护。

商业秘密的认定标准包括秘密性、价值性和保密性三要件。（1）秘密性，指有关信息不为其所属领域的相关人员普遍知悉和容易获得。（2）价值性，指商业秘密能为权利人带来现实的或潜在的经济价值或竞争优势。（3）保密性，指权利人为防止信息泄露所采取的与其商业价值等具体情况相适应的合理保护措施，并足以使其职工或其他保密义务人知道或应当知道商业秘密的存在且应当有义务予以保密。

3. 患者隐私

（1）隐私与隐私权

"隐私"一词源于拉丁语 *privatus* 和 *privo*，意指剥夺和匮乏。"隐私"一词在法律上一般是指公民在独自完善自己时不受其他人干扰的一种权利。在民法的一般理论中，"隐私"指的是"一种与公共和集体利益无关的，相关利益人不愿意别人知悉或不便被别人知晓的个人隐秘之事，或者是不愿意别人介入的个人私事以及别人不便介入的私人领域"。① 朱苏力教授认为，隐私作为一种"私隐"，它主要表现在"隐"和"私"这两个方面。"隐"指个人信息、具体事务等不被侵扰，同时也指当事人不情愿被人干扰、侵入的心理状况，是一种对大家的、民众的、群众的、公共的避开、逃避、躲避；"私"是纯粹的、独立的、个人的与他人利益、公共利益不相关的事。②

与隐私相对应的权利即隐私权。王利明教授认为，隐私权是自然人对其私人活动、个人信息和私有领域进行支配的一种人格权益。③ 杨立新教授认为，隐私权是自然人享有的对私人活动、私人信息、私有领域进行支配的具体人格权，与群体利益、公共利益无关。④ 张弛教授认为，隐私权是自然人根据法律规定自由支配私人信息但不受外界干扰或侵害的精神性人格权。⑤

（2）患者隐私与患者隐私权

患者的隐私应当包括隐私信息、隐私空间和隐私行为三个方面。⑥ 患者的隐私信息，是指在不妨碍他人利益与社会公共利益的前提下，患

---

① 参见秦彬峰：《患者隐私权保护法律问题研究》，广东外语外贸大学 2021 届硕士学位论文。
② 参见肖红招、吴美容、黄秀玲：《手术患者对隐私权认知调查分析》，载《护理实践与研究》2014 年第 4 期，第 121—123 页。
③ 参见王利明：《人格权法论》，吉林人民出版社 2015 年版，第 414 页。
④ 参见何颂跃：《医疗纠纷与损害赔偿新释解》，人民法院出版社 2002 年版，第 45 页。
⑤ 参见张弛：《患者隐私权定位与保护论》，载《法学》2011 年第 3 期，第 41—48 页。
⑥ 参见刘鑫、王岳、李大平：《医事法学》，中国人民大学出版社 2009 年版，第 18—19 页。

者身体上与内心存在的不愿让别人知晓的秘密信息。这些秘密信息包括：（1）患者身体的生理特点、生殖系统疾病、生理缺陷或影响其社会形象、地位、职业的特殊疾病；（2）患者既往的疾病史、生活史、婚姻史；（3）患者的家族疾病史、生活史、情感史；（4）患者的人际关系状况、财产及其他经济能力状况等。[①] 当然，患者的身份信息，如姓名、职业、单位、联系方式等，还有病历资料，包括患者的病历、手术单、化验报告单、医学影像检查资料及各种诊断报告书等也都应属于患者的隐私信息。患者的隐私空间，是指在医院就诊过程中，暂时为患者占有、使用，而不愿意被他人侵入的场所。医院要为患者尽量营造隐秘空间，未经患者同意，不应擅自草率侵入这些私密空间。患者的隐私行为，是指医院就诊过程中，除法律法规特别规定外，患者具有行动自由的权利，医院不得限制患者的行为。

隐私权和患者隐私权属于种属关系、递进关系。患者隐私权是患者所特有的隐私权，是患者在医疗机构线下诊疗或通过网络远程诊疗过程中产生的一种隐私权，它是患者享有的希望对其他人保密或者是不想让他人知晓的因诊疗而产生或与诊疗有关的内心秘密、活动轨迹、个人空间及诊疗信息等隐私状况的权利。简言之，患者隐私权是指在患者不妨害其他人利益、公众利益和集体利益的前提下，为了完善自己，对其身体和内心存在的不想让其他人知道的个人隐私信息所享有的隐私权利。[②]

4. 患者的个人信息和患者的敏感个人信息

（1）个人信息和患者个人信息

个人信息（Personally Identifiable Information，PII）是与特定个人相关的可用于发现该个人身份的任何信息。我国法律规定，个人信息是以电子或者其他方式记录的与已识别或者可识别的自然人有关的各种信息，

---

① 参见宋文质主编：《卫生法学》，北京大学医学出版社 2005 年版，第 222 页。

② 参见丁兆增：《刍议患者隐私权的法律保护》，载《湖北警官学院学报》2012 年第 10 期，第 106—108 页。

包括自然人的姓名、出生日期、身份证件号码、生物识别信息、住址、电话号码、电子邮箱、健康信息、行踪信息等，不包括匿名化处理后的信息。[①] 患者属于自然人，公民个人信息即为患者个人信息。但是我们要强调涉及患者个人信息在诊疗活动过程中会更容易被医务人员了解，且会涉及患者的健康信息、诊疗信息，这是公民一般个人信息所没有的。

个人信息很重要。实践中，哪些属于患者的个人信息？如何来具体判断某项信息是否属于个人信息？《民法典》《网络安全法》《个人信息保护法》等都只作了概念性、保护性规定，没有规定可操作性方法。但国家标准《信息安全技术个人信息安全规范》（GB/T 35273—2020）给出了两个具体操作路径：一是识别路径，即从信息到个人，由信息本身的特殊性识别出特定自然人，个人信息应有助于识别出特定个人，这正是个人信息概念中的"单独或者与其他信息结合识别特定自然人"；二是关联路径，即从个人到信息，如已知特定自然人，由该特定自然人附属的或者在其活动中产生的信息，如个人通话记录、个人浏览记录、个人位置信息等。

另外，在最高人民检察院 2018 年 11 月 9 日发布的《检察机关办理侵犯公民个人信息案件指引》中对"公民个人信息"也作出规定：一是经过处理无法识别特定自然人且不能复原的信息，虽然也可能反映自然人活动情况，但与特定自然人无直接关联，不属于公民个人信息的范畴。二是企业工商登记等信息中包含的手机、电话号码等信息，依据号码用途的不同，对是否属于个人信息的结论不同：如果手机、电话号码等由公司购买，归公司使用，不属于个人信息的范畴；如果公司经办人在工商登记等活动中登记个人信息、电话号码，则属于个人信息。

---

① 参见《网络安全法》第 76 条、《民法典》第 1034 条第 2 款、《个人信息保护法》第 4 条第 1 款。

（2）敏感个人信息和患者敏感个人信息

敏感个人信息（Sensitive Personally Identifiable Information）是指一旦泄露或者非法使用，容易导致自然人的人格尊严受到侵害或者人身、财产安全受到危害的个人信息，包括生物识别、宗教信仰、特定身份、医疗健康、金融账户、行踪轨迹等信息，以及不满 14 周岁未成年人的个人信息。[①]

敏感个人信息一直存在，但是在法律上予以规定有一个发展过程。1981 年通过的《关于个人数据自动化处理的个人保护公约》是欧洲范围内第一个将敏感个人信息作为法律概念进行规定的法规。其第 6 条规定，除非成员国国内法提供适当的保护措施，否则不得对揭示种族、政治观点、宗教或其他信仰的个人数据以及与健康、性生活、刑事判决相关的个人数据进行自动化处理。欧盟 1995 年颁布的《数据保护指令》第 8 条第 1 款规定了具有高度敏感性的六类信息，成员国应当禁止涉及个人种族起源、政治观点、宗教或者哲学信仰、贸易伙伴，以及健康和性生活的数据处理。我国《民法典》没有对"敏感个人信息"进行直接定义，但第 1033 条第 5 项规定，除法律另有规定或者权利人明确同意外，任何组织或者个人不得处理他人的私密信息。第 1034 条第 2 款规定，个人信息是以电子或者其他方式记录的能够单独或者与其他信息结合识别特定自然人的各种信息，包括自然人的姓名、出生日期、身份证件号码、生物识别信息、住址、电话号码、电子邮箱、健康信息、行踪信息等。《征信业管理条例》第 14 条第 1 款规定，禁止征信机构采集个人的宗教信仰、基因、指纹、血型、疾病和病史信息以及法律、行政法规规定禁止采集的其他个人信息。以上均是从侧面规定了个人敏感信息的保护及禁止性规定。直到 2021 年《个人信息保护法》出台，其第 28 条第 1 款作出了敏感个人信息的相关规定，这是我国在法律上首次明确定义了

[①]　参照《个人信息保护法》第 28 条第 1 款。

"敏感个人信息"。

（二）我国国家秘密、商业秘密、患者隐私权保护立法沿革

1. 保守国家秘密相关法律体系

（1）保密相关法律

1988年9月5日，第七届全国人民代表大会常务委员会第三次会议审议通过了《保守国家秘密法》。2010年4月29日经第十一届全国人民代表大会常务委员会第十四次会议修订通过，并于同年10月1日起施行。《保守国家秘密法》的法律基础和根据来源于《宪法》第53条、第54条中保守国家秘密，维护祖国的安全、荣誉和利益的要求。我国《刑法》《刑事诉讼法》《民事诉讼法》《档案法》《国家安全法》中部分条款也对保密工作进行了相关规定。《保守国家秘密法》作为我国调整保密关系的专门法律，是我国保密法律体系的基础，从根本上规定了我国国家秘密的内涵和外延，保密工作的基本制度，保密法制建设的方针、原则和重要措施。[①] 1989年5月1日起施行的《保守国家秘密法》作为新中国成立以来第一部比较完备的、适应当时形势的我国保密工作法律，其颁布实施有着重要的意义和作用：一是首次规定了我国国家秘密的法律定义；二是首次统一了确定国家秘密事项的法律标准，即保密范围；三是首次规定了确定国家秘密的法律程序；四是首次规定了定密工作实行保密期限和解密制度。[②]

（2）保密相关法规

1951年6月8日，中央人民政府政秘字377号命令公布施行《保守国家机密暂行条例》，虽然现在已失效，但这是我国第一部有关保密工作的行政法规，也是《保守国家秘密法》的前身。随着2010年《保守国家秘密法》的修订实施，2014年3月1日《保守国家秘密法实施条

[①] 参见朱峰：《国家秘密界定的法律问题研究》，复旦大学2012届硕士学位论文。

[②] 参见罗江淮：《关于改进和完善我国定密工作法律制度的研究》，载保密法治论坛文集编委会：《保密法制论坛文集》，金城出版社2008年版，第37页。

例》正式施行。我国现行涉及保密工作的行政法规为数不多，大多分散在不同领域法规的某些条文中，如 2019 年 7 月 1 日施行的《人类遗传资源管理条例》、2019 年 5 月 15 日施行的《政府信息公开条例》、2023 年 7 月 1 日施行的《商用密码管理条例》，以及 2024 年 2 月 27 日公布并于 2024 年 5 月 1 日生效的《保守国家秘密法》等。

（3）保密相关规章和规范性文件

保密规章和规范性文件是保密法律体系的主体，涉及文件较多，如 1998 年 2 月 26 日施行的《计算机信息系统保密管理暂行规定》、2006 年 9 月 23 日施行的《国家医学统一考试安全保密工作管理办法》、2011 年 7 月 13 日施行的《卫生工作国家秘密范围的规定》、2015 年 11 月 16 日施行的《科学技术保密规定》、2023 年 7 月 1 日施行的《人类遗传资源管理条例实施细则》等。

2. 我国商业秘密保护立法沿革

我国对于商业秘密的保护立法时间相对较晚，1991 年 4 月 9 日施行的《民事诉讼法》开启了我国最早的商业秘密法律保护。之后，1993 年 12 月 1 日施行的《反不正当竞争法》，也是我国商业秘密立法保护最核心的法律。1995 年 1 月 1 日实施的《劳动法》对劳动合同当事人针对涉及商业秘密的行为作出了限制性规定，以上均为民事方面的规定。1997 年 10 月 1 日实施的《刑法》规定了侵犯商业秘密罪，使我国对商业秘密的保护上了一个台阶。1999 年 10 月 1 日实施的《合同法》对知悉商业秘密的合同相对人赋予了保密义务，进一步加强了对商业秘密的保护。所以，我国目前对于商业秘密保护的立法模式为：以《反不正当竞争法》为核心，分散于其他相关各个法律部门中。我国在《反不正当竞争法》中，将侵犯商业秘密的行为明确列为法律禁止的行为。因此，侵犯商业秘密的行为应当予以禁止，立法者认为该种行为属于不正当竞争行为。此规定无疑促进了商业秘密立法保护的发展与进步，促使我国对商业秘密的保护制度迈上了一个新的台阶。[①]

3. 患者隐私权相关立法

（1）隐私权的一般立法文件[②]

《最高人民法院关于确定民事侵权精神损害赔偿责任若干问题的解释》第 3 条规定，死者的姓名、肖像、名誉、荣誉、隐私、遗体、遗骨等受到侵害，其近亲属向人民法院提起诉讼请求精神损害赔偿的，人民法院应当依法予以支持。

《治安管理处罚法》第 42 条规定，有下列行为之一的，处 5 日以下拘留或者 500 元以下罚款；情节较重的，处 5 日以上 10 日以下拘留，可以并处 500 元以下罚款：……（六）偷窥、偷拍、窃听、散布他人隐私的。

《刑法》第 253 条之一规定，违反国家有关规定，向他人出售或者提供公民个人信息，情节严重的，处 3 年以下有期徒刑或者拘役，并处或者单处罚金；情节特别严重的，处 3 年以上 7 年以下有期徒刑，并处罚金。违反国家有关规定，将在履行职责或者提供服务过程中获得的公民个人信息，出售或者提供给他人的，依照前款的规定从重处罚。窃取或者以其他方法非法获取公民个人信息的，依照第一款的规定处罚。单位犯前三款罪的，对单位判处罚金，并对其直接负责的主管人员和其他直接责任人员，依照各该款的规定处罚。

（2）患者隐私权的立法保护

《性病防治管理办法》第 36 条第 3 款规定，医疗卫生机构不得泄露性病患者涉及个人隐私的有关信息、资料。

《母婴保健法》第 34 条规定，从事母婴保健工作的人员应当严格遵

---

① 参见韩丽霞：《民法典时代商业秘密保护单行立法构想》，河北经贸大学 2022 届硕士学位论文。

② 参见刘鑫：《医疗利益纠纷—现状、案例与对策》，中国人民公安大学出版社 2012 年版，第 315—317 页。

守职业道德，为当事人保守秘密。

《医疗机构病历管理规定》第 6 条规定，医疗机构及其医务人员应当严格保护患者隐私，禁止以非医疗、教学、研究目的泄露患者的病历资料。

《传染病防治法》第 12 条第 1 款规定，在中华人民共和国领域内的一切单位和个人，必须接受疾病预防控制机构、医疗机构有关传染病的调查、检验、采集样本、隔离治疗等预防、控制措施，如实提供有关情况。疾病预防控制机构、医疗机构不得泄露涉及个人隐私的有关信息、资料。

《艾滋病防治条例》第 39 条第 2 款规定，未经本人或者其监护人同意，任何单位或者个人不得公开艾滋病病毒感染者、艾滋病病人及其家属的姓名、住址、工作单位、肖像、病史资料以及其他可能推断出其具体身份的信息。第 56 条第 1 款规定，医疗卫生机构违反本条例第 39 条第 2 款规定，公开艾滋病病毒感染者、艾滋病病人或者其家属的信息的，依照传染病防治法的规定予以处罚。《关于对艾滋病病毒感染者和艾滋病病人管理意见》规定，对监测发现的艾滋病病毒抗体阳性结果的标本应尽快送达实验室确认。确认之前，不得通知受检者。确认报告属个人隐私，不得泄露。

《护士条例》第 18 条规定，护士应当尊重、关心、爱护患者，保护患者的隐私。

《精神卫生法》第 4 条第 3 款规定，有关单位和个人应当对精神障碍患者的姓名、肖像、住址、工作单位、病历资料以及其他可能推断出其身份的信息予以保密；但是，依法履行职责需要公开的除外。

《刑法修正案（九）》第 17 条第 1 款、第 2 款规定，将刑法第 253 条之一修改为：违反国家有关规定，向他人出售或者提供公民个人信息，情节严重的，处 3 年以下有期徒刑或者拘役，并处或者单处罚金；情节特别严重的，处 3 年以上 7 年以下有期徒刑，并处罚金。违反国家有关规定，将在履行职责或者提供服务过程中获得的公民个人信息，出售或者提供给他人的，依照前款的规定从重处罚。

《个人信息保护法》第 28 条第 1 款规定，敏感个人信息是一旦泄露或者非法使用，容易导致自然人的人格尊严受到侵害或者人身、财产安全受到危害的个人信息，包括生物识别、宗教信仰、特定身份、医疗健康、金融账户、行踪轨迹等信息，以及不满 14 周岁未成年人的个人信息。

《民法典》第 1226 条规定，医疗机构及其医务人员应当对患者的隐私和个人信息保密。泄露患者的隐私和个人信息，或者未经患者同意公开其病历资料的，应当承担侵权责任。该条中的"隐私"，《民法典》第 1032 条第 2 款规定，隐私是自然人的私人生活安宁和不愿为他人知晓的私密空间、私密活动、私密信息。该条中的"个人信息"，《民法典》第 1034 条第 2 款规定，个人信息是以电子或者其他方式记录的能够单独或者与其他信息结合识别特定自然人的各种信息，包括自然人的姓名、出生日期、身份证件号码、生物识别信息、住址、电话号码、电子邮箱、健康信息、行踪信息等。第 111 条规定，自然人的个人信息受法律保护。任何组织或者个人需要获取他人个人信息的，应当依法取得并确保信息安全，不得非法收集、使用、加工、传输他人个人信息，不得非法买卖、提供或者公开他人个人信息。第 999 条规定，为公共利益实施新闻报道、舆论监督等行为的，可以合理使用民事主体的姓名、名称、肖像、个人信息等；使用不合理侵害民事主体人格权的，应当依法承担民事责任。第 1030 条规定，民事主体与征信机构等信用信息处理者之间的关系，适用本编有关个人信息保护的规定和其他法律、行政法规的有关规定。同时，《民法典》将隐私权和个人信息保护单独列为第四编第六章进行规定。

二、医务人员违反保密准则的情形及管控要求

（一）泄露国家秘密谋利

1. 为科研学术利益泄露人类基因数据

为了科研学术利益违反人类遗传资源管理规定遭受科技部处罚的情形近年来屡见不鲜。人类基因数据是人类遗传资源的一部分，属于国家秘密。人类遗传资源是指含有人体基因组、基因及其产物的器官、组织、细胞、血液、制备物、DNA 构建体等遗传材料及相关的信息资料。以下有关人类基因数据的活动应当根据《人类遗传资源管理暂行办法》（1998 年）以及《人类遗传资源采集、收集、买卖、出口、出境审批行政许可事项服务指南》（2015 年）的规定，必须由科技部批准之后方能实施：将人类遗传资源传输至境外；与外方或外商投资企业合作采集人类遗传资源；采集特定区域或重要遗传家系的遗传资源（无论是否涉及外方参与）。

针对基因泄密问题，科技部有针对性地制定了相关新的规定，一方面对该行业进行有序监管，另一方面也让我国基因数据库的安全得到保障。《人类遗传资源管理条例实施细则》第 36 条规定，将人类遗传资源信息向境外组织、个人及其设立或者实际控制的机构提供或者开放使用的，中方信息所有者应当向科技部事先报告并提交信息备份。向科技部事先报告应当报送规定的事项信息。第 37 条规定，将人类遗传资源信息向境外组织、个人及其设立或者实际控制的机构提供或者开放使用，可能影响我国公众健康、国家安全和社会公共利益的，应当通过科技部组织的安全审查。应当进行安全审查的情形包括：（1）重要遗传家系的人类遗传资源信息；（2）特定地区的人类遗传资源信息；（3）人数大于500 例的外显子组测序、基因组测序信息资源；（4）可能影响我国公众健康、国家安全和社会公共利益的其他情形。《人类遗传资源管理暂行

163

办法》第4条规定，国家对重要遗传家系和特定地区遗传资源实行申报登记制度，发现和持有重要遗传家系和特定地区遗传资源的单位或个人，应及时向有关部门报告。未经许可，任何单位和个人不得擅自采集、收集、买卖、出口、出境或以其他形式对外提供。

国家卫计委2014年《人口健康信息管理办法（试行）》第10条第2款规定，不得将人口健康信息在境外的服务器中存储，不得托管、租赁在境外的服务器。2018年7月卫健委在其官网发布的《国家健康医疗大数据标准、安全和服务管理办法（试行）》第4条对健康医疗大数据的概念进行了界定，"健康医疗大数据，是指在人们疾病防治、健康管理等过程中产生的与健康医疗相关的数据"。而涉及健康医疗大数据中的人类遗传基因数据外泄问题的案件，近些年频发。2015年9月7日科技部官网发布了一张《行政处罚决定书》（国科罚〔2015〕2号），内容涉及某大学附属医院与境外机构开展国际科研合作情况，科技部对此作出处罚。医疗机构及医务人员是涉及人类遗传资源的重要场所，一方面，医疗机构在为患者提供医疗服务的过程中，会采集患者的生物标本进行医学检查，检查结束，患者的生物标本如何处置呢？有的医院会销毁、遗弃，或者设有专门的处置程序；也有的会保留，作为资料存档，或者为后续科研服务。另一方面，医务人员的科研意识日益增强，很多医务人员在开展诊疗工作之余，还会开展科研工作，会采集患者或者志愿者的生物标本。这些标本都是中国人的人类遗传资源，都含有中国人的遗传信息。当然，有的医疗机构在之前与境外机构签订了涉及人类遗传资源的国际合作协议，或者已经开展了这类研究工作，甚至已经获得国家科技主管部门的许可，如果有泄露国人遗传信息风险的，没有必要开展这类研究的，也可以主动申请科技主管部门撤销行政许可。

【案例 04-01】 上海某医院未经许可与境外合作开展国人遗传资源研究被处罚①

根据《人类遗传资源管理暂行办法》（国办发〔1998〕36 号）、《行政处罚法》等有关规定，中国人类遗传资源管理办公室（以下简称遗传办）对深圳某公司执行"中国女性单相抑郁症的大样本病例对照研究"国际科研合作情况进行了调查，现已调查终结。经查明，存在以下违法违规行为：深圳某公司与上海某医院未经许可与英国某大学开展中国人类遗传资源国际合作研究，深圳某公司未经许可将部分人类遗传资源信息从网上传递出境。

上述行为违反了《人类遗传资源管理暂行办法》第 4 条、第 11 条、第 16 条规定。现根据《人类遗传资源管理暂行办法》第 21 条及《行政处罚法》有关规定，决定处罚如下：（1）你单位应于接到本决定书之日起立即停止该研究工作的执行；（2）销毁该研究工作中所有未出境的遗传资源材料及相关研究数据；（3）自本决定书送达之日起停止深圳某公司及我国人类遗传资源的国际合作，整改验收合格后，再行开展。你单位如不服本处罚决定，可在收到本行政处罚决定书之日起 60 日内向科技部申请行政复议，也可以在 6 个月内向有管辖权的人民法院提起行政诉讼。复议和诉讼期间本决定不停止执行。逾期不履行本决定的，本处罚机关将申请人民法院强制执行。

评析

本案发生在《人类遗传资源管理条例》实施之前，所以是按照当时的法律法规进行处理的。当时的法律规定相对模糊，处罚也相对较轻。随着科技的进步，以及人类对遗传资源重要性认识的深入，尤其近年来

---

① 中华人民共和国科学技术部家科技部国科罚〔2015〕2 号行政处罚决定书，载"科技部官网"，https://www.most.gov.cn/xxgk/xinxifenlei/fdzdgknr/xzcf/202302/t20230228_184773.html，最后访问日期：2023 年 10 月 11 日。

基因科技的发展，人类遗传资源甚至可能成为攻击"敌人"的武器，也可能被别有用心的人利用。在国际政治经济形势如此复杂的今天，对国人遗传资源和信息的保护刻不容缓，因而《生物安全法》《人类遗传资源管理条例》及其实施细则有了更为明确且严格的规定。医疗机构每天都在采集患者的血液等生物检材，医疗机构在开展涉及人的生物医学研究时也会采集患者及志愿者的生物样本，这些样本都蕴含着中国人的遗传基因，医疗机构是中国人遗传资源及遗传资源信息的重要拥有者，也是遗传资源的合法采集者，因而常常会面临境外机构的合作邀约。医疗机构应当加强涉及人类遗传资源科学研究国际合作的管理，加强对患者和科研志愿者的生物样本的采集、检验、保存、销毁工作的管理，加强对医务人员、科研人员的管理，加强对医院患者信息、科研信息的管理，防止违反人类遗传资源及信息管理的行为，坚决杜绝中国人类遗传资源及信息的泄露。

【案例 04-02】两家医疗机构主动撤销涉遗传国际合作研究行政许可①

近期，科技部中国人类遗传资源管理办公室（以下简称遗传办）分别收到上海交通大学、北京大学关于撤销已获批人类遗传资源行政许可事项的申请。经研究，根据《行政许可法》第 69 条第 1 款第 5 项（依法可以撤销行政许可的其他情形）的规定，遗传办决定撤销已批准的上海交通大学与美国加州大学洛杉矶分校"中国汉族人群重性精神疾病的遗传比对研究"（国科遗办审字〔2016〕985 号）国际合作研究项目的行政许可；撤销已批准的北京大学与英国牛津大学"中国妇女重性抑郁症病因和遗传基础研究"（国科遗办审字〔2015〕23 号）国际合作研究项目的行政许可。上海交通大学、北京大学应于接到撤销决定书之日起立

---

① 《科技部中国人类遗传资源管理办公室撤销两项行政许可决定》，载"科技部官网"，https://www.most.gov.cn/tztg/201802/t20180206_138051.html，最后访问日期：2023 年 10 月 30 日。

即停止相关国际合作研究，追回相关项目国际合作研究工作中所有人类遗传资源材料及相关研究数据，并在 5 个工作日内缴回已发放的行政许可证件。

评析

两项涉及遗传资源的国际合作是在 2018 年获国家科技主管部门批准的，但确实存在泄露中国人遗传资源及信息的可能，尤其在发生了之前的处罚事件之后，该两家科研机构能够及时评估科研风险，及时采取补救措施，向作出该行政许可决定的原审批单位作出主动撤销行政许可的申请，避免了后续科研工作中可能发生的风险，避免了国人医院资源及信息的泄露。两家科研单位都是国内著名大学，两家单位能有如此举动，既反映了机构内部科研管理制度的规范，也给各高等院校、科研院所、医疗机构树立了榜样，同时还给医务人员敲响了警钟。

2. 泄露国家医学考试试题及答案谋利

根据卫生部印发的《卫生工作国家秘密范围的规定》（2011 年）附件卫生工作国家秘密目录规定，国家医学统一考试启用之前的试题（试卷），包括备份试题（试卷）及标准答案、评分标准属于机密级国家秘密。国家医学统一考试题库内用于组卷的试题、标准答案和评分标准属于秘密级国家秘密。《最高人民法院、最高人民检察院关于办理组织考试作弊等刑事案件适用法律若干问题的解释》规定，"法律规定的国家考试"，仅限于全国人民代表大会及其常务委员会制定的法律所规定的考试。根据有关法律规定，下列考试属于"法律规定的国家考试"：（1）普通高等学校招生考试、研究生招生考试、高等教育自学考试、成人高等学校招生考试等国家教育考试；（2）中央和地方公务员录用考试；（3）国家统一法律职业资格考试、国家教师资格考试、注册会计师全国统一考试、会计专业技术资格考试、资产评估师资格考试、医师资格考试、执业药师职业资格考试、注册建筑师考试、建造师执业资格考试等专业技术资格考试；（4）其他依照法律由中央或者地方主管部门以及行业组织的国家考试。前款规定的考试涉及的特殊类型招生、特殊技能测试、面试等考试，属于"法律规定的国家考试"。所以对于教学医院会涉及执业医师、护士实践技能考试的考题、标准答案，研究生入学资格考试的试题泄露的风险，一旦管理不严，出现泄露，很可能面临承担泄露国家秘密、非法获取国家秘密等法律责任。

【案例 04-03】 国家医学考试试题泄密案①

张某系中国医学科学院北京协和医院助理研究员。2009 年 4 月至 5 月，因其妻子要参加全国医师资格考试，张某便找到在国家医学考试中心试题开发处工作的叶某，让他帮忙找些考试重点。叶某表示同意，但提出，考题都存在单位电脑中，且数量较多，不便拿出，于是张某购买了一个手表式微型摄像机交给叶某。

但是，张某并没有遵守和叶某的约定，而是通过其在 2007 年注册成立的医师考试咨询培训机构——北京益某志诚教育咨询有限公司，将试题扩散出去。8 月底，曾任北京益某志诚教育咨询有限公司主管的赵某向张某反映，有几个学员考试总是过不了，问他能否找些考试重点。张某称，资料倒是有，就是怕泄露而不太敢用。几日后，赵某拿来 20 多个具有定时自动删除功能的 MP3，并称招收了 20 多个学员，如果都能通过考试，就分给张某 15 万元。在巨大利益面前，张某动摇了，遂从叶某拿来的 4 套试卷里每套挑出 60% 的题目，把题干、选项删除，只留下数字和答案，后把做成的题拷到每个 MP3 上交给赵某。由于时间紧，赵某便把答案在家中电脑上拷贝存储，通过电子邮件传给他人。

8 月至 9 月，赵某和其同伙在北京、山西等地，以开办考试精品培训班的名义，先后采用通过电子邮箱发送以及专人送题、监督背诵等方

---

① 安文靖：《国家医学考试中心一员工泄题获 4 年刑》，载"中国广播网"，http://hn.cnr.cn/hngbjy/201110/t20111011_508605415.shtml，最后访问日期：2024 年 4 月 14 日。

式，向数十名考生泄露试题答案。张某从叶某拿来的4套试卷里挑出60%的考题，做成相应的知识点，并联系山东、天津等地需要购买试题的考生，同样采用专人送题、监督背诵等方式，将试题及答案泄露给了数十名考生，并从中谋利。

2010年12月17日，北京市东城区人民法院依据《刑法》有关条款，判决叶某、张某、赵某故意泄露国家秘密罪，判处有期徒刑4年，本案涉及的其他人员也均以"故意泄露国家秘密罪"和"非法获取国家秘密罪"，被判处有期徒刑或拘役。

评析

这是一起严重的泄露职业资格统一考试试题的案件，虽然相关责任人受到了法律追究，但是给当年参加考试的医务人员造成的负面影响，以及对我国医师资格考试的负面影响非常大，且持续多年。为了保障人民群众的生命健康，发展我国医疗卫生事业，我国对医师资格采取严格的国家准入管理制度。为此国家设立了医师资格统一考试，并一直沿用至今。医师资格准入，从报名考试开始，对报名参加考试的人员有严格的条件。考试题目和标准答案，也是在国家严格保密的场所和条件下发布，有严格的保密制度和保密条件，参加医师资格考试命题的医务人员一般难以泄露试题和答案，即便泄露，涉及的量和面都有限，不至于造成严重后果。但是，考生在进入医师资格考试的笔试程序之前，先要参加在各地一些医疗机构举行的"临床实践技能"考试，试题由国家考试中心统一命制，并提前发到分散在各地的考点，主考人员一般是临床医师，有试题泄露的风险。应当引起医疗机构及相关医务人员的重视。

3. 泄露医学研究生招生考试试题及答案谋利

我国高等医学教育发展很快，截至2020年年底我国医学院校数量达到 192 所。[①] 每一所医学院校都设有教学医院，不仅参加临床医学专业的本科生毕业实习教育，很多附属医院也开展研究生教育，甚至直接招生临床医学研究生。在医院工作的担任硕士、博士研究生导师的临床专家，有时会参与研究生招生考试（初试、复试）的命题工作。但是，有的专家对这种命题工作的性质的重要性、严肃性认识不够，出于人情关系，或为了找到心仪的学生，或为了照顾某个特殊对象，考前直接或者间接泄露学校委托的研究生招生考试的试题。必须强调的是，根据中共中央保密委员会办公室、国家保密局《关于进一步加强国家统一考试保密管理工作的通知》[中保办（局）发〔2002〕3 号] 规定，由国家主管部门组织的国家教育、执（职）业资格、国家公务员录用和专业技术人员资格等国家统一考试的试题、答案和评分标准，在启用前均属于国家秘密。根据最高人民法院、最高人民检察院 2019 年 9 月 2 日公布的《关于办理组织考试作弊等刑事案件适用法律若干问题的解释》规定，研究生招生考试属于法律规定的国家考试，考试的试题及答案在统一考试启动之前泄露，都可能构成《刑法》第 284 条之一规定的"组织考试作弊罪"而面临刑事处罚。[②]不仅研究生招生入学考试，其他涉及国家组织的统一考试，参加命题的医务人员，都应当具备很强的保密意识，在考试启动之前，不得以任何方式泄露，包括以辅导、考前培训、划重点等方式。研究生入学考试试题的命题医务人员，要遵守回避规定，不得参加任何机构组织的考前培训班的授课、辅导，也不得与考前培训班的授课人员就考试内容进行交流。这些行为都有泄密的风险，都有可能被认定

---

① 侯建林、廖凯举、谢阿娜等：《我国医学院校发展的回顾与展望》，载《中华医学教育杂志》2021 年第 12 期，第 1062—1066 页。

② 《刑法》第 284 条之一规定："在法律规定的国家考试中，组织作弊的，处三年以下有期徒刑或者拘役，并处或者单处罚金；情节严重的，处三年以上七年以下有期徒刑，并处罚金。为他人实施前款犯罪提供作弊器材或者其他帮助的，依照前款的规定处罚。为实施考试作弊行为，向他人非法出售或者提供第一款规定的考试的试题、答案的，依照第一款的规定处罚。代替他人或者让他人代替自己参加第一款规定的考试的，处拘役或者管制，并处或者单处罚金。"

为泄密行为而承担相应的责任。

（二）侵犯商业秘密获利

1. 售卖"统方"获利

随着医药反腐行动的逐渐深化，"统方"一词深入公众视野。"统方"是指对医生临床用药信息、耗材使用量及相关单据的统计。由于医患双方在药品、耗材使用中存在信息不对称，药品、耗材能否顺利用到患者身上，主动权全掌握在医生手中。然而，药品、器械供应商为了能够让医生多使用其产品，用非正常商业行为诱惑医生，这是医药代表惯用的伎俩，进而医疗机构中个人或部门与医药代表相互勾结，利用职务便利或侵入医院存储相关数据的数据库收集信息，并将信息售卖给医药营销人员供其发放药品回扣。此类医药灰色产业链打乱了医药市场的正常竞争，是医药反腐的重点打击对象，其背后也反映出医疗机构数据安全受到的巨大威胁。个人绕过医疗机构数据保密系统，或利用职务便利收集、统计医疗机构具有非公知性的数据信息，涉嫌泄露医疗机构的商业机密，损害了医疗机构的合法权益。

【案例04-04】某医院计算机中心主任倒卖统方信息判刑案[1]

2007年8月至2010年3月，时任某省中医院计算机中心主任的被告人虞某，利用其负责管理该院计算机中心信息系统的职务之便，应吉林某药业股份有限公司医药代表袭某铭的请求，多次以管理员口令进入信息系统，统计该院医生对袭某铭所指定的相关药物的使用量，并将该信息以打印或者发短信的方式，提供给袭某铭。被告人虞某每月一次将上述信息提供给袭某铭，每次收取袭某铭给予的好处费1000元至3000元不等，到案发前，已累计收取近3万元人民币。

上述事实经庭审质证相关证据部分摘要：（1）被告人虞某供述，证

---

[1] 参见浙江省杭州市上城区人民法院（2010）杭上刑初字第219号刑事判决书。

明被告人虞某利用自己担任某省中医院计算机中心主任的职务之便，多次违反规定将本院医生用药的统计数量即统方，以打印或者发短信的方式透露给医药代表袁某铭，并收取袁某铭送给他的好处费累计3万元左右。（2）证人袁某铭证言，证明担任某省中医院计算机中心主任的被告人虞某利用职务之便，多次将本院医生用药的统计数量即统方，透露给自己，自己多次送给他好处费的事实。（3）证人詹某证言，证明吉林某药业公司在某省中医院确实有负责开发药物的医药代表，其中负责人就是袁某铭，袁某铭会将医生用药的量告诉詹某等下属，让其按照用药量给相关医生钱或者礼品。（4）证人李某证言，证明其老板袁某铭会将医生用药的量告诉李某等下属，让其按照用药量给相关医生钱或者礼品。（5）证人裘某证言，证明该院信息中心由虞某负责，该院规定严禁计算机信息数据泄露，尤其是统方信息。（6）组织机构代码证及事业单位法人证书、证明，证明某省中医院系国有事业单位。（7）任某证明，虞某自2004年起任某省中医院计算机中心主任。（8）工作职责说明，证明计算机中心的工作职责，其中有防止信息数据泄露，保障系统安全。（9）短信照片证明，袁某铭于2010年2月给虞某发短信约其外出，结合其短信内容，应当是要求虞某给其打印统方。2010年9月14日，法院判决：被告人虞某犯受贿罪，判处有期徒刑2年，缓刑3年。赃款3万元予以没收。

评析

在涉及药品处方回扣的违法犯罪活动中，非常重要的一个环节就是向开本机构处方药的医师支付费用的药品企业必须拿到具体开药的医务人员名单及开药量，才能给每一个医务人员计算"奖金"，这就需要拿到统方信息。一般来说，只有能进入具体医院的HIS系统[1]，并有较高

---

[1]　医院管理信息系统（Hospital Information System，即HIS系统，常规模板包括门诊管理、住院管理、药房管理、药库管理、院长查询、电子处方、物资管理、媒体管理等，为医院管理提供更有力的保障。

的权限的人，才能在医院的 HIS 系统上统方。因此，医院的管理人员，信息科、药剂科的工作人员有这样的权限。另外，还有两种情况会造成统方泄露：一是对自己登录系统的信息管理不善。二是将自己的用户名、密码交给其他工作人员处理工作上的事务，被其他人员借机偷统方。统方为药企给予医务人员药品回扣提供了条件，是药品回扣违法犯罪的重要环节，非法统方属于违法犯罪行为，统方人员因统方泄露会面临承担法律责任。

2. 泄露招投标材料受贿

2023 年 5 月 8 日，国家卫生健康委、国家药监局、国家市场监督管理总局等 14 部委联合印发了《2023 年纠正医药购销领域和医疗服务中不正之风工作要点》，"二、整治行业重点领域的不正之风问题"中（四）为整治行业管理中的不正之风问题。重点是普惠制认证、行政许可、日常监督和行政执法等行业管理过程中的不正之风问题，尤其提到泄露招投标价格、申报资料、技术数据等工作秘密。在医疗腐败利益链条中，医疗机构或个人将医疗机构的招投标标准、文件向特定医药企业公布或与其串通勾连，帮助其获取不正当竞争优势以收受贿赂或回扣，相关单位或个人除可能构成行贿罪、受贿罪、串通投标罪等，还可能构成侵犯商业秘密罪。

【案例 04-05】 医院院长泄露标底操控招标受贿案①

2019 年 4 月 10 日，安徽省淮北市中级人民法院对金某莲受贿案作出一审判决。被告人金某莲犯受贿罪，判处有期徒刑 10 年，并处罚金人民币 50 万元。安徽省某医院原党委书记、院长，其在任期间，利用职务上的便利，为请托人在承建工程项目、采购医疗设备、销售药品、支付货款、结算工程款、职务晋升等事项上提供帮助，先后多次收受贿赂，其

---

① 参见安徽省宿州市中级人民法院（2019）皖 06 刑初 4 号刑事判决书。

中最高一起受贿为收受合肥某消防器材有限公司法定代表人刘某778万元。2011年，安徽省某医院老住院部大楼进行改扩建，金某莲通过量身定做标书、泄露标底的方式，帮助刘某挂靠的安徽一家知名建筑公司顺利中标承建该医院老住院部大楼改扩建工程。2013年5月，金某莲接受刘某请托，又通过同样的方式帮助她挂靠的另一家公司中标承建安徽省某医院感染病区大楼工程。两项工程中标价合计1.2亿余元。实际结算价达1.7亿余元。为了表示感谢，刘某按照工程款5%左右的比例，通过转账和现金的方式，共送给金某莲778万元。

评析

社会主义市场经济的基本特点是要充分发挥竞争机制作用，使市场主体在平等条件下公平竞争，优胜劣汰，从而实现资源的优化配置。医疗行业属于社会主义市场经济的重要环节，是我国社会主义市场经济不可或缺的有机组成部分。医疗行业的经济活动，要按照社会主义市场经济规律进行，要遵守我国关于市场经济，尤其针对医疗行业出台的相关规定。招标投标是市场竞争的一种重要方式，最大优点就是能够充分体现"公开、公平、公正"的市场竞争原则，通过招标采购，让众多投标人进行公平竞争，以最低或较低的价格获得最优的产品、服务，从而提高医疗服务的经济效益和社会效益，提高医疗卫生资金使用效率，推动医疗卫生行业管理体制的健全和完善。然而，总有人不遵守规则，在开展商业活动过程中投机取巧，不是想方设法提升产品和服务质量，确定合理的销售价格，而是通过贿赂等不正当手段，获取招标投标的关键信息，在招标投标中胜出。医疗机构相关人员泄露招标投标重要信息的行为是违法行为，轻者面临承担行政责任，重者可能构成犯罪而面临刑事处罚。

3. 违反保密和竞业限制义务

竞业限制，或称竞业禁止，一般指"依据法律规定或合同约定，与特定营业主体有特定法律关系的主体，在一定的时空范围内不得在与该特定营业主体有竞争关系的用人单位就业，也不得从事与该特定营业主体有竞争关系的业务活动。就其所属法律部门而言，可分为民商法上竞业限制和劳动法上竞业限制"。① 很多人认为，普通医生不是医院高管，也不掌握医院机密，只是凭自身技术从事医疗活动，不属于竞业限制的范围。这种认知是错误的，医生也属于负有保密义务的劳动者，其掌握了医院的相关医疗设备、医疗技术情况，并掌握了医院的客户资源，这些信息均属于医院赖以经营的商业秘密，私立医院此问题更突出。医院和医生在签订劳动合同时可以约定医生对这些信息资源负有法定的保密义务和竞业限制义务，即使离职后，医生仍需按照合同约定在一定期限内继续履行保密义务及竞业限制义务。

【案例 04-06】 整形医生违反保密义务私设门诊部被判侵权案②

赵某杰于 2010 年 2 月 20 日入职美某方医院工作，担任医师一职，双方在 2013 年 12 月 31 日签订了一份劳动合同，合同约定的劳动期限为 2013 年 12 月 31 日至 2016 年 12 月 30 日。2013 年 12 月 31 日，美某方医院、赵某杰双方签订了一份保密及竞业限制协议。该协议书第 5 条约定，无论赵某杰因何种原因离职，赵某杰离职之后仍对其在美某方医院任职期间接触、知悉的属于美某方医院或者属于第三人但美某方医院负有保密义务的技术秘密和其他商业秘密信息，承担如同任职期间一样的保密义务和不擅自使用有关秘密信息的义务；赵某杰离职后，承担保密义务的期限为自赵某杰离职之日起一年内；赵某杰承诺，其在美某方医院任职期间及离职后 6 个月内，未经美某方医院同意，赵某杰不得在美某方投资、经营、管理的医疗机构所在的城市参加与之有竞争性的活动或从事医疗服务。2015 年 8 月，赵某杰从美某方医院离职。2015 年六七月，

---

① 参见王全兴：《劳动法》（第 4 版），法律出版社 2014 年版，第 162 页。
② 参见广东省东莞市第一人民法院（2016）粤 1971 民初 21119 号民事判决书。

美某方医院发现赵某杰在2014年3月与其配偶共同设立了依某公司,赵某杰与其配偶是依某公司的股东。后赵某杰与其配偶以依某公司的名义设立了依某美容门诊部;依某美容门诊部的经营范围、诊疗项目均与美某方医院相同。

赵某杰在美某方医院担任医师,其掌握了美某方医院的相关医疗设备、医疗技术情况,并掌握了美某方医院的客户资源,该些信息均属于美某方医院赖以经营的商业秘密。美某方医院与赵某杰签订保密及竞业限制协议,未违反法律规定。赵某杰在美某方医院任职期间,对其掌握的上述信息资源负有法定的保密义务及竞业限制义务。赵某杰从美某方医院离职后,其仍需按照合同约定、在一定期限内继续履行保密义务及竞业限制义务。再者,根据法院向卫生部门调查的情况来看,依某公司在2014年12月已申请设立依某美容门诊部,此时赵某杰仍在美某方医院就职;且本案现有的证据显示,依某美容门诊部的全部诊疗科目与美某方医院的部分诊疗科目相同。且根据上述论述,赵某杰在2016年2月之前仍需履行竞业限制义务,但依某美容门诊部实际于2016年1月18日已登记成立。故法院认为,赵某杰作为依某公司的股东,其利用依某公司设立与美某方医院存在同业竞争关系的依某美容门诊部,该行为实际是在参与和美某方医院有竞争性的活动,违反了案涉协议书中约定的竞业限制义务。法院判决赵某杰向美某方医院支付违约金50000元。

评析

当下医疗美容服务盛行,医疗美容机构较多,医疗美容业竞争激烈,医疗美容医务人员流动性大且管理不规范,有的医务人员在一家机构执业之后辞职,应聘到其他医疗机构执业,或者自立门户开办医疗机构。然而,现在的医疗机构所有者、管理者也越来越重视权利的自我保护,在招聘医务人员时,往往在相关聘用合同中加入竞业限制条款,规定包括医务人员在内的职工在本单位就职期间不得同时兼职于与其所在单位有业务竞争的单位，或禁止他们在原单位离职后一段时间内从业于与原单位有业务竞争的单位，包括劳动者自行创建的与原单位业务范围相同的企业。但是，很多医务人员在签订劳动合同时往往不注意看合同，或者不重视此类条款，一旦触犯，往往面临承担法律责任。

（三）侵犯患者隐私获益

近年来，患者在医院不管是诊疗过程中还是诊疗结束后隐私权被侵犯的事件频繁发生。比如，未经患者本人同意，将患者的个人信息及相关病历信息发表在医学期刊、个人论文、著作中，或用于讲座教学。又如，医务人员问诊后与其他不相关人员讨论患者的病情和治疗方案，导致患者隐私及个人信息泄露。再如，患者登记在医疗机构中的个人信息被故意或过失出卖或披露，如将产妇的信息披露给奶粉厂商或婴幼儿用品厂商等。

在患者个人信息和隐私不当使用并从中获利的现象中，以医方出卖患者隐私和非法利用患者隐私为典型。从现在的市场状况来看，到医院购买患者的个人信息，已经成为一些商家收集市场信息的重要渠道。但是医患关系应该建立在相互信任的基础之上，患者出于治疗疾病的目的将个人情况透露给医院时，此时医护人员掌握此信息的途径是合法的，医方应当将合法掌握的信息予以保密，这不仅是职业道德的要求，也是必须履行的法定义务。出于盈利或者其他目的将患者的信息进行买卖或泄露都是法律明确禁止的。[①] 非法利用患者隐私的行为在一些整形、美容医院较为常见，医疗机构为了扩大知名度等目的，未经过患者同意，利用患者隐私作为宣传手段，发布广告，明显侵犯患者隐私权。

病历是医务人员在诊疗过程中对患者的患病信息采集、记录、存储、加工、使用等形成的与患者身体、生活等密切关联信息集合的文件。病

[①] 参见刘鑫：《医疗利益纠纷—现状、案例与对策》，中国人民公安大学出版社2012年版，第312—313页。

历书写与管理属于医疗机构对患者的个人信息处理行为，除要遵守医疗卫生管理法律法规、病历书写和管理规定外，还应当遵守《个人信息保护法》《民法典》等法律的规定。从纸质版病历到电子版病历，技术的发展为医疗行业带来了更多的便捷。但不可否认的是，医疗病历数据泄露已经是不争的事实，患者的个人隐私权受到了一定的威胁。所以医疗机构应加强病历管理。首先，基本管理方面。病历中记载的患者信息，医务人员不得以任何形式向其他人员泄露。除涉及对患者实施医疗活动的医务人员及医疗服务质量管理人员外，不允许任何其他机构和个人擅自查阅患者病历等。其次，电子病历方面。密码登录：电子病历及医嘱等书写、查询等操作均需设置医务人员登录密码。屏幕保护：医用计算机均应设置屏幕保护及密码恢复功能等。最后，纸质病历方面。纸质病历统一保管在病历车内，医务人员使用后立即放回，病历车及时上锁。检验、检查结果等纸质报告及时存入病历，DR、CT 等影像胶片及时交患者及其家属保管。写有或印有患者信息的废弃纸张原则上不得重复使用，应及时销毁或抹除等。

【案例 04-07】某医院护士出卖多名患者信息被判决案[①]

被告人刘某某、宗某某是某医院的护士。2016 年 7 月至 2017 年 2 月，刘某某伙同宗某某，利用工作便利，先后多次将获取的公民个人信息出售给张某（已判刑）。刘某某、宗某某共获利 5150 元，其中刘某某获利 1460 元，宗某某获利 3690 元。2017 年 2 月至 7 月，刘某某利用工作便利，先后多次将获取的公民个人信息出售给张某，共获利人民币 3350 元。审理过程中，被告人刘某某供述，她在该医院本部产科胎心监护室工作，而张某是某奶粉公司的业务代表。2016 年 6 月，张某说某奶粉公司要办"妈妈班"，让帮着给她们公司提供婴儿家长的个人信息。

---

① 参见山东省青岛市市北区人民法院（2019）鲁 0203 刑初 1097 号刑事判决书。

但刘某某没有机会接触到院内婴儿家长的登记信息，就找到了产科病房的护士宗某某，让她去拍摄这些信息。自2016年7月起，宗某某通过微信图片的形式向刘某某发送新生儿信息，刘某某再将这些信息转发给张某，张某通过微信转账的形式向她付款，并每次多转200元作为好处费。她收到张某的转款后会扣除好处费，将剩下的钱通过微信转账给宗某某。2017年2月之后，宗某某回家休产假，无法给她继续提供信息，她就将到胎心监护室检查的孕妇提供的信息写在表格上，然后再拍照通过微信发给张某。2016年7月至2017年7月，张某通过微信向刘某某转账共计1.03万元。其中，1800元是刘某某帮助张某找产科医生给某奶粉公司办"妈妈班"的介绍费，剩余的是向张某提供信息的报酬共计8500元。刘某某通过微信转账向宗某某支付费用共计3690元，自己获利4810元。而被告人宗某某供述，她是某医院本部产科护士。2016年6月，同事刘某某说有公司要办"妈妈班"，让帮忙提供一些产妇的信息，并说公司会给一定的报酬。她便将医院新生儿听力筛查登记本上的新生儿父母信息用手机拍下来发给刘某某，刘某某通过微信转账向她支付报酬。庭审材料显示，为推销奶粉，某奶粉公司的业务代表张某在从刘某某处购买新生儿家长信息时，谈定的价格是每条2元钱。在案件的审理过程中，被告人刘某某主动退缴违法所得人民币4810元，被告人宗某某主动退缴违法所得人民币3690元。

评析

　　患者的个人信息往往是一些商业机构高度关注的目标，尤其是经营特殊行业产品的商家，为了拓宽销售渠道，对患者个人信息更是想方设法进行收集。医务人员在开展医疗活动时，会接触到患者的个人信息。因而医务人员便成为这些商家围猎的对象。有的医务人员不遵守医疗职业道德，违反法律规定，私自复制、保存、泄露、兜售其执业过程中掌握的、接触的或者利用工作之便窃取的患者个人信息。这是严重的违法犯罪行为，也是近年来国家有关部门严肃查处的行为，一旦查证属实，必然受到法律追究。本案涉及的是患者的敏感个人信息，这种信息的泄露与一般信息的泄露造成的危害后果不同。敏感个人信息的泄露会给患者带来更大的危害，甚至危及患者的人身安全。医疗机构及医务人员应当引以为戒。

三、泄露秘密行为的法律问题

（一）医疗机构内部的纪律责任

对于医务人员，不管是泄露国家秘密还是泄露商业秘密或患者秘密，如果医疗机构为事业单位性质，根据《事业单位工作人员处分规定》第18条第6项规定，泄露国家秘密的，或者泄露因工作掌握的内幕信息、个人隐私，造成不良后果的，给予警告或者记过处分；情节较重的，给予降低岗位等级处分；情节严重的，给予开除处分。如果医务人员为党员，根据《中国共产党纪律处分条例》第144条第1款规定，泄露、扩散或者打探、窃取党组织关于干部选拔任用、纪律审查、巡视巡察等尚未公开事项或者其他应当保密的内容的，给予警告或者严重警告处分；情节较重的，给予撤销党内职务或者留党察看处分；情节严重的，给予开除党籍处分。所以，如果属于按照《保守国家秘密法》规定的程序确定为国家秘密的内容，如果发生泄露、非法获取、非法持有（涉密载体）或者为境外窃取、刺探、收买、非法提供等情况，应当给予责任人相应的党纪处分、政务处分或者其他组织处理，达到刑事追诉标准的还要追究责任人的刑事责任。

（二）医务人员个人和医疗机构承担民事责任

1. 泄露国家秘密的民事责任主体主要分为医务人员个人和医疗机构。如发生泄露，医务人员将被解除劳动合同。医院的保密管理规定属于医院规章制度的重要组成部分。根据《劳动合同法》，劳动者严重违反用人单位的规章制度的，用人单位可以解除劳动合同，且无须支付经济补偿金。如发生泄露事件，医疗机构方面将要承担赔偿责任。医疗机构在承接国家涉密项目时，往往要签订保密协议或作出保密承诺，如果发生泄密，就可能要承担民事赔偿责任。

2. 根据《民法典》第 501 条规定，当事人在订立合同过程中知悉的商业秘密或者其他应当保密的信息，无论合同是否成立，不得泄露或者不正当地使用；泄露、不正当地使用该商业秘密或者信息，造成对方损失的，应当承担赔偿责任。侵犯商业秘密的行为属于《反不正当竞争法》第 17 条规定的不正当竞争行为，因不正当竞争行为受到损害的经营者的赔偿数额，按照其因被侵权所受到的实际损失确定；实际损失难以计算的，按照侵权人因侵权所获得的利益确定。经营者恶意实施侵犯商业秘密行为，情节严重的，可以在按照上述方法确定数额的一倍以上五倍以下确定赔偿数额。赔偿数额还应当包括经营者为制止侵权行为所支付的合理开支。另外，根据《劳动合同法》第 90 条规定，劳动者违反本法规定解除劳动合同，或者违反劳动合同中约定的保密义务或者竞业限制，给用人单位造成损失的，应当承担赔偿责任。

3. 《民法典》第 1226 条规定，医疗机构及其医务人员应当对患者的隐私和个人信息保密。泄露患者的隐私和个人信息，或者未经患者同意公开其病历资料的，应当承担侵权责任。而这个侵权责任主要指的是承担停止侵害、赔礼道歉、赔偿损失的责任。[①] 停止侵害是指患者对于正在发生的医方侵害其隐私权的行为，如医护人员正在宣扬患者的隐私，患者可以向实施侵权行为的医护人员、医护人员所在的医疗机构，甚至直接向人民法院提出停止侵权的要求，以达到防止损害进一步扩大的目的。赔礼道歉是要求医方向患者承认错误，表示歉意，以求得患者的原

---

① 参见刘鑫：《医疗利益纠纷—现状、案例与对策》，中国人民公安大学出版社 2012 年版，第 318—319 页。

谅。民事赔礼道歉是一种话语责任，与一般的道歉不同，是法院通过判决强制被告人进行道歉。① 赔偿损失是最主要的医疗损害侵权责任方式，是医疗机构及医务人员因侵权行为给患者造成损害，以其财产赔偿患者所受的损失。赔偿损失包括人身损害赔偿、财产损害赔偿和精神损害赔偿。

（三）行政部门追究行政责任

1. 泄露国家秘密个人行政责任方面：直接责任人员或直接负责的主管人员将受到行政处罚或行政处分。根据《保守国家秘密法》《反间谍法》《保守国家秘密法实施条例》《反间谍法实施细则》规定，对非法持有国有秘密载体、发生重大泄密事件、违反保密管理规定等行为但不构成犯罪的，将对直接责任人员、直接负责的主管人员处以警告、行政拘留等行政处罚或行政处分。《保守国家秘密法》第 57 条规定，违反本法规定，有下列情形之一，根据情节轻重，依法给予处分；有违法所得的，没收违法所得：（1）非法获取、持有国家秘密载体的；（2）买卖、转送或者私自销毁国家秘密载体的；（3）通过普通邮政、快递等无保密措施的渠道传递国家秘密载体的；（4）寄递、托运国家秘密载体出境，或者未经有关主管部门批准，携带、传递国家秘密载体出境的；（5）非法复制、记录、存储国家秘密的；（6）在私人交往和通信中涉及国家秘密的；（7）未按照国家保密规定和标准采取有效保密措施，在互联网及其他公共信息网络或者有线和无线通信中传递国家秘密的；（8）未按照国家保密规定和标准采取有效保密措施，将涉密信息系统、涉密信息设备接入互联网及其他公共信息网络的；（9）未按照国家保密规定和标准采取有效保密措施，在涉密信息系统、涉密信息设备与互联网及其他公共信息网络之间进行信息交换的；（10）使用非涉密信息系统、非涉密信息设备存储、处理国家秘密的；（11）擅自卸载、修改涉密信息系统的

---

① 参见北京市海淀区人民法院（2022）京 0108 民初 30921 号民事判决书。

安全技术程序、管理程序的；（12）将未经安全技术处理的退出使用的涉密信息设备赠送、出售、丢弃或者改作其他用途的；（13）其他违反本法规定的情形。有前款情形尚不构成犯罪，且不适用处分的人员，由保密行政管理部门督促其所在机关、单位予以处理。而泄露国家秘密医疗机构行政责任方将被吊销承接保密项目的资质。

2. 医务人员泄露商业秘密行政责任方面：《反不正当竞争法》第 21 条规定，经营者以及其他自然人、法人和非法人组织违反《反不正当竞争法》第 9 条规定侵犯商业秘密的，由监督检查部门责令停止违法行为，没收违法所得，处 10 万元以上 100 万元以下的罚款；情节严重的，处 50 万元以上 500 万元以下的罚款。

3.《医师法》第 56 条规定，医师在执业活动中泄露患者隐私或者个人信息的，由县级以上人民政府卫生健康主管部门责令改正，给予警告，没收违法所得，并处 1 万元以上 3 万元以下的罚款；情节严重的，责令暂停 6 个月以上 1 年以下执业活动直至吊销医师执业证书。《护士条例》第 31 条规定，护士在执业活动中泄露患者隐私的，由县级以上地方人民政府卫生主管部门依据职责分工责令改正，给予警告；情节严重的，暂停其 6 个月以上 1 年以下执业活动，直至由原发证部门吊销其护士执业证书。《基本医疗卫生与健康促进法》明确医疗卫生人员有泄露公民个人健康信息行为的，将承担个人责任，被处以行政处罚。《个人信息保护法》第 66 条规定，违反本法规定处理个人信息，或者处理个人信息未履行本法规定的个人信息保护义务的，由履行个人信息保护职责的部门责令改正，给予警告，没收违法所得，对违法处理个人信息的应用程序，责令暂停或者终止提供服务；拒不改正的，并处 100 万元以下罚款；对直接负责的主管人员和其他直接责任人员处 1 万元以上 10 万元以下罚款。对于情节严重的违法行为，由省级以上履行个人信息保护职责的部门责令改正，没收违法所得，并处 5000 万元以下或者上一年度营业额

5%以下罚款，对直接主管人员可处 10 万元以上 100 万元以下的罚款。

《传染病防治法》第 12 条规定，疾控机构、医疗机构不得泄露涉及个人隐私的有关信息、资料。第 68 条、第 69 条规定了对机构通报批评、警告的行政处罚；并可以依法吊销有关责任人员的执业证书。乙类传染病中的艾滋病告知涉及患者隐私问题，根据《艾滋病防治条例》第 38 条第 1 款第 2 项规定，艾滋病病毒感染者和艾滋病病人应当履行将感染或者发病的事实及时告知与其有性关系者的义务。可知，艾滋病患者有义务告知其性关系者，但当患者不将其患有艾滋病信息告知其性关系者时，根据《艾滋病防治条例》第 39 条第 2 款规定："未经本人或者其监护人同意，任何单位或者个人不得公开艾滋病病毒感染者、艾滋病病人及其家属的姓名、住址、工作单位、肖像、病史资料以及其他可能推断出其具体身份的信息。"医务人员没有法定告知义务。但 2021 年 3 月 1 日实施的《云南省艾滋病防治条例》第 20 条第 2 款明确规定，感染者和病人应当将感染艾滋病病毒的事实及时告知其配偶或性伴侣，本人不告知的，医疗卫生机构有权告知。对于《云南省艾滋病防治条例》是否与《艾滋病防治条例》冲突，云南省人大常委会法制工作委员会行政立法处解释为不冲突，其认为单独告知感染者和病人的配偶或者性伴侣不应被理解为"公开"。此外，《传染病防治法》和《医师法》并不禁止为切断传染病传播而告知传染病感染者的密切接触者，即在感染者和病人拒不告知配偶或性伴侣的前提下，出于对他人乃至更多人健康的考虑，医疗机构有权告知。当然，医疗机构有自己的告知标准和要求。实践中，医务人员除了是否有法定义务告知与艾滋病患者有性关系者的疑问，还涉及是否有义务告知艾滋病患者近亲属的问题。对于艾滋病病原携带者在诊断后，有上报疾控部门的义务，疾控部门在流行病学调查过程中，会联系和通知有关部门及人员，所以是否告知患者近亲属不是医疗机构需要考虑的问题。

（四）司法机关追究刑事责任

1. 根据《刑法》第 398 条规定，国家机关工作人员违反保守国家秘密法的规定，故意或者过失泄露国家秘密，情节严重的，处 3 年以下有期徒刑或者拘役；情节特别严重的，处 3 年以上 7 年以下有期徒刑。泄露国家秘密，不论是故意还是过失，不管是国家机关工作人员，还是普通公民，都可能被追究刑事责任，如果是故意泄露，以故意泄露国家秘密罪追责；如果是过失泄露，则以过失泄露国家秘密罪追责。上面我们提到国家医学考试泄题案，对于泄露方有可能涉嫌故意（过失）泄露国家秘密罪。而对于收买试题方，根据《刑法》第 282 条第 1 款规定，以窃取、刺探、收买方法，非法获取国家秘密的，处 3 年以下有期徒刑、拘役、管制或者剥夺政治权利；情节严重的，处 3 年以上 7 年以下有期徒刑，可能涉嫌非法获取国家秘密罪。根据《刑法》第 284 条之一规定，在法律规定的国家考试中，组织作弊的，处 3 年以下有期徒刑或者拘役，并处或者单处罚金；情节严重的，处 3 年以上 7 年以下有期徒刑，并处罚金。为他人实施前款犯罪提供作弊器材或者其他帮助的，依照前款的规定处罚。为实施考试作弊行为，向他人非法出售或者提供前述规定的考试的试题、答案的，依照前述的规定处罚。代替他人或者让他人代替自己参加前述规定的考试的，处拘役或者管制，并处或者单处罚金，可能涉嫌组织考试作弊罪。医务人员在办公过程中，尤其涉及部队医院，涉密电脑和个人外网电脑是有区分的，若当事人将非法留存和拷贝的涉密技术资料保存在个人联网计算机中，出现泄密问题，根据《刑法》第 282 条第 2 款规定，非法持有属于国家绝密、机密的文件、资料或者其他物品，拒不说明来源与用途的，处 3 年以下有期徒刑、拘役或者管制，很可能涉嫌非法持有国家绝密罪。

2.《刑法》第 219 条规定，有下列侵犯商业秘密行为之一，情节严重的，处 3 年以下有期徒刑，并处或者单处罚金；情节特别严重的，处

3 年以上 10 年以下有期徒刑，并处罚金：（1）以盗窃、贿赂、欺诈、胁迫、电子侵入或者其他不正当手段获取权利人的商业秘密的；（2）披露、使用或者允许他人使用以前项手段获取的权利人的商业秘密的；（3）违反保密义务或者违反权利人有关保守商业秘密的要求，披露、使用或者允许他人使用其所掌握的商业秘密的。明知前述所列行为，获取、披露、使用或者允许他人使用该商业秘密的，以侵犯商业秘密论。《刑法》第 219 条所称权利人，是指商业秘密的所有人和经商业秘密所有人许可的商业秘密使用人。

而对于"统方"问题，《刑法》第 285 条第 2 款规定，违反国家规定，侵入《刑法》第 285 条第 1 款规定以外的计算机信息系统或者采用其他技术手段，获取该计算机信息系统中存储、处理或者传输的数据，或者对该计算机信息系统实施非法控制，情节严重的，处 3 年以下有期徒刑或者拘役，并处或者单处罚金；情节特别严重的，处 3 年以上 7 年以下有期徒刑，并处罚金。《最高人民法院、最高人民检察院关于办理危害计算机信息系统安全刑事案件应用法律若干问题的解释》第 1 条规定，非法获取计算机信息系统数据或者非法控制计算机信息系统，具有下列情形之一的，应当认定为刑法第 285 条第 2 款规定的"情节严重"：（1）获取支付结算、证券交易、期货交易等网络金融服务的身份认证信息 10 组以上的；（2）获取第（1）项以外的身份认证信息 500 组以上的；（3）非法控制计算机信息系统 20 台以上的；（4）违法所得 5000 元以上或者造成经济损失 1 万元以上的；（5）其他情节严重的情形。实施前述规定行为，具有下列情形之一的，应当认定为刑法第 285 条第 2 款规定的"情节特别严重"：数量或者数额达到前款第（1）项至第（4）项规定标准 5 倍以上的以及其他情节特别严重的情形。

3. 泄露患者隐私和个人信息，"情节严重"的，违反《刑法》第 253 条之一规定，构成侵犯公民个人信息罪。此罪是《刑法修正案

（七）》新增的罪名，当时规定的犯罪主体为特殊主体（国家机关或者金融、电信、交通、教育、医疗等单位的工作人员），《刑法修正案（九）》将本罪主体由特殊主体扩大至一般主体。对于"情节严重"的认定，《最高人民法院、最高人民检察院关于办理侵犯公民个人信息刑事案件适用法律若干问题的解释》予以解释，如第5条第1款第4项非法获取、出售或者提供住宿信息、通信记录、健康生理信息、交易信息等其他可能影响人身、财产安全的公民个人信息500条以上的；第5条第1款第7项违法所得5000元以上的。

第五章　医务人员与药械企业的关系

——如何与医药代表打交道

　　在医疗过程中，医疗行为的实施主体是医务人员，医师对患者疾病进行诊治，开具检查和治疗的医嘱，辅助检查部门执行检查医嘱，药物调剂人员、护理人员执行药物治疗医嘱。虽然整个医疗过程都是医务人员在积极作为，为了实现治愈患者病症的目的，医务人员围绕疾病开展各种有针对性、目标性的行为，但其中总是避不开一个重要的媒介——药物和医疗器械（以下简称药物）。药物由第三方专业的商业机构提供，一般具有明显的营利色彩，且其营利的情况直接受制于医务人员对其药物的使用量或者使用机会。因此，在诊疗过程中，医务人员成为药械企业实现营利目标的关键角色。[1] 另外，药械企业的营利虽然是通过医务人员的医疗活动带来的，但需以患者接受药物的作用，并为此要付出一定的健康代价（如果所使用的药物有副作用的话），还要为此支付使用费（或者由第三方医保机构代为支付）。由此，医疗活动中形成了医务人员、药械企业、医保机构及患者的三角关系，医疗活动流、金钱流两条线在这三者间进行流动，支撑、维系、平衡三角关系。所以，医疗机构及其医务人员如何与药械企业打交道，对于维系该三角关系，实现诊治疾病目标具有十分重要的意义。医务人员，尤其是医师，在医疗过程中与药械企业的关系，实质上是医师与医药代表的关系。

---

　　① Elliott C. Relationships between physicians and Pharma：Why physicians should not accept money from the pharmaceutical industry. Neurol Clin Pract，2014，4（2）：164-167.

一、概述

（一）相关概念

1. 药械企业

药械企业是对药品生产、流通企业的简称。严格来说，药品与医疗器械，无论是从生产工艺，还是用法用途，以及在医务人员的处方上，都是有显著区别的。但是，在医疗活动过程中，他们有着共同的特点，就是为患者诊治提供工具。常言道，"巧妇难为无米之炊"，药品和医疗器械便是作为"巧妇"医师手上的"米"。要完成有效的、高品质的医疗活动，必须有高质量的、有效的药品和医疗器械。从这个角度说，药品和医疗器械是医疗活动中的工具和媒介，与医疗活动紧密相连而难以分割。药品和医疗器械企业与医疗机构及医务人员打交道的方式、方法大体相同，产生的费用也基本上由患者或医保部门支付。另外，在行政许可管理方面，药品和医疗器械的生产、经营，都由国家药品监督管理机构实施。因此，我们在讨论医务人员廉洁自律行为时，就有必要将二者合并在一起讨论，为了表述方便，统一简称为药械企业。包括药品、医疗器械的研发机构、生产机构、流通机构、销售机构。

2. 医药代表

医药代表是指代表药品上市许可持有人在中华人民共和国境内从事药品信息传递、沟通、反馈的专业人员。① 关于医药代表的起源，可以

---

① 国家药监局《医药代表备案管理办法（试行）》（2020 年 9 月 30 日发布，2020 年 12 月 1 日起执行）第 2 条。

追溯到 300 多年前日本的配置卖药模式。① 日本这种"先用后利"商业模式的核心就是先创造客户的使用需求，而不是企业的利润需求。培养客户习惯，然后再带动销售，后期赚取长期利润。前田正甫作为当地的"市长"兼致富带头人，没有只是简单地让农民做药，而是提出"先利后用"的思路，先取得客户的信任和需求，然后利用一年一结算的方式推广产品。现代意义上的医药代表起源于 20 世纪初瑞士汽巴公司（CIBA，诺华药业的前身之一，山德士和汽巴合并之后建立诺华药业）。当时的医生对新药了解很少，需要公司派专业人员指导诊所医生使用，谓之医药代表（Medical Representative）。这是当时推广新药必须采用的方法并且迅速普及。② 医药代表起初主要为专业指导，当药品品种增多，出现竞争后便转为推销。中国的医药代表职业出现在 20 世纪 80 年代后期。1989 年，由西安医药有限公司最先将医学代表引入中国，但直到 2015 年，国家才正式在《中华人民共和国职业分类大典》中以书面形式承认医药代表。根据这一分类，医药代表是代表制药商并参与药品信息传递、沟通和反馈的个人。他们的主要工作是推广和传递药物信息，协助医生使用药物，并收集药物临床使用的反馈。然而，在实践中，医药代表的工作可能与上述描述大相径庭，长期缺乏监督导致了不规范的行

---

① 置き薬（household distributors）。这是日本一个历史非常悠久的商业模式，先将药箱放置在患者家中，患者需要使用的时候自行使用，过一段时间后销售人员上门清点，仅收取已使用药品的费用，再把过期的药品免费更换掉。距今 300 多年发源于日本富山县藩主前田正甫公（1649—1706）的时代。相传元禄 3 年（1690 年）江户城中大名突然腹痛难忍，前田正甫公正好带有反魂丹（中成药），该大名服用后，腹痛瞬间缓解，前田正甫公就把制作反魂丹的万代常闲叫来，让他把处方传授给了自己属地中的商人。并且指导商人们采用"先用后利"的商业模式。先将药物无偿放置在全国各地，一年后过去清点，收取已经使用的药物的费用。这种先让客户使用，取得对产品的需求和信任，然后收取费用的方式叫作"先用后利"。后期发展成了药箱模式。当时富山县的药物生意一下子将渠道铺到了全日本。制药产业成了富山县的支柱产业。在当时的日本，各地方政府都面临严重的财政赤字。但是富山县即便在幕末（明治维新之前）依然保持着良好的财政状况。制药业的贡献功不可没。直到今天，富山县的"廣貫堂"依然在运用这种生意模式，并且已经有了 142 年的历史。遠藤和子著：『富山の薬売り』，サイマル出版会 1993，第 2 页。
② 张斌：《处于十字路口的医药代表》，载《医学与哲学（人文社会医学版）》2008 年第 8 期，第 19—21 页。

为，这在一定程度上助长了制药行业的腐败，在这种背景下，我国提出了医药代表的标准化管理制度。

（二）医师与药械企业的关系

药械企业与医师之间应当是互相依赖、互相依存的关系。医师对患者的诊断和治疗最终需要借助药物或医疗器械来实现。没有药物，医师的医术再高明，也是"无米之炊"。而药械企业生产出来了药物，即使药物再好，如果用得不当，很可能适得其反。只有医师对患者的病情诊断清楚之后，才可能对症下药，药物的价值和作用才能得以实现。同时，医师将自己治疗疾病的想法、要求和使用某种特定药物的反馈信息传递给药械企业，药械企业可以对药物进行改进，生产出更好的药物。

既然两者之间的关系如此密切，如果两者之间能够很好地协作与配合，在使患者的疾病得以治愈的同时，医师和药械企业也获得了很好的收益，可谓三方皆赢的最好结局。与大多数其他企业不同，药械企业必须通过中介（医师）才能销售其产品，这使医师处于一种特殊的信任地位。他们站在企业和弱势患者之间，被药械公司称为"客户"。但是，药械企业毕竟是以追求商业利润为目的的，其可能会采用一些不正当的竞争手段来推销自己的产品，甚至会采用一些损害患者利益的手段。在这样的目的和动机驱使之下，企业与医师之间的关系就会变得扭曲、畸形，可能会形成药械企业与医师勾结，从而损害患者利益的局面。因此，要想使药械企业与医师的关系朝着健康、有序的方向发展，就需要营造良好的外部环境，尤其需要构建一个健康、有序、公平、透明的市场环境，其中就少不了政府的监管。在市场经济体制的环境下，市场监管主要体现在法律监管上。[①]

（三）管控医师与药械企业关系的规范文件

对医务人员与药械企业之间的关系，我国没有专门的法律予以规制，

---

① 刘鑫：《医药企业与医师关系的法律规制》，载张大庆主编：《中国医学人文评论》，北京大学医学出版社 2014 年版，第 94—101 页。

但是在相关法律中有相应的规定，并在一些部门规章、规范文件中有比较明确的规定，且行业学会、协会中也有相应的自律规则。从合规的角度来说，行业学会、协会的自律规则，企业的规章制度，药械企业及其工作人员都应当遵守。涉嫌违法犯罪的药械企业及相关工作人员，为了减轻刑事责任，可以按照监管机构的要求进行合规建设或整改，这又涉及了这些行业或者企业内部的规范。一是要将能够让企业规范运行的已有的规范予以落实；二是查漏补缺，进一步完善企业合法规范生产经营的规章制度；三是要建立有效防止企业及其相关人员违法犯罪的长效机制。

在国家法律层面，有《药品管理法》（2019 年修订）、《医师法》（2021 年发布）、《刑法》（2023 年修正）等相关法律和行政法规。另外，值得关注的是 2023 年 12 月 29 日通过的《刑法修正案（十二）》中有关行贿受贿犯罪的新规定。此外，针对商业贿赂违法犯罪问题，公安司法机关还有相关的法律解释，对于准确认定医务人员贪污受贿行为是否构成犯罪具有重要意义。

国家药品监督管理局于 2020 年 9 月 22 日发布《医药代表备案管理办法（试行）》，该办法共计 17 条，不仅规定了医药代表应当依照规定在有关平台上登记备案，还规定了医药代表的行为。《医药代表备案管理办法（试行）》第 3 条规定，医药代表可通过下列形式开展学术推广等活动：（1）在医疗机构当面与医务人员和药事人员沟通；（2）举办学术会议、讲座；（3）提供学术资料；（4）通过互联网或者电话会议沟通；（5）医疗机构同意的其他形式。第 12 条规定，药品上市许可持有人不得有下列情形：（1）未按规定备案医药代表信息，不及时变更、删除备案信息；（2）鼓励、暗示医药代表从事违法违规行为；（3）向医药代表分配药品销售任务，要求医药代表实施收款和处理购销票据等销售行为；（4）要求医药代表或者其他人员统计医生个人开具的药品处方数

量；（5）在备案中提供虚假信息。第13条规定，医药代表不得有下列
情形：（1）未经备案开展学术推广等活动；（2）未经医疗机构同意开展
学术推广等活动；（3）承担药品销售任务，实施收款和处理购销票据等
销售行为；（4）参与统计医生个人开具的药品处方数量；（5）对医疗机
构内设部门和个人直接提供捐赠、资助、赞助；（6）误导医生使用药
品，夸大或者误导疗效，隐匿药品已知的不良反应信息或者隐瞒医生反
馈的不良反应信息；（7）其他干预或者影响临床合理用药的行为。药品
上市许可持有人应当对所聘用或者授权的医药代表严格履行管理责任，
严禁医药代表存在上述情形。对存在上述情形的医药代表，药品上市许
可持有人应当及时予以纠正；情节严重的，应当暂停授权其开展学术推
广等活动，并对其进行岗位培训，考核合格后重新确认授权。

卫生部于2004年制定的《加强卫生行业作风建设的意见》；卫生
部、国家食品药品监督管理局、国家中医药管理局2012年6月26日发
布《医疗机构从业人员行为规范》；2013年12月，国家卫生计生委、国
家中医药管理局联合发布《九不准》；2021年8月国家卫生健康委、国
家中医药局《全国医疗机构及其工作人员廉洁从业行动计划（2021—
2024年）》，国家卫生健康委、医保局、中医药局2021年11月12日发
布《九项准则》，"恪守交往底线，不收受企业回扣"仍然被作为重点在
准则单列出来。

中国外商投资企业协会药品研制和开发行业委员会（RDPAC）2022
年年底发布《RDPAC行业行为准则》（2022年修订版），该行为准则对
禁止给予医务人员津贴、娱乐活动、礼品作出规定，对直接支持个人医
疗卫生专业人士、参与学术活动支付服务费、学术资助赞助等作出规定。

此外，一些地方卫生行政部门、医疗机构针对医务人员与医药代表
之间的关系，也作出了比较明确而具体的规定。比如，2021年12月28
日，江西省卫健委发布《医药代表医疗机构内拜访工作人员管理办法》，

该文件为首部省级针对医药代表拜访工作的管理办法。山东省立医院于2023年8月25日发布《医药代表接待管理规定（试行）》，中共龙口市人民医院委员会2023年3月2日发布《龙口市人民医院医药代表、设备及耗材代理商院内拜访工作人员管理办法（试行）》，中共广德市人民医院纪律检查委员会2023年8月8日发布《广德市人民医院医药代表接待管理规定（试行）》。

二、医务人员与药械企业交往的种类和要求

（一）医师接受药械企业的馈赠礼物

1. 中国"礼"和"礼品"传统

"礼"是中国古代文化的重要范畴，礼仪包括政治礼仪与生活礼仪两个方面，送礼分为国家层面和民间的送礼。[①] 礼，是中华文化最为重要的文化基因之一。上古圣王治民，后世圣贤教民，唯礼而已。圣王治世的目标，是建立大同世界，圣贤教民，是要让百姓懂礼、遵礼。西周开国之初，周公制礼作乐，奠定了中国传统文化的基调，这对中国历史的发展产生了深远影响。礼是天之经，地之义，是天地间最重要的秩序和仪则；乐是天地间的美妙声音，是道德的彰显。礼序乾坤，乐和天地，正所谓人法天，天法道，天人合一，自然有序。古人所创造出来的以宗法等级秩序为核心的礼文化，本身是为了维护阶级统治，却反过来异化成了威胁统治秩序的权力腐败。[②] 礼，除了在人们的言谈行为举止上，外在衣着、场景形式上有要求之外，更是赋予在外在物质之上，因此出现了礼物，就有了人际交往中的送礼现象。

2. 馈赠礼物的实质是赠与合同

---

① 吴书敏：《中国"礼"文化的发展渊源》，载《青春岁月》2014年第21期，第241—242页。

② 黄政宗、汪天文：《礼乐文化与廉政难题——根除中国式腐败的文化思考》，载《四川职业技术学院学报》2018年第2期，第118—122页。

在中国，馈赠礼物的现象非常普遍，无论是用于亲朋之间的往来，还是单位之间的联系；无论是节假日的聚会，还是联络感情的日常拜访；无论是单位开张庆典，还是个人婚丧嫁娶乔迁升学，往往都会赠与一定的礼物。作为正常人际交往、感情联络的媒介，送礼无可非议。但是任何以送礼为名的托人办事，尤其是托人办理为了谋取不正当利益之事，则涉嫌违法甚至犯罪，为任何国家的法律所不容。为谋取不正当利益的送礼之行为，送礼者为行贿，受礼者为受贿。

从法律层面来讲，馈赠礼物是一个赠与合同行为。根据《民法典》第 657 条的规定：赠与合同是指赠与人将自己的财产无偿给予受赠人，受赠人表示接受该赠与的合同。其中，转让财产的一方为赠与人，接受财产的一方为受赠人。赠与人向受赠人转移的一般是财产的所有权（当然并不限于所有权，土地使用权、股权、债权等也可以成为赠与的财产），因此，买卖合同作为典型的转移财产所有权的合同，其相关规定对于赠与合同具有参照适用效力。赠与合同分为附义务赠与合同和无义务赠与合同。根据《民法典》第 661 条的规定，附义务赠与合同，受赠人应当按照约定履行义务。

3. 药械企业与医师的赠与行为分析

赠与行为的发生总是有原因的。易言之，赠与人为了实现自己的目的而将特定财物赠与他人。比如，赠与人因之前受人恩惠而将特定财产赠与该曾经施与恩惠之人，这是感激之赠与；某人将自己特定财产赠与自己的亲人，这是亲情赠与；某人将自己特定财产赠与自己的好友，这是友情赠与；遇上朋友同事结婚生子、乔迁升学而馈赠礼金，这是吉利赠与；遇上自然灾害、天灾人祸，对于特定地区、特定人群给予赠与，这是道义赠与。当然，为了除此之外的其他特定目的，将一定数量的财物赠与特定的单位或者个人，以期该受赠人履行预定的义务，从而实现赠与人的预期目的，这是附义务赠与。如果双方预定的赠与所附义务不违反国家的法律、法规，不损害公共利益以及他人的合法权益，这样的附条件赠与合同合法有效。但是，如果双方约定的赠与所附义务违反国家法律、法规，或者侵害公共利益、他人合法权益，附条件赠与合同无效。医师与药械企业交往过程中，如果药械企业在给医师馈赠礼物的同时，附上义务，但由于医师和药械企业身份的特殊性，双方关系的特殊性，所附条件无论看起来与医师业务行为有无关联，都可能产生直接或者间接的关联性。可能被认定为以虚假的义务掩盖真实的义务，甚至表面上看没有义务，而实质上确实存在"默认义务"。比如，某临床科主任儿子结婚，负责该科主任所在医院的药品销售业务的某医药公司的某医药代表前往赠送贺礼，该科主任就应当拒绝这样的贺礼。

4. 医师接受药械企业馈赠礼物的基本要求

在医师与药械企业交往的过程中，医师接受药械企业礼物的基本要求是，接受医疗行业的礼物、设备或援助不应附加任何条件。在任何情况下，医生个人都不应接受现金或实物。一个部门或个人医生可以接受为了教育目的的赠与的教科书和教具，如果在这些东西上提及捐赠公司，则应仅用一个公司标志表示。[1] 医师在与药械企业人员交往过程中，对药械企业、医药代表馈赠的任何价值的礼物，都应当按照这一基本原则予以甄别、把控和管理，符合这一基本要求的礼物可以收取，不符合这一要求的礼物则予以拒绝。药械企业、医药代表将不符合这一要求的馈赠礼物"强行"赠与医师的，包括但不限于邮寄、滞留、他人转交、交与家人等，医师应当联系医院的纪检监察部门处理。

（二）医师接受药械企业的药物样品

1. 提供药物样品营销策略的合法性分析

"先用后买"的促销模式有着悠久的历史。300 多年前日本出现的置

---

① Bennett J, Collins J. The relationship between physicians and the biomedical industries: advice from the Royal College of Physicians. Clin Med (Lond), 2002, 2 (4): 320-322.

き薬（household distributors）可谓现代药物样品促销的雏形。①赠送样品给他人试用，是现代商业领域成熟的、有效的、常用的促销办法，是现代商业营销的手法，在很多商业领域广泛采用，且行之有效。

企业提供商品给消费者试用，只要其提供的试用样品没有质量问题，效果与正式商品差别不大，就属于正常的营销行为，并不违反法律的规定。但是如果其提供的样品为特制物品，且与正式商品在质量和效果上有差异，则可能存在欺诈，因而属于违法行为。

2. 药械企业提供药物样品营销的自律措施

在医药行业协会制定的行为规则中，对赠送药物样品没有禁止，但有比较严格的指引性规定。《RDPAC行业行为准则》（2022年修订版）第8条规定，根据中国法律、法规，为使医疗卫生专业人士充分了解相关药品的知识以便更好地服务于病患，会员公司应该直接把限量样品提供给医疗机构，并使用有资质的第三方进行样品递送。所有样品均应被清楚标注，以防止其被转卖或以其他方式被滥用。会员公司应对通过医疗机构提供给医疗卫生专业人士的样品建立有效的控制和责任机制，包括对样品的分发、交付、验收。英国制药工业协会（Association of the British Pharmaceutical Industry，ABPI）发布的《ABPI制药行业操作规程》（2021年版）对样品提供作出规定，产品样品只能提供给有资格开具该产品处方的卫生专业人员。不得将其提供给其他相关决策者。在一年内，向卫生专业人员提供的特定药物样本不得超过4个。药品样本不得大于英国市场上最小的药品样本。每个样品必须标有"免费医疗样品——不得转售"或类似字样，并且必须附有产品特性摘要的副本。特

---

① 江戸時代、全国に薬を広めた富山の薬売りって？配置薬のトップ企業「廣貫堂」で学ぶ富山壳薬の歴史，https://intojapanwaraku.com/rock/travel-rock/138628/，最后访问日期：2023年9月12日。

别规定了"不得出于促销目的向公众出售或供应药品"。①

3. 药械企业提供药物样品的基本要求

药械企业提供其药物样品，应当与医疗机构对接，不应当自行与医务人员产生联系。医疗机构接受药物样品后，根据诊疗规范和临床实践指南，对需要使用该药物的患者试用该药物样品，并且做好使用及效果记录。能够得到免费使用的药物样品往往成为医生和患者依赖昂贵但并不更有效的药物的有力诱因。样品还为医药代表提供了接触医生的机会。医药公司越来越依赖直接面向消费者的"广告"，这只会加剧当前营销实践与良好医患之间的紧张关系。② 制药公司认为，销售代表和医生之间的互动有几个目的，包括向医生介绍新药，鼓励他们使用最有效的药物，提高他们遵守良好实践指南的可能性，以及为低收入患者提供药物。然而，从医学专业的角度来看，实现这些目标的方法还有很多且没有营销策略陷阱。

（三）医师收受处方带来的返点回馈

1. 医师处方权

处方是指由注册的执业医师和执业助理医师（以下简称医师）在诊疗活动中为患者开具的，由取得药学专业技术职务任职资格的药学专业技术人员（以下简称药师）审核、调配、核对，并作为患者用药凭证的医疗文书。处方包括医疗机构病区用药医嘱单。③ 广义的处方内容还包括医师向患者推荐非处方药物。医师所具有的开具处方药品的权力被称为处方权，这是具有执业资格的医师在其注册的执业医疗机构履行医疗职责的过程中为特定患者实施诊疗活动时开具诊断和治疗目的使用药品

---

① Association of the British Pharmaceutical Industry. ABPI Code of Practice for the Pharmaceutical Industry 2021. https：//www. abpi. org. uk/publications/code-of-practice-for-the-pharmaceutical-industry-2021/，最后访问日期：2023 年 9 月 12 日。

② Brennan TA, Rothman DJ, Blank L, et al. Health Industry Practices That Create Conflicts of Interest：A Policy Proposal for Academic Medical Centers. JAMA, 2006, 295（4）：429—433.

③ 《处方管理办法》（中华人民共和国卫生部令第 53 号，2007 年 2 月 14 日发布）第 2 条。

的行为。

处方权作为一个法律概念，可以追溯到 1982 年卫生部制定的《医院工作制度》。该工作制度第二十部分"处方制度"第 1 条规定，医师、医士处方权，可由各科主任提出，院长批准，登记备案，并将本人之签字或印模留样于药剂科。《处方管理办法》第 8 条规定，经注册的执业医师在执业地点取得相应的处方权。经注册的执业助理医师在医疗机构开具的处方，应当经所在执业地点执业医师签名或加盖专用签章后方有效。《医师法》第 22 条、第 24 条规定的医师"出具相应的医学证明文件"是权利的具体体现。处方权是注册执业医师在执业地点取得相应的开具处方的权利，也是医师执业过程中一个核心的基础性权利。

2. 药械企业为医师处方付费的行为违法

处方是医师行使医疗职责的重要方法。在诊疗活动过程中，医师针对患者的病症实施诊断和诊疗，往往会开具处方给患者使用他认为有效的、必需的药品。《医师法》第 22 条、第 24 条规定，医师有权"出具相应的医学证明文件"，为患者"选择合理的医疗、预防、保健方案"。因此，医师开具处方，应当针对患者的病症，根据医学科学理论、知识，依据相关的诊疗规范、循证指南，结合自己的临床经验，为患者开具处方。开具处方的行为是一系列复杂决策的最终的关键环节。[1] 它受到生物医学、历史、心理社会和商业影响，任何方面都不能被单独列为非理性处方的"原因"。[2] 如果药械企业的医药代表有机会接触拥有处方权的医师，并且可以对医师施以利益诱惑，该药械企业的产品优势必然会体现到医师的处方中来。正因如此，世界各国对于带金开具处方的行为予以严厉制裁，不允许有任何形式、任何程度的处方对价。

药械企业对医师处方实施按量返点、按量付费，一方面会诱导医师

---

[1] Bradley CP. Decision making and prescribing patterns — a literature review. Fam Pract, 1991, 8: 276-87.

[2] Greenhalgh T, Gill P. Pressure to prescribe. BMJ, 1997, 315: 1482.

开具不必要的药物，给患者的身体造成不必要的伤害，给医疗保险基金带来付费压力，实施过度医疗。《民法典》第1227条规定，医疗机构及其医务人员不得违反诊疗规范实施不必要的检查。另一方面这种行为还导致医师有意识地开具某品牌药物的处方，而刻意回避开具其他品牌的药物，这是违反《反不正当竞争法》的行为。《基本医疗卫生与健康促进法》第54条规定，医疗卫生人员应当遵循医学科学规律，遵守有关临床诊疗技术规范和各项操作规范以及医学伦理规范，使用适宜技术和药物，合理诊疗，因病施治，不得对患者实施过度医疗。医疗卫生人员不得利用职务之便索要、非法收受财物或者牟取其他不正当利益。第102条第1款第1项规定，违反《基本医疗卫生与健康促进法》规定，医疗卫生人员利用职务之便索要、非法收受财物或者牟取其他不正当利益，由县级以上人民政府卫生健康主管部门依照有关执业医师、护士管理和医疗纠纷预防处理等法律、行政法规的规定给予行政处罚。《医师法》第31条规定，医师不得利用职务之便，索要、非法收受财物或者牟取其他不正当利益；不得对患者实施不必要的检查、治疗。第56条第5项规定，违反《医师法》规定，医师在执业活动中利用职务之便，索要、非法收受财物或者牟取其他不正当利益，或者违反诊疗规范，对患者实施不必要的检查、治疗造成不良后果，由县级以上人民政府卫生健康主管部门责令改正，给予警告，没收违法所得，并处1万元以上3万元以下的罚款；情节严重的，责令暂停6个月以上1年以下执业活动直至吊销医师执业证书。《药品管理法》第141条、第142条也作出了处罚性规定。

3. 药械企业禁止对处方付费的自律措施

《RDPAC行业行为准则》（2022年修订版）第7条与医疗卫生专业人士的医学互动交流项目中规定，会员公司不得以医疗卫生专业人士对药品的处方、使用、推荐、推广、医院准入或医院采购的已有的或可能有的有利决定，作为对其提供参会支持的前提条件或考量因素。对医疗卫生专业人士通常作为顾问提供相关专业服务，签订服务协议，涉及服务费支付时，明确提出的"禁止性原则"包括：（1）不得以聘用医疗卫生专业人士提供相关服务作为诱导其开具处方、推荐、采购、供应和／或使用任何药品的条件；（2）收集处方信息不属于向医疗卫生专业人士付费的合法服务等。英国制药工业协会（Association of the British Pharmaceutical Industry，ABPI）发布的《ABPI制药行业操作规程》（2021年版）也明令禁止药械企业为医师的处方付费。

4. 绝对禁止药械企业为医师处方付费

现在基本上已经达成共识——药械企业不得为医师开具的处方而支付额外费用，如果出现了药械企业为医师开具处方包含本企业的药品而支付奖励性费用、返点费用以及基于其他利益，只要与医师开具的处方发生关联，均属于违法甚至犯罪的行为，这是医药领域反商业贿赂的重点。

那么，一些特殊情况的付费是否可以呢？

第一，医师开具药物时没有药械企业打招呼，后来药械企业发现某医师给本公司的药品开得比较多，主动联系医师，并针对过去的处方行为给予奖励。这种行为是禁止的。虽然医师在开具处方时主观上没有受到药械企业付费的影响，但是客观上药械企业的奖励还是针对其处方行为，并且有可能会影响该医师以及其他医师今后的处方行为。

第二，药械企业与医院笼统约定加盟、合作，并不针对具体的处方对医师给予奖励，而是一段时间后或者年底按照公司总体业绩对医师给予分红奖励。这种行为也是禁止的。医师与药械企业的合作，在其行医过程中有为药械企业谋利（实际上就是为自己谋利）的动机，其处方行为也会受到影响。

第三，药械企业与医师约定，医师不开处方，而是在与患者接触的过程中，通过写纸条、口头表达的方式推荐此公司的药物，公司会给医师一定数额的奖励。这种行为难以认定医师以处方权谋取个人私利，但有可能违反医师职业伦理道德，医师最好不要有这样的行为。

第四，医师给患者开处方后要求患者到院外药品零售企业购买特定药械企业的药品。这是违法行为，应当予以禁止。医师处方不仅可以在医疗机构内部流通使用，患者也可以持处方到其他医疗机构、药品零售企业购药。现在互联网医疗、互联网药店兴起，患者甚至可以持医师处方到外地购药、网络购药，但只要涉及特定的药械企业，并且出现药械企业给医师处方的利益输送，就属于违法行为。

【案例 05-01】 美国布朗医生与药械企业签订独家营销协议案[①]

布朗医生是普罗托平（Protropin）的最大处方医生之一，普罗托平是一种基因工程人类生长激素，由基因泰克公司生产，仅由家庭医疗保健公司 Caremark 在美国分销。在 8 年的时间里，基因泰克和 Caremark 向布朗医生支付了超过 110 万美元，其中包括 50.9 万美元的研究拨款、11万美元的营销协议、224468 美元的办公室和员工以及各种"咨询"费用。在美国诉布朗案中，政府起诉了布朗医生、基因泰克、Caremark 和 Caremark 的高管违反了医疗补助/医疗保险反回扣法规。根据该法规规定，医生因转诊患者接受联邦医疗保健计划全额或部分支付的服务，或因开具或推荐购买联邦医疗保健项目全额或部分付款的药物而获得报酬，都是违法的。违反这项法令是重罪。根据该法规规定，支付报酬的个人或公司也犯有重罪。在美国诉布朗案的审判之前，Caremark 认罪并支付了 1.61 亿美元的罚款和赔偿金。作为认罪协议的一部分，Caremark 承认，它向布朗医生付款，以诱导他转诊患者使用普罗托平。经过审议，陪审团认定布朗医生犯有违反法令收受回扣罪。

[①] US v Brown, 108 F3d 863（8th Cir 1997）；D. A. B. v Brown, 570 NW2d 168（Minn Ct App 1997）.

评析

医师与药械企业签订独家营销协议，意味着对其他同类型企业产品的排斥，因而涉嫌不正当竞争，医师因此收受了该企业的费用，构成商业贿赂，因此最后法院以收受回扣定罪。本案发生在美国，但是我国现实中同样存在类似的不正当竞争案件，只不过我国不是医师独立执业制，而是医疗机构执业制，医师依附于其注册的执业医疗机构开展医疗业务。因此，一般签署这类独家销售协议的往往是医疗机构，但依据我国《反不正当竞争法》的规定，该行为构成不正当竞争，一般应按照商业贿赂追究责任。

【**案例 05-02**】医生开处方要求患者到指定药店购药并收取药品回扣案①

被告人李某某以某医药有限公司医药代表的名义，与药店建立药品供销关系。为增加药品销量，李某某多次到某人民医院找门诊医生谌某、宛某某、吴某某、杨某某、康某、谢某某、赵某等人，要求帮忙给患者开具其所代理的药品处方到指定药店购买，并承诺按每盒 5—15 元不等支付回扣。李某某到某人民医院找门诊医生帮忙开药，并承诺会按卖价的 10% 给好处费。刚开始很多医生都拒绝他，他便天天找，后来谌某、杨某某、宛某某、赵某等医生同意帮他开药，让病人到该家药房购买所开的药。李某某一共给了该 4 名医生 68000 元好处费，没有向其他医生给过好处费。李某某交了两个本子给药店记录医生开的药品名称及数量，以确定好处费金额。基本上李某某天天去看医生开了多少药，月底结算后有的记录就销毁了。2020 年 1 月 6 日李某某被民警抓获，其到案后，未如实供述。在案件审理阶段，李某某签署了认罪认罚具结书。涉案医生向纪委退缴了所收受的款项。2020 年 6 月 19 日，法院判决被告人李某

---

① 四川省眉山市彭山区人民法院（2020）川 1403 刑初 41 号刑事判决书。

某犯对非国家工作人员行贿罪，判处有期徒刑 11 个月，并处罚金 10 万元。

评析

医药分家意味着医师没有能力把控患者对购药地点的选择，从而避免医师收受药品回扣。但是如果医师在给患者开具处方时，或者向患者推荐某种药物时，对患者指定购药的药店，则存在收受药品回扣的可能。本案中的医师正是受到医药代表的指示，从而对外出购药患者指定药店。因此，医药代表的行为构成行贿罪，开药拿回扣的行为属于受贿罪，医药代表和医师均应受到法律的制裁。

（四）医师接受药械企业的宴请

1. 药械企业宴请医务人员是否涉及医疗腐败

吃饭是每个人每天要多次重复的事情。一日三餐，基本上成了调节一个人每天工作、生活节奏的仪式。起床之后、工作之余、开会之余、下班之后，都要饮食。因此，医务人员在与医药公司、医药代表打交道的过程中，很可能涉及宴会和吃请问题。

药械企业及其医药代表药械企业医务人员参加宴会，或者在工作之余请医务人员吃饭，一般情况下从金额上来说不会太大，远远达不到行贿、受贿定罪的最低额度，所以从刑事处罚的角度来说，一般不会追究刑事责任。但是如果涉及长期、多次针对同一名医务人员实施请客，如医师下班之后，由药械企业或其医药代表多次安排餐饮，则可能构成刑事犯罪。另外，从《反不正当竞争法》的角度来考察，如果请客的药械企业与接受请客的医务人员存在医药产品销售的关联，有可能触犯《反不正当竞争法》的规定，还有可能面临处罚。

《九项准则》第 9 项准则"恪守交往底线，不收受企业回扣"，就涉及"严禁参加其安排、组织或者支付费用的宴请或者旅游、健身、娱乐等活动安排"的规定。因此，医务人员接受药械企业的吃请，存在职业行为不规范的问题，违反工作纪律，所以会面临医疗卫生系统、医疗机构内部的纪律处分。

【案例 05-03】 某药品生产企业涉嫌商业贿赂行政处罚案[①]

2021 年 4 月 5 日至 2022 年 3 月 23 日，涉事公司为了使相关医疗器械使用单位采购其经营的产品，花费 123632 元宴请医护人员。因无法计算宴请医护人员而增加的医疗器械销售数量，故无法计算违法所得。另查明，2020 年 6 月，在未向医疗器械经营许可证登记机关申请许可证库房地址变更登记的情况下，涉事公司擅自在某处设立医疗器械仓库。因涉嫌商业贿赂，违反《反不正当竞争法》第 19 条规定，2023 年 8 月 21 日，温州市鹿城区市场监督管理局责令其改正违法行为，并处以罚款 50 万元。对未经审批擅自设立医疗器械仓库的违法行为，相关单位作如下处理：责令改正违法行为，处以罚款 1 万元。

评析

虽然中国传统文化中对人际交往特别注重请客送礼，但是在涉及市场销售行为时，涉及药品的销售方与医务人员之间的送礼和宴请，则应当遵守相关的法律法规。药械企业宴请医务人员有可能涉及利益诉讼，有可能违反《反不正当竞争法》的规定，一旦被市场监管部门认定构成不正当竞争行为，将会面临巨额处罚。参加违规宴请的医务人员，也因为违反《九项准则》而面临纪律处分、行政处罚。

2. 药械企业对宴请医务人员的自律措施

中国外商投资企业协会药品研制和开发行业委员会 2022 年年底发布《RDPAC 行业行为准则》（2022 年修订版），其中，第 7.1.4 条限制中规定，附属于医学互动交流项目的招待仅可提供给：（1）医学互动交流项目的参会者。会员公司不得支付应邀参会的医疗卫生专业人士的随行客

[①] 温州市鹿城区市场监督管理局温鹿市监处罚（2023）1298 号处罚决定书。

人的任何费用。（2）用于招待的支出按当地标准应当是中等适度和合理的。一般而言，招待的费用不应超过参会者通常的自付费用标准。"中等适度和合理的"应解释为每人每餐不超过人民币 300 元。

3. 医务人员如何对待药械企业的宴请

医务人员有时难免会遇到药械企业或者医药代表请客的问题，作为医务人员，由于身份上的特殊性，面对请客的医务人员应当审慎对待宴请活动。一般来说，医务人员在面对宴请活动时，需要考虑三个因素：一是举办宴请的企业或者医药代表的业务范围与自己的医疗执业活动有没有交集，医务人员是否开处方使用该药械企业的产品。二是请客的对象是有针对性的，还是广泛邀请。比如，在一个大型的学术会议结束时，会议主办方说，今天的午餐由某某企业赞助，这种宴请对象就是广泛的且没有针对性的。但如果在会议结束时，医药代表跟某位医师说，"会议结束后我邀请了几个医师一起，咱们在某某酒楼吃饭"，这就是有针对性的。三是要看宴请的费用，是一般的工作餐，还是大吃大喝、上高档菜肴和酒水的宴席。当然，在这几个考虑因素中，第一个因素是最重要的。只有存在业务往来的情况下，才存在利益输送的可能性，才存在商业贿赂的可能性，如果是没有业务往来的医药代表朋友请医师朋友吃饭，无论如何，也不违反《九项准则》的规定，更不可能构成行政违法、刑事犯罪。关于宴请费用，其实如果不是小范围请客，宴请费用不可能太高。对于一些药械企业赞助会议餐费，虽然总体费用可能很高，但是涉及多人就餐，具体每个人的餐标不高，往往是工作餐性质，当然也难以认定为商业贿赂。

【案例 05-04】药代请客吃饭，5 名医生"挨板子"①

2016 年 11 月，黄岩区纪委派驻第四纪检组接到群众举报后，立即

---

① 颜新文、黄纪轩：《药代请客吃饭，5 名医生"挨板子"》，载《中国纪检监察报》2017 年 2 月 20 日，第 1 版。

组织人员进行核查。经查实，当年 8 月 19 日晚，应医药公司销售代表邀请，某医院医生罗某、王某、吴某、谷某、李某来到某酒店接受吃请，共花费 2808 元，由该医药公司支付。事后，李某通过微信红包的方式主动向该医药公司退回了餐费 200 元，其余 4 人均未退回餐费。据进一步调查，这 5 名医生都向患者开过该医药公司的药品。经黄岩区卫生和计划生育局党委会议研究决定，给予罗某、王某党内警告处分；经黄岩区卫生和计划生育局局长办公会议研究决定，给予吴某、谷某行政警告处分，给予李某批评教育处理。同时，负有主要领导责任的医院党支部书记、院长陈某受到诫勉谈话处理。

评析

有人认为，吃吃喝喝是小事，接受医药代表请客，参加医药代表组织的宴请，只要不收受财物、现金，就没有问题。事实上并非如此，除非是参加会议、学术活动的工作餐，否则规格高、费用高的宴请，仍然属于商业贿赂的范畴。作为药械企业及医药代表，如果组织这样的宴请，可能构成不正当竞争，属于商业贿赂，医务人员也涉嫌违纪违法，会受到纪律处分甚至行政、刑事处罚。

（五）医师参加由药械企业资助的旅游

旅游，即外出观光、游览。"旅"是旅行、外出，即为了实现某一目的而在空间上从一个地方到另一个地方的行进过程；"游"是外出游览、观光、娱乐，即为达到这些目的所作的旅行。二者结合起来即旅游。所以，旅行偏重于行，旅游不但有"行"，且有观光、娱乐含义。

跟旅游相关的另一个概念是考察，或称参观考察，是指实地观察调查，细致深刻地观察。参观考察一般都具有商务、公务目的性，即便到某自然景观、人文景观参观考察，也是带有商务、公务目的，是为了调查、了解被考察对象，学习其经验，总结其教训。而组织进行的参观考察结束后，参观考察者一般要写出考察报告，或者向有关单位、领导进行汇报。比如，某县为发展旅游经济，针对旅游景点配置和完善医疗保健措施，尤其是配套紧急救治服务点，所以派出了由副县长带队、由县卫健局领导参与、县医院领导、急救医务人员参加的考察团，到某成熟旅游城市实施景区急救机制考察。这就是典型的参观考察。因工作开展的正常公务考察学习，是政策和纪律都允许的。但要把握以下五点：（1）公务考察要有正当必要的事由；（2）参观考察经费由政府财政支出，严格按照公务人员差旅标准支出，不得找第三方出资；（3）不准用公款组织游山玩水、安排私人度假旅游活动；（4）正常公务活动要报经单位负责人审批备案；（5）考察期间，不得进行与公务考察学习无关的活动，更不能借考察之机游山玩水。

与旅游相关联的还有一个概念是调研。调研即调查研究的简称，是指通过采取一定的调查方法，系统、科学地获取和收集针对某个问题、对象或者现象的信息和数据，并对其进行分析、研究和评估的过程。调研不仅要求参考相关文献、报告，更是要深入一线，实地考察，验证报告上反映的情况和数据，从而有助于有关人员对相关事项做出更为客观的、实事求是的准确判断，而不仅仅满足于他人提交的结论性报告。

医疗卫生系统的领导还是普通工作人员、医务人员，为了实现工作目标而进行的考察、调研，与旅游有着显著的区别，因而是允许的。但是不得打着公务考察、调研之名进行公款旅游，不得打着召开学术会议、接受继续教育之名实施旅游，更不得接受医药械企业及其医药代表出资、策划、组织旅游活动。

《九项准则》第9项准则明确规定，"严禁参加其安排、组织或者支付费用的宴请或者旅游、健身、娱乐等活动安排"。因此，医务人员接受药械企业的安排、组织或者支付费用的旅游、健身、娱乐等活动，存在职业行为不规范的问题，违反工作纪律，将面临医疗卫生系统、医疗机构内部的纪律处分。

【案例 05-05】 某药械企业被曝组织医生旅游，公司向公众致歉①

中央电视台"焦点访谈"节目 2013 年 9 月 11 日报道，据知情人透露，8 月 28 日下午，某医药公司在上海某酒店组织一些医生开会，随后组织医师赴泰国清迈旅游。8 月 29 日，央视驻泰国记者在清迈见到了这个团队的行踪，他们已经组成了一个旅行团。在泰国清迈他们游览了当地的世博园，并参加了划竹筏、看大象表演、骑大象等丰富多彩的活动。这一行人只有刚到达时在机场开了短短 50 分钟的会，随后是整整 3 天的清迈旅游。事件曝光后，该公司决定对节目中涉及的某区域负责人给予停职处理，并要求其配合公司和有关部门进行调查。公司一位高层领导在接受记者采访时，就此事向公众致歉。

评析

打着开学术会议的幌子，暗地里组织医师出境旅游，这是典型的商业贿赂。央视的曝光给这家药械企业带来了非常大的负面影响，这些参加旅游的医务人员也被给予纪律处分。虽然这件事已经过去了 10 余年，但类似的事件仍时有发生，只不过做得更加狡猾、隐蔽。本次医药领域集中整治的重点，就是对这种虚假学术会议进行打击，对于巧立名目设立虚假学术会议，实际上是对医务人员施与回扣的做法，相关公司和责任人员将会被严厉制裁。

（六）为药械企业的产品进入医院进行斡旋

医务人员与相关药械企业或其医药代表没有业务上的联系，医师的执业范围与某药械企业的药品服务范围无关，但是该药械企业通过该医师的介绍，认识了医院院长、科主任或者医务人员，并成功将自己的产品打入医院，相关医务人员在医疗执业活动中处方该药械企业的药物，并收受了该药械企业支付的返点报酬。比如，某药械企业检查心内科药

---

① 《焦点访谈：旅游背后的交易》，载"央视网"，2013 年 9 月 11 日发布，https：//tv.cctv.com/2013/09/11/VIDE1378905843719629.shtml，最后访问日期：2023 年 10 月 30 日。

物，该药械企业的医药代表王某通过其好友张某（妇产科医师）认识了院长，在妇产科医师张某的沟通联络下，组织了饭局，院长及相关科主任参加，饭局上达成了进药共识。事后，院长、科主任及开处方的医师都收到了相应的"好处费"，医药代表也给了妇产科医师张某2万元的费用。在这场商业贿赂中，妇产科医师张某是否构成受贿呢？该行为当然属于受贿，只不过是否构成受贿罪，需要根据《刑法》及相关司法解释的具体规定来认定。

由于医务人员身份的特殊性，别有用心的药械企业或其医药代表会通过各种方式接触医务人员、利用医务人员的身份和人脉。药械企业及其医药代表与医疗机构、医务人员分属两个部门的行业，医药代表要想认识医疗机构负责人、相关科室主任及医务人员，往往是通过第三方的介绍，这种情形最多见的第三方常常是该医疗机构的其他科室的医务人员、工作人员。医疗机构的医务人员、工作人员常常会成为斡旋贿赂、介绍贿赂的主体参与到商业贿赂活动中。

【案例05-06】甘被医药代表围猎，"医生捞客"13年捞1600万元好处费①

沈某曾任黄山市某医院微机中心副主任，"三甲"办副主任，2009年被借调到市卫生局工作，2018年5月回原医院医务科远程会诊中心工作。沈某违反国家法律法规，利用本人职权及工作形成的便利条件，通过黄山市某医院其他国家工作人员的职务行为和个人的"统方"行为，为医药公司及医药代表谋取不正当利益，收受人民币总计16836664.8元。2005年年底前后，合肥市某医药公司业务代表钟某找到被告人沈某，将其代理销售的药品交给他在黄山市某医院进行推销，两人约定按药品销售额的30%左右支付沈某"劳务费"，由钟某安排彭某按期给沈

---

① 安徽省祁门县人民法院（2019）皖1024刑初51号刑事判决；安徽省黄山市中级人民法院（2019）皖10刑终99号刑事裁定书。

某转账付款。沈某利用其黄山市某医院工作人员的职务便利条件，先后在黄山市某医院以送购物卡、少量现金、烟酒及请吃唱歌等方式找到相关科室主任及处方医生帮助钟某、彭某推销泮托拉唑针、头孢硫针、氨甲环酸、甘露聚糖肽等药品，并帮助钟某找相关临床业务科室主任出新药报告。2005年12月底至2018年5月，钟某、彭某通过银行转账的方式送给沈某药品返利款共计人民币14062082.3元。

法院经审理认为，沈某案发前系某医院工作人员，具备国家工作人员身份，其利用该医院其他医生开处方这一职务行为，为医药代表谋取药品使用上的不正当竞争利益并收取请托人财物；同时沈某利用本单位同事这层关系，采取送购物卡、现金、烟酒以及吃请等方式，对医生职务行为产生了一定影响，其行为符合斡旋受贿罪的犯罪构成。最终按照受贿罪判处有期徒刑11年6个月，并处罚金人民币370万元。

评析

本案提到的"斡旋受贿罪"并不是我国《刑法》规定的独立罪名，而是受贿罪的一种表现形式。《刑法》第388条规定，国家工作人员利用本人职权或者地位形成的便利条件，通过其他国家工作人员职务上的行为，为请托人谋取不正当利益，索取请托人财物或者收受请托人财物的，以受贿论处。与其类似的是"利用影响力受贿罪"，这是我国《刑法》独立的罪名，在《刑法》第388条之一作出规定，是指国家工作人员的近亲属或者其他与该国家工作人员关系密切的人，通过该国家工作人员职务上的行为，或者利用该国家工作人员职权或者地位形成的便利条件，通过其他国家工作人员职务上的行为，为请托人谋取不正当利益，索取请托人财物或者收受请托人财物。从罪状表述上来看，显然本案不构成利用影响力受贿罪。

（七）"统方"行为属于商业贿赂的共犯

统方是医院对医生用药信息量、用药单据的统计。统方主要是基于医院管理目的，检测医院运营过程中对相关药物的使用情况，防止药物使用过多，尤其是防止药物因非医疗目的被过度使用而采取的管理行为。近年来出现了基于商业目的统方。所谓商业目的统方，是指医院中个人或部门为医药营销人员提供医生或部门一定时期内临床用药量信息，供其发放药品回扣的行为。基于商业目的的统方行为，是在医疗腐败贿赂过程中出现的一种现象。药械企业及其医药代表要给开处方用其药品的医务人员予以返点回扣就得有真凭实据，所以往往依赖医疗机构内部的非开药人员为其提供医师开药多少的统计数据。现在各级医疗机构都有HIS 系统，对于医师下医嘱、开处方的行为有清晰记录，所以，只要能够接触到 HIS 上的数据，就可以利用系统自带的统计功能对医师开具某种药物的情况进行统计，打印或者截图后交给医药代表，查询统计人员由此拿到一定的劳务费。

商业目的统方为医药械企业提供了给予回扣的重要依据，成为药品回扣落地的重要渠道，从而形成了医疗机构、医务人员、药品销售机构、医药代表等各方多开多得、利益均沾的腐败利益链。在这个腐败利益链上，医院院长、分管副院长、药剂科、财务科、统方者、库房等部门和人员都可能参与其中。他们可能通过多种方式来实现利益输送，如在药品和医疗器械采购、医生处方权等方面获得回扣、佣金、好处费等形式的贿赂，以换取对方在医院的药品和器械销售上的优势地位。要彻底斩断医药购销环节的利益输送链条并非易事，需要监管部门和医疗机构共同努力，加强管理和监督，从根本上解决这一问题。国家卫健委要求，各级卫生行政部门和各类医疗机构应加强医院信息系统药品、高值耗材统计功能管理，避免为不正当商业目的统计医师个人和临床科室有关药品、高值耗材用量信息。要对医院信息系统中有关药品、高值耗材使用等信息实行专人负责、加密管理，严格统方权限和审批程序，未经批准不得统方，严禁为商业目的统方。各级卫生行政部门要加大对辖区内医疗机构统方行为的监督检查力度。对未落实统方管理要求的医疗机构，要责令其限期整改，尽快建立健全有关管理制度，并且严肃追究其责任。

2023 年 8 月 20 日，中央纪委国家监委网站发布动画《医疗领域腐败和不正之风｜斩断"统方"数据利益链》①，剑指"统方"腐败利益链，强调各级纪检监察机关要加强对信息、药剂等关键岗位人员的日常监督。统方行为是违法的。一方面，这种行为涉嫌违规进入医疗机构 HIS 系统，窥探后台数据，涉嫌违法获取医疗机构的商业秘密和患者个人信息。另一方面，统方帮助了医药械企业实施商业贿赂，是商业贿赂案件的关键环节，因此相关人员可能成为商业贿赂违法犯罪案件的共犯，面临法律制裁。

【案例 05-07】 贩卖医药数据，暗做药代②

2009 年，随着桐庐县某医院搬入新院区，王某俊被调入药库，做起了药品采购员。掌握用药信息、新药进院初核及日常采购权力的他，成为医药销售人员眼中的"香饽饽"。但他不满足医药销售人员送的"小恩小惠"，而是一门心思想着"赚大钱"。"还在老院区的时候，我就耳闻医院信息科有人在用统方数据赚钱，而且这么多年也没出过什么事。我就觉得别人可以这样赚钱，自己也可以。"就这样，王某俊把目光投向了贩卖医院统方数据。2010 年，瞅准"商机"的王某俊找到了相熟的县第一人民医院信息科工作人员蒲某某，共商发财大计。两人一拍即合，约定由蒲某某利用工作便利收集统方数据，王某俊负责售卖，所得好处

---

① 《医疗领域腐败和不正之风｜斩断"统方"数据利益链》，载"中央纪委国家监委网"，http：//v．ccdi．gov．cn/2023/08/19/VIDEDfRrtKyaL6xHbsSuReJw230819．shtml，最后访问日期：2023 年 9 月 28 日。

② 颜新文、刘晶莹、皇甫晓媛：《以案为鉴｜贩卖医药数据暗做药代》，载"中央纪委国家监委网"，https：//www．ccdi．gov．cn/yaowenn/202003/t20200330_ 78310．html；相关案例视频《案说｜卖"统方"、做经销、拿回扣县医院采购员为何能受贿 1200 万》，载"中央纪委国家监委网"，http：//v．ccdi．gov．cn/2020/08/19/VIDE070by9Iu3JvwsxKeAhRQ200819．shtml，最后访问日期：2023 年 9 月 28 日。

两人平分。直至案发，王某俊非法获取的统方数据覆盖桐庐 10 余家公立医院（卫生院），涵盖药品种类达数百种，王某俊和他的同伙们赚得盆满钵满。据调查，2010 年至 2019 年，王某俊伙同他人非法收受药品销售人员送予的统方好处费共计人民币 231.02 万元。王某俊不满足统方带来的好处，又开始做起了"药代"。2012 年，在药品采购岗位深耕多年的王某俊对药品采购操作流程已经非常熟悉，且与众多药商接触密切，这让他萌发出做药品销售代理的念头。他找到了潘某，两人默契配合，潘某在台前操作，王某俊躲在幕后遥控指挥。王某俊伙同潘某里应外合，成功将几十种药品打入某医院，占据了不小的市场份额。截至案发，两人共同收受医药销售人员给的药品回扣共计人民币 1019 万余元。在某医院担任采购员期间，王某俊多次收受医药销售人员送予的礼金礼卡，其中大部分发生在中央八项规定出台之后。2020 年 1 月 14 日，桐庐县人民法院以受贿罪、非法获取计算机信息系统数据罪，判处王某俊有期徒刑 14 年，并处罚金人民币 204 万元，对王某俊犯罪所得赃款依法予以追缴，上缴国库。

评析

本案系医疗机构信息科工作人员主动统方，将统方信息卖给药品经营企业及人员的典型案件。医疗机构信息系统中存在大量重要的信息，信息种类繁多，信息敏感性不一样，有的信息可能涉及国家秘密，有的信息可能涉及医疗机构商业秘密，还有的信息涉及公民个人信息和隐私，因此医疗机构应当加强对其 HIS 系统的管理，严格权限管理，避免任何泄密行为。医疗机构内部人员利用职务之便侵入计算机信息系统统方，构成非法获取计算机信息系统数据罪；将其获得的信息提供给药品流通企业，并由此获利，是医院工作人员利用职务之便获取非法利益的行为，构成受贿罪。

【案例 05-08】 医疗机构临时聘用人员"统方"行为违法①

唐某系某药品公司驻甲县的医药代表，从 2016 年 5 月开始负责甲县中心医院的销售业务。但是，2016 年唐某所销售的药品很少被甲县中心医院的医生采用，致使药品面临过期报废的情况。为了增加药品的销售量，唐某便与药品公司商量，采取给甲县中心医院相关副院长回扣、给医生支付临床费、给统计医生处方的工作人员支付统方费的方式促进药品销售。唐某按照操作流程每月到甲县中心医院药房的胡某、陈某、王某处收集每个医生所开其所销售的药品的处方量，然后汇总、录入 EX-CEL 表格中，计算出给相关副院长的回扣、开方医生的临床费和胡某、陈某、王某等人的统方费。然后再到药品公司财务报账，报账后他带着装好钱的信封到甲县中心医院，把钱送给相关的副院长、医生和药房工作人员。

截至案发，唐某共送给甲县中心医院副院长刘某 12 万元，送给处方医生吕某 8 万元、吴某 7.5 万元、冯某 7 万元、白某 6.3 万元，药房工作人员胡某、陈某、王某各 2.6 万元。

另查，甲县中心医院为公益一类事业单位，副院长刘某为正科级干部；处方医生吕某、吴某、冯某、白某均为事业编制；药房工作人员胡某、陈某、王某均为临时聘用人员。甲县中心医院副院长刘某作为国家工作人员非法收受他人财物，为他人谋取利益，构成受贿罪；处方医生吕某、吴某、冯某、白某收受他人财物、为他人谋取利益的行为构成非国家工作人员受贿罪；本案中并无争议。本案中，对于临时聘用的药房工作人员胡某、陈某、王某，因其并没有国家工作人员的身份，但利用职务上的便利，非法收受销售方财物，为销售方谋取利益，数额较大的，

---

① 曹静静：《医院副院长、处方医生、药房工作人员各构成什么罪？》，载"中央纪委国家监委网"，https://www.ccdi.gov.cn/hdjln/ywtt/202203/t20220331_183327.html，最后访问日期：2023 年 9 月 28 日。本案裁判文书参见湖南省蓝山县人民法院（2016）湘 1127 刑初 187 号刑事判决书。

则构成非国家工作人员受贿罪。但是，根据《最高人民法院、最高人民检察院关于办理贪污贿赂刑事案件适用法律若干问题的解释》（法释〔2016〕9号），非国家工作人员受贿罪中的"数额较大"的起点应当按照受贿罪相对应的数额标准（3万元）的2倍来执行，即非国家工作人员受贿罪定罪量刑的标准为6万元。本案中，胡某、陈某、王某受贿数额各为2.6万元，都没有达到非国家工作人员受贿罪定罪量刑的标准，所以不构成犯罪。药房工作人员胡某、陈某、王某作为非国家工作人员，非法收受他人财物，但是因为没有达到非国家工作人员受贿罪的定罪量刑标准，所以不构成犯罪，但仍属于违法行为，故对其进行纪律处分和行政处罚。

评析

本案涉及医院内部工作人员通过统方协助医药代表向开处方的医师支付药品回扣的问题。在药械企业向医师支付处方回扣的案件中，统方是非常重要的一环，统方结果是支付处方回扣的依据。但是只有能够进入医院HIS系统调阅医师开处方药的人员才能完成统方行为。本案实施统方的是医疗机构的"临时聘用人员"，可见医疗机构对其HIS系统的权限管理上比较松散，药房、信息科的一般工作人员都能够登录系统查看、统计处方药使用信息，这是本案应当引起医疗机构重视的地方。当然，无论是医疗机构正式在编人员，还是临时聘用人员，其参与了非法统方都是违法的，但是由于其获利尚未达到构成犯罪的下限，因而不认定为犯罪，但仍然面临纪律处分、行政处罚。

（八）药械企业对医疗行为的干涉

我国经济发展不平衡，地区之间的差距很大，在医疗资源分布，尤其是优质医疗资源分布上也是如此。经济欠发达地区、边远地区、县一级的城市，虽然医疗资源匮乏，但是对医疗服务的需求不低。在这些地方仍然生活着大量的居民，一些上了一定年纪不愿外出的人、外出务工人员留在当地的子女定居于此，因此对医疗的需求很大。这些地区的医疗机构一方面需要发展，另一方面也要践行为人民服务的宗旨，尽可能提供老百姓需要的医疗服务，采用各种方法来提升医疗技术，满足老百姓日益增长的就医需求。这些方法既包括国家层面提供的"对口支援""帮扶""医联体（医共体）"等机制，也包括医师多点执业等方法。当然，在合法渠道之外，也出现了一些灰色方式，如"跟台手术""走穴"等，甚至还有医药代表协助医院邀请专家来院出门诊、做手术，其聘请的临床专家对医疗工作的干预，包括提供咨询意见、指导甚至介入医院的医疗活动。

随着科学技术水平的发展和进步，各种新型医疗器械和设备不断研发上市，并投入使用。但医疗机构受制于资金、场所，无法常年备置市面上所有的手术器械，依赖医疗器械销售公司在手术需要时进行配送。同时，器材更新频率加快也使得医师、护士无法熟练掌握和操作所有医疗器械和设备，因而需要有专人对其进行技术指导。这样的现实状况催生出了跟台人员这一特殊主体。跟台人员，也被称为外来器械护士，其并非医疗机构的工作人员，而是相关医疗器械公司的工作人员。跟台人员最早产生于骨科手术中，时至今日，除骨科领域、外科领域，在心血管内科、肿瘤内科等领域的手术中，都可以看见跟台人员辅助医师手术的身影，他们对患者的治疗发挥了重要的作用。[①]

跟台人员最早是医疗器械、设备公司在提供医疗器械、设备外借服务时配备的指导、协助借用医疗器械、设备的医疗机构开展相关手术、治疗时的专门人员，对于借用医疗器械、设备的医疗机构而言，这些从医疗器械设备公司租借来的医疗器械、设备被称为外来医疗器械、设备，公司提供的伴随外来医疗器械、设备的人员被称为跟台人员。最早公司

---

① 邵泽豪：《跟台人员参与手术的合理性、法律风险与规范化管理》，载《南京医科大学学报（社会科学版）》2021年第5期，第445—450页。

只提供外来医疗器械、设备和跟台人员的服务，但是近年来，随着小型医疗机构尤其是民营医疗机构的大量涌现，特别是近年医美服务的活跃，大量没有实力提供医疗手术服务的医疗机构在借用公司的医疗器械的同时，一并借用可以实施手术的跟台人员，从而出现了跟台手术。因此，现在发展到有的医疗器械、设备或药物的制造公司的跟台人员，实际上是某一个领域的医学专家，或者有的医师自行购买设备，携带医疗器械、设备到非其执业医院开展医疗活动。

跟台人员实际上是医疗器械、设备或药物制造公司的代表，与医药代表身份无异。制药和医疗器械公司的代表为了观察公司产品的使用或校准产品供外科医生使用而参加手术的情况越来越普遍。这些代表在手术室的存在有时是至关重要的，如果没有他们，手术就无法进行。[①] 事实上，美国医学协会的《医学伦理准则》指出，医疗器械制造商可以通过行业代表为医务人员正确使用其医疗器械、设备提供便利，这些行业代表可以通过向医生提供有关器械或设备正确使用的信息以及技术援助，在患者安全和护理质量方面发挥重要作用。[②] 即便医疗器械、设备或药物制造公司的代表在医疗机构仅通过咨询和指导服务，不能要求医生使用其产品或者不使用其产品；医疗器械、设备或药物制造公司的代表也没有义务监督医生如何使用这些产品。另外，医疗器械、设备或药物制造公司的代表在实施医疗行为的医疗机构不一定有行医资格，他们不直接参与医疗活动是在遵守法律规定。相反，如果医疗器械、设备或药物制造公司的代表干涉医师的行为，甚至直接参与诊疗活动，医疗器械、

---

①　Summerhill MJ, Chandler AM. Company representatives in the operating and treatment room: how to navigate the ever-expanding theories of liability for medical device and pharmaceutical companies. *DePaul J Health Care L*, 2009, 12（2）: 253.

②　American Medical Association. Opinion 10. 6 Industry representatives in clinical settings. Code of Medical Ethics. Chicago, IL: American Medical Association, 2016. https: //code - medical - ethics. ama - assn. org/ethics-opinions/industry-representatives-clinical-settings，最后访问日期：2023 年 9 月 28 日。

设备或药物制造公司及其代表不会因此承担民事侵权责任,① 毕竟患者在医疗机构就医,是与医疗机构签订医疗服务合同关系,允许或者邀请医疗器械、设备或药物制造公司的代表参与医疗活动,是医疗机构管理上的问题。但属于行政违法,应当承担纪律责任、行政责任。

【案例 05-09】"跟台人员"导致的医疗损害赔偿纠纷案②

2017 年 2 月 20 日,患者贾某因主诉右肺结节 5 年至某医院住院治疗,被诊断为右肺上叶腺癌、子宫内膜异位、结肠恶性肿瘤。术前 1 日,医院医护人员为贾某右上肢置外周中心静脉导管 PICC 1 套。后医院为贾某行右肺上叶切除+中叶部分切除+淋巴结清扫术。2017 年 3 月 3 日,贾某出院,但其右上肢留置的导管无法拔除,医院多次尝试拔除导管未果。后医院联系导管销售商,当日 16 时许,导管销售商工作人员王某为贾某进行导管拔除,拔除过程中导管发生断裂,导管残端遗留在贾某右上肢静脉中。为取出导管,医院联系外院血管外科,并于当日 18 时许将贾某转送至外院进行导管拔除,但仍未能取出导管。此后,贾某再未进行手术取出导管的尝试,一直保守治疗。保守治疗期间曾服用抗血栓药物预防血栓形成。

患者向法院起诉,诉请药械企业医院、经销商、生产商等被告赔偿共计 42 万余元。一审法院认定医院和经销商各承担 50% 的赔偿责任,各承担后续医疗费、营养费、交通费及精神损害抚慰金等共计 39779 元。贾某不服一审判决,提起上诉。二审改判医院和经销商承担连带责任,共同赔偿 54779 元。

---

① Kristin E. Schleiter. Liability of Industry Representatives in the OR（operating room）. Virtual Mentor, 2010, 12（2）: 106-110.

② 北京市通州区人民法院（2018）京 0112 民初 7045 号民事判决书; 北京市第二中级人民法院（2021）京 03 民终 4251 号民事判决书。

评析

这个案例涉及前文讲的"跟台人员"管理问题。一般来讲，跟台人员是指医疗器械提供商对外出租出借医疗器械而附带派出的操作人员，一般是护理人员。这是一个缺乏监管的空白领域，涉及跟台人员的资质、操作熟练、培训以及责任承担等问题。需要注意的是，只要认定为医疗行为，就应当由有医疗执业资格的人员实施操作，或者经由医师下医嘱，由有资格的护理人员操作。本案王某取得了护士资格，但注册过了有效期，需要延续注册，其未延续注册，因而行政部门处罚是按照护士注册超过有效期未注册来处罚的。《护士条例》第8条第2款规定，护士执业注册有效期为5年。第21条作出了禁止性规定。第28条第2项规定了处罚，允许未依照《护士条例》规定办理执业地点变更手续、延续执业注册有效期的护士在本机构从事诊疗技术规范规定的护理活动的，由县级以上地方人民政府卫生主管部门依据职责分工责令限期改正，给予警告；逾期不改正的，根据国务院卫生主管部门规定的护士配备标准和在医疗卫生机构合法执业的护士数量核减其诊疗科目，或者暂停其6个月以上1年以下执业活动；国家举办的医疗卫生机构有此情形、情节严重的，还应当对负有责任的主管人员和其他直接责任人员依法给予处分。如果王某的护士执业证书有效，但是没有办理执业地点变更仍然会被处罚。如果执业地点与注册地点相符，发生这样的事情就不再涉及行政处罚（实践中很难做到一致，因为跟台护士是公司派来的，服务很多医疗机构），而是按照《民法典》侵权责任编的规定来评价是否构成医疗损害侵权。至于本案一审认定被告承担按份责任，二审判决被告承担连带责任，涉及法院对认定该事件是一个侵权行为还是两个侵权行为的问题，因而具体适用不同的法律。

三、对医药械企业与医师关系的法律规制的建议

在国外，尤其是西方发达国家，对于医药械企业与医师之间的关系

掌握得比较全面、准确。因此，在应对和处理上，有一整套措施和办法。相比较而言，国内对这方面研究比较少，缺乏全面、系统、科学的调研数据，对于医药械企业与医师之间的关系的认识停留在感性和模糊的层面，就事论事较多，相关的立法也明显滞后，行业自律基本上没有发挥应有作用。

（一）建立起健康的医药销售市场

政府通过立法和政策引导，建立健全真正意义上的药品流通市场，促进药品生产、流通企业的正常有序的竞争，坚决杜绝不正当竞争和恶性竞争，有助于杜绝医药销售企业的商业行为，从而维持良好的医药械企业与医师之间的关系。

药品监督管理部门在促进生产结构调整和保证用药安全有效方面发挥了积极作用。物价部门对药品的多次降价、药品招标采购的促进也发挥了积极作用。由于药品监督管理局是药品生产的管理部门，而药品价格的核定者却是物价部门。物价部门难以确定不同药品的真实成本和利润，使药品降价和招标采购所起作用极其有限，反而在药品流通环节上增加了障碍，为商业贿赂的滋生增添了可乘之机。

由于企业数量多、规模小，难以实施有效监管，很容易产生恶性竞争和不正当竞争，于是药厂之间的竞争就转变为给医院、医师多少回扣及回扣方式上的竞争，一些医生沦为药品销售员。从药品流通上看，药品从出厂到患者手中，经历了药品生产企业、药品招标单位、批发企业、代理商、医药代表、医院和药店、患者等诸环节，其中在医院有药事管理委员会、科主任、临床医生、药剂科主任、财务科、库管和采购等环节，这些环节都可能存在回扣等商业贿赂行为。药品的价格在这些环节中节节攀升。可以说，流通环节是医疗领域商业贿赂的主要阵地，也是实施法律规制的重点领域。[1]

　　加强医药生产和流通行业的管理，强化药械企业符合质量管理规范的建设[2]，严格执行药品生产经营的市场准入制度，实行对技术含量低的中小企业的兼并重组，减少重复建设，扩大规模，提高质量，优化资源配置，加大政府对药品价格的监管力度，加快药品流通体制改革，鼓励药品经营企业集团化、连锁化，进一步加强药品生产成本核算与市场供求分析，重新核定政府定价的药品价格，加强对零售药品的价格监督检查，增加药品价格的透明度，强化社会监督作用，建立健全药品市场公开、公平、合法竞争新秩序，建立社会信用体系。通过专门立法来促进医药流通市场的建立，通过执法监管来保障医药市场的健康运作与发展。通过市场的优胜劣汰规律，规范医药械企业的健康发展。目前，卫生部开展的"黑名单"制度，虽是一个较好的方法，但还需要与药监部门合作，尤其实现全国联网协作，达到信息共享，从而能够从全国范围对药品生产、流通企业实施有效管理。

　　（二）　规范医药械企业的商业行为

　　医药械企业的经销行为是否规范，直接决定是否存在商业贿赂。因此，在国家对整个医药市场实施规范管理的同时，还要加强医药械企业营销行为的规制，尤其是规范医药代表的商业行为。主要从国家立法和行业自律两方面入手。

　　2006 年，中国化学制药工业协会制定《医药代表行为准则》。2022年 11 月 17 日，中国外商投资企业协会药品研制和开发行业委员会正式

---

　　① 陈晓春：《反商业贿赂与我国医疗体制改革》，载《探索与争鸣》2006 年第 3 期，第 26—28 页。

　　② 取消 GMP、GSP 认证不同于取消 GMP、GSP 符合性检查。《药品生产监督管理办法》第 55条规定，省、自治区、直辖市药品监督管理部门应当根据药品品种、剂型、管制类别等特点，分为季度、年度、三年一次、五年一次开展药品生产质量管理规范符合性检查，还可结合本行政区域内药品生产监管工作实际情况，调整检查频次。《药品经营和使用质量监督管理办法》第 60 条也有类似规定。从这条来看应该更加严格，从原来的主动申请认证到现在的被动检查。

发布《RDPAC 行业行为准则》（2022 年修订版），这是规范医药械企业销售行为的行业自律的准则。我国长期以来行业协会缺乏权威性，对于行业内的管理能力有限。这两个规则如果仅以行业协会的名义发布实施，可能收效甚微。因此，在目前情况下，国家有关行政管理部门应当通过行政管理的方式，对这些行业协会发布的文件予以确认和推荐，并作为考核、考评企业声誉和行为的标准，甚至与前述的"黑名单"制度联系起来，方可达到明显效果。

另外，国家有关部门还应当加大相关的立法，尤其是行政主管部门制定的行政规章，这样的规范性文件，制定和修订都比较快，由于直接管理的关系，也比较容易为被管理的医药械企业接受和实施。卫生部2007 年 4 月 6 日颁布并实施的《医疗卫生机构接受社会捐赠资助管理暂行办法》① 是这方面工作的一个典范，但是该办法也仍然存在可商榷之处。其一，捐助对象限定为"是指依法成立、具有独立法人资格、从事医疗卫生服务活动、不以营利为目的的医疗卫生事业单位"，即医疗机构。对属于企业性质的医疗机构、营利性医疗机构、其他机构如行业协会，则没有限制，这为医药械企业打擦边球埋下隐患。其二，医疗卫生机构接受的社会捐赠资助财产主要用于贫困患者救治、面向公众的健康教育、卫生技术人员培训、医学交流、科学研究、医疗卫生机构的服务设施建设等公益非营利性业务活动。这虽然与国际上惯例一致，但是在具体操作实施上，也难免会被钻空子。例如，"卫生技术人员培训、医学交流、科学研究"就可以用在具体的对医药械企业"贡献大"的医师身上。

在这方面美国的做法值得学习和借鉴。美国针对学术医学中心（Academic Medical Centers，AMCs）提出了《抑制利益冲突的建议》

---

① 已失效。

（见表4）。[①]

表4　美国 AMCs 提出《抑制利益冲突的建议》框架

行为	规范
医生直接从药械企业获得礼物、免费套餐	取消
提供免费样品、其他患者使用产品	购物券、其他间接销售系统
讲师团和代表	取消
支持医生、实习生旅行费用	捐赠至无利益冲突的中心机构
直接赞助继续教育项目 CME	捐赠至无利益冲突的中心机构
咨询、演教费用，科学研究协议	透明，明确服务条款，接受公众检查

（二）国家加大医疗投入，取消以药养医的医疗模式

近年来经过药品零差率、挤压药品虚高的空间，一定程度上压缩了药品回扣的空间，但做得仍然不够，"二次议价"的复苏就是最好的例证。长期以来，我国实行"医药不分家"的模式为医生利用诊疗过程中的处方权收取药品回扣创造了条件。另外，我国的卫生资源规划布局不合理，有限的国家财政投入不平衡，也加剧了医师收受回扣的现象。因此，应当调整国家的医药政策，加大国家在医疗保障领域的投入，整合卫生体制条块分割的局面，健全医药卫生的法律保障，为实现区域卫生规划的全行业管理奠定基础。

法律制度的缺失，已经成为影响医疗行业健康发展的最大障碍。国家应当立法来促进我国医疗卫生事业的建设和发展。国家在医疗投入上应当合理配置卫生资源，改变目前卫生资源倒三角配置。具体建议是：（1）提高农村卫生投入，健全农村医疗服务网，不断开拓新的和更高级的医疗服务，避免农村居民本可在当地农村解决的问题带到城市解决。（2）对城市大医院和小医院、社区医院进行改革，实现双向转诊的协作

[①]　Brennan TA, Rothman DJ, Blank L, et al. Health industry practices that create conflicts of interest: a policy proposal for academic medical centers. JAMA, 2006, 295: 429-433.

式医疗服务模式，实现就医人员的分流，扩大治疗主体，改变目前绝大多数人在大医院就医的情况，增加社区和中小医院的卫生资源投入，建立大型的、先进的医疗设备共享机制。（3）明确公立医院和私立医院的功能定位：公立医院着重于提供基本的医疗服务，满足居民基本的医疗需求。私立医院应定位于发展高端市场服务，满足中高阶层人士特殊和更高层次的医疗需求。可以说，公办医院的社会职责目标模糊不清和公益性淡化的市场化倾向，是整个医疗行业竞争环境的不公平和医疗产业的畸形化的重要原因之一。（4）加大政府对医疗的投入，健全医疗补偿机制。调整医疗收费价格，弱化医疗机构提高自身效用与医疗服务供给量的正相关关系，建立药品价格合理定价体制，改变"药价虚高"的局面，压缩药价操作空间。只有建立起合理的医疗补偿机制，才能引导医生根据患者病情合理用药，减少经营者商业贿赂的动机。

（四）加强医师执业监管

国家对执业医师的监管，既包括医疗机构的内部管理，也包括卫生行政机构的外部行政监管，还包括国家的司法监督。

1. 医疗机构的内部管理。我国是实行医疗机构行医执业的国家，医师必须依托一个具体的医疗机构才能开展医疗业务。医疗机构对于其聘用的医师，无论是从执行国家许可下的医疗执业行为，还是从保障患者合法权益的角度，都应当加强对医师的监督和管理。医疗机构对医师的管理，主要从以下三个方面实现：（1）医疗执业范围和执业权限的管理，包括对具体医师的医师技术职务的聘任，允许实施医疗技术的范畴，处方权范围的控制等。（2）对医师进行技术和纪律的管理，包括日常工作制度和工作纪律的约束和要求，对违纪行为进行批评教育，乃至处分。（3）对医师执业绩的考评和考核。2007年2月卫生部出台的《医师定期考核管理办法》是为了加强对医师执行水平和执业综合能力考评的具体实施办法。

2. 卫生行政机构的外部行政监管。卫生行政机构是我国医疗机构及医务人员的行政管理机构，负责对辖区内医师执业情况实施行政监督和管理，对于违反执业规则的医师，有权根据法律规定实施行政处罚。根据《医师法》第 4 条规定，国务院卫生健康主管部门负责全国的医师工作，县级以上地方人民政府卫生健康主管部门负责管理本行政区域内的医师工作。医师在其执业过程中，出现违反医师执业规则和义务的行为，相关的卫生行政机关可以给予警告或者责令暂停 6 个月以上 1 年以下执业活动；情节严重的，吊销其执业证书；构成犯罪的，交由司法机关追究刑事责任。《医疗事故处理条例》第 55 条规定，对发生医疗事故的有关医务人员，尚不够刑事处罚的，依法给予行政处分或者纪律处分，卫生行政部门并可以责令暂停 6 个月以上 1 年以下执业活动；情节严重的，吊销其执业证书。

3. 司法监督，主要指的是刑事监督。对在医疗执业中违反国家规定，利用国家授予的医疗执业行为的便利，开具损害患者利益的处方，收受医药械企业的回扣或者其他带有回扣性质的利益的，依照国家刑法规定，追究其刑事责任。对于医师收受处方回扣行为应当科以刑罚，适用《刑法》第 163 条按照非国家工作人员受贿罪论处。

第六章　医务人员与其他医疗机构的关系

——如何正确对待转诊、转移介绍患者

　　一般而言，除急诊患者外，患者到某家医疗机构就医，是基于对该医疗机构的信任所做出的选择。既包含对诊疗技术、服务态度的信任，也有对医疗机构品牌、医务人员个人的信任。患者选择到某医疗机构就医，只要挂了号，就意味着与该医疗机构建立了医疗服务合同关系。医疗机构及其医务人员应当依照法律、法规、诊疗规范的规定为患者提供医疗服务，非因特殊情况，如诊疗能力、诊疗条件所限，不得将患者转诊其他医疗机构。然而，医疗实践中，有的医疗机构病源不足，希望其他医疗机构的医务人员介绍患者。有的医务人员为收受这种"好处"而介绍患者的行为是违法的。本章将就医师转诊、介绍转移患者的廉洁自律问题进行探讨。

一、概述

(一) 相关概念

1. 转诊

转诊即将患者由一个诊疗单位转到另一个诊疗单位，包括院内不同科室之间的转移、院外不同医疗机构之间的转移。院内转诊主要涉及患者疾病治疗的需要，院外转诊情况比较复杂，如果是因为病情治疗需要而进行的转诊，传统意义上一般是下级医疗机构向上级医疗机构转诊，或者是综合性医疗机构向专科性医疗机构转诊。也就是说，转诊是一种根据患者病情需要，将本单位诊疗的患者转到另一个医疗机构诊疗或处理的制度。[①] 近年来，由于医疗资源分布不均衡，一些优质医疗机构面临接诊超负荷的压力，常常没有能力接收患者而建议患者转诊其他医疗机构，这是正常转诊。但是，有的医疗机构患者量不足，常常以各种方法吸收患者，包括采取以不正当手段支付报酬的方法鼓励其他医疗机构的医务人员介绍患者转来本院。对介绍患者来本院就医的其他医疗机构的医务人员兑现利益的做法涉嫌贿赂，严重的可能构成犯罪。

2. 分级诊疗

近年来，我国为了保障患者得以充分、及时就医，合理布局医疗机构，建立了分级诊疗制度，即基层首诊、双向转诊、急慢分治、上下联动。基层首诊就是坚持群众自愿的原则，通过政策引导，鼓励常见病、多发病患者首先到基层医疗卫生机构就诊。双向转诊就是通过完善转诊程序，重点畅通慢性期、恢复期患者向下转诊，逐步实现不同级别和类别医疗机构之间的有序转诊。急慢分治是通过完善亚急性、慢性病服务体系，将度过急性期患者从三级医院转出，落实各级各类医疗机构急慢病诊疗服务功能。上下联动是在医疗机构之间建立分工协作机制，促进

[①] 《订立了病人就近就医和转诊会诊的办法》，载《光明日报》1964 年 10 月 6 日，第 3 版。

优质医疗资源纵向流动。

《国务院办公厅关于推进分级诊疗制度建设的指导意见》中，提出建立双向转诊的分级诊疗模式，分级诊疗是依据疾病轻重缓急及治疗难易程度，由不同级别和服务能力的医疗机构按疾病种类及病情变化情况进行诊疗和转诊。

3. 医联体之间转诊

2020 年 7 月 9 日，国家卫生健康委在官网公开发布与国家中医药管理局联合印发的《医疗联合体管理办法（试行）》，提出加快推进医联体建设，逐步实现医联体网格化布局管理。医联体是指区域医疗联合体，是将同一个区域内的医疗资源整合在一起，通常由一个区域内的三级医院与二级医院、社区医院、村医院组成一个医疗联合体，构建分级诊疗、急慢分治、双向转诊的诊疗模式，促进分工协作，合理利用资源，方便群众就医。

4. 转介患者

在患者向医生咨询过程中，存在医师因专业、知识、技术和经验等原因，需要转介到更加合适的医师处的情况。医生在接诊到患者时，会遇到并不擅长的专业，或难以处理病例的情况，尤其是对已确定或经尝试后证明治疗效果不佳的病例，在这个时候就需要将患者转介到其他医师处咨询。

（二）转诊的规定

《基本医疗卫生与健康促进法》第 30 条第 1 款规定，国家推进基本医疗服务实行分级诊疗制度，引导非急诊患者首先到基层医疗卫生机构就诊，实行首诊负责制和转诊审核责任制，逐步建立基层首诊、双向转诊、急慢分治、上下联动的机制，并与基本医疗保险制度相衔接。第 35 条第 1 款规定，基层医疗卫生机构主要提供预防、保健、健康教育、疾病管理，为居民建立健康档案，常见病、多发病的诊疗以及部分疾病的康复、护理，接收医院转诊患者，向医院转诊超出自身服务能力的患者等基本医疗卫生服务。

全国人民代表大会通过的《国民经济和社会发展第十二个五年规划纲要》"第三十四章　完善基本医疗卫生制度"要求"加快推行分级诊疗、双向转诊制度，形成各类城市医院和基层医疗机构分工协作格局"。《国务院办公厅关于推进分级诊疗制度建设的指导意见》（国办发〔2015〕70号）规定，"建立分级诊疗制度，是合理配置医疗资源、促进基本医疗卫生服务均等化的重要举措，是深化医药卫生体制改革、建立中国特色基本医疗卫生制度的重要内容，对于促进医药卫生事业长远健康发展、提高人民健康水平、保障和改善民生具有重要意义"。国家卫生健康委、国家发展改革委、财政部、人力资源社会保障部和国家医保局联合发布的《关于开展促进诊所发展试点的意见》（国卫医发〔2019〕39号）规定，"鼓励将诊所纳入医联体建设。各试点地方卫生健康行政部门在组建城市医疗集团和县域医共体过程中，可以根据诊所意愿，将其纳入医联体建设，在诊所和其他医疗机构之间建立双向转诊制度"。

国家卫健委2018年4月18日发布的《医疗质量安全核心制度要点》"首诊负责制度"中规定，非本医疗机构诊疗科目范围内疾病，应告知患者或其法定代理人，并建议患者前往相应医疗机构就诊。"急危重患者抢救制度"中规定，医疗机构应当为非本机构诊疗范围内的急危重患者的转诊提供必要的帮助。

（三）转诊的要求

卫生部在1982年制定并于2011年修改的《医院工作制度》中对转诊规定为转院、转科，并提出了以下要求：（1）医院因限于技术和设备条件，对不能诊治的患者，由科内讨论或由科主任提出，经医疗管理部门或主管业务副院长或医院总值班批准，提前与转入医院联系，征得同意后方可转院。（2）患者转院应当向患者本人或家属充分告知，如估计途中可能加重病情或死亡者，应当留院处置，待病情稳定或危险过后，再行转院。（3）危重患者转院时应当派医护人员护送，患者转院时，应当将病历摘要随患者转去。患者在转入医院出院时，应当写治疗小结，交病案室，退回转出医院，转入疗养院的患者只带病历摘要。（4）患者转科须经转入科会诊同意。转科前，由经治医师开转科医嘱，并写好转科记录，通知住院处登记，按联系的时间转科。转出科需派人陪送到转入科，向值班人员交代有关情况。转入科写转入记录，并通知住院处和营养室。

对于医疗机构间转诊，国家有关部门没有作出具体规定，但有的地方性文件有明确规定，可供参考。比如，《深圳市医疗机构转诊管理办法（试行）》（深卫健规〔2019〕8号，以下简称《深圳转诊管理办法》）第6条规定，医疗机构转诊应当遵循疾病诊疗需要和保障患者安全的原则。第7条第1款规定，医疗机构在诊治患者过程中有下列情形之一的，应当将患者转往具有诊疗、救治能力的医疗机构：（1）诊治疾病超出医疗机构执业登记的诊疗科目；（2）不具备相应的医疗技术临床应用资质或者手术资质；（3）病情疑难复杂不能明确诊断，需要进一步诊治的；（4）限于医疗机构的诊疗水平、技术能力或者设备条件等，不具备诊治能力的；（5）传染病按照有关规定需转入指定医疗机构治疗的；（6）卫生健康行政部门规定的其他情形。第8条规定，医疗机构根据《深圳转诊管理办法》第7条规定，经评估后确需转诊的患者，应当根据病情需要和下列原则转诊至比现诊医疗机构更有救治条件的医疗机构：（1）优先、就近转往所在区的基层医疗集团成员医院；（2）本条第1项医疗机构不具备诊疗救治能力时，按照区域医疗中心服务区域，转往综合类区域医疗中心或者专科类区域医疗中心、中医类区域医疗中心；（3）特殊病情的危急重症患者、疑难复杂病例患者可根据需要跨区域转往其他区域医疗中心；（4）传染病、精神病患者转往市卫生健康行政部门指定的相应医疗机构；（5）医疗机构之间签订了转诊协议的，在遵循本办法规定的转诊原则的前提下，可按照协议约定进行转诊。第 9 条规定，急危重症孕产妇和危重新生儿等危急重症患者，卫生健康行政部门已有明确转诊要求的，应当按照相关转诊规定执行。第 10 条规定，发生突发公共卫生事件和重大伤亡事件时，全市各级各类医疗机构应当按照市、区卫生健康行政部门的要求进行救治、会诊和转诊，最大程度保障患者健康权益。第 11 条规定，二、三级医院在诊治患者过程中有下列情形之一的，将患者转往诊疗能力相适应的基层医疗机构：（1）常见病、多发病，急、慢性病缓解期；（2）慢性非传染性疾病患者诊断明确、病情稳定，治疗方案确定，需维持治疗的；（3）手术后病情稳定，需继续康复治疗的；（4）各种疾病晚期仅需保守、支持、姑息治疗或者安宁疗护的；（5）传染病已渡过传染期，病情稳定，需跟踪管理的；（6）年老、衰弱、失能、失智且需要慢病照护的；（7）病情稳定的严重精神障碍患者；（8）患者或家属要求转诊且经治医师认为可以转诊的；（9）卫生健康行政部门规定的其他情形。第 12 条规定，医疗机构拟对患者进行转诊时，应当告知患者转诊的理由、转入医疗机构、注意事项和转诊途中可能会发生的意外情况等，并取得患者的同意；不宜或者无法告知患者的，应当告知其近亲属并取得同意。患者无行为能力且无法联系其近亲属的，经医疗机构转诊工作负责人同意，可以按照本办法规定进行转诊。属于三无流浪患者，医疗机构还应当知会相关救助部门。第 13 条规定，患者或者其近亲属不同意转出医疗机构的转诊安排或者主动要求转诊并自行联系转至其他医疗机构治疗的，现诊医疗机构应当予以配合，并告知患者或者其近亲属可能存在的风险，要求其签字确认。有下列情形之一的，现诊医疗机构可以拒绝：（1）患者或者其近亲属指定的医疗机构不具备相应的救治条件或者能力；（2）现诊医疗机构评估后认为患者病情不宜转诊的；（3）应对突发事件由政府统一指定医疗机构的；

（4）依法需要对患者实施隔离治疗的；（5）卫生健康行政部门规定的其他情形。第 14 条规定，医疗机构根据本办法第 7 条规定进行转诊的，转出医疗机构应当与转入医疗机构就患者病情、生命体征、转运情况等充分沟通，达成一致意见，确保转运工作的安全、合理。医疗机构根据本办法第 11 条规定进行转诊的，转出医疗机构应当就患者的后续治疗方案与转入医疗机构进行沟通并予以指导。《深圳转诊管理办法》最早发布于 2008 年，2019 年作了修改。以上内容可以看出《深圳转诊管理办法》对转诊的程序、条件、标准有较为严格且明确的规定，便于实践操作。由于医疗行为的专业性较强，且关系到患者的健康与安全，为防范医疗机构工作人员规避诊疗义务，减少违规转介患者情况的发生，建议对于非以谋取个人利益的转介行为，也应明确标准与规范，并从法律或行政法规层面对转诊的程序和要求进一步明确。

对于正常情况下，基于患者病情诊治需要，现诊医疗机构接诊能力条件所限而发生的转诊，医务人员不得收受接诊医疗机构及患者的"好处"，更不得索要。不符合条件转诊的，属于违反医疗管理法律法规的行为，对相关医务人员应予以问责。由此收受接诊医疗机构"好处"的，属于受贿，有关部门应当予以严厉处理。卫生部、国家食品药品监管局、国家中药管理局 2012 年 6 月 26 日联合印发《医疗机构从业人员行为规范》。2021 年发布了《九项准则》要求"服从诊疗需要，不牟利转介患者"，任何形式的转诊，医务人员都不得从中牟取利益。限于诊疗能力、诊疗条件不足而转院，也应当客观合理地根据患者需要提供医学信息、运用医疗资源，保障患者的知情同意权。除因需要在医联体内正常转诊外，严禁以牟取个人利益为目的，经由网上或线下途径介绍、引导患者到指定医疗机构就诊。

二、转诊患者违反廉洁自律的情况

（一）转介患者与职业医托

1. 医师转介患者收取"转介费"

医疗机构之间转诊患者产生的"转介费"并非我国独有，在西方国家也存在。在英国，私立连锁医院一直在"购买"转诊，为临床医生提供利润丰厚的套餐，包括在热门地点提供免费设施。[①] 医师转介患者收取"转介费"是否合理的话题，也一度引发行业热议。有人认为，转介费是一种劳务费，很多中小民营医院拿出医疗收入利润的一部分感谢转介人，符合公序良俗。甚至有人认为，《民法典》合同编有关于"中介合同""行纪合同"的规定，国家是保护中介人、提供信息服务人员的合法权益的。当然，还有人认为，"转介费"是中小型民营医院变相贿赂，是在吸公立医院的"血"的行为。国家对转介患者收取"转介费"的行为是明令禁止的。《九项准则》明确要求"服从诊疗需要，不牟利转介患者"。医疗机构及医务人员转诊患者属于正常业务需要而实施的医疗服务行为，其目的是患者得到更好的医疗服务。医疗机构及医务人员转诊患者要遵守国家相关法律法规的规定，本着客观、公正、满足医疗需要、有利于患者的原则转诊，如果对转诊行为附带"转介费"，则必然让转诊行为变味走调，涉嫌不正当竞争和商业贿赂。《民法典》合同编有关于"中介合同""行纪合同"的规定，是一种正常的商业服务行为，有严格的条件限制，与医疗机构及医务人员转诊患者的行为有本质区别。

在2009年新医改启动，"PPP公私合作伙伴模式"盛行的时候，公立医院和民营医院之间的患者转介曾经历过一段公开透明的时间。但好景不长，因为工资结算、管理不规范，且民营医疗机构鱼龙混杂，患者

---

① Jonathan Gornall. The truth about cash for referrals. BMJ, 2015, 350: 396.

引流之后，未能提供令患者满意的服务导致患者迁怒合作医院等问题，使得很多公私合作模式走向了破裂。

虽然国家层面从未叫停公私合作，甚至在鼓励民营医院参与医联体建设，① 推动医院、康养机构之间的转诊、转介，但实质上不少民营医院在寻求与公立医院合作的道路上遭到拒绝，撞上壁垒。

分析"转介费"现象出现的原因，一方面是因为民营医院长期处于资源劣势，缺少稳定的病源，如果不通过转介，很多中小型民营医院根本无法生存；另一方面，很多时候民营医院与公立医院之间的合作并不畅通，导致部分医院选择了非常手段。

推动民营医疗机构间的转介能进入良性循环，或许还需要畅通公立医院与民营医院之间的合作渠道，正规合法的合作变多了，医生阳光收入变多了，吃回扣的现象就会随之减少；而民营医院也务必提高医疗服务水平，让承接过来的患者享受良好的就诊体验。

【案例 06-01】某医院急诊科主任向外介绍患者收取"感谢费"受到处理②

成都市纪委监委曾于 2022 年通报了 1 起专项治理典型案例：2018年，四川某私立医院业务员陈某请托成都市郫都区某医院急诊科主任张某向该医院介绍患者，并表示向张某支付转诊病人医疗费用的 20% 作为"感谢费"。2019 年至 2020 年，张某先后 2 次将成都市郫都区某医院的病人介绍给该私立医院，并收取"感谢费"5300 元。由于张某上述行为违反《九项准则》中"不接受商业提成""不牟利转介患者"等规定，

---

① 《基本医疗卫生与健康促进法》第 41 条第 1 款规定，国家采取多种措施，鼓励和引导社会力量依法举办医疗卫生机构，支持和规范社会力量举办的医疗卫生机构与政府举办的医疗卫生机构开展多种类型的医疗业务、学科建设、人才培养等合作。

② 《〈九项准则〉"服从诊疗需要，不牟利转介患者"向民营医院介绍患者，收取"感谢费"典型案例》，载"重庆市南川区人民医院网"，http://www.ncrmyy.com/html/content/23/03/13114.shtml，最后访问日期：2023 年 10 月 30 日。

损害了职业形象。2022 年 4 月，张某受到了党内警告处分，其违纪所得也被收缴。

评析

医院之间的转诊是基于不具备医疗服务项目而进行的转诊，这种转诊行为是正常的，符合转诊的条件。但现实中确实存在向哪家医院转诊的问题。按理说，向哪家医院转诊患者，要考虑可以开展该诊疗项目医疗机构的诊疗技术水平，患者病情是否紧急，患者来往医院的便利情况，以及患者自身意愿来确定。政策情况下，现诊医疗机构及医务人员应当秉持客观、公正、有利于患者的立场向患者推荐，履行必要的告知说明义务，最终由患者及其近亲属自主决定。但是，如果涉及存在接收患者的医疗机构对转诊医务人员提供"感谢费"的情况，医务人员的推荐就可能存在违法，应当给予党纪政纪处分。

【案例 06-02】 涉嫌行贿，某专科医院有限责任公司被罚 15 万[①]

2016 年 8 月 8 日，信用中国（国家公共信用信息中心主办）网站上公开了这样一条信息：因贿赂有职权或者影响力可以影响交易的单位或者个人，某专科医院有限责任公司被安康市汉滨区市场监督管理局罚款 15 万元。尽管信用中国网站上的消息并没有提到处罚的具体原因。但从处罚决定中"安康某专科医院有限责任公司于 2021 年 9 月份停止了转介费的支付，主动消除或者减轻违法行为危害后果"这段表述来看，安康某专科医院有限责任公司的违法行为很可能与收取"转介费"有关。

评析

医院之间转诊患者是一种正常的诊疗业务需求，是基于现诊医疗机构诊疗技术水平有限，或者接诊条件不足，或者是患者存在需要到其他医院进一步诊疗的情况。医院之间的患者转诊，不应当附带任何人为的

[①] 安康市汉滨区市场监管局汉滨市监处罚（2022）99 号行政处罚决定书。

条件。如果医疗机构为了吸引患者，通过给转介患者来院的其他医疗机构及医务人员付费奖励的方式来鼓励其他医院给自己医院转介患者，涉嫌不正当竞争，并且可能损害患者的利益，损害在诊医疗机构的利益，属于商业贿赂行为。收受好处的医疗机构及医务人员，涉嫌受贿；提供好处的医疗机构及人员涉嫌行贿。轻者要受到行政处罚；重者则将面临承担刑事责任的风险。

2. 医务人员充当"职业医托"

"医托"，一般是指专在较大医院和门诊部附近或大厅内徘徊，将准备就诊的病人指引到事先联系好的"小医院"或"专家门诊"那里看病，并从中谋取利润的人。现在雇用"医托"的医疗机构主要有三种：一是私人开设的医院或诊所；二是合法的医疗机构部门被私人承包的部门或科室；三是非法行医者。根据目前我国医疗方面的法规规定，对骗取患者金额数量过大、构成犯罪的，将依据《刑法》予以处理，但对这些"小打小闹"的"医托"却并没有明文规定。这给欺骗患者的"医托"留下了法律的空子，只有尽快建立健全相关法规，加大执法力度，才能让"医托"无处可逃！

总之，自己当"医托"或雇用"医托"等以不正当手段谋取利益的行为，都是违规行为。且在转诊过程中，如涉嫌医疗损害责任，还要承担相应的侵权责任。

【案例06-03】患者家属诉首诊医院违规转诊导致患者死亡医疗纠纷案①

患者因外伤致"头疼、外耳流血半小时"到某市中医院就诊，因该医院无脑外伤救治能力，后通过救护车将患者转诊至该市某平安医院。某平安医院行手术治疗后患者死亡，引发纠纷。原告患者家属认为，该

---

① 江西省上饶市信州区人民法院（2017）赣1102民初42号民事判决书。

中医院在明知该市有多家三甲综合医院的前提下，未征得家属同意违规将伤者转诊至不具颅脑损伤治疗软硬件条件的民营基层医院某平安医院，属于侵犯患者患方转诊知情选择权的重大过失。认为上述该中医院不将伤者转入市内条件更好的三甲医院而转入民办基层医院的违规转诊行为、某平安医院违反国家卫计委手术分级准入规定强行手术的违法违规行为和两被告医疗技术过错行为共同作用是导致患者最终死亡的直接原因。鉴定认为，患者颅脑损伤严重，是导致死亡的主要原因，但某中医院对患者的诊疗过程中，存在未尽到告知义务及注意义务的过错，建议过错参与度为30%—40%。后法院综合分析后酌定对被告某中医院在案涉医疗过错参与度为20%，赔偿原告各项损失共计10.9万元。

评析

医务人员在医疗执业过程中，对于由患者诊治疾病的需要将患者转院，或者是本医疗机构诊治条件所限将患者转院，都属于正常、正当、合法的行为。但是，如果医务人员并非基于患者病情和本院诊疗条件所限而转诊，而是因其他的目的转诊，则涉嫌违法甚至犯罪。本案例中，医疗机构如果认为自己由于业务或者技术水平受限，难以胜任对患者的诊治，应当将患者转诊到比自己技术条件更强更好的医院进行诊治，而不应将患者转到比自己能力弱的医院。医院转院行为的目的令人生疑，最终造成患者死亡的后果，医院难辞其咎。

（二）为不符合转诊条件的患者转诊

分级诊疗是世界各国的通行做法。无论是英国全科医生社区医疗服务的"守门人"模式，还是美国家庭全科医生的"守门人"模式，或者澳大利亚的国家计划管理与私人提供服务的"守门人"模式，[①] 都是为了配合医疗资源的合理分布，均衡医疗机构服务量与患者就医需求。按

---

① 许岩丽、刘志军：《国外卫生"守门人"制度功能演变对我国的启示与思考》，载《医学与哲学（人文社会医学版）》2007年第5期，第17—19页。

照疾病诊疗需要就医,同时也是为了控制医疗费用支出,无论是卫生行政部门,还是医保机构,对患者的诊疗服务都有比较严格的规定和要求。只有符合转诊条件的患者才能转到其他医疗机构就医,本院有诊治能力并有接诊资源的患者,不得转到外院,尤其不能转到外地的医疗机构就医。违者,医保部门往往以不符合条件为由拒绝医保支付。有的患者及其近亲属为了避免自己的经济损失,同时又能够方便到其他医疗机构就医,可能会通过熟人说情、疏通关系甚至给予"好处"等方法,让现诊医疗机构的医务人员违规开具"转诊单",达到转诊目的。医务人员的行为,属于违反医疗卫生管理法律法规的行为,应当予以问责处理,其收受的"好处"属于受贿所得,应当予以收缴,收受"好处"金额较大,或者有其他违法情形的(如多次为他人违规转诊并收受贿赂),应当以受贿罪追究刑事责任。

(三)以外出会诊的名义转诊患者

医师以外出会诊的名义到其他医疗机构出门诊,为患者实施会诊,甚至做手术,是近年来一些基层医疗机构为了提高自身技术水平,方便本地患者就医,缓解患者"看病难、看病贵"的一种通行做法。这种做法不符合我国现行法律规定,且存在医师执业管理风险,还有诊疗过程中对患者管理的风险,患者支付的"会诊费""劳务费"等行为也不符合规定,虽然各地时不时有投诉和纠纷,但是这种现象一直存在。究其原因,一是我国优质医疗资源分布不均,各地医疗技术、医疗条件差别较大;二是基层患者确实有就医需求,但是长途跋涉到大城市大医院看病,既存在经济困难的问题,也面临挂不上号的窘境。所以,很多基层的患者愿意支付"会诊费"邀请专家到本地医治、手术。国家卫健委2005年发布的《医师外出会诊管理暂行规定》(中华人民共和国卫生部令第42号发布),对医师外出会诊的条件和程序都规定得过分严格而难以实施,会诊中涉及的会诊费用按照邀请医疗机构所在地的规定执行。

国家医保局调研指出，院际会诊属于个性化较强的医疗服务需求，我国各地对于高等级专家提供的院际会诊服务制定了差别化的价格。有的省份对于院际会诊制定了政府指导价，如福建省院际会诊（省外副主任及以上医师）价格 600 元/次，比普通门诊诊查费（主任医师）高 12 倍；有的省份则按照特需或个性化医疗管理，由公立医院自主确定价格，如北京、广东、重庆医院自主制定的价格一般为 600—1500 元不等，比北京市普通门诊诊查费（主任医师）高 6—15 倍。针对医师外出会诊的"会诊费"问题，此前，翁国星等 7 位全国人大代表在十三届全国人大四次会议中建议规范并上调院外专家会诊费，将院外专家会诊费参照律师收费标准，上调至 500 至 5000 元/小时或 5000 至 50000 元/件。从国家医保局的答复来看，显然并不支持院外专家会诊费大幅上调的诉求，但表示正在积极研究推进深化医疗服务价格改革，总的思路是强化基本医疗卫生事业公益属性，坚持人民立场，建立合理补偿机制，稳定调价预期，确保群众负担总体稳定、医保基金可承受、公立医疗机构健康发展可持续，提高医疗卫生为人民服务质量和水平。我们将稳妥有序试点探索医疗服务价格改革和优化，平衡好医疗事业和各方承受能力，促进医疗资源有效供给和均等化，同时配合有关部门深入推进公立医院薪酬制度等相关改革，充分反映医务人员技术劳务价值。[①]

根据《医师外出会诊管理暂行规定》规定，医师外出会诊是指医师经所在医疗机构批准，为其他医疗机构特定的患者开展执业范围内的诊疗活动。因主执业机构床位紧张、排队住院时间长等原因，将患者介绍、转移到其他医疗机构的情况，医师违反《医师外出会诊管理暂行规定》，从中收取患者"会诊费"或"劳务费"等，则涉嫌违反行风问题，要接受医疗机构的纪律审查。

① 《国家医疗保障局对十三届全国人大四次会议第 5019 号建议的答复》（医保函〔2021〕89 号，2021 年 7 月 27 日）。

（四）安排患者到指定的机构购买药品

为了健全药品价格形成机制，维护药品市场价格秩序，实行医药分开、院外购药是得到国家大力支持的一项改革举措。《处方管理办法》第 42 条规定，除麻醉药品、精神药品、医疗用毒性药品和儿科处方外，医疗机构不得限制门诊就诊人员持处方到药品零售企业购药。可见，除上述规定处方外，患者均可凭处方到药店购药，医疗机构不得予以限制。2015 年，国务院办公厅发布《关于全面推开县级公立医院综合改革的实施意见》，其中明确指出："采取多种形式推进医药分开，鼓励患者自主选择在医院门诊药房或凭处方到零售药店购药。"

但是，患者就医后，医师会开出处方让患者外出购药，或者推荐患者使用某种非处方药、在院外做某种治疗、康复，都可能是医务人员有意识有目的地推荐特定的商家及服务机构，并从中谋利。为了避免医务人员与药品零售企业之间存在利益输送，禁止医务人员利用处方谋取不正当利益，保障患者的选择权，在药品零售行业形成正常、公平、有序的竞争。《处方管理办法》第 17 条规定，医师开具处方应当使用经药品监督管理部门批准并公布的药品通用名称、新活性化合物的专利药品名称和复方制剂药品名称。医师开具院内制剂处方时应当使用经省级卫生行政部门审核、药品监督管理部门批准的名称。医师可以使用由卫生部公布的药品习惯名称开具处方。《药品网络销售监督管理办法》（2022 年 8 月 3 日国家市场监督管理总局令第 58 号公布，自 2022 年 12 月 1 日起施行）第 13 条第 4 款规定，药品网络零售企业在处方药销售主页面、首页面不得直接公开展示处方药包装、标签等信息。通过处方审核前，不得展示说明书等信息，不得提供处方药购买的相关服务。多地卫生健康委规定，医生不得引导患者院外购药。

针对患者就医后到社会药品零售企业购药，多地卫生健康委也发布相关通知，对患者外购药物作出更为明确的要求。比如，2022 年广东省卫生健康委发布的《关于进一步明确医疗机构外购用药管理有关要求的通知》提出，医师开具外购用药处方，仅用于医疗机构在开展新技术、临床急（抢）救、特殊临床治疗等特殊情况，不得引导患者外购本医疗机构基本用药供应目录已有、同类或相类似作用的、能正常采购供应的品种、中成药和辅助性药物等临床非紧急、非必需的药物。重点监控合理用药，药品目录内品种一律不得外购。2022 年 10 月，山西省药监局办公室发布《关于做好在全省公立医院常态化开展治理院外购药吃"回扣"问题专项整治工作的通知》，按照《关于在全省公立医院常态化开展治理院外购药吃"回购"问题的实施方案》工作职责分工，为做好院外购药吃"回扣"问题专项整治工作，作出相关事项通知，其中包括紧盯重点部位、重点品种，严查违规统方等。

【案例 06-04】某医师介绍患儿家长到指定药店购药受到处理[①]

安徽省某儿童医院眼科医生叶某，在给患儿看病后，指定了药名和药店，并为患儿家长画了去药店的示意图，介绍患儿家长外出购药。经研究，叶某违反了《九项准则》中的"严禁安排患者到其他指定地点购买医药耗材等产品"，按照规定应受到相应的处分。安徽省某儿童医院停止叶某在其医院执业资格，不再返聘，并扣除其三个月绩效奖金，在全院作出通报。

评析

医务人员在执业过程中应当严格遵守医疗卫生法律法规规章，恪守医师执业道德，一切诊疗工作都应当以患者为中心，以患者利益为重。在推荐患者外出购药，或者到院外接受相应的补充治疗、康复时，应当保持为患者服务的初心，遵守相关法律法规的规定：（1）只能推荐药品

---

① 驻省卫生计生纪检组：《驻省卫生计生委纪检组通报三起违反医疗卫生行风建设"九不准"典型案例》，载"安徽省卫健委网"，https://wjw.ah.gov.cn/ztzl/zwjjjcz/gzdt/52010341.html，最后访问日期：2023 年 10 月 30 日。

通用名；（2）不能推荐具体厂家；（3）不得指定具体药店。若医生推荐院外购药时违反了上述任意一条，即视为违规，不管医生有没有"吃回扣"，违规就是违规，而"吃回扣"是更恶劣的行为，相关部门会进行更严厉的查处和处罚。

（五）与其他机构打交道中不廉洁的其他情形

1. 医师开办诊所

（1）政策鼓励医师全职或兼职开办诊所。2019年4月28日，国家卫生健康委员会、国家发展改革委员会、财政部、人力资源社会保障部、国家医疗保障局五部门联合公开发布了《关于开展促进诊所发展试点意见的通知》（以下简称《通知》），从国家部门规章层面优化了诊所执业许可和鼓励在职医师多点执业。《通知》规定，在北京、上海、沈阳、南京、杭州、武汉、广州、深圳、成都、西安等10个城市开展促进诊所发展试点工作，根据试点经验完善诊所建设与管理政策，并在全国推广。鼓励以下医师全职或者兼职开办诊所：一是在医疗机构执业满5年，取得中级及以上职称资格的医师；二是符合条件的全科医师，或加注全科医师执业范围的专科医师。

（2）兼职开办诊所的医师需要和主执业机构签订协议。依据国家卫生和计划生育委员会、国家发展改革委员会、人力资源和社会保障部等部门于2014年11月5日出台的《推进和规范医师多点执业的若干意见》（以下简称《多点执业若干意见》）第3条的规定，和主要执业医疗机构签订协议，对其在主要执业医疗机构的工作时间、任务量、服务质量和薪酬绩效分配等提出具体要求。需要注意的是，签订协议意味着兼职经营诊所的医师需要事先获得主要执业医疗机构的同意。从劳动法角度，根据《多点执业若干意见》第3条第1款及《通知》相关规定，在职医师与主要执业医疗机构之间签订的应该是聘用（劳动）合同，由主要执业医疗机构承担在职医师的社会保险等类似于第一执业点的职责。在职医师和新设诊所（包括在职医师作为诊所的负责人、兼职医师等情形）之间建立的是劳务关系，具体的执业期限、时间安排、工作任务、医疗责任、薪酬、相关保险等可以在劳务协议中进行明确。

（3）医师的主执业机构和其开办诊所之间患者的转诊问题。诊所在提供基本医疗卫生服务的同时，难免会接诊到重大疾病患者，正常情况下，严重疾病患者在诊所本身很难被实施风险和难度较高的救治措施。基于前述的局限，《通知》明确要求各试点地方卫健委在组建城市医疗集团和县域医共体过程中，可以根据诊所意愿，将其纳入医联体建设，在诊所和其他医疗机构之间建立双向转诊制度；在建立专科联盟和远程医疗协作网时，将诊所纳入成员单位范围，帮助其提升医疗服务水平；鼓励医联体内二级以上医院、基层医疗卫生机构和独立设置的医学检验中心、医学影像中心、消毒供应中心、病理中心等机构，与诊所建立协作关系，实现医疗资源共享。

另外，医师将在主执业机构接诊的患者转诊到自己开办的诊疗的情况，一是医师与主执业机构签订的劳动协议是否约定这类情况的处理；二是医师转诊时应取得患者（家属）的明确同意；三是不得违反《反不正当竞争法》的相关规定，侵害主执业机构的利益。

【案例 06-05】乐清市某医院急诊外科医生多次违规推荐患者到外院并从中谋利①

2022 年 9 月，邵某的好友陈某某在乐清市某医院附近开设某外科诊所。诊所开张时，陈某某向邵某提出，希望其在医院坐诊时推荐患者到诊所治疗，并会按患者治疗费用一定比例提供介绍费，邵某予以同意。之后，邵某在医院急诊外科坐诊时，陆续介绍脸部划裂伤的患者到该诊

---

① 乐清市纪委监委：《违规转介患者牟利？严惩！》，载"浙江省纪委监委网"，http：//www.zjsjw.gov.cn/jingshijiaoyu/huashuoweiji/202303/t20230331_9109290.shtml，最后访问日期：2023年10月30日。

所采用医用黏合剂治疗。为了提升该诊所业务量，邵某又让同事倪某参与转介患者。2022年10月开始，倪某也推荐多名医院患者到该诊所治疗。每次患者到该诊所治疗结束后，陈某某便将患者治疗费用的20%作为"感谢费"，通过微信转给邵某、倪某。截至案发前，邵某和倪某共分别收到3672元和2390元。2022年11月，乐清市纪委监委驻市卫生健康局纪检监察组接到群众举报，对相关问题线索进行调查核实后，发现邵某、倪某存在违规转介患者谋利问题。2023年1月，邵某、倪某分别受到政务记过处分、政务警告处分。

评析

国家卫健委发布的《九项准则》明确规定"不牟利转介患者"。公立医院医生以谋取个人利益为目的，介绍、引导患者到指定医疗机构就诊，其行为不仅侵害了患者的权益，而且损害了其所在医疗机构的利益，更破坏了行业风气。广大医护人员要严守医德医风，客观合理地根据患者需要提供医学信息、运用医疗资源，坚决杜绝此类行为的发生。

【案例06-06】 某医院骨科副主任王某甲受贿案①

被告人王某甲为某县人民医院骨科副主任，在医院坐诊期间，多次将看病的病人介绍给某部队医院手显微外科进行治疗，非法收取某部队医院手显微外科负责人李某"介绍费"或"感谢费"共计27100元。同时，在医院骨科医疗器械采购、临床使用过程中为医疗器械商王某丙、王某丁提供帮助，以收取医疗器械回扣的形式非法收受王某丙、王某丁7万余元及烟、酒等礼品。在刑事诉讼过程中，被告人王某甲认为收取"感谢费"的行为属于违纪行为，不应定性为受贿罪。法院经过审理认为，被告人王某甲利用担任医院骨科副主任的职务便利，给其他医院介绍病人，以酬谢费的名义非法收受他人财物，其行为符合受贿罪的构成

---

① 河南省潢川县人民法院（2015）潢刑初字第000190号刑事判决书。

要件，对被告人及其辩护人的上述辩护意见本院均不予采纳。被告人王某甲身为国家工作人员，利用职务上的便利收受贿赂 97100 余元，为他人谋取利益，其行为已构成受贿罪。案发后，被告人王某甲主动投案，归案后，如实供述自己的犯罪事实，系自首，依法可从轻处罚。最终，王某甲被判处拘役 6 个月，缓刑 1 年。

评析

本例是一起典型的医师在医疗执业过程中，转诊介绍患者到其他医疗机构就医的案件，并收受接收患者的医疗机构的"介绍费""感谢费"被定性为商业贿赂，以受贿罪定罪处刑的案件。当然，本案到底应当定性为受贿罪，还是非国家工作人员受贿罪，主要看被告人王某甲是不是国家工作人员。本案之所以认为构成受贿罪，是认为"身为国有医疗机构中的国家工作人员，其在医疗器械的采购、临床使用中，利用职务的便利收受销售方财物，为销售方谋取利益，依据最高人民法院、最高人民检察院《关于办理商业贿赂刑事案件适用法律若干问题的意见》第 4 条第 1 款应以受贿罪定罪处罚；起诉书指控第二起属于违纪行为，不应定性为受贿罪的意见。经查，被告人王某甲利用担任某县人民医院骨科副主任的职务便利，给其他医院介绍病人，以酬谢费的名义非法收受他人财物，其行为符合受贿罪的构成要件。故对被告人及其辩护人的上述辩护意见本院均不予采纳。被告人王某甲身为国家工作人员，利用职务上的便利收受贿赂 97100 余元，为他人谋取利益，其行为已构成受贿罪"。但本书认为，王某甲是否属于"国家工作人员"的身份认定值得商榷。按照《刑法》第 93 条以及中央纪委国家监委印发的《国家监察委员会管辖规定（试行）》第 4 条第 4 项的规定，王某甲不应当属于国家工作人员，所以按照非国家工作人员受贿罪处理更为合适。

2. 违规与商业机构合作

医药领域的国家工作人员在与其他机构合作，在相关行政审批事项中对某人关照，在工程、采购项目的招投标中串通等，国家工作人员收受得利的这些商业机构的贿赂形式可能多种多样，有的形式还比较隐蔽，但都可以认定为商业贿赂，符合犯罪构成要件的，以受贿罪论处。2007年最高人民法院、最高人民检察院《关于办理受贿刑事案件适用法律若干问题的意见》（法发〔2007〕22号）对"以交易形式收受贿赂""收受干股""以开办公司等合作投资名义收受贿赂""以委托请托人投资证券、期货或者其他委托理财的名义收受贿赂""以赌博形式收受贿赂""特定关系人'挂名'领取薪酬问题""由特定关系人收受贿赂""收受贿赂物品未办理权属变更""收受财物后退还或者上交""在职时为请托人谋利，离职后收受财物"等问题作出规定，对于准确认定受贿罪提供了很精准的判断依据。

北京市卫生计生委印发的《关于开展对医务人员通过商业公司预约挂号加号谋取不正当利益的清理工作的通知》（京驻委监察〔2016〕3号）指出，凡医务人员通过商业公司预约挂号、加号谋取不正当利益的，是违规违纪甚至是违法行为，各医院要及时清理。有与商业公司违规合作挂号、加号谋利行为的医务人员，应当自行解除与商业公司合作，并将个人自查自纠情况，包括合作商业公司的名称、合作内容、收取费用、解除合作时间等情况报所在单位备查。各医疗机构也应严格规范与商业挂号网络平台的合作，严禁医院和医生违规与商业机构合作、预约挂号加号及其他谋取不正当利益的行为。

政策并不反对商业公司利用信息化手段推动医疗卫生工作，加入医疗卫生改革，让商业公司以正当的方式进入医疗行业，使患者的权益在患者知情的情况下得到保证，在知情的情况下获得公开的收入，并进行纳税，是允许的。

如果医师利用自己的休息时间，通过多点执业的正式途径，来进行和商业网站的合作，并且患者对该行为有明确的知情同意，是被允许的。

但是医师，尤其是公立医院的在职医师，应用公权力，利用现有的设施、设备，利用工作时间，在完成或减少自己在公立医院门诊工作量的同时，和商业网站进行私下挂号或加号的行为，和商业公司进行有偿高价合作则是不被允许的。

随着科技的不断进步和人民生活水平的快速提升，为了满足患者多元化就医需求，医疗中介服务行业迅速崛起，医疗中介服务包括为患者提供医疗咨询、诊断服务、预约挂号、安排住院、陪同就诊、跨科转诊、医疗翻译、康复指导以及药品配送等一系列服务。很多医疗服务中介公司承诺患者可提供预约挂号、预约检查和住院等服务，包括知名三甲医院专家号预约、CT核磁检查、安排住院服务等，患者可以根据自己的情况和需求选择合适的医生和医院进行就诊，避免不必要的等待和烦琐的手续。中介公司能够做出上述服务承诺，大多基于和大型医疗机构的工作人员有关系往来。但此种合作很多是基于医疗服务中介公司与医务人员的非官方合作，中介公司通过找医院工作人员私人关系进行加号、提前预约核磁等大型检查或者提前办理住院手续等，并给予相关医务人员一定的"好处费"，这也是变相红包的一种，是被禁止的行为。

【案例 06-07】 以授予干股形式感谢药品审批领导的贿赂案[①]

2011年年底，某制药公司的股东江某因需要国药准字药品批准文号找到时任当地食药监局局长董某、该局稽查局局长胡某与该局注册处处长罗某（另案处置），后董某、胡某、罗某与江某商定帮助该制药公司获得国药准字药品批准文号，并要求在该公司各自占有24%干股，由江某代持。应江某请托，董某出面要求其他制药公司无偿转让3个国药准字药品文号到江某公司。据调查，3人所占72%的股份价值为1053万元。法院认为，被告单位为谋取不正当利益而行贿，共计人民币1053万

[①] 贵州省贵阳市中级人民法院（2020）黔01刑终285号刑事判决书。

元，情节严重，已构成单位行贿罪。在单位行贿金额计算方面，按照最高人民法院、最高人民检察院《关于办理受贿刑事案件适用法律若干问题的意见》第2条之规定"进行了股权转让登记，或者相关证据证明股份发生了实际转让的，受贿数额按转让行为时股份价值计算……"本案中，因董某等人身份特殊，收受江某所送干股后，没有实名进行转让登记，仍由江某代持，但应当认定此时股份发生了实际转让，被告单位行贿的金额应以转让行为时股份的价值计算。最终，法院判处该制药公司罚金100万元；江某犯单位行贿罪，判处有期徒刑3年，缓期5年执行。

评析

本案属于交易型受贿犯罪。根据最高人民法院、最高人民检察院《关于办理受贿刑事案件适用法律若干问题的意见》第2条规定了收受干股的受贿问题，"干股是指未出资而获得的股份。国家工作人员利用职务上的便利为请托人谋取利益，收受请托人提供的干股的，以受贿论处。进行了股权转让登记，或者相关证据证明股份发生了实际转让的，受贿数额按转让行为时股份价值计算，所分红利按受贿孳息处理。股份未实际转让，以股份分红名义获取利益的，实际获利数额应当认定为受贿数额"。股权是否实际转让，是认定干股型受贿犯罪形态的重要依据；对受贿犯罪既遂与未遂作出判断的关键在于收受干股的国家工作人员对该干股是否具有控制力。实践中，受贿人以他人名义代持所收受的干股，构成实际转让。在金额计算方面，受贿数额按转让行为时股份价值计算，而非干股变现后的价值。

【案例06-08】 专家与社会商业机构合作加号谋利被处罚①

周主任在某市著名三甲医疗机构从事临床工作，因为技术水平高及其专业的特殊性，出诊时一号难求。此时某家为患者提供陪诊医疗服务

---

① 本案为某地纪委监委文件通报案例。

的第三方公司工作人员找到周主任与其协商，与周主任建立长期合作关系，此公司服务的患者经公司联系后找周主任加号，公司每个加号收取费用500元。公司按照约定时间每月统一将加号收取的费用扣除成本后支付给周主任。周主任因此每月增加了几千元的收入。后周主任被举报并被本单位按照违反行风规定，给予了相应的纪律处分。

评析

专家医疗水平高，技术高，其坐诊门诊当然一号难求。专家考虑到患者就医的困难，愿意牺牲自己的休息时间为有需要的患者加号，精神可嘉。但是，如果专家以此作为谋取个人私利的手段，尤其是与社会商业公司、"黄牛"合作，通过加号获取非法利益，则应当被问责、处罚。社会商业公司给专家一个号支付500元，可以想象一下，该专家号到患者手上，患者要支付多少钱。无论是支付给专家的费用，还是中介商业公司赚取的利益，抑或是其他的费用，最后都由患者支付，加大了患者的经济负担。患者是看上病了，但由此支付的额外费用不菲。本案中，周主任所在的单位对其按照违反行风处理，作出纪律处分，符合国家的相关规定。

【案例06-09】 领导配偶以"挂名"领薪形式收受贿赂案①

钟某，某市中医医院院务委员、党委委员、副院长。2005年至2019年，被告人钟某利用职务上的便利，在医院工程建设项目招投标等方面为他人谋取利益，索取或非法收受彭某等人的财物，共计人民币577.8万元。其中，彭某为感谢和继续获得钟某在体检中心承包经营、资金结算上的关照和帮助，主动提出由其中心按每月0.3万元的标准给钟某妻子符某发放"空饷"，钟某予以接受。彭某安排体检中心以发放工资的名义，分11次转款给符某，共计3.3万元。法院审理认为，以上工资的

---

① 湖南省岳阳市君山区人民法院（2020）湘0611刑初21号刑事判决书；湖南省岳阳市中级人民法院（2020）湘06刑终213号刑事判决书。

发放动机是基于彭某对钟某的感谢和求得其关照，依照法律的规定，国家工作人员利用职务上的便利为请托人谋取利益，要求或接受请托人以给特定关系人安排工作为名，使特定关系人不实际工作却获取所谓薪酬的，以受贿论处。最终判决钟某构成受贿罪，判处有期徒刑 10 年，并处没收财产 80 万元，违法所得上缴国库。

评析

本案属于交易型受贿犯罪。根据最高人民法院、最高人民检察院《关于办理受贿刑事案件适用法律若干问题的意见》第 6 条规定了关于特定关系人"挂名"领取薪酬问题，"国家工作人员利用职务上的便利为请托人谋取利益，要求或者接受请托人以给特定关系人安排工作为名，使特定关系人不实际工作却获取所谓薪酬的，以受贿论处"。其中特定关系人是指与国家工作人员有近亲属、情妇（夫）以及其他共同利益关系的人。对于这种交易型受贿犯罪，要注意区分以下几种情况：一是特定关系人挂名领取薪酬，没有为单位提供任何劳动的，这与直接接受财物没有实质区别，应当以受贿论处；二是特定关系人虽然参与了工作，但领取的薪酬明显高于该职位正常薪酬水平的，本质上应属于变相受贿，但是考虑到当前一些企业尤其是私营企业薪酬发放不规范，对于如何认定实际领取的薪酬，与正常薪酬是否相当，以及如何认定受贿的数额，均存在一定的困难，因此司法实践中应当具体案件具体分析；三是特定关系人提供了正常的工作，领取的薪酬也没有超出合理的范围，不存在非法收受财物的问题，不以犯罪进行处理。本案属于典型的不实际工作而获得"薪酬"的情况，根据最高人民法院、最高人民检察院关于《办理受贿刑事案件适用法律若干问题的意见》规定，以受贿论处。

3. 倒卖号源、床位等扰乱医疗秩序的违法违规行为

国家卫生计生委办公厅、中央综治办综治秘书室、中央网信办秘书局、工业和信息化部办公厅、公安部办公厅、工商总局办公厅、国家中

医药管理局办公室、军委后勤保障部卫生局等 8 部门专门成立了全国集中整治"号贩子"和"网络医托"工作协调办公室,并联合制定了《集中整治"号贩子"和"网络医托"专项行动方案》。各医疗机构要扎实做好防范打击"号贩子""网络医托"的经常性工作,坚决杜绝内部人员倒卖勾结行为,维护良好就医秩序。各医院应切实加强对上述规定执行情况的监督检查,严肃查处违规行为。对发生违法违规行为的医疗机构、科室和个人,将依法依规依纪追究责任,严肃处理。

【案例 06-10】 江苏参与倒号的医务人员受到处理[①]

江苏省南京市集聚了省人民医院、省中医院、东部战区总医院等 20 余所三甲医院,医疗资源丰富,辐射范围广,是江苏省乃至全国重要的医疗中心。然而,一段时间以来,南京市各大医院不少专家号源被"号贩子"垄断。过半数热门专家号被囤积,一个几百元的专家号倒手最高可卖上万元,倒号团伙年获利达百万元……"号贩子"借助非法软件大肆抢号、加价倒卖,严重扰乱医疗秩序,群众和医务工作人员对此深恶痛绝。紧盯群众"挂号难"问题,江苏省纪委监委深入开展调研,深挖"号贩子"顽疾背后成因,推动公安、卫健等职能部门协同开展医院"号贩子"问题专项整治,全链条打击非法抢号倒号行为,严查"医贩勾结"腐败,推动堵塞挂号系统漏洞,完善挂号就医相关制度规范,构建长效治理机制,保障群众就医需求,让百姓病有所医、病有良医。一些"号贩子"曾是医院保安、医助等勤务工作人员,他们通过利益输送,腐蚀曾经熟识的院内工作人员。帮"号贩子"临时加号收取好处;纠集"号贩子"和社会闲散人员组建微信群,向他们提供代挂号、代办住院手续等有偿服务……随着专项整治工作逐步深入,一批医院工作人员违规违纪违法问题

---

① 徐菱骏:《深度关注 | 全链条打击倒号卖号乱象——江苏严查快处"医贩勾结"腐败问题》,载"江苏纪检监察网",http://www.jssjw.gov.cn/art/2023/2/22/art_8_159418.html,最后访问日期:2023 年 10 月 30 日。

线索相继浮出水面。截至目前，本轮专项整治中已有 19 名医院工作人员因收受"号贩子"好处、回扣等问题接受纪检监察机关审查调查。

评析

收取患者"好处费"虽然是个人行为，但损害的是整个医院的形象。医院应当加强内部管理，完善门诊分号、挂号、加号、退号制度，封堵各种可能存在的漏洞，尤其要防止医疗机构内部人员利用系统漏洞参与"倒号"。对于已经查明的参与倒号的人员，必须严肃处理，相关信息予以公示，及时在全院以案示警、以案说法，教育引导医院工作人员严守纪法底线。同时，纪检监察部门应当会同医疗机构管理部门，持续开展专项整治，深挖医疗系统腐败行为，并及时通报曝光典型案件、分层分类开展警示教育，不断强化医疗系统行风建设。

【案例 06-11】勾结号贩子，北京处理 6 名医务人员①

2016 年 7 月 28 日，北京市卫生计生委、首都综治办和市委网信办、通信管理局、公安局、工商行政管理局、中医管理局、医院管理局，下发《北京市集中整治"号贩子"和"网络医托"专项行动工作方案》，要求各区卫生计生委、综治办、公安分局、工商分局和各级医疗机构，在已经开展"号贩子"问题突出医疗机构及周边地区挂职账整治和商业公司预约挂号加号谋取不正当利益清理工作的基础上，继续全面整治通过互联网散布的"号贩子""医托"等违法信息，坚决斩断"号贩子"和"网络医托"利益链条。根据通知精神，市卫生计生委成立委领导带队、纪检监察、综合监督、医政医管职能处室领导和工作人员参加的工作组，对北京协和医院、天坛医院、广安门中医院等数十家医疗机构开展打击"号贩子""网络医托"等情况进行了督查，对 3 家医疗机构的 6 名医务人员进行了处理；市公安局加强对医院及周边地区"号贩子"和

① 《勾结号贩子，北京处理 6 名医务人员》，载"健康界"，https：//www.toutiao.com/article/6314506681141674241/，最后访问日期：2023 年 10 月 30 日。

"医托"、"网络医托"、特别团伙违法犯罪的打击力度，2016年2月以来，组织打击行动152次，抓获号贩子733人，其中刑事拘留14人，治安拘留719人，促进了医院及周边秩序的好转。

评析

医疗资源分布不合理的状况为"号贩子"的存在留下了空间。患者到大城市大医院就医，挂不上专家号时，就只能找"号贩子""黄牛"买号。目前"号贩子"获取专家号的方法很多，包括：（1）和患者联系后，拿着患者的就诊卡到医院彻夜排队"占坑"挂号。（2）"号贩子"拿着患者的病例和就诊卡找医生，说是病人亲属，请求加号。（3）"号贩子"24小时不断线地通过电话、网络预约挂号，抢占号源，一旦找到买主，就通过电话或网络取消，然后用买主信息立即重新预约。（4）把预约上的号直接卖给患者，患者拿着不是自己名字的号看病。由于无权查患者的身份证，遇到不配合的，医院也无计可施。（5）内外勾结，医疗机构内部有人提供号源。（6）有号贩子仿冒专家签字加号等。"号贩子"插队、抢号的行为，是对医疗秩序的严重破坏，是对患者合法权益的侵犯，国家当然要严厉打击。解决问题，要标本兼治，对于"号贩子"现象，从根上说原因比较多，但是对于医务人员参与倒卖专家号的行为，应当采取"零容忍"的态度，予以坚决打击。

三、医务人员与其他医疗机构打交道面临的法律问题

（一）公务人员不得设立自己的医疗机构

医务人员在一家医疗机构执业，又自己开设工作室、个体诊所，这在口腔专业中比较多见。从法律上来说，这符合医师多点执业规定，只要其办理了多点执业手续，经所在医疗机构同意，在工作室、个体诊所所在地卫生行政部门备案，虽然其多点执业的地点为该医师所有，该医师也可以同时聘请其他医师、护士执业，这种做法仍然符合法律规定。

然而，需要注意的是，并非每个医务人员都可以开办医疗机构，也并非每一名医师都可以多点执业。医师具有以下情形，不得开办医疗机构：除《医疗机构管理条例实施细则》第 12 条规定的 6 种情形外①，从廉洁自律的角度来说，医师系国家工作人员、国有企业管理人员，从事医疗机构管理工作，不得开办医疗机构。

所谓"国家工作人员"，依据《刑法》第 93 条规定，是指国家机关中从事公务的人员。国有公司、企业、事业单位、人民团体中从事公务的人员和国家机关、国有公司、企业、事业单位委派到非国有公司、企业、事业单位、社会团体从事公务的人员，以及其他依照法律从事公务的人员，以国家工作人员论。医疗机构内，担任书记、院长等职务，以及其他由政府有关部门任命、调派的工作人员。

所谓"企业管理人员""事业单位管理人员"，依据 2018 年中央纪委国家监委印发的《国家监察委员会管辖规定（试行）》第 4 条第 3 项、第 4 项的规定，认定国有企业管理人员需要同时具备两个实质要件，一是由党组织或者国家机关、国有公司等提名、推荐、任命、批准等；二是需要从事领导、组织、管理、监督等活动。

所谓"从事公务"，依据《全国法院审理经济犯罪案件工作座谈会纪要》第 1 条第 4 项规定，是指代表国家机关、国有公司、事业单位、人民团体等履行组织、领导、监督、管理等职责。公务主要表现为与职权相联系的公共事务以及监督、管理国有财产的职务活动。如公立医院的书记、院长、副院长、会计、出纳人员等管理、监督国有财产等活动，属于从事公务。那些不具备职权内容的劳务活动、技术服务工作，如诊

---

① 《医疗机构管理条例实施细则》第 12 条规定，有下列情形之一的，不得申请设置医疗机构：（1）不能独立承担民事责任的单位；（2）正在服刑或者不具有完全民事行为能力的个人；（3）发生二级以上医疗事故未满 5 年的医务人员；（4）因违反有关法律、法规和规章，已被吊销执业证书的医务人员；（5）被吊销《医疗机构执业许可证》的医疗机构法定代表人或者主要负责人；（6）省、自治区、直辖市政府卫生计生行政部门规定的其他情形。有前款第（2）、（3）、（4）、（5）项所列情形之一者，不得充任医疗机构的法定代表人或者主要负责人。

疗活动、药物调剂等所从事的工作，一般不认为是公务。

（二）医师向自己另外设立的医疗机构转介患者应当合法合规

医师可以另外设立医疗机构，并任法定代表人、负责人。但是不得损害自己主执业医疗机构的利益，不得侵害公共利益，也不得侵害患者的利益。医师向自己另外设立的医疗机构转介患者应当合法合规。

医疗实践中，有一些医师在知名公立医疗机构执业（系其主执业地点），同时又在卫生行政部门备案，在其正常设立的医师工作室、个体诊所执业。从法律上来说，这种做法没有违反规定。但其医疗执业毕竟涉及两家乃至多家医疗机构，多点执业的医师应当维护各家医疗机构的合法权益，其在开展多点执业，经营自己的医疗机构时，不得损害主执业医疗机构的合法利益，否则属于违法行为，可能面临承担法律责任。

在正常工作过程中，不得夹杂自己医疗机构的工作。医师多点执业，要求其与主执业医疗机构要签好劳动合同，约定清楚工作时间，让自己有限的工作时间在不同医疗机构之间合理分配。在约定的工作时间内，遵守该医疗机构的工作制度，完成医疗机构分配的工作，不得夹杂其他医疗机构的工作。否则，可以认定医师违反劳动合同，违反医疗机构的规章制度，可能还会被评价不敬业、不称职；严重者，可能给主执业医疗机构带来法律上的不利后果。最典型的案件就是北京某医院医师在某互联网医疗平台开展医疗服务，其在北京某医院上班期间，将即将出院的患者介绍到该互联网医疗平台上注册，并提供后续互联网医疗服务，后来患者死亡，近亲属提出医疗损害赔偿诉讼，法院最终判决医疗机构承担赔偿责任。

在工作时间上，多点执业的医师在不同医疗机构执业，无论是线上还是线下都需要投入时间，医师应当根据自己的情况以及在各家医疗机构提供医疗服务的工作量来合理分配自己的工作时间，并且在与主执业医疗机构与其他多点执业医疗机构签订劳动合同及劳务合同时予以明确。医疗机构及医师都应当自觉遵守，在约定的时间内完成工作任务，干好本职工作，切不可将工作内容、医疗机构提供的医疗设备、医疗物品交叉混用。

转诊患者是一项医疗制度，无论是在主执业医疗机构，还是在多点执业医疗机构，多点执业医师都会面临转诊患者的问题。转诊患者，应当遵守转诊的标准和要求，只能是受本院的医疗水平和接诊条件限制、患者进一步诊疗需要以及患者的特殊就医需求，并且办理转诊手续的多点执业医师应当向患者及其近亲属说明相关情况，在患者及其近亲属知情的前提下办理转诊手续。医疗机构之间转诊，尤其由主执业医疗机构向多点执业医疗机构转诊，多点执业医师更应当避嫌，更要遵守转诊规范和要求，不可损害主执业医疗机构的利益，不得侵害患者的利益，更不能收受患者及接诊医疗机构支付的费用或者其他好处。

（三）医务人员多点执业的其他要求

为了解决老百姓看病难、看病贵的问题，为了充分利用医务人员的专业特长，也是为了增加医务人员的合法收入，近年来我国对医师执业地点作出重大改革，允许医师在多个医疗机构执业。医师多点执业被认为是我国医疗执业体制改革的一大重要成果。但并非所有医师都可以多点执业，不符合条件者开展多点执业，或者擅自外出会诊，并从中谋利，即构成违法行为，可能面临承担法律责任。

第一，公立医疗机构担任院级领导职务的医师，除法律规定的情形外，不得多点执业。根据国家卫生和计划生育委员会等部门发布的《多点执业若干意见》规定，在公立医院担任院级领导职务的医师，可以参加城乡医院对口支援、支援基层，或在签订医疗机构帮扶或托管协议、建立医疗集团或医疗联合体的医疗机构间多点执业，且不需办理多点执业相关手续。除此之外，一般不能从事其他形式的多点执业。至于担任临床科室负责人的医师，是否可以从事多点执业，没有具体规定，但我们不建议多点执业。

第二，多点执业的医师应当具有中级及以上专业技术职务任职资格，从事同一专业工作满 5 年。多点执业的目的是解决基层医疗机构医务人员短缺的现实困难，尤其是具有一定专业技术水平和经验的医师，多点执业是解决基层缺少医师的好办法。医学生从大学毕业经过住院医师规范化培训后进入临床，此时仅能胜任一般的医疗工作，不能完成复杂疑难病例的诊治，更不能指导年轻医师工作，这种住院医师的技术水平有待提高，还需要上级医师指导，不断学习提升技术。因此，住院医师不宜从事多点执业。

第三，最近连续两个周期的医师定期考核无不合格记录。医师定期考核是我国对执业医师进行有效管理的一项制度，有助于督促医师认真完成本职工作，以患者为中心，保障医疗质量、医疗安全，促进医师不断学习，努力提高自己的诊疗水平。《医师法》实施之前，医师定期考核 2 年一次；《医师法》实施之后，明确规定为 3 年一次考核。考核合规记录是医师多点执业的重要条件。

第四，身体健康，能够胜任医师多点执业工作。身体健康是劳动者提供劳动服务的必备条件，所以在《医师执业注册管理办法》第 6 条不予注册的情形中，就有"甲类、乙类传染病传染期、精神疾病发病期以及身体残疾等健康状况不适宜或者不能胜任医疗、预防、保健业务工作的"规定。注册只涉及一个执业地点的，尚且把身体健康作为执业注册申请者准予注册的条件之一，多点执业需要医师投入的劳动和精力更多，因而对身体健康提出更高的要求。

第七章　规范开展医疗活动

——禁止实施过度医疗、无效医疗、医疗欺诈

近年来，过度医疗的问题已经成为社会所关注的焦点。医疗资源关系到社会民生，关系到广大群众的生命健康权益。然而，过度医疗直接造成了医疗资源的浪费，这不仅损害了广大患者的利益，加重了百姓的负担，更造成了医患之间的不信任。为此，国家无论是在法律法规层面上，如《民法典》《医师法》《医疗质量管理办法》，还是在政策规范层面上，如《关于建立健全防控医药购销领域商业贿赂长效机制的工作方案》《九项准则》等，都明令禁止过度医疗。但医疗实践中，过度医疗因具有专业性、隐蔽性、复杂性等特点给认定造成了一定困难。且过度医疗行为往往与医疗行业中其他不合理的现象、乱象、困境具有千丝万缕的联系，如欺诈骗保、预防性医疗、无效医疗等。这里一方面有医务人员的原因；另一方面存在患者原因、社会原因、制度原因。单靠对个别人的事后查处难以达到良好的效果，更需要国家法律、政府政策、行业规范、内部纪律，甚至还要对个别患者进行宣教等综合治理手段，才能从根本上解决问题。当然，医务人员作为过度医疗的直接实施者，其行为是需要重点规范的。

一、概述

(一) 相关概念

1. 过度医疗

对于过度医疗的定义，不同的学者从不同的角度给出了不同的阐述。有学者认为，过度医疗是指医疗行业提供了超出个体和社会医疗保健实际需求的医疗服务。[①] 也有学者认为，临床上，多因素引起的过度运用超出疾病诊疗根本需求的诊疗手段的过程，称为过度医疗，具体表现在：(1) 患者遭受额外的风险、身心负担和 (或) 损伤；(2) 诊疗费用不适当增高；(3) 整体医疗资源的不适当使用。[②]还有学者把过度医疗总结为，由于多种原因引起的超过疾病实际需要的诊断和治疗的医疗行为和医疗过程。[③] 总之，过度医疗是一种超过合理、必要范围的医疗行为，这种医疗行为不仅给患者增加了经济负担，带来了不必要的风险，更造成了社会医疗资源的浪费。

过度医疗行为因为对象不同具体可以分为过度检查和过度治疗。其中过度治疗按照诊疗项目类别不同，又可以分为过度用药、过度手术及其他有创操作等。《民法典》第 1227 条规定，医疗机构及其医务人员不得违反诊疗规范实施不必要的检查。该条文将过度检查归入医疗侵权的范畴，但过度医疗行为绝不仅是过度检查。医疗实践中，"大处方""非必要手术"等现象同样对患者造成了损害，这里既包括经济层面的损害，也包括身体方面的损害。故，我们认为，对于《民法典》第 1227 条中"过度检查"应当做扩大解释。或者将"过度治疗行为"归入《民法典》第 1219 条的一般规范中规制。过度医疗行为是医务人员实施了不必

---

① 郭水松：《关于过度医疗服务的伦理学审视》，载《中国医学伦理学》1998 年第 11 卷第 4 期。
② 张忠鲁：《过度医疗：一个紧迫的需要综合治理的医学问题》，载《医学与哲学》2003 年第 9 期。
③ 杜治政：《过度医疗、适度医疗与诊疗最优化》，载《医学与哲学》2005 年第 7 期。

要的治疗，主观上存在过错，客观上使患者支出了不必要的费用，造成了经济损害，或/且该检查同时造成了身体上的损害；医务人员实施不必要的医疗行为与之后的经济或身体损害后果具有因果关系。这样的情形符合医疗侵权责任的一般规定，也可以适用医疗损害责任的一般条款。同时，该分类对于专项整治过度医疗行为有重要意义。例如，过度用药一直是过度医疗行为的重灾区，通过合理用药的专项行动，可以从专业角度采取一系列措施对该问题进行集中整治。

2. 无效医疗

无效医疗的概念往往与疾病终末期患者的救治、植物状态、脑死亡患者的救治相关。有学者指出，现代医疗技术不仅提高了抢救成效，还可以借助医疗设施人为地延长人的生命。但对临终患者而言，无论是采取侵入性抢救措施，还是使用延命医疗设备，都将给他们带来极大的痛苦，并且难以恢复健康的生命。这些看似"起死回生"的医疗措施只能延缓死亡的过程，实际也可以被归入无效医疗之列。[①] 也有学者提出，医生虽然在道德和法律上负有救治义务，但该义务不包含给予无法使患者获益的干预，或风险和负担大于干预的收益的干预，如对已经脑死亡的患者实施心肺复苏或对永久性无意识状态的患者使用 LSMI[②]，此类干预被称为医疗无效性干预或者无效医疗（Medical Futility）。[③] 可见，无效医疗的概念往往与疾病终末期患者救治相关联，昂贵的医疗手段虽然可以短暂延长患者生命的长度，却无法带给他们生命的质量，且无法从根本上逆转他们即将走向死亡的结局；而更具伦理学争议的是对于无意识、植物状态、被宣布脑死亡的患者长期实施积极的医疗救助，这些医

[①] 刘静坤：《病人自治、尊严死亡与最佳利益原则》，载《中外法学》2022 年第 4 期，第904—923 页。

[②] LSMI，生命维持干预，是指维持人体机能的一系列医疗干预。

[③] 张迪、宁晓红：《撤除生命维系干预的伦理学辩护》，载《协和医学杂志》2003 年第 5 期，第 116—1122 页。

疗手段仅仅是延长患者作为人的生物学属性，而在人的社会学层面上无能为力。

3. 医疗欺诈

欺诈性医疗行为，是具备欺骗性质并损害医疗行为相对人人身财产权益的医疗行为，欺诈性是该行为的主客观方面一致的体现，医疗行为为该行为具体实施阶段的表现方式，侵害医疗行为相对人的人身财产权是该行为造成最直观体现的危害后果。[①] 其主要包含以下几方面的特征：第一，实施欺诈性医疗行为的主体须为医疗机构或医务人员，非医务人员利用"医疗"作为幌子对他人实施欺诈，属于一般的诈骗行为，不应纳入医疗欺诈的范畴；第二，其主观上具有医疗欺诈的故意，即明知道自己实施的医疗行为仅仅是为了谋取利益，而非为了患者疾病诊疗的需求；第三，客观上实施了通过医疗手段欺诈患者的行为，造成了患者经济甚至人身方面的损害。

4. 防御性医疗

防御性医疗（Defensive Medicine）也称自卫性医疗或防卫性医疗，是指并非完全出于对病人利益的需要，而是为了避免医疗风险责任所采取的特殊医疗行为。[②]防御性医疗的概念最早由美国学者坦克雷迪（Tancredi）等人于1978年率先提出，是医务人员为了避免医疗纠纷而采取的不必要的检查、治疗、手术等，也包括不作为，即放弃有一定风险的治疗措施，将有一定风险的患者转诊等。[③] 防御性医疗是医患关系紧张、医疗纠纷频发的产物，是提供医疗服务的医务人员为了避免诊疗后患者对其医疗行为提出投诉、诉讼而采取的自我保护措施，是医务人员本能

---

① 宋耀：《欺诈性医疗行为的刑事规制》，华东政法大学2020届硕士学位论文。

② 木须虫：《防御性医疗的解药在平抑医疗风险》，载"人民网"，http://opinion.people.com.cn/n/2015/0421/c1003-26879186.html，最后访问日期：2023年10月30日。

③ Tancredi LR, Barondess JA. The problem of defensive medicine. Science. 1978, 26, 200 (4344): 879-882.

反应的结果。防御性医疗不仅让患者接受不必要的检查和治疗，让患者的医疗效率下降，还会浪费医疗资源，让医患关系进入恶性循环。

（二）过度医疗与无效医疗、医疗欺诈的关系

1. 过度医疗与无效医疗

无效医疗是过度医疗的一种特殊形式。众所周知，无效医疗不仅给患者及其家庭带来了巨大的负担，同时也浪费了社会的医疗资源。然而，由于受到亲情需求、社会舆论压力、医务人员救死扶伤道德义务的影响，无效医疗在实践中并不罕见。在这一类过度医疗行为中，医务人员并无主观恶意。

2. 过度医疗与医疗欺诈

纯粹的欺骗性医疗行为是过度医疗的一种极端体现。虽不常见，但应当杜绝。在这一类型的过度医疗中，欺诈骗保是一种常见的手段。比起针对个人进行医疗欺诈，骗取医保基金往往更具有"可行性"。因此，医疗实践中甚至出现了医患"联手"骗取医保基金的现象，对社会造成了巨大危害。欺诈骗保与过度医疗常常相生相伴，是过度医疗常见的表现形式。

（三）管控过度医疗的规范文件

在纪律层面，如果实施过度医疗的主体是中国共产党党员，依据具体情节，还可能需要接受党内的处罚。过度医疗行为主要涉嫌触犯共产党员六大纪律中的群众纪律，如果该行为背后涉及谋取个人利益等行为还有可能涉嫌违反廉洁纪律。根据《中国共产党纪律处分条例》第八章、第九章规定，对于确实触犯这两大纪律的党员可能面临党内处分。《事业单位工作人员处分规定》第 18 条规定，违章指挥、违规操作，致使人民生命财产遭受损失的，或者其他违反工作纪律失职渎职的行为的，给予警告或者记过处分；情节较重的，给予降低岗位等级处分；情节严重的，给予开除处分。第 19 条规定，违反国家规定，从事、参与营利性

活动或者兼任职务领取报酬的，或者其他违反廉洁从业纪律的行为的，给予警告或者记过处分；情节较重的，给予降低岗位等级处分；情节严重的，给予开除处分。第 20 条规定，违反规定使用、骗取财政资金或者违反规定使用、骗取、隐匿、转移、侵占、挪用社会保险基金的，或者擅自设定收费项目或者擅自改变收费项目的范围、标准和对象的，或者挥霍、浪费国家资财或者造成国有资产流失的，给予警告或者记过处分；情节较重的，给予降低岗位等级处分；情节严重的，给予开除处分。

在国家政策规范层面，《关于建立健全防控医药购销领域商业贿赂长效机制的工作方案》（2006 年卫生部、国家中医药管理局发布）中首先提出了过度医疗属于严重违纪行为。2013 年 12 月，国家卫生计生委与国家中医药管理局联合发布《九不准》；而后，国家卫生健康委 2021 年 11 月 12 日发布《九项准则》，再一次明确强调了"依据规范行医，不实施过度诊疗"。并指出：严格执行各项规章制度，在诊疗活动中应当向患者说明病情、医疗措施。严禁以单纯增加医疗机构收入或谋取私利为目的过度治疗和过度检查，给患者增加不必要的风险和费用负担。

《基本医疗卫生与健康促进法》第 54 条第 1 款规定，医疗卫生人员应当遵循医学科学规律，遵守有关临床诊疗技术规范和各项操作规范以及医学伦理规范，使用适宜技术和药物，合理诊疗，因病施治，不得对患者实施过度医疗。同时，《医师法》中多条涉及医务人员需要遵循临床指南、合理用药，不得实施不必要的检查、治疗；对于违反诊疗规范对患者实施不必要的检查、治疗造成不良后果的，卫生行政部门可以给予相应的处罚。《医疗质量管理办法》第 17 条规定，医疗机构及其医务人员应当遵循临床诊疗指南、临床技术操作规范、行业标准和临床路径等有关要求开展诊疗工作，严格遵守医疗质量安全核心制度，做到合理检查、合理用药、合理治疗。《医疗保障基金使用监督管理条例》第 15 条第 1 款也规定，定点医药机构及其工作人员应当执行实名就医和购药管理规定，核验参保人员医疗保障凭证，按照诊疗规范提供合理、必要的医药服务，向参保人员如实出具费用单据和相关资料，不得分解住院、挂床住院，不得违反诊疗规范过度诊疗、过度检查、分解处方、超量开药、重复开药，不得重复收费、超标准收费、分解项目收费，不得串换药品、医用耗材、诊疗项目和服务设施，不得诱导、协助他人冒名或者虚假就医、购药。对于违反过度诊疗、过度检查的，依据该条例第38条进行处罚。在民事法律层面上，上文提及的《民法典》第1227条将过度检查归入医疗侵权的范畴。在刑事法律层面上，过度医疗虽然一般不会直接触犯刑法，但造成过度医疗的原因行为或手段行为可能构成受贿类、诈骗类犯罪。

二、过度医疗的种类及管控要求

过度医疗从主观心态不同可以分为医务人员存在主观恶意而造成的过度医疗行为和不存在主观恶意而客观上造成了过度医疗的情况。前者是指医务人员为了谋取私利而进行的过度医疗，如医务人员接受了某药厂的"回扣"，每多开一支药就可以得到一定的提成。于是，医务人员在用药指征不明确的情况下，或者有性价比更好的选择时未从患者利益出发，开具了可以收取"回扣"的药品；而后者如患者家属强烈要求的诊疗，如儿科医生认为某些情况下可以不使用抗生素，但患儿家长为了缩短病程强烈要求使用。

还有一种特殊却并不罕见的情况就是预防性医疗。预防性医疗的概念最早由美国学者坦克雷迪提出，预防性医疗是指医师在诊疗疾病的过程中为避免医疗风险和医疗诉讼而采取的预防性医疗措施。[①] 即医务人员采取的诊疗措施不是从患者病情出发，而是从自我保护的角度出发。

---

① 万全：《预防性医疗的度量、形成机制与治理》，载《医学与社会》2023年第9期，第148页。

在我国，医疗侵权案件曾一度采取举证责任倒置。在医疗诉讼时，需要由医疗机构举证证明自己没有过错及医疗行为与患者损害后果之间没有因果关系。在举证不能时，推定医疗机构承担过错。这个规定的实施引发了预防性医疗。尽管现如今，我国已经在医疗损害责任层面取消了举证责任倒置。但是对于患者出现损害后，如果医疗机构无法提供基线检查证明患者在接受治疗前指标已经异常，医疗鉴定中多数鉴定机构依然会认定医疗机构承担责任。在这样的情况下，一些原本对患者治疗没有太大必要性，但出现医疗纠纷时可能成为证据的检查成为医务人员不得不为之的选择。从伦理学角度，这似乎并没有遵循对患者有利的原则，而只是为了保护医务人员的利益。但这是医务人员在当下环境中的无奈之举，认定医务人员此类行为存在恶意是有待商榷的。

之所以区分过度医疗中医务人员的主观恶意，主要是为了在制度设计时，针对不同情况对医务人员给予不同的处理；但是无论医务人员在主观上是否存在恶意，过度医疗都是对社会医疗资源的一种浪费，都应当尽可能通过不同的方式方法最终杜绝，使得医疗资源可以得到更合理的配置。

由此，我们可以按过度医疗发生原因将其分为如下几类分别讨论：其一，医务人员为谋取不正当利益或单纯为了增加医疗机构收入而造成了过度医疗的结果；其二，医务人员为了维护自身利益而实施了过度医疗行为，也就是上文提及的预防性医疗；其三，由于患方原因，医务人员予以配合而导致过度医疗行为；其四，其他原因产生的过度医疗行为。

（一）医务人员为谋取不正当利益的过度医疗行为

《九项准则》第3条规定，依据规范行医，不实施过度诊疗。主要指的就是此类情况。该条款明确"严禁以单纯增加医疗机构收入或谋取私利为目的过度治疗和过度检查，给患者增加不必要的风险和费用负担"。对于由患方意愿或医务人员自我保护而引发的过度医疗行为，无论是在法律还是伦理上都尚有讨论空间。然而，单纯为了增加医疗机构收入或医务人员为了谋取私利而实施的过度医疗行为则是完全不被接受的。特别是个人为了谋取私利而实施的过度医疗行为背后往往与"商业贿赂""欺诈骗保"行为有直接的关联。

1. 与"商业贿赂"相关的过度医疗行为

商业贿赂是指经营者为销售或者购买商品而采用财物或者其他手段贿赂对方单位或者个人的行为。商业贿赂属于典型的不正当竞争行为，具体在医药领域主要是医药销售者、代理商通过直接给予医务人员现金、礼品，按照使用药品、耗材的数量给予回扣，或定期不定期赞助国内外旅游、考察，提供外出学习机会等形式贿赂医务人员，达到销售药品、医用耗材等目的。实践中，商业贿赂人往往不会要求医务人员在短期内使用大量医疗产品，而是通过拉拢关系、循序渐进的方式达到最终的目的。很多医务人员最终经不起诱惑，不仅接受了商业贿赂，而且为了获得更多的商业利益，在医疗指征不明确的情况下使用、多用药品、医疗耗材。这不仅加重了患者的经济负担，为患者带来了不必要的医疗风险，更破坏了正常的医疗环境，造成了医患之间的不信任。此类行为一旦收受贿赂的金额达到法定标准，就有可能触犯《刑法》。与商业贿赂相关的过度医疗属于过度医疗行为中较为恶劣的一种类型。

【案例 07-01】 一张疯狂的处方①

图 2 是某医院某皮肤科医生给某位"慢性手足湿疹，病情反复"的患者开具的真实处方。从处方内容来看，患者患有慢性手足湿疹，病情反复，但整体来说还比较轻，但医生给患者开出了一张 780.6 元的"疯狂处方"。从处方开具的药物来看，真正起治疗作用的药物没有几个。香菇菌多糖片、丁酸氢化可的松乳膏以及青鹏软膏对这类掌跖肥厚部的

---

① 《为了回扣可以多狠？由一张疯狂的处方说起！》，载"搜狐网"，https://www.sohu.com/a/292646538_100035181，最后访问日期：2023 年 9 月 30 日。

湿疹基本没有效果，就是安全。业内人士指出，开出这张"疯狂处方"的医生，就是为了回扣，他甚至可以为了多收100元的回扣而不惜让患者多花700元买一批安全无效药。

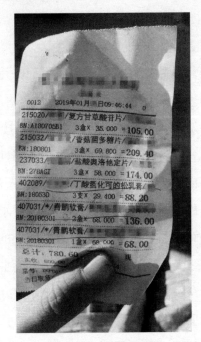

图2　某患"慢性手足湿疹，病情反复"患者的处方

评析

在医药厂家众多，药物种类林立的今天，医药市场竞争激烈。有的药物对疾病治疗没有什么实质性的作用，但是安全，不会给患者造成危害，医药厂家不惜支付"回扣"鼓励医师多开药。而医师手握处方权，对患者病症使用什么药物有"自由裁量权"，于是药品"带金销售"，医师"按方提成"就有了市场，也成为商业贿赂的重要模式。有关部门坚决查处商业贿赂行为，对药品"带金销售"医药企业及其医药代表，对提供统方服务的工作人员，对领取"按方提成"回扣的医务人员，必须依法严厉制裁，方可还处方本来的面貌，才能制止这种因商业贿赂导致的过度医疗。

2. 与"欺诈骗保"相关的过度医疗行为

医疗欺诈是过度医疗另一种常见的实施方式，其中通过伪造、根据医保政策有针对性地"改造"诊疗行为，骗取医保基金是医疗欺诈的一个"重灾区"。与"商业贿赂"相关的过度医疗一般是仅由医方单方就可以实施的；而与"欺诈骗保"相关的过度医疗行为则呈现了主体的复杂性。

欺诈骗保常见的形式包括：医务人员未按照诊疗规范提供合理、必要的医药服务，未向参保人员如实出具费用单据和相关资料，分解住院、挂床治疗，违反诊疗规范过度诊疗、过度检查、分解处方、超量开药、重复开药，重复收费、超标准收费、分解项目收费，串换药品、医用耗材、诊疗项目和服务设施，诱导、协助他人冒名或者虚假就医、购药。

上述情形中，有一部分是可以由医方单独完成的，如过度检查、超量开药、重复开药等；有一部分则可能是医患双方相互配合完成的，如分解住院、挂床治疗；还有一部分甚至是患方主导的，如协助他人冒名或者虚假就医、购药。现实中，在一个家庭中会有人医保待遇较好，故其他医保待遇较差的家庭成员通过冒用的方式开具医保内药品。这种情况下，以参保人的视角，医生为其开具的药品应认定为过度医疗。当然，此种情况需要区分医务人员是否知情。

与欺诈骗保相关的过度医疗行为更具有隐蔽性。通过上文的分析，个案中，此类过度医疗行为主要是骗取医保基金，对于个案中的患者影响不是最主要的，甚至患方可能也参与了欺诈骗保的行为并从中获益。在这样的情况下患者个人可能不会维权，而需要靠监管部门的监督才能发现。无论如何，医保基金是老百姓的"救命钱"，不是"唐僧肉"。欺诈骗保行为挤占了社会资源，侵犯了广大患者的权益，应当严厉打击。

【案例 07-02】 两家医疗机构过度医疗等方法骗取医保基金被通报①

内蒙古自治区呼伦贝尔市牙克石市某卫生院以虚假住院骗取医保基金案。经查，该卫生院存在疑似违规病历 207 份，存在过度检查、过度诊断、过度医疗等违反协议管理行为。其中，2016 年 6 月至 2017 年 10 月，虚假住院 7 例，涉及医保基金 2.2 万元。医保部门依据《社会保险法》第 87 条、《内蒙古自治区城镇基本医疗保险条例》第 54 条以及《呼伦贝尔市城（乡）基本医疗保险定点医疗机构（一级综合）服务协议书》规定，追回医保基金 2.2 万元，并处 5 倍罚款 11 万元。卫计部门对该卫生院负责人作出停止工作决定，并对相关违法违纪工作人员进行处理。

甘肃省天水市某医院诱导病人住院骗取医保基金案。经查，该医院于 2018 年 1 月至 10 月，通过过度治疗将可门诊治疗的参保个人收治住院、以免费体检为由诱导参保人员住院等方式骗取医保基金 13.62 万元。医保部门依据《社会保险法》第 79 条、第 82 条，《甘肃省城乡居民基本医疗保险定点医疗机构违约行为基金扣减办法（附件）》第 8 条、第 12 条、第 13 条、第 14 条，以及《天水市医疗保险定点医疗机构医疗服务协议》第 50 条、第 51 条、第 52 条规定，从 2018 年 12 月 11 日起解除该院医保服务协议，取消该院医保定点医疗机构资格，追回违法违规费用 13.62 万元，并处 5 倍罚款 68.1 万元，追回审计发现的多收床位费、分解住院、扩大报销范围违规报销基金 2.95 万元。

评析

目前我国社会基本医疗保险覆盖 13.6 亿人，参保率稳定在 95% 以上，全民医保基本实现，医保基金支付占当前患者诊疗费的大部分，医疗机构的经济效益基本上都是通过医保支付实现。但是有的医疗机构不

---

① 《关于 8 起欺诈骗取医保基金典型案例的通报（第一批）》，载"国家医保局网"，http：//www.nhsa.gov.cn/art/2019/1/25/art_74_3188.html，最后访问日期：2023 年 10 月 30 日。

是通过提高医疗质量和保障医疗安全来吸引患者，而是想方设法骗取医保资金。其中，过度医疗就是一种常见的方法。国家医保行政部门已经开始重视医疗机构对医保患者过度医疗的情况，并通过加强支付审查、飞行检查、定期抽查等方式，强化医保支付的监管。医疗机构通过过度医疗骗取医保资金的行为一经查证属实，必然面临严厉处罚。

3. 与"单纯增加医疗机构收入"相关的过度医疗行为

医疗是一个高成本、高投入的行业，医疗机构的日常运行需要巨大的成本投入，这是一个现实问题。很多医疗机构对临床科室下达了绩效指标，由此对临床科室产生了压力，"大处方、大检查、滥用高价药品、高值耗材"就成为完成这些绩效指标的手段。这种情况不同于上文与"商业贿赂"相关的过度医疗行为，前者往往是个人为了谋取不正当利益而实施的过度医疗行为。但是为了单纯增加医院收入而开展的过度医疗行为背后是一个更为现实的问题，医院应该通过合理、合法的方式维持运营平衡，国家、社会也应当建立合理的机制，化解医疗机构的公益性与运营成本之间的矛盾，体现医务人员的劳动价值，而不应该通过过度医疗这种不合理的方式达到目的。

【案例07-03】精神病专科医院"过度医疗"，被罚344万元[①]

通过查阅银川某医院（有限公司）2019年11月至2023年3月上传的医保结算数据，发现该院上传"精神科量表"172960次。通过询问该院医师谈某，答复医师每周工作6天，每天工作8小时，偶尔会有加班情况，每名精神科医师测查精神科A类量表（包括锥体外系副反应量表、简明精神病量表、汉密尔顿焦虑量表、汉密尔顿抑郁量表4种）完成每种量表每次平均需要20分钟，测查精神科B类量表（包括社会功能缺陷筛查量表1种）完成每种量表每次大约需要20分钟；测查精神科

---

① 贺兰县医疗保障局贺医保罚决字（2023）第1号行政处罚决定书。

C 类量表（包括阴性症状测评量表、阳性症状测评量表、现状精神病检查量表 3 种）完成每种量表每次需要 40 分钟至 60 分钟。通过查阅该院医保上传结算数据发现该院 2021 年 12 月 20 日至 12 月 31 日给予"精神科监护"的患者小于 10 人；2022 年 1 月 8 日至 1 月 20 日给予"精神科监护"的患者也小于 10 人；2022 年 1 月 1 日至 1 月 7 日给予"精神科监护"的患者每日分别为 275 人、276 人、276 人、277 人、276 人、277 人、276 人。经现场核查该院 2022 年 1 月 1 日至 1 月 7 日住院患者主要为 2021 年在院患者因年终结算于 12 月 31 日办理出院并于 2022 年 1 月 1 日办理入院，在此期间患者未离开医院。贺兰县医疗保障局调查后确定，该医院在无指征的情况下为所有住院患者执行"精神科监护"项目，存在过度诊疗，涉及 277 人次，涉及金额 120619.20 元。

贺兰县医疗保障局作出以下处罚：（1）处以 2021 年 5 月 1 日以前因不合理计"精神科量表"费用造成损失的医疗保障基金 473836 元 2 倍的罚款 947672 元，2021 年 5 月 1 日以后因不合理计"精神科量表"费用造成损失的医疗保障基金 1541108.5 元 1.5 倍的罚款 2311662.75 元；（2）处以因"过度诊疗"造成损失的医疗保障基金 120619.2 元 1.5 倍的罚款 180928.8 元。罚款合计 3440263.55 元。

评析

"精神科监护"是一种需要收费的特殊医疗护理，旨在帮助精神疾病患者获得安全和有效的治疗。其具体内容包括护理观察、心理疏导、药物管理、环境管理、安全管理、康复和转归评估，其目标是帮助患者恢复健康。精神科监护目前按患者实际情况收取，普遍存在封闭病房收取的费用多，开放病房收的费用少，甚至不收的情况。精神专科目前面临的主要问题是有的医保项目难以满足诊治需要，甚至难以覆盖运营成本，影响了精神病专科医疗机构的发展。这种机构性的问题导致精神病专科医疗机构难以营利，因此引发了少部分医院违规过度医疗"找补"。

因此，精神科监护项目成为医保违规高风险点。本例医疗机构过度检查违反了"参保患者在治疗期间，无明显指征，医疗机构对其进行同一项目或类似项目多次检查"，因而被医保行政管理部门处罚。

（二）医务人员为防御医疗纠纷而实施的过度医疗行为

2001年最高人民法院通过了《关于民事诉讼证据的若干规定》，该司法解释第4条明确规定因医疗行为引起的侵权诉讼，由医疗机构就医疗行为与损害结果之间不存在因果关系及不存在医疗过错承担举证责任。这也开启了我国医疗侵权案件中的"举证责任倒置"时代，其带来的直接问题就是预防性医疗。因医患关系紧张，医疗纠纷增加，医疗损害赔偿诉讼案件逐年攀升，对医疗机构及医务人员执业信心造成极大打击。医务人员为了规避自己的风险和责任，会利用自己掌握医疗处置权的优势，开展防御性医疗。早在2005年6月，美国医学学会杂志一篇论文中就提到，在完成调查的824名内科医生中，93%的医生曾有过防御性医疗行为，诸如分类化验检测、遵循诊断步骤、让患者接受会诊等防御性的医疗行为也非常普遍，达到92%。①我国有一项对从事急诊、外科、放射科和产科等专业的医生进行的调查显示，93%的医生表示他们"有时或经常"从事防御性医疗。约59%的医生报告说要求进行不必要的诊断测试，三分之一的人报告说建议进行临床上无根据的侵入性手术。②

防御性医疗的具体表现是，医务人员对患者实施了从实际病情出发没有必要进行的各种化验、检查，回避收治高危病人，回避高危病人手术及难度较大的特殊处置，带有推脱责任性质的转诊及会诊等。医务人员在对患者开展诊疗活动时，不仅需要考虑患者该检查或治疗是不是患

---

① Studdert DM, Mello MM, Sage WM, DesRoches CM, Peugh J, Zapert K, Brennan TA. Defensive medicine among high－risk specialist physicians in a volatile malpractice environment. JAMA, 2005, 293（21）: 2609-17.

② 梁波：《医疗合规：防御性医疗是医生的自我保护，违背了不伤害患者的责任》，载"知乎网"，https://zhuanlan.zhihu.com/p/516043547，最后访问日期：2023年10月30日。

者诊疗所必须采取的医疗措施，还需要考虑如果患者治疗效果不理想，那么如何证明自己在诊疗过程中没有过错。特别是一些检查，对于治疗本身没有指导意义，但是在治疗效果不理想时，特别是出现了医疗纠纷时，医生可以通过之前的检查结果证明患者某些指标、组织器官功能的原始状态，从而减轻或免除自己的责任。医疗纠纷及医疗损害赔偿诉讼将会助长医务人员采取防御性医疗，这在很多司法判决里都有类似的担忧：因现有医疗技术的局限性、患者本身病情的复杂性及个案医生水平的差异性，针对同一患者，不同的医院或医生可能会采取不同的治疗方案。如各医院从趋利避害的角度，采取防御性医疗措施，无视患者病情，即开出一大堆检查单、化验单，动用最先进的仪器检查、治疗，对患者各种疾病均进行治疗，以防漏诊误诊承担责任，如此通过增加患者经济负担的方式来减少医院承担责任的概率，长此以往势必加剧医患矛盾，[①]最终受损害的还是患者群体。

虽然在新的司法解释中，医疗侵权案件中已经不再适用"一刀切"式的"举证责任倒置"[②]，但是由于医疗风险带来治疗结局不确定性的客观现实，及"举证责任倒置"带给整个医疗行业的影响未完全消除，预防性医疗在临床实践中依然存在。此类行为客观上造成了医疗资源的浪费，同样符合过度医疗的情形。但是，从主观层面而言，有的过度医疗是医生迫于社会环境的无奈之举，而非希望从中获取不正当利益。故对于预防性医疗所引起的过度医疗还需要辩证来看，不可对医务人员太过苛求，而应当建立公平、公正、合理的医疗损害案件评价体系，保护医患双方的合法权益，保障医疗资源不被滥用。防御性医疗行为的目的是避免医疗风险或诉讼风险的发生，防御性医疗主要有两种表现形式：第一种是积极的防御性医疗，主要表现为医生"热情"地为患者做各种各

---

① 安徽省合肥市中级人民法院（2019）皖01民终647号民事判决书。

② 最高人民法院2019年修改的《关于民事诉讼证据的若干规定》删除了2002年版的第4条"举证责任倒置"的规定，但是，《民法典》第1222条仍然规定了附条件的医疗过错举证责任倒置。

样名目繁多的检查，多套治疗方案，积极邀请会诊，哪怕是一般医生均能处理的轻微病症，也要邀请专家会诊；第二种是消极的防御性医疗，主要表现为医生对有较大风险的危重病人，拒绝为他们治疗。积极的防御性医疗并非实施了什么检查、治疗就可以规避医务人员的法律责任，实际上实施了相应的检查后，医务人员有查看和解释检查结果并根据检查结果调整诊疗方案的义务；对患者实施防御性医疗之后，同样有后续的诊疗义务需要承担。比如，医务人员为了规避自己的责任，担心患者指控自己不重视患者的病情，所以对住院患者都开出一级护理的医嘱。但是一级护理医务人员要对患者实施更多的巡视、观察和照护，仅有纸面的"一级护理"的医嘱，没有实施一级护理的行为，同样会被认定未尽到医疗注意义务。虽然积极的防御性医疗对治疗病人疾病有一定的积极作用，但如果医方"热情"过度，则明显违反了依据医疗法律、法规、规章、诊疗护理规范、常规等应负的法定义务和约定义务，检查治疗过度，造成患者人身伤害及财产损失的，仍要承担相应的民事赔偿责任。

【案例 07-04】 一名医师对患者防御性医疗决策的心路历程①

李先生，62 岁，有冠状动脉疾病及长期心绞痛病史。李先生因胸痛再次到心脏病专家罗医生处就医。李先生在过去两年的就医过程中主诉基本相似，每次发作都由体力消耗引起，通过休息和服用硝酸甘油片缓解了症状。先前的应激试验和心脏导管插入术显示存在稳定型心绞痛，无严重阻塞或局部缺血。罗医生对李先生进行了常规评估，得出的结论是，李先生患有典型的心绞痛，不需要更换药物，也不需要进行有创心血管检测。当罗医生在准备让李先生离开时，他想起了一位心脏病专家同事，在类似的临床情况下，他送一位患者回家，但没有进行心导管检

---

① 梁波：《医疗合规：防御性医疗是医生的自我保护，违背了不伤害患者的责任》，载"知乎网"，https://zhuanlan.zhihu.com/p/516043547，最后访问日期：2023 年 10 月 30 日。

查（Cardiac Catheterization）。此后不久，该患者死于心脏病发作，其家人试图以医疗事故起诉该医生。

罗医生的临床判断告诉他，没有必要进行进一步的检测，但他担心仅凭这样的判断在法庭上可能站不住脚。虽然他知道他的许多同事会同意他的临床评估，但他也知道其他医生会下令进行导管插入术，以使自己免受潜在的诉讼。罗医生担心通过股动脉将导管送入心脏并向冠状动脉注射染料会有并发症风险，他还想知道是否会给李先生的财务状况增加压力。罗医生正在考虑医嘱加入一项侵入性检查，尽管他的临床判断是这项手术对患者无益。如果罗医生继续下去，他会违反医学的核心原则之一——医生有义务不伤害他人。这种非责任包括既不直接造成伤害也不施加风险的义务。

为了避免疏忽，医生必须确保任何伤害和风险都是必要的和合理的，因为它们对患者有很大好处。罗医生预测，导管插入术不会改变李先生目前的医疗管理或长期结果。虽然拟议的手术可能使罗医生免予法律上的不利，但这并不保证使患者遭受身体不适、可能的情感胁迫、相关费用的经济责任以及危及生命的并发症的可能性极小。无论是侵入性手术，还是非侵入性检测，甚至血液检测，都有负担和风险，必须以对患者的直接或潜在益处为依据。接下来，考虑防御性医疗对知情同意的影响。如果罗医生决定下令进行导管插入术，他将如何向李先生解释他的推理？知情同意要求同意人理解拟议诊疗的潜在风险和益处。如果医生不准确地夸大手术的益处，欺骗患者相信手术是必要的，或不恰当地将潜在风险降至最低，则患者的同意无效。医生的这种行为剥夺了患者的法律和道德自决权。

评析

每一名医师在接诊患者做医疗处置时基本上都处于这样一种忧虑之中，在给患者做医疗决策时总是会考虑法律诉讼风险，因而会有意或无意地增加防御性医疗措施。防御性医疗在一定程度上可以免去医师的一些麻烦，但是可能给患者增加不必要的经济负担甚至会以牺牲健康为代价。有的医师担心患者以自己没有找其他同行会诊擅自做出决定而被起诉，会找更多学科的医师来为患者会诊。防御性医疗危害很大，但隐蔽性也很大。虽然《民法典》《医师法》《基本医疗卫生与健康促进法》都有对防御性医疗的禁止性规定，但是如果患者投诉、起诉医务人员，在法律层面则难以认定防御性医疗的构成，更难以追究相关医务人员的责任。因此，应当消除防御性医疗，当然消除防御性医疗非常重要的一点，就是医患之间要建立信任关系，减少、消除医疗纠纷。

（三）医务人员配合患方而实施的过度医疗行为

1. 患方特殊意愿产生的过度医疗

现代医学决策模式已经从医方主导逐步转变为医患共同决策。患者在医患关系中已经不仅仅是被动地接受治疗的一方。作为知情同意权的主体，患者已经越来越多地参与到医疗决策中。并且，受到移动互联网时代的影响，患者极易通过网络获得各种医疗信息。这为患者参与医疗决策提供了知识基础。然而，医学其实是一门博大精深的学科，需要系统地学习并在临床上不断实践才能真正掌握。网络上提供的医学信息鱼龙混杂，患者没有经过系统的医学训练，其实很难真正了解诊疗的精髓，无法从系统、长远的视角做出判断。比如，患儿家长为缩短患儿病程，缓解自身焦虑，在医务人员不建议使用抗生素的情况下，强烈要求医务人员开具抗生素的现象。这样的案例在临床上还有很多。比较极端的是安吉丽娜·朱莉在还未患乳腺、妇科疾病时，仅仅靠基因检测，为了预防未来可能发生的恶性疾病而切除乳腺、子宫等器官，该事件一度引发社会的广泛讨论。

对于由患方需求所引发的过度医疗行为，认定医方责任显然是不公平、不合适的。患者有权利选择治疗方案，但是患者的选择权也需要有必要的限度。患方的需求，如果医务人员从医疗原则出发评估为可做可不做，做了虽然不是医疗上的最佳选择，但也并不违反医疗原则，医者就应当尊重患方意愿。但是如果患者的要求是违反医疗原则的，如在有绝对手术禁忌的情况下强烈要求手术。实践中，还有的患者为了让医务人员实施手术书面签署"后果自负"的承诺。对于这种情况，医务人员仍应当坚守医疗底线，不应当对患者实施此类行为。此类行为不仅仅是过度医疗行为层面的问题。这类情况，只要出现了不利后果，医务人员往往都会因适应症及禁忌症把握不准确，在医疗鉴定、诉讼中被认定有过错，最终承担相应责任。

【案例 07-05】 法院不予支持受害人过度医疗产生费用案①

2020 年 10 月 18 日 15 时许，张某、吴某因打门球发生争执，张某一气之下使用金属门球杆打了吴某后背一下，致其受伤。吴某前往吴忠市人民医院治疗，诊断报告单显示：胸背部软组织水肿、筋膜下积液，胸腰椎退行性变、胸椎退变，多发椎间盘变性等。此次治疗花费医疗费 1084.29 元。2020 年 10 月 21 日至 12 月 21 日，吴某在吴忠市新区医院不同科室先后住院三次，第一次住院治疗 13 天，花费医疗费 6335.63 元；第二次住院 22 天，花费治疗费 5929.28 元；第三次住院治疗 16 天，花费医疗费 4246.69 元。在吴某多次住院治疗的记录中，医院对其诊断的病情基本相同，除常规治疗方式外，还多次采用中药蒸汽浴、普通针刺、颈椎病推拿、红外线、磁热、微波、超短波、电脑中频电等方式治疗，几乎包括所有康复理疗辅助治疗方式。事发后，张某先行向吴某支付了 2000 元赔偿款，同时受到公安机关行政拘留 6 日、罚款 200 元的处罚。吴某治疗结束后提起诉讼，请求法院判决被告张某支付她 4 次住院支出的全部费用及相关损失等 2 万余元。法院经审理，认为吴某存在过度医

---

① 宁夏回族自治区吴忠市利通区人民法院（2021）宁 0302 民初 341 号民事判决书；宁夏回族自治区吴忠市中级人民法院（2021）宁 03 民终 873 号民事判决书。

疗行为，最终判决被告张某赔偿原告损失 8388.92 元。原告提起上诉，二审法院裁定驳回，维持原判。

评析

在一些涉及人身伤害、交通事故纠纷引起的侵权赔偿案件中，受害人为了"惩罚"加害人，往往采取无病就医、小病大医、长期住院等手法，做各种检查，吃各种药物，开莫名其妙的药物，实施过度医疗，致使医疗期明显延长，医疗费用明显增加，增加了纠纷处理的难度。而有的医疗机构及医务人员对患者的"要求"全力配合，实施过度医疗。然而，现在医疗活动有着各种规范性文件管理，医务人员开展医疗活动应当遵守诊疗规范，且诉讼中如果对医疗技术、方法、药物有争议，对是否需要住院及住院多长时间有争议，都可以启动第三方评价程序予以评价。目前法医一般依据《人身损害误工期、护理期、营养期评定规范》（GA/T 1193—2014）以及保险公司等单位制定的《人身损害受伤人员误工期、营养期、护理期评定准则》进行评定，据此作出的鉴定意见是法院裁判案件的重要依据。需要提醒医疗机构注意的是，如果受害人因过度医疗产生的医疗费用得不到法院的支持，患者必然会与医疗机构及医务人员发生纠纷，最终可能由医疗机构及医务人员买单。

2. 终末期疾病患者的过度医疗

与疾病终末期患者治疗相关的过度医疗是更为复杂的一种类型。在美国，25%的医疗保险费用花在5%的生命处于最后一年的病人身上，其中大部分的钱用在了最后几个月没有任何明显作用的治疗上。[1] 在中国，也有许多疾病终末期的患者在临终前接受了，更准确地说，是自己或亲属为其选择了许多无效医疗。求生是人的本能，选择不放弃希望本应是我们应当尊重的选择。对于患者家属而言，孝顺更是被我们社会自古就歌颂的美德。但是当患者疾病终末期几乎达到不可逆的状态时，我们是

---

① ［美］阿图·葛文德：《最好的告别》，浙江人民出版社 2015 年版，第 139 页。

否应当反思，这样的医疗是否属于过度医疗？是否占用了他人的资源？而比这些更为重要的是，在这样的医疗中，患者确实获益了吗？其获益到底是什么？对于家属做出的选择是否符合患者本人的意愿？

对于这一类问题，安宁缓和的医疗理念已经被越来越多的人所接受。即对于疾病终末期患者，放弃更多无效的原发病治疗，也称对因治疗；而是选择通过对疾病症状的控制、对患者心理层面的关怀、对患者社会属性的关注以及灵性层面的照顾，帮助患者安详地走完人生的"最后一公里"。其意义不仅在于预防过度医疗，更重要的是能够帮助患者在不损害生命权益的情况下用最平和的方式与世界告别，很多人将其称为"善终"。

【案例 07-06】 哈尔滨"天价医疗费事件"调查真相①

患者翁某，男，75 岁，哈尔滨市离休干部。因患恶性淋巴肿瘤，于 2005 年 5 月 16 日入住哈尔滨某大学附属第二医院干部病房，后因并发肺部感染，出现呼吸衰竭，半个月后（6 月 1 日）转入心外科重症监护室（以下简称心外科 ICU）治疗，最终因多脏器功能衰竭，于 8 月 6 日死亡。住院 82 天，医院共收取医疗费用 138.9 万元。在患者住院治疗期间，其家属在医师建议下，自己又花钱买了 400 多万元的药品交与医院用作抢救，合计耗资达 550 万元。经有关部门组成的联合调查组调查后认为医院主要存在以下四个方面的问题：一是违反规定乱收费。违反国家和黑龙江省有关医疗服务价格政策及收费规定，通过自立项目、分解项目、超标准收费、重复收费，以及收取未检验、检查、治疗的项目费用和未使用耗材、药品的费用等手段，多收费 20.7 万余元。二是心外科 ICU 主任为掩盖违规计费和医疗过程中的问题，伪造并组织有关医护人员违反规定大量涂改翁某的医疗文书。三是部分科室管理混乱，相关职能科室监管不力。心外科 ICU 存在医嘱、特护记录、收费单中药品数量

---

① 楼夷、张映光：《哈尔滨"天价医疗费事件"调查真相》，载《财经》2005 年第 3 期，第106—112 页。

互不相符和部分医嘱单非医师本人签字的现象；使用未经国家审批的进口药品；对自购药品没有建立与患者家属之间的交接、核对及退药手续；大量外请专家会诊而未按规定办理相应的手续。输血科严重违反输血管理规定，输血申请单、血库出库单和记账单所记录的血液数量互不相符。检验科违规计费，检验报告单编码与送检时间、报告时间不符。物价科、医务科没有认真履行监管职责，对上述科室存在的问题未能及时发现和纠正。四是对患者家属投诉采取的措施不力，处置不当。医院领导对患者家属的投诉未给予足够重视，院内组织调查工作不深入、不扎实，两次调查没有查清主要问题，并对媒体发表不负责任的言论，造成了恶劣的社会影响。最终，本案负主要责任的相关人员被有关部门依法依纪作出了撤职、行政记大过、吊销医师执业证书等处理，对其他医护人员的违纪违规问题也分别作出了处理。同时，对该医院给予中止三级甲等医院称号1年的处理，限期整改，以观后效。责成该医院向患者家属退还违规收取的费用，并向患者家属赔礼道歉。哈尔滨某大学、黑龙江省卫生厅对该医院监管不力，责成其写出深刻检查。

评析

终末期患者，往往患有很严重的影响生命的疾病，加之有其他多种基础性疾病，组织器官功能衰竭严重，病情好转的希望渺茫。然而，有的患者近亲属，尤其家庭经济条件好的患者近亲属，为了"尽孝"，总是希望出现奇迹，也为了给患者和家人一个交代，不惜花重金对患者实施救治。医疗机构及医务人员在面对没有经济压力的患者，往往也配合对生命终末期患者实施过度医疗。诊疗过程中医患双方达成了共识，按理说即便过度医疗，也不至于发生什么争议。然而，在医疗费用过大的情况下、在媒体炒作的压力之下，难免会成为舆论的焦点。此时，为了专业责任，医疗机构及医务人员可能就显得被动，毕竟医疗机构及医务人员掌握专业知识，医疗活动的实施应当遵守诊疗规范。因此，建议医疗机构及医务人员面对终末期患者的诊疗活动时，还是应当遵守医疗卫生法律法规及诊疗规范，在涉及过度使用和占用医疗资源的情况下，应当特别慎重，必要时建议患者出院，或者转安宁疗护中心实施临终关怀。

（四）其他原因产生的过度医疗行为

1. 两种待商榷的情形

根据《医师法》的要求，医务人员在诊疗活动中应当遵循临床指南、诊疗规范。超过必要的限度，实施不必要的检查或治疗可能构成过度医疗。但其中有两种边缘状态，是否认定为过度医疗有待商榷。第一种情况是，医师在诊疗活动中，选择的诊断项目或治疗方案具有一定的循证医学证据，但证据级别不高或非指南、诊疗规范推荐的首选治疗方案。此种情况不宜认定为过度医疗。但是如选择非常规治疗方案，建议医务人员应当向患方进行充分告知，讲明利弊、风险、选择理由、替代医疗方案等事项，取得患者明确同意后再开展治疗。第二种情况是，医师在诊疗活动中因技术不精、未尽到应尽诊疗义务的过失导致出现了不符合指南、规范等诊疗行为，产生了不必要的用药、手术等诊疗，但主观上无为医疗机构增加收入或谋取个人利益的目的等故意，也不宜认定为过度医疗。但是第二种情况，针对医务人员过失给患者造成的损失，可依据《民法典》医疗损害责任中相关规定，追究民事赔偿责任。

【案例 07-07】鲁某与某医科大学附属医院医疗服务合同纠纷案①

2015 年 7 月初，原告鲁某至被告某医科大学附属医院就诊，应被告处医师要求，原告进行了核磁共振检查，结果显示为正常。原告 2015 年 7 月 28 日 14 时至 29 日 8 时在被告癫痫科住院 1 天，在进行长程脑电图检查后，被告出具的报告结论为正常范围脑电图。后经原告向被告自述

---

① 北京市丰台区人民法院（2019）京 0106 民初 38214 号民事判决书；北京市第二中级人民法院（2020）京 02 民终 1525 号民事判决书；北京市第二中级人民法院（2020）京 02 民终 1525 号民事裁定书；北京市高级人民法院（2020）京民申 4888 号民事裁定书。

其有两次癫痫发作，被告按其自述时间搜索相应脑电图数据信息并出具脑电图报告，结论仍为正常范围脑电图，诊断结论为发作性症状待诊、癫痫待除外。

鲁某曾经以医疗损害责任纠纷为由起诉被告某医科大学附属医院，请求法院判决被告医院赔偿因其错误诊疗行为给其造成的损失，被法院判决驳回诉讼请求。其间，鲁某曾向北京市 12358 价格监督平台提出价格举报，北京市东城区发展和改革委员会对该举报予以受理，调查后作出不予处罚的决定。鲁某又向北京市东城区人民政府申请行政复议，北京市东城区人民政府经审查认为，某医科大学附属医院在向鲁某提供医疗服务期间不存在价格违法问题。之后，鲁某以被告某医科大学附属医院乱收费、过度医疗为由，以医疗服务合同纠纷再次向法院提起诉讼，最终被法院驳回起诉。

评析

本案中，患者认为，被告医院为其做的核磁共振、脑电图等检查的结果均正常，对其病症不能做出明确诊断，因而认为被告医院对其实施了过度检查，并提起行政投诉、民事诉讼，但投诉被告不予受理，对被投诉医院不予处罚；法院对侵权诉讼作出了驳回起诉的判决。本案反映了患者在就医过程中对医务人员存在高度的不信任。患者不懂医，就应当信任为其接诊的医务人员。医务人员为其开具的每一项检查，一般来说都有医学目的。本案中患者因出现"抽搐"等发作性症状就医，医务人员当然应当排除脑器质性病变，所以才让患者做核磁共振和脑电图检查，不能说检查结果正常就没有临床意义，也不能说检查结果正常该项检查就不必要做。患者的投诉和起诉缺乏医学依据，也缺乏其他证据支持，所以最终行政投诉不予受理，侵权诉讼被驳回。

2. 医学研究与常规诊疗外的医疗行为

还存在一类情况，医务人员为了医学科学的进步，除患者的常规医疗外可能还增加某些基本医疗之外的检查、治疗。比如，为了关注某些指标的变化而增加的对于治疗之外的血常规、血生化检查。这些属于临床研究或临床试验的范围，必须按照国家法律法规科研政策的要求立项、管理、获得伦理委员会批准、按要求取得患方知情同意等。甚至对于额外的检查，需要依法给予相应补偿，不得私下以促进科学进步为名增加患者额外负担。

【案例 07-08】专家医生让病人做可能非必要检查用于其科研项目的投诉①

某网友在网上发布信息称：去某大学附属医院看病，就化验单问题咨询了普通就诊号医生，医生反馈这个化验是我之前找专家设定的，其中个别指标是之前专家正在研究的课题监控的指标，而且还发表过很好的文章。这两年我复查，医生都是按照此项目开检验单（那个教授是副院长），费用每次接近1000元。我当时就郁闷了，原来自己被当小白鼠为医生的高水平论文做贡献了！作为患者只能将生命交给医生，然而医生将本来经济已经处于水深火热状态的患者作为研究对象，出钱帮他们收集科研数据。虽然我个人不反对被作为研究对象，毕竟对社会有贡献，但在教授有科研经费的情况下，为了其科研目的给患者滥开化验单，增加病人负担，真有点"痛打落水狗"的感觉。卫生部是否该管管呢？

评析

我们不对该具体事件做评论，但就其所反映的现象来看，随着医务人员评技术职称压力的增加，医务人员在开展临床诊疗工作的同时，还要结合自己的工作开展医学应用性研究，或者是针对诊疗新技术、新方法、新药物开展临床试验。医务人员开展的临床应用性研究，都是以自己的患者为对象，在对患者按照诊疗规范实施医疗服务时，有时候会结

---

① 《关于专家医生让病人做可能非必要检查用于其科研项目的处理》，载"百度知道"，https://zhidao.baidu.com/question/1994093601112731427.html，最后访问日期：2023年10月30日。

合自己正在进行的临床研究项目要求患者做一些特殊的化验、检查，有的检查费用还相当昂贵，如基因检测，这些费用都由患者承担。严格来说，这也是过度医疗的一种，患者一方面做了医师临床研究的对象，按照医学科研相关法律规范的要求，患者有知情同意书，应当签署临床试验协议和临床试验知情同意权。另一方面相关的费用应当由临床试验实施者承担，而不应当由患者承担。但现实临床试验者既没有保障患者的知情同意权，也没有免除患者的费用。

3. 医学研究局限性产生的过度医疗

医学是一门有缺陷的科学，医学理论知识及其诊疗技术受学界认识发展的影响很大。尤其在人们对癌症恐惧心理的影响下，医务人员、患者都害怕一些早期病变转化成恶性肿瘤，医务人员对一些癌前病变实施了过度治疗、干预。比如，对宫颈糜烂患者过度使用抗生素、环形电极切除术治疗，对甲状腺结节患者实施手术切除，对冠状动脉轻中度狭窄患者安放心脏支架，对健康人实施癌症筛查等。德国贝塔斯曼基金会（Bertelsmann Foundation）于 2019 年 11 月 5 日公布的一项研究报告指出，德国过度医疗危害患者并浪费卫生资源。报告称，不必要的检查、手术、治疗和开药给患者带来负担和风险。例如，德国每年实施约 7 万例甲状腺手术，其中约 90% 的病例并没有发生甲状腺恶性病变。在开药方面，德国医生经常开出抑制胃酸分泌过多的药物处方，但其中约 70% 的处方并不完全对症。报告指出，过度医疗对整个德国卫生体系是一种资源浪费。[1] 数据显示，2020 年，全德国共进行了 38.7 万例背部手术，比 14 年前增加了 71%，而每场手术中可以单独计费的脊柱干预越来越多。对此，不少医学专家开始质疑此类手术的合理性。德国医生米夏埃尔·于贝拉尔及其同事通过对 2015 年至 2021 年的 7500 多人的数据进行分析得

---

[1] 田颖：《德国过度医疗危害患者，浪费公共资源》，载"新华网"，http：//www.xinhuanet.com/world/2019-11/06/c_1125199219.htm，最后访问日期：2023 年 10 月 30 日。

出，针对背部手术的建议只有不到5%是合理的。这意味着，绝大多数脊柱干预是非必要的，约95%的病例经历了"过度医疗"。这类过度医疗在我国也同样存在，在过去未经患者同意由医师在手术台上径直切除患者的一些"病灶""器官"的纠纷，有一部分即为过度医疗。

【案例07-09】 德国瓦格纳女士两年接受6次无效手术①

根据德国《明镜》周刊的报道，德国一位名叫瓦格纳的女士因为背痛难忍多次前往医院就诊，接诊医生为她制订了多种诊疗方案，但全部收效甚微。眼看常规治疗无效，格瓦纳女士萌生了通过手术根治背痛的想法。然而，在整形外科医院多次手术后，格瓦纳女士的背痛情况非但没有缓解，反而越发严重。格瓦纳女士在两年的时间里接受了6次大型手术，对26处脊柱位置进行了处置。然而，繁杂的手术依旧不能彻底解决瓦格纳女士的背痛，如今已经80岁的她不得不靠着助行器才能走路。

许多人都曾有过肩背痛、腰背痛的问题。背痛之所以常见，主要原因在于，背痛通常是由于不良坐姿引起的肌肉劳损或由于缺乏锻炼导致的肌肉乏力，从而导致"颈肩腰背痛"。特别是40岁以上吸烟者，由于尼古丁被吸收进入血液后，会引起血管收缩痉挛，血液供应减少，影响了椎间盘外的血液循环，其背痛的症状可能更为严重。由此可见，并不是所有的背痛问题都需要手术干预。疼痛科医生米夏埃尔·屈斯特认为："在背部治疗中，拍片、穿刺和切割都格外赚钱。结果导致这类手术做得太多了。"

评析

过度医疗是一个世界性的问题，各国都不同程度存在，究其原因也比较复杂。由于医学发展的局限性，医疗界对某一类病症的认识不到位，患者在某一个时间段的认识局限性而实施了后来看起来属于"过度医

---

① 《德国医生曝光：有种病是"过度医疗"的重灾区，或成为赚钱手段》，载"网易网"，https://www.163.com/dy/article/HS63PPCT0514BBVC.html，最后访问日期：2023年10月30日。

疗"的治疗措施本无可非议。但是当医学发展，医学界已经改变了对某一种病症治疗的看法，甚至在相关诊疗规范、循证指南中都已经更新了内容，医务人员疏于学习仍然采用已经过时的、淘汰的治疗方法，医疗机构及医务人员都面临承担医疗损害责任的可能。因此，医务人员应当加强学习，不断学习新知识、新技术，更新和淘汰过时的理论知识和技术，让医学真正服务于患者。

三、过度医疗相关的法律问题

（一）医疗机构内部的纪律责任

对于医务人员在医疗执业过程中与以单纯增加医疗机构收入或谋取私利为目的过度治疗和过度检查，给患者增加不必要的风险和费用负担的，医疗机构可以根据《九项准则》及各医院内部制度启动内部调查问责程序。

在调查清楚相关医师的不良行为之后，对于不良行为较轻的，可以依据医疗机构内部规章制度对该医师实施内部问责处理，包括诫勉谈话、批评教育、调离原工作岗位等。

对于情节较重的，可以依据《事业单位工作人员处分规定》进行处理，如《事业单位工作人员处分规定》第20条规定，"有下列行为之一的，给予警告或者记过处分；情节较重的，给予降低岗位等级处分；情节严重的，给予开除处分：……（二）违反规定使用、骗取财政资金或者违反规定使用、骗取、隐匿、转移、侵占、挪用社会保险基金的……"过度医疗行为可能涉及医保基金的使用，医保基金属于社会保险的范畴，故在具体案件中，也可能触犯该条款，从而触犯相关罚则。

如果实施过度医疗的医务人员是中国共产党员，除了可能承担相应的法律责任；依据具体情节，还可能需要接受党内的处罚。过度医疗行为主要涉嫌触犯中国共产党六大纪律中的群众纪律，如果该行为背后涉及谋取个人利益等行为还有可能涉嫌违反廉洁纪律。《中国共产党纪律处分条例》第九章"对违反群众纪律行为的处分",第122条规定"有下列行为之一,对直接责任者和领导责任者,情节较轻的,给予警告或者严重警告处分;情节较重的,给予撤销党内职务或者留党察看处分;情节严重的,给予开除党籍处分:……(四)在管理、服务活动中违反有关规定收取费用……"过度医疗行为涉嫌在医疗服务中违反诊疗规范收取费用,如果情节较为严重,可以对涉案的党员干部依据该项条款给予相应党内处分。过度医疗问题往往不直接涉及廉洁纪律,但是造成过度医疗问题背后的原因,如涉及廉洁问题,则可以根据具体情况对应《中国共产党纪律处分条例》第八章对违反廉洁纪律的处分进行处理。

除了上述规范之外,医疗机构还可以依据院内规章制度,对违反规定的医务人员进行相应处罚。

(二)行政部门追究行政责任

《医师法》第31条规定,不得对患者实施不必要的检查、治疗。第56条第5项规定,利用职务之便,索要、非法收受财物或者牟取其他不正当利益,或者违反诊疗规范,对患者实施不必要的检查、治疗造成不良后果,由县级以上人民政府卫生健康主管部门责令改正,给予警告,没收违法所得,并处1万元以上3万元以下的罚款;情节严重的,责令暂停6个月以上1年以下执业活动直至吊销医师执业证书。《医师法》中对于不必要检查、治疗的处罚,具有两个限定性条件:一是违反诊疗规范;二是造成不良后果。

《基本医疗卫生与健康促进法》第54条第1款规定,医疗卫生人员应当遵循医学科学规律,遵守有关临床诊疗技术规范和各项操作规范以及医学伦理规范,使用适宜技术和药物,合理诊疗,因病施治,不得对患者实施过度医疗。

《医疗保障基金使用监督管理条例》第38条2项规定,违反诊疗规范过度诊疗、过度检查、分解处方、超量开药、重复开药或者提供其他不必要的医药服务的，由医疗保障行政部门责令改正，并可以约谈有关负责人；造成医疗保障基金损失的，责令退回，处造成损失金额 1 倍以上 2 倍以下的罚款；拒不改正或者造成严重后果的，责令定点医药机构暂停相关责任部门 6 个月以上 1 年以下涉及医疗保障基金使用的医药服务；违反其他法律、行政法规的，由有关主管部门依法处理。

（三）医疗机构的民事赔偿责任

《民法典》第 1227 条规定，医疗机构及其医务人员不得违反诊疗规范实施不必要的检查。该条款归入《民法典》侵权责任编医疗损害责任章节中，即民法将过度医疗行为纳入医疗侵权的范畴。对于实施过度医疗行为，其行为人有可能受到医院内部或行政机关的处罚，其所在的医疗机构还可能根据《民法典》的规定承担医疗损害责任，根据其过错参与度、损害结果的程度等要素承担民事赔偿责任。

（四）司法机关追究刑事责任

过度医疗行为本身一般不会触犯刑事法律，但是如果造成过度医疗背后的原因触犯《刑法》则可能会被依法追究刑事责任。例如，欺诈骗保，依据《刑法》第 266 条和现行司法解释规定的定罪量刑标准，个人欺诈骗取医疗保险基金 3000 元以上的，属于"数额较大"，构成诈骗罪；对于过度医疗行为涉及商业贿赂的，也有可能触犯受贿类犯罪。

第八章　依法规范出具医疗证明文件

——禁止未经亲自诊查出具虚假证明文件

为真实、客观地描述患者的疾病诊断、治疗方案、就诊过程、医疗结局等相关信息，在医疗活动中，医务人员会为患者出具相关医疗证明，供患者或第三方使用。医学证明往往关乎患者的切身利益，在病假、人身损害、工伤认定、保险核验乃至司法诉讼等方面发挥着重要的作用。随着医疗服务社会环境的变化，社会机构、患者及其家属要求出具医疗证明的范围和内容也在逐渐增加，也出现了部分医务人员不规范出具医疗证明导致纠纷甚至借助执业之便，出具虚假的医疗证明用以谋利的行为。为保证医疗行为的客观、真实，对医疗证明活动要加以规范。同时，医疗因其特有的专业性，医务人员亦可能在诉讼等环节承担专家辅助人角色。我国司法实践对于专家辅助人的相关法律规范仍处于探索完善的过程中，医疗专业专家辅助人的意见对于鉴定结论采信度、司法诉讼结果存在一定影响。因此，医务人员在专业技术参与查明的过程中务必做到以诊疗规范为依据，保持中立性、客观性、科学性。

一、概述

（一）相关概念

1. 医疗证明

医疗证明是医疗机构对就诊者经过医疗检查处置后出具的科学规范的文字结论。一般分为两类：一是与诊疗相关的证明，如病假证明、诊断证明、转院证明等；二是与行政管理工作有关的证明，如出生医学证明、死亡证明、体检证明等。[①] 为做到规范出具医疗证明，避免相关法律风险，首先要明确出具医疗证明的人员必须具备执业资质，且必须在注册的执业范围之内出具医学证明。目前在实践中许多医院规定主治医师职称以上的医师方可出具诊断证明。除出院病情证明外，住院医师未上门诊或急诊的，不具备开具门诊或急诊医学证明的资格。同时，规培生、实习生、见习生均无出具医学证明的资格，进修生需结合个案确定。建立或完善医学证明出具流程，明确各个环节的注意义务。经治医师审查申请主体的身份和授权以及病历资料，是不是申请人本人或代理人，病历资料是否真实，完成查体、病史采集、医学调查以及必要的医学检查，留存相应的记录和资料，出具内容合法和真实，符合诊疗常规；证明载明"本证明仅盖章有效，仅签字无效"。医学证明印章实施专人管理，经治医生和医学证明印章管理人并非同一人，医学证明名称，可按科室和用途或目的进行分类管理，识别超执业范围出具医学证明行为，统一院内医学证明名称，可作具体限定，经治医生不得随意修改或扩大证明范围。

医学证明文件包括疾病诊断证明、出生证明、死亡证明、职业病证明、病假条等。有的证明除了要有医师资格证，也要与自己执业范围、

[①] 舒永珍：《医疗证明书相关法律问题分析》，载《中医药管理杂志》2007 年第 6 期，第397—401 页。

执业类别相符，还要有特殊资质。比如，职业病诊断证明，要符合《职业病防治法》及《职业病诊断与鉴定管理办法》的规定，医师要取得职业病诊断、鉴定资格。这些证明都属于法律文件，具有法律属性，是有关单位在办理涉法事务时的重要凭据。

2. 出生医学证明文件

出生医学证明文件是《母婴保健法》规定的法定医学证明文书，也被称为"人生第一证"，是新生儿户口登记、预防接种、医保参保、社保卡申领时必备的依据和凭证，是公安机关为在我国出生的人办理户籍证明、身份证等重要法律文件的重要凭证。在涉及被告人年龄争议的刑事案件中，出生证明还是证明被告人年龄的重要证据。我国医学出生证明文件从 1996 年开始启用国家规范版本，至 2023 年已经更新到第 7版。① 对于医学出生证明文件的管理，国家目前没有统一的规范文件，有的地方出台了地方性文件进行管理，如山西省、山东省、浙江省、广西壮族自治区、深圳市等。正因出生证如此重要，出生证的"黑市"价格也在看涨。在严打人口拐卖、非法代孕不法活动的同时，仍有一些医疗机构、医务人员为了谋取不当得利，造假、倒卖新生儿出生证明。医务人员以医院名义伪造身份资料办理虚假身份内容的《出生医学证明》，并非法买卖《出生医学证明》，该行为已触犯《刑法》第 280 条第 1 款的规定，涉嫌伪造、买卖国家机关证件罪。同时，如医务人员明知是被拐卖儿童的情况下，仍向其提供被拐卖儿童《出生医学证明》或其他帮助的，则可能构成拐卖儿童罪。

3. 死亡证明文件

死亡证明文件是指为了满足国家、社会管理的需要，证明公民死亡，涉及户籍管理、殡葬管理、社会保障、保险理赔、财产继承等方面需要

---

① 《国家卫生健康委办公厅、公安部办公厅关于启用出生医学证明（第七版）的通知》（国卫办妇幼发〔2023〕4 号，2023 年 3 月 24 日）。

的相关文书①，包括经医务人员救治后死亡由医务人员填写的《居民死亡医学证明（推断）书》，未经救治的非正常死亡人员由公安司法部门出具的《非正常死亡证明》两种。《居民死亡医学证明（推断）书》是由医务人员填写、医疗卫生机构出具的、宣告居民死亡及其死亡的可能性原因的医学证明。目前，规范医疗机构出具《居民死亡医学证明（推断）书》的规范性文件是国家卫生计生委、公安部、民政部发布的《关于进一步规范人口死亡医学证明和信息登记管理工作的通知》（国卫规划发〔2013〕57号）。2014年《人口死亡信息登记管理规范（试行）》又对医疗机构无法判定是否正常死亡的情况进行了规定，即未经救治的院外死亡，医疗卫生机构不能确定是否属于正常死亡者，先由公安机关进行调查判定死亡性质，若判定为正常死亡者，则由医疗机构签发死亡证明。2016年公安部等12个部门联合出台的《关于改进和规范公安派出所出具证明工作的意见》中规定，公安机关依法处置的非正常死亡案（事）件（经医疗卫生机构救治的除外），由公安派出所依据相关的调查和检验鉴定结果出具非正常死亡证明。同时还明确规定，需证明当事人正常死亡或者经医疗卫生机构救治的非正常死亡的，由医疗卫生机构签发《居民死亡医学证明（推断）书》。因此，医务人员只能出具经医疗机构救治的死亡患者的医学死亡证明书，不能超越权限出具，更不能以出具死亡证明书谋取不正当利益。

4. 专家辅助人

专家辅助人即为《民事诉讼法》第82条中的"有专门知识的人"，是指受当事人委托，出庭就鉴定意见或者案件涉及的专门问题提出意见的人。专门知识，是指除法律知识和经验法则外的，只有医学、建筑、审计、专有技术等特定领域的专业人员才能熟知、掌握的知识、经验和

---

① 李学博、苏锐冰、廖林林等：《国家统一医学死亡证明及法医学死因鉴定意见的探讨》，载《证据科学》2019年第6期，第741—753页。

技术。

在诉讼活动中，无论是民事、行政、刑事还是国家赔偿案件，都可能涉及专门性问题，法官对这些专门性问题缺乏专业知识而难以判断，一方面可能会启动司法鉴定程序来解决专门事实的判断；另一方面也可能是通过聘请专家辅助人的方式来提供专门性知识，解决专门性问题。当然，这在涉及医疗损害赔偿案件中聘请医师做专家辅助人更为常见。除了《民事诉讼法》及相关司法解释对专家辅助人有一般性的规定之外，各地也出台了一些地方性的司法指导文件来规范专家辅助人出庭。比如，宁波市中级人民法院就出台了《关于医疗损害责任纠纷案件鉴定人、专家辅助人出庭的若干规定》，对专家辅助人出庭的申请及审查及费用作出具体规定，对于专家辅助人意见要求"陈述和接受质询情况记入笔录"，并明确指出要求审查"专家辅助人是否具有相应的专业知识（如专业教育背景、职业资格资质、从业经验等），证明目的与本案的关联性等内容"。浙江省高级人民法院《关于民事案件鉴定人、有专门知识的人出庭若干问题的规定》第16条第2款规定："有专门知识的人出庭，应当如实回答法庭、当事人或者诉讼代理人的询问，独立、客观地陈述对案件专门性问题的意见，并保守诉讼中知悉的国家秘密、商业秘密和个人隐私。"

（二）医疗证明的法律地位及出具管理规定

医疗证明是医务人员在履行岗位职责的过程中直接形成的，患者到医院就诊，与医院之间形成医疗服务合同，以患者向医院支付医疗费用、医院为患者提供医疗服务为合同的主义务，而出具医疗证明则应作为医院履行主义务时的附随义务。

书证是指以文字、符号、图形等形式所记载的内容或表达的思想来证明案件事实的证据，其特征是它的外观呈书面形式，更重要的是其记载或表示的内容能够证明事实。医疗证明即以其记载和表示的内容来证明有关事实,符合书证的特征。书证按照制作主体进行分类,可分为公文书和私文书。在我国,企事业单位、社会团体在其权限范围内制作的文书被称为公文书,而私文书是公民个人制作的文书。公文书因是经过国家机关、法人或其他组织在自己职权范围内按照一定程序和格式制作的,所以证明力大于其他书证。医疗证明由取得相应资格或取得执业许可证的人员按有关法规规定和制度形成,属于公文性书证。出生医学证明和死亡证明书由国家统一制发。各地卫生行政部门对出具的主体及方法等作了具体规定,因国家行政管理权的介入而提升了其证明力。所以,医疗证明书形式或内容上的瑕疵都可能导致待证事实得不到有效证明或被歪曲证明,虚假的医学证明书更可能导致事实黑白颠倒,损害有关单位、个人或医院本身的合法权益。

医疗证明作为法律证据,能用以证明某些事实,如在医疗纠纷案例鉴定中,原始资料是病情发展的真实记录,从病历记载可了解诊治是否正确,处理是否恰当、及时,是判断医疗纠纷性质最重要的原始依据之一。在人身伤害案件中伤者的医学文书是证明案件事实和损害后果,推测损伤机制,以及法医学损伤程度鉴定的重要依据,已越来越多地应用在司法程序和行政管理工作中,如工伤伤残鉴定、病退病情医疗证明、医疗保险、交通事故死亡及伤残调查等。[①]

目前,管控医疗证明的规范性文件主要有《医师法》《母婴保健法》《职业病防治法》《医疗机构管理条例》以及有关部门发布的规范性文件。

《医师法》第 24 条规定:"医师实施医疗、预防、保健措施,签署有关医学证明文件,必须亲自诊查、调查,并按照规定及时填写病历等医学文书,不得隐匿、伪造、篡改或者擅自销毁病历等医学文书及有关

---

① 邓振华、易旭夫、廖志钢等:《论医学文书与证据及相关法律问题》,载《中国卫生事业管理》1999 年第 4 期,第 94—101 页。

资料。医师不得出具虚假医学证明文件以及与自己执业范围无关或者与执业类别不相符的医学证明文件。"

《医疗机构管理条例》第 31 条规定："未经医师（士）亲自诊查病人，医疗机构不得出具疾病诊断书、健康证明书或者死亡证明书等证明文件；未经医师（士）、助产人员亲自接产，医疗机构不得出具出生证明书或者死产报告书。"

《母婴保健法》第 8 条第 2 款规定："经婚前医学检查，医疗保健机构应当出具婚前医学检查证明。"第 23 条规定："医疗保健机构和从事家庭接生的人员按照国务院卫生行政部门的规定，出具统一制发的新生儿出生医学证明……"

《职业病防治法》第 46 条规定："职业病诊断，应当综合分析下列因素：（一）病人的职业史；（二）职业病危害接触史和工作场所职业病危害因素情况；（三）临床表现以及辅助检查结果等。没有证据否定职业病危害因素与病人临床表现之间的必然联系的，应当诊断为职业病。职业病诊断证明书应当由参与诊断的取得职业病诊断资格的执业医师签署，并经承担职业病诊断的医疗卫生机构审核盖章。"同时第 80 条对处罚作出了规定："从事职业卫生技术服务的机构和承担职业病诊断的医疗卫生机构违反本法规定，有下列行为之一的，由卫生行政部门责令立即停止违法行为，给予警告，没收违法所得；违法所得五千元以上的，并处违法所得二倍以上五倍以下的罚款；没有违法所得或者违法所得不足五千元的，并处五千元以上二万元以下的罚款；情节严重的，由原认可或者登记机关取消其相应的资格；对直接负责的主管人员和其他直接责任人员，依法给予降级、撤职或者开除的处分；构成犯罪的，依法追究刑事责任：（一）超出资质认可或者诊疗项目登记范围从事职业卫生技术服务或者职业病诊断的；（二）不按照本法规定履行法定职责的；（三）出具虚假证明文件的。"

二、违反规定出具医疗证明文件行为的分类

（一）违反规定提供与诊疗相关的证明

1. 未亲自诊查病人即出具医疗证明

医学证明是指医务人员在诊疗活动中根据患者或患者近亲属需求，对其亲自参与实施的诊查、疾病调查、治疗或有关出生或死亡的事实的真实性予以证明的活动。若医生未经亲自诊查或医学调查，仅凭患者或亲属的口头描述，或其他医院就诊病历，如门诊、急诊、住院病历或检验检查报告单出具证明；或未复诊或复查，出具长期病假证明或休养证明，便有可能造成医学证明内容与客观事实不符。随着线上咨询、线上问诊等形式的普及，一旦医生仅通过线上咨询乃至"微信"问诊而未实际查看患者，出具医学证明将存在一定的法律风险。此外，医学证明应依据患者或患者授权委托人的需求和申请出具，若为非患者或患者授权主体提出，还可能存在泄露患者隐私和个人信息的风险。

患者或其亲属可能凭借不实的医学证明获取不当利益，如违规休假、骗取工伤保险赔偿、损害赔偿等，甚至可能亲属凭借不实医学证明损害患者本人权益。一旦发生此类事件，医师及所在医疗机构均将面临行政处罚以及行业管理风险，并可能承担民事责任、行政责任和刑事责任。

【案例08-01】医生因未当面开具需要住院治疗证明，被处以罚款5万元①

某日，一名患者家属找到福建厦门某医院的主任医生徐某，给徐某说好话，希望徐某开个诊断证明，说患者"需要住院治疗"。徐某听完对方叙述后，没有犹豫，直接开具了一份诊断证明："建议住院治疗。"徐某是主任医生，找他看病的人络绎不绝，开完证明他就把这事忘了，

---

① 《医生因未当面开具需要住院治疗证明，被处以罚款5万元》，载"搜狐网"，https：// www.sohu.com/a/686318435_ 121636316，最后访问日期：2023年10月30日。

继续接诊下一位患者，没曾想到，这份诊断证明是一个大坑，让他惹上了大麻烦。

想要开需要住院治疗证明的患者是林某，因阻挠司法机关执行职务，被法院作出了拘留处罚，但法院要带他走的时候，他对工作人员说，不能拘留他，因为他是癌症重症患者，即将住院治疗。癌症重症患者？这可不是小事，法院的工作人员让林某把医院的诊断证明拿出来看看，林某家属便找到主任医生徐某，让他开具"需要住院治疗"的诊断书。法院看到徐某开具的诊断证明书后，并没有立刻放人，万一这诊断书是他找关系开的呢？这种可能性不小，于是法院在看到诊断证明书的当天，把林某带到另一家医院挂急诊号进行检查。但该医院接诊医生的诊断结果与徐某开具的诊断证明书结论不一样，接诊医生表示，并未发现林某需住院治疗的症状。事发后，法院认为徐某属于"以其他方法阻碍法官执行职务"，决定对其罚款5万元。

徐某表示不服，他认为自己写了一份完全合法合格的诊断证明书，法院对其罚款5万元的处罚，使其名誉和声誉受到严重的损害。徐某的理由是，林某2012年到医院看病，就被确诊为食管恶性肿瘤（Ⅲ期鳞癌）患者，此后每隔半年，他就要到肿瘤科住院治疗，次数多达19次，其中18次的主诊医师都是他。徐某认为，他对林某的病情很了解，他开诊断书的行为没有错，并且在《致全国医师同行的公开信》中写道，"有谁能保证自己在写这种简单重复的诊断证明书时，100%是当面开具给患者本人的？"

法院对徐某作出处罚后，徐某不服，向上级法院申请复议。徐某认为，他出具的这份诊断证明，不过是在以往历次亲自诊疗基础上的简单重复而已！然而，上级法院审查后认为，本案处罚决定事实清楚，法律适用正确，遂驳回了徐某的复议申请，维持原决定。

评析

徐某是一名执业医师，其行为受到《医师法》调整。《医师法》第24条第1款规定，医师实施医疗、预防、保健措施，签署有关医学证明文件，必须亲自诊查、调查，并按照规定及时填写病历等医学文书。此处明确规定，医师实施的无论是医疗行为，还是预防、保健，都必须亲自诊查、调查，显然徐某的行为确实违反了《医师法》的规定。从医学角度来看，医师徐某有长达半年的时间没有见过林某，仅凭林某家属的要求，就开具了诊断证明书，这也不妥。半年时间可能发生很多变故，包括病情的变化，甚至患者去世都有可能。

不过本案也有值得商榷的地方。法院对医师徐某的处罚所依据的事实是"以其他方法阻碍法官执行职务"，证据则是以另一家医院的诊断与徐某诊断不一致，在法律上这叫"一对一"的证据，在没有其他证据可以进一步证明的情况下，不能简单地认定另一家医院的诊断就是正确的。况且，关于患者住院，目前在法律上并没有住院标准，卫生行政部门也没有出台相关规定，患者是否住院，与患者病情、患者意愿、医院的病床冗余情况等因素有关。

2. 伪造病情提供虚假的医疗证明

医学证明出具主体为有执业资质的医师，且必须亲自诊查、调查，同时不得超过医师执业类别和范围，即不得超诊疗范围出具医学证明，同时加盖医院病情证明公章。若医师无执业资质或超执业范围出具或伪造、编造病情出具证明，则构成"出具虚假医学证明"行为。医学证明内容包括诊疗活动，如查体、检查、诊断、治疗、处置等内容，涉及急诊、门诊和住院。据相关报道，有不法人员通过网上平台或"中介人"售卖正规医院的诊断证明书作为"病假条"，医生通过开具虚假医疗证明谋利，已构成违法行为。医学证明不仅可用于企事业单位人事管理，如病假、工伤认定、商业保险理赔等，还包括刑事犯罪保外就医病情证明，人身损害纠纷处理以及其他与人身和财产权益相关的事宜。而这些领域一旦因医学证明出具不规范，无法实现其书证证明目的，甚至因证明不真实而造成第三方损失，出具虚假医疗证明的医生都将承担法律责任。

另外，还有医务人员参与伪造计划生育残疾证明事件。相关法律、法规规定，假冒他人或者组织他人冒名顶替参加孕情检查、病残儿鉴定、计划生育手术及手术并发症鉴定，伪造计划生育证明的，相关人员将面临严厉的法律处罚。当然，2021年8月20日修改后的《人口与计划生育法》删除了对"进行假医学鉴定、出具假计划生育证明"进行处罚的规定，仅保留了对"非法为他人施行计划生育手术""利用超声技术和其他技术手段为他人进行非医学需要的胎儿性别鉴定或者选择性别的人工终止妊娠"的处罚。

【案例08-02】 违法开具病假条，医师及医院被警告、罚款①

宁波某单位的员工张某称自己身患慢性疾病，需要长期服药就诊，准备请假回家休养几个月。2022年5月30日，他最后一次去慈溪某医院就诊，便将自己想要请病假回家休养的这个想法和比较熟悉的孙医生说了。孙医生出于好心，考虑到张某回家休养，为了减少张某来回奔波，一次性给张某开具了为期4个月的病假证明，还在每张病假条上，都备注建议患者休息1个月。医生一次性开具了未来4个月的病假证明，这种明显不符合规定的行为并没有引起医院的注意，医院没有进行审核，就加盖了证明章。事实上，因为这4张病假条，张某所在的单位和张某之间产生了劳务纠纷。张某所在单位随后向慈溪市卫生监督所举报慈溪市某医院及医师孙某的违法行为。卫生监督部门经调查后，确认了上述违法事实。根据《医师法》第24条以及第56条规定，依法对孙医生作出警告、罚款 1 万元的行政处罚。作为涉事医院，没有严格审核病假条，根据《医疗机构管理条例》第 31 条和第 48 条的规定，被处以警告。

评析

医师手中这支笔，既可以治病救人，也可以坑人害人。如果医师不能管好手中这支笔，必然会给自己的执业生涯带来麻烦。

本案中，医师孙某及医院完全无视国家医疗卫生法律、法规关于开具诊断证明、病假条的明确规定，违反法律规定，违反诊疗规范，擅自给患者开具违法病假条，该病假条成为他人的谋利工具，最终引发劳动纠纷。由于医师的病假条在该劳动纠纷中起着决定性作用，用人单位不会无视这种违法行为。经举报，如卫生行政部门介入干预，调查确认该病假条违法，这起劳动争议当然对用人单位有利，所以用人单位才会向医院所在地卫生行政部门举报。

【案例 08-03】医务人员出具虚假病历导致案件错判①

原新疆某医院医师杨某某在一起故意伤害案中出具了不真实的病历，导致几家司法鉴定部门对这起故意伤害案作出错误的伤情鉴定结论，进而使三级人民法院对事实认定不清而对这起案件作出错误判决。2003 年 2 月 20 日，自治区人民检察院以杨某某涉嫌构成伪证罪将其逮捕，杨某某漠视法律的行为最终受到了应有的惩处。

1995 年 2 月 12 日凌晨，案件当事人李某酒后搭乘出租车，因车费与的哥王某发生纠纷。相互厮打中，王某用刀将李某的头部砍伤。李某舍近求远，从新疆长绒棉厂赶至他父亲曾任院长兼党委书记的新疆某医院就诊。医院外二科主任杨某某为李某书写了 50425 号病历，称李某是"被抬入病房，颞动脉断裂，出血呈喷射状，失血性休克"。

新疆医科大学法医门诊部依据杨某某出具的抢救记录等病历资料，

---

① 陈丰：《医务人员出具虚假病历导致案件错判》，载"新华网"，http://www.xj.xinhuanet.com/xw/2003-04-04/content_365236.htm，最后访问日期：2023 年 10 月 30 日。

鉴定李某失血性休克属重伤。乌鲁木齐市法医鉴定中心依据此病历，也作出李某为重伤的复核鉴定结论。1997年4月22日，乌鲁木齐市天山区人民法院以故意伤害罪判处王某有期徒刑六年，乌鲁木齐市中级人民法院维持了这一判决。服刑过程中，王某多次向乌鲁木齐市中级人民法院及自治区高级人民法院提出申诉。

在一、二审以及多次申诉过程中，王某屡次提到李某的父亲是新疆某医院的前任院长兼党委书记，怀疑医院提供的病历资料中有夸大不实之词，请求法院认真复查病历的真实性。1998年7月，自治区人民检察院批示乌鲁木齐八家户地区检察院立案复查王某申诉案，杨某某伪造病历的真相才浮出水面。

经过检察机关细致调查，杨某某所出具的50425号病历对患者生命体征的描述不仅相互矛盾，且违背客观事实。承办此案的乌鲁木齐八家户地区检察院侦查科科长余某告诉记者，检察院复查王某申诉一案时，发现杨某某书写受害人李某的病历时，故意从病理基础、临床表现、抢救治疗三个方面伪造失血性休克的假病历。李某承认自己是走进病房来的，而杨某某在抢救记录上却写着"抬入病房"；伤者回答问题切题，病历上却写着"神志朦胧"。

参与复查王某申诉一案的自治区人民检察院技术处李法医说，杨某某书写的病历虽然存有漏洞，不能自圆其说，但绝非杂乱无章，而是非常有逻辑的，他紧紧围绕失血性休克埋设伏笔，目的就是证明李某为重伤。由此可见，杨某某不但夸大伤情，而且刻意造假。2001年10月23日，司法部司法鉴定中心作出鉴定，印证了自治区人民检察院的这一调查结论，司法部司法鉴定中心认为李某头部为轻伤而非重伤。

2002年7月15日，乌鲁木齐市天山区法院对此案进行了改判，以伤害罪判处王某有期徒刑2年。然而，这个判决对王某来说来得太迟了——2001年3月11日，王某在服刑4年之后，被减刑两年，已刑满释放了。

出具虚假病历的杨某某长期逍遥法外，更有甚者，2002年12月，杨某某反而以侵权为由，将公正地报道过此案的《新疆日报》等几家新闻媒体诉至法院。乌鲁木齐市天山区人民法院审理认为几家被告在刊登的文章中所反映的问题基本属实，没有侮辱原告杨某某人格的内容，不构成侵害名誉权，驳回了杨某某的诉讼请求。

法网恢恢，疏而不漏。2003年1月2日，自治区人民检察院对杨某某涉嫌伪证进行立案侦查，2月9日对其依法进行刑事拘留，2月20日正式逮捕。

评析

从上述案例不难看出，受害人李某本来仅仅是受了轻伤，但接诊医师杨某某却故意歪曲事实，利用在医院收治李某的机会，将较轻的病情记录为失血性休克这样的严重病情，并根据严重病情对李某进行对症治疗，小病大医，其结果是严重误导了司法鉴定机构，并最终导致被告人王某错误地多服了几年刑。杨某某利用收治患者的机会弄虚作假的行为严重违背客观事实，出具虚假的证明材料，对刑事案件的公正处理造成了干扰，其最终受到了法律的制裁。

3. 开展禁止的医疗活动并出具证明

对于我国相关法律法规明令禁止的医疗行为，如非医学需要的胎儿性别鉴定，虽然2016年5月1日施行的《禁止非医学需要的胎儿性别鉴定和选择性别人工终止妊娠的规定》第3条第1款明确规定，"禁止任何单位或者个人实施非医学需要的胎儿性别鉴定和选择性别人工终止妊娠"。但依然有个别医务人员铤而走险，通过"黑诊所""黑超声"等方式非法进行非医学需要的胎儿性别鉴定，并借此谋利。随着检验技术的进步，除通过超声进行性别鉴定外，也有部分医务人员通过抽取孕妇静脉血标本后，寄送至我国香港地区甚至境外的化验所进行胎儿性别鉴定，形成内地至我国香港地区乃至境外的"胎儿性别鉴定"非法产业链。开展法律明令禁止的医疗活动并出具证明的行为已经构成违法，必将承担相应的法律责任。《人口与计划生育法》第40条规定："违反本法规定，有下列行为之一的，由卫生健康主管部门责令改正，给予警告，没收违法所得；违法所得一万元以上的，处违法所得二倍以上六倍以下的罚款；没有违法所得或者违法所得不足一万元的，处一万元以上三万元以下的罚款；情节严重的，由原发证机关吊销执业证书；构成犯罪的，依法追究刑事责任；……（二）利用超声技术和其他技术手段为他人进行非医学需要的胎儿性别鉴定或者选择性别的人工终止妊娠的。"《禁止非医学需要的胎儿性别鉴定和选择性别人工终止妊娠的规定》第23条规定："介绍、组织孕妇实施非医学需要的胎儿性别鉴定或者选择性别人工终止妊娠的，由县级以上卫生计生行政部门责令改正，给予警告；情节严重的，没收违法所得，并处5000元以上3万元以下罚款。"

（二）伪造、倒卖具有行政管理性质的医疗证明文件

具有行政管理性质的医疗证明文件主要是指国家为了履行特定事项的行政管理职责，涉及医学专业知识，需要借助医疗机构以及医务人员的诊断，出具具有权威性、专业性的证明文件，以帮助行政部门履行行政管理职责，该医务人员出具的医学证明文件即为具有行政管理性质的证明文件，主要指《出生医学证明》《居民死亡医学证明（推断）书》《职业病诊断证明书》等。相较于诊疗活动类的医疗证明，对于行政管理类的医疗证明往往管理更加严格，因为此类医学证明往往直接伴随着人的相关权利的取得或丧失，除一般的医疗内涵外，同时兼具着部分行政许可的作用。例如，《出生医学证明》是由国家卫生健康委员会统一印制，以省、自治区、直辖市为单位统一编号。国家卫生健康委员会主管全国《出生医学证明》工作，委托各级卫生行政部门负责辖区内《出生医学证明》的具体事务管理工作。《出生医学证明》必须由批准开展助产技术服务并依法取得《母婴保健技术服务执业许可证》的医疗保健

机构签发。《职业病诊断证明书》的出具须经卫生部门批准有职业病诊断权的医疗卫生机构。这些规定保证了行政管理类医疗证明的出具更加严谨、规范，也要求医务人员必须严格依照相关规范执行，必须由具备资质的医疗机构与医务人员按照法定程序进行审核并出具证明。

正是由于行政管理类医疗证明往往伴随着相关权利的取得或丧失，也就给不法分子带来了可乘之机。以《出生医学证明》为例，其被称为"人生第一证"，因为关系到新生儿户籍注册，因此对于违反生育政策、无法落户的人来说存在需求"市场"。由于出生医学证明的管理十分严格，由国家统一印制，且具备防伪措施，因此就出现医疗机构内部人员借机谋利，伪造、倒卖《出生医学证明》，甚至成为拐卖儿童的帮凶，帮助犯罪分子为没有户籍的孩子完成落户，掩盖拐卖儿童和非法领养的犯罪行为，严重影响公安机关对拐卖儿童案件的侦破和追查。而且《出生医学证明》是国家文书，伪造、倒卖《出生医学证明》是违法行为，违法者要承担法律后果。

【案例08-04】非法买卖《出生医学证明》案①

2011年，一名在汝城务工的福建籍女子前往集某卫生院就诊，当时是卫生院院长邓某接诊。该女子就诊时谈到自己超生的两个小孩因无出生证上不了户口，现在到了上学年龄也无法读书，恳求邓某给她两张出生证，邓某果断拒绝了。被拒绝后，这名女子一直不死心，在她的软磨硬泡下，邓某只好给女子开了两张出生证。福建女子拿着出生证回老家后，顺利给两个超生小孩上了户口和办理了入学手续。村民们知道这件事情后，纷纷想通过邓某获得出生证。当时的出生证没有联网，卫计部门对这块管理比较松，集某卫生院因离县城远，经常多领一些出生证囤着备用。据了解，仅从2012年12月至2015年5月，邓某便从汝城县卫

---

① 王城长：《斩断买卖出生医学证明"生意链"》，载"三湘风纪网"，http：//www.sxfj.gov.cn/news/222224928.html，最后访问日期：2023年10月30日。

计局领取了 400 多份《出生医学证明》。在福建女子的"牵线搭桥"下，越来越多的村民找邓某买出生证。每份出生证售价从 400 元卖到了 1500 元。为方便买家，邓某还开通了"收钱寄件"服务，"生意"也从福建省扩展到了江西省。邓某还把自己出售出生证的赚钱门路告诉了时任汝城县外某卫生院院长黄某。2012 年 11 月，黄某调往毗邻广东的汝城县延某卫生院任院长。一天，前来延寿赶集的广东乐昌籍村民陈某与黄某闲聊时提到违规生育无出生证明，无法给孩子上户口的事。黄某突然想起了之前邓某介绍的赚钱门路，便毫不犹豫把出生证卖给了陈某。此后，陈某做起了买卖出生证的中介。2014 年，黄某以每份 500 元左右的价格，一次性给陈某违规开具 67 份出生证，并要求陈某按每份 112 元的价格向延某卫生院缴纳所谓的"工本费"。陈某又将这些出生证转卖给广东省乐昌市五山镇的村民，非法获利 8 万元。

2016 年 9 月，媒体的深入调查将邓某非法买卖出生证一事曝光，"卖证"一事引起了公安部门和纪检监察部门的高度关注，邓某尚未卖出的出生证被紧急召回，并停职接受相关部门的调查。不久后，黄某也被举报。2016 年 10 月，黄某接受汝城县纪委调查。2016 年 11 月，汝城县公安局对黄某、陈某买卖国家机关证件案进行立案侦查。黄某和陈某的违法所得被退还，并追回部分此前违规开具的出生证。2017 年 8 月，黄某因犯买卖国家机关证件罪，被判处有期徒刑 2 年、缓刑 2 年 6 个月。2017 年 11 月，邓某因犯买卖国家机关证件罪，被判处有期徒刑 1 年。同时，邓某、黄某均被开除公职；黄某被开除党籍。

评析

从以上案例可以看出，邓某、黄某作为卫生院院长，知法犯法，以谋利为目的倒卖出生医学证明，不仅为超生的孩子完成落户提供帮助，也有理由相信这些伪造的《出生医学证明》为拐卖儿童的犯罪分子掩盖了犯罪事实，干扰了公安机关对案件的侦查，最终受到法律的制裁。

近年来，随着我国非法代孕事件的频发以及人口拐卖等丑恶社会现象的存在，有关人员为了避免代孕生育子女、被拐卖子女上户口的麻烦，与医疗机构及其医务人员勾结，倒卖医学出生证明。近期曝光的湖北襄阳、广东佛山、广西南宁等地倒卖医学出生证明事件，已经引起国家有关部门的高度重视，并已经严查，追究相关医务人员的法律责任。①

【案例 08-05】 某职业健康检查机构出具虚假职业健康检查证明文件案②

2020 年 8 月卫生监督员在对某家职业健康检查机构进行监督检查时发现，2019 年 5—8 月该职业健康检查机构受委托为某企业员工进行在岗期间职业健康检查，卫生监督员在查看该企业《职业健康检查报告》时发现：员工王某接触职业病危害因素为"高温"，总结报告结果为"未见明显异常"；个体结论报告显示"高血压、糖尿病病史"，体检结论为"血压高、血糖高，处理意见为其他"。员工安某接触职业病危害因素为"高温"，总结报告结果为"本次职业健康检查发现除目标疾病之外的其他疾病或某些指标异常"；个体结论报告显示"糖尿病病史"，体检结果为"血压高、血糖高，处理意见为其他"。职业健康检查机构为接触职业病危害因素"高温"的劳动者王某、安某出具的《职业健康检查报告》个体结论与事实明显不符，且"个检报告"与"总检报告"存在结论不一致，属于出具虚假职业健康检查证明文件，卫生监督机构依据《职业健康检查管理办法》的相关规定对该职业健康检查机构进行了处罚。

① 《严厉打击倒买倒卖、伪造出生医学证明等违法犯罪行为》，载"国家卫健委网"，http://www.nhc.gov.cn/xcs/s7847/202311/d3cad08ebd4c4d3c8f6d2f76a25d08c1.shtml，最后访问日期：2023 年 10 月 30 日。
② 《某职业健康检查机构出具虚假职业健康检查证明文件案》，载"徐州卫生监督"，https：//mp.weixin.qq.com/s/tUraEpqv9Y4Ju4NMjiK23Q，最后访问日期：2023 年 10 月 30 日。

评析

职业健康检查是劳动者健康监护的重要内容，是保障劳动者健康及其他权益的重要手段，职业健康检查机构要扮演好"守门员"的角色，严格依法依规执业。《职业健康监护技术规范》（GBZ 188—2014）对职业健康检查和报告出具作出明确的规定和要求。但是有的职业健康检查机构存在职业健康检查工作不规范，对职业病相关法律法规政策及标准理解有偏差。且以往监督执法检查涵盖范围不全面，不够细化，仅仅考虑了可从事职业健康检查的基本条件，并没有从质量管理、学科建设层面进行监管，以至于有些职业健康检查机构仪器设备落后，主检医师能力差、水平低，出具的职业健康检查结果不准确，给用人单位及劳动者健康带来隐患。因此，规范职业健康检查机构从业行为，提高职业检查质量，提出新形势下职业健康检查机构的监管策略迫在眉睫。

（三）以医师身份、特聘法庭专家辅助人作虚假陈述

《民事诉讼法》第82条规定："当事人可以申请人民法院通知有专门知识的人出庭，就鉴定人作出的鉴定意见或者专业问题提出意见。"《最高人民法院关于适用〈中华人民共和国民事诉讼法〉的解释》第122条第1款规定："当事人可以依照民事诉讼法第八十二条的规定，在举证期限届满前申请一至二名具有专门知识的人出庭，代表当事人对鉴定意见进行质证，或者对案件事实所涉及的专业问题提出意见。"《最高人民法院关于民事诉讼证据的若干规定》第83条规定，当事人依照前述两条的规定，"申请有专门知识的人出庭的，申请书中应当载明有专门知识的人的基本情况和申请的目的。人民法院准许当事人申请的，应当通知双方当事人"。第84条规定："审判人员可以对有专门知识的人进行询问。经法庭准许，当事人可以对有专门知识的人进行询问，当事人各自申请的有专门知识的人可以就案件中的有关问题进行对质。有专门知识的人不得参与对鉴定意见质证或者就专业问题发表意见之外的法庭审理

活动。"

部分地方法院对专家辅助人出庭质证作了更为详尽的规定。比如，浙江省高级人民法院就专家辅助人参与民事诉讼活动有关问题组织了专题研讨，形成《关于专家辅助人参与民事诉讼活动若干问题的纪要》。其中将"有专门知识的人"定义为"受当事人委托，出庭就鉴定意见或者案件涉及的专门问题提出意见的人"。

医务人员属于专业技术人员，在其开展诊疗活动过程中，即便是初级职称的医师，其开展的也是专业技术活动，其诊疗活动的专业性、专门性，决定了其书写的医学文书、作为证人向法庭作证、作为当事人特聘的专家辅助人出庭提供专家证言，都具有很大的影响力。医务人员如果不能够廉洁自律，在医疗执业过程中玩忽职守，故意提供误导案件处理的证言，都可能面临法律风险。

《民事诉讼法》《最高人民法院关于民事诉讼证据的若干规定》《最高人民法院关于审理医疗损害责任纠纷案件适用法律若干问题的解释》以及其他法律、法规、司法解释都有"专家辅助人"的规定，具有副高级以上技术职称的医师，在我国属于"专家"，因而在各种涉及人身损害、医疗技术、医学问题的诉讼活动中，都可能被聘请为专家辅助人出庭作证。那么，专家辅助人以什么身份出庭作证呢？

《最高人民法院关于适用〈中华人民共和国民事诉讼法〉的解释》第122条第2款规定："具有专门知识的人在法庭上就专业问题提出的意见，视为当事人的陈述。"根据此条规定，医师以专家辅助人身份出庭质证，其提供的意见视为当事人的陈述。事实上，专家辅助人是当事人聘请，也只能以专家辅助人身份出现在法庭上。根据《最高人民法院关于民事诉讼证据的若干规定》第63条的规定："当事人应当就案件事实作真实、完整的陈述。当事人的陈述与此前陈述不一致的，人民法院应当责令其说明理由，并结合当事人的诉讼能力、证据和案件具体情况进行审查认定。当事人故意作虚假陈述妨碍人民法院审理的，人民法院应当根据情节，依照民事诉讼法第一百一十一条的规定进行处罚。"所以，如果医师被当事人聘请以专家辅助人身份出庭作证，发表了违背事实、科学的言论，有误导法院裁判风险的，法院可以对该医师以向法庭提供虚假陈述，妨碍法庭审理案件作出司法处罚。

【案例 08-06】 医嘱作假帮伤者多索赔，医生被罚[①]

深圳市中级人民法院在审理李某诉某保险公司、郝某机动车交通事故责任纠纷一案时发现，深圳市光明新区某医院在李某的《出院记录》中一次性开具"建议全休 1 年、康复期间需陪护 1 人"的医嘱。伤者据此主张出院后一年的护理期和误工期，请求的护理费和误工费两项损失就高达 12 万余元。

但法院发现，该《出院记录》中记载的李某出院时身体恢复情况良好，主治医师的医嘱明显缺乏合理性。案件审理过程中，法院委托专业鉴定机构对李某伤后误工期和护理期进行鉴定，鉴定意见为李某伤后误工期为 150 日，护理期为 60 日，依法计算得出的误工费和护理费不足 3 万元。与李某主张的赔偿金额相差 9 万余元。

"出院医嘱仅仅几个字，就可以造成如此巨大的赔偿差额。我们认为如果这种不负责任地开具医疗证明的行为不加以惩处，势必会损害当事人的合法利益、影响诉讼效率、浪费司法资源，而且会损害医疗机构的信誉度。"深圳市中级人民法院民事审判庭审判员介绍，法院将这一问题反映给医院的行政主管部门深圳市卫生和人口计划生育委员会。深圳市卫生和人口计划生育委员会高度重视，很快对涉案医院在全市范围内作出了通报批评处分，并对涉案医生作出了停职两个月、罚款 5000 元的处罚，同时将涉案案例通报给全市的卫生行政管理部门和各级各类医

---

① 尹宵鸿，刘红军：《医嘱作假帮伤者多索赔 涉案医生被处罚》，载《深圳晚报》2017 年 11 月 29 日第 18 版。

疗机构，要求各单位加强管理。据了解，这次司法建议也开创了法院与行政主管部门携手打击虚假证据的先河。

评析

司法诉讼活动是以国家名义实施的解决社会争议和法律纠纷的法律活动，具有国家属性，有明确的法律规定，有严格的程序和实体法律要求。人民法院最终作出的裁判，直接关系有关当事人的利益，关系社会的和谐稳定。其中，案件审理中涉及专门性问题调查时，往往需要借助具有专门知识的人出具专业性的职业文书，或者专门提供专家意见。在一些涉及医疗卫生专门性知识的案件中，医学专家乃至一般医务人员书写的病历文书、出具的医学证明文件以及经人民法院许可受当事人聘请的医学专家还会以专家辅助人身份出庭质证。如果医务人员弄虚作假，伪造医学文书、医学证明文件，或者在法庭上故意作虚假陈述，都可能面临法律的制裁。本案中医师在其病历中对交通事故受害人出院时医嘱"建议全休1年、康复期间需陪护1人"，与病历记载及患者出院时的实际情况不符，导致诉讼中出现大的争议，影响了法院的裁判，有关医务人员最终被卫生行政部门给予行政处罚。

三、利用医疗执业的机会谋取个人不当利益

医疗工作很特殊，不仅在于医疗对象是患者的病症，更在于医疗活动的开展只能由特殊的人员（医务人员）、在特殊场所（医疗机构）、用特殊的方法（诊疗技术和药物）来完成。换言之，医疗活动的实施，难以有替代的治疗主体（除非去找其他医务人员），难以有替代的地方（除非去其他医疗机构），难以有替代的方法（除非去找其他诊疗技术或者药物）。医疗活动的实施，是在封闭场所和空间，由特定的人用特定的方法为之。尤其医务人员所使用的技术和方法，对于外行的患者来说，全然不知。其实，从诊疗方法上来说，一般都有诊疗规范规定，在某医

疗机构内，针对患有某种病症的患者实施医疗服务，所使用的技术和方法基本上是稳定的，或者说是大家认可的，难以有替代的技术和方法，即使有也很有限。但是用什么药物给患者治疗，这里面的情况就复杂了。尤其是仿制药，药物种类剂型繁多，不同厂家都在生产同一种药物，市场竞争激烈，并不是每一个药物都能进入医保目录，有的药物被排除在医保目录之外，其中不乏一些好药，因而都走入了"自费药"的行列。自费药，顾名思义，即不由第三方买单，由患者自己付费购买的药品。虽然在当前国家的医保制度下，绝大多数的病症在医保目录中都有对应的药物，但仍有少部分没有进入医保。或者进入医保的是廉价药物，有的患者认为疗效不佳，想找"疗效更好的药""质量更佳的药""进口药""原研药"，于是有医务人员向患者推荐，可以外出购买，找第三方购买。但是推荐什么药，推荐什么厂家的药，推荐到什么药店购买，都由推荐的医务人员自主决定，因此就存在推荐药物的医务人员与药品零售企业或者个体药贩之间的利益输送关系，有的药品零售企业或者个体药贩会给推荐的医务人员提成、回扣；有少数医疗机构的临床科室，科室采购药物直接卖给患者使用，也有少数一线医务人员干脆做起卖药的生意，对于有购买自费药需求的患者，现金交易，直接提供药物。这当然属于不当利益，属于违反医务人员廉洁行医规定，在《九项准则》中被予以禁止。

在医务人员利用执业便利给患者出售药品中，还有一个更值得警惕的现象，就是私下向患者兜售"印度仿制药"。随着科学技术的发展，人类研发的药物越来越多。近年来，一些高科技新兴原研药纷纷涌现，尤其是针对肿瘤之类不治之症的靶向药。不过这些原研药价格昂贵，尚未纳入国家医保目录范围内，都属于自费药，需要患者自费承担，但不是一般的患者所能够承受的。不过，让患者看到希望的是，"印度仿制药"以极低的价格出现了，所以有患者及其近亲属千方百计购买"印度仿制药"。仿制药的广泛应用被誉为"21世纪公共卫生领域最伟大的进步"。如今，仿制药占据了药品市场近90%的份额。但这个行业的真实状况究竟如何？它是充斥着不守信用的造假者，还是不乏确保品质的折扣商？美国学者凯瑟琳·埃班（Katherine Eban）在其纪实作品《仿制药的真相》中详尽揭露了全球利益链。凯瑟琳·埃班对仿制药覆盖全球的产业链进行了历时十年的调查，揭示了其背后的安全隐患及其给全球公众健康带来的可怕风险。通过采访举报人、调查员、医务人员，梳理美国药监局数千页机密文件中的海量信息，凯瑟琳·埃班曝光了一个欺诈猖獗、伪造数据的行业。企业管理者为降低成本和追求利润最大化，不惜规避几乎每一条安全生产原则。而病人在不知情的状况下服用这些药物，会产生难以预测的后果，有时甚至危及生命。[1] 我国临床医师使用印度仿制药的风险，一方面是它属于违法获得的药品；另一方面是其品质也不一定有保障。印度仿制药市场非常混乱，虽然有品质不错的"真品"，但也充斥着各种来源的假药、劣药，有印度国内小厂家生产的，也有包括巴基斯坦、斯里兰卡甚至来自中国的假药。

【案例 08-07】 护士非法倒卖疫苗，获刑一年六个月[2]

金某某是南通某医院的一名护士，因为觉得待遇不高，总想赚点外快。一次偶然机会，金某某在一个微信群里发现有人在群内发布外接劳务单：上门注射就可以拿100元劳务费。金某某主动联系接单，发现客户带着自己私下购买的九价HPV疫苗找她到家里注射。因为在医院工作，金某某知道九价HPV疫苗很紧俏，国家管理也很严格，客户带过来的疫苗肯定来路有问题。在利益驱使下，金某某非但没有劝阻客户，反

---

① Katherine Eban. Bottle of Lies: The Inside Story of the Generic Drug Boom. Ecco, 2019. 本书已经有中文版，[美] 凯瑟琳·埃班：《仿制药的真相》（又名《谎言之瓶》），高天羽译，民主与建设出版社2020年版。

② 罗莎莎、蒋群、秦荣：《护士非法倒卖疫苗，获刑一年六个月》，载《法治日报》2023年7月16日，第5版。

倒想"分杯羹"，打算自己通过上家拿货再卖出去，赚取差价。为此，金某某添加了一个叫"香港医疗咨询"的微信，通过"沈姐"从香港非法进口九价HPV疫苗到内地销售。经查，2021年3月至2022年2月，金某某在明知其销售的九价HPV疫苗是未取得药品相关批准证明文件进口的注射剂药品，仍然从"沈姐"等人（另案查处）处购得九价HPV疫苗，并将其中60套（一套3针）加2针九价HPV疫苗在南通等地销售给多人，销售总额共计人民币40余万元，并帮助部分客户注射上述疫苗。2022年2月26日，民警根据线索将金某某抓获，并在其家中及轿车内查获并扣押了涉案电子冰箱、未拆封九价HPV疫苗4盒以及九价HPV疫苗空盒若干。案发后，涉案疫苗的国外生产商受司法机关委托进行比对，确认该批疫苗来自中国香港地区，但并未在内地取得合法签批手续。近日，由江苏省南通市崇川区人民检察院提起公诉的金某某犯妨害药品管理罪案一审宣判，被告人金某某被判处有期徒刑一年六个月，并处罚金人民币81万元。

评析

宫颈癌是常见的妇科恶性肿瘤之一，而目前接种九价人乳头状瘤病毒疫苗（酿酒酵母）（以下简称九价HPV疫苗）是最简单有效的预防方式。随着九价HPV疫苗扩龄，接种人数激增，需要接种的群体面临预约不到、等待时间过长等情况，一些人从中嗅到"商机"，从香港等地购进未经批准销售的九价HPV疫苗，私下给女性客户注射而谋利。本案中，护士利用自己工作上的便利条件，了解到市场需求，为谋取不当利益，不惜铤而走险，贩卖从境外走私来的九价HPV疫苗，并给疫苗接种需求者推荐、使用。当然，2019年新修订的《药品管理法》将国外符合质量要求但走私进入我国的药品不再视为假药，但该行为仍然违反我国法律规定。根据《刑法修正案（十一）》的规定，违反药品管理法规，明知是未取得药品相关批准证明文件的注射剂药品，仍然予以销售，足以危害人体健康，该行为构成妨害药品管理罪。因此，已对该护士按照妨害药品管理罪定罪处罚。

【案例 08-08】 李某君等人贩卖毒品案①

被告人李某君，男，1974 年出生，农民。2004 年因犯贩卖毒品罪被判处有期徒刑 15 年，2013 年刑满释放。被告人喻某才，男，1953 年出生，云南某医院外科兼神经科主任。2017 年 12 月至 2020 年 11 月，被告人李某君利用伪造的病历，在云南 8 家医院以癌症患者名义套购 6010 片盐酸哌替啶片、1088 片盐酸二氢埃托啡舌下片进行贩卖谋利。2020 年 6 月至 10 月，被告人喻某才明知盐酸二氢埃托啡舌下片是国家规定管制的麻醉药品，而受被告人李某君之托并收受李某君给予的好处费，以虚构病患的名义从其所在医院套出该药品 216 片提供给李某君，后李某君通过快递邮寄至河南省台前县等地进行贩卖。2020 年 11 月 9 日，公安机关在李某君邮寄的包裹内查获盐酸二氢埃托啡舌下片 216 片、盐酸哌替啶片 74 片。公安机关另在喻某才办公室内查获其为李某君代开的盐酸二氢埃托啡舌下片 12 片。2021 年 7 月 8 日，河南省台前县人民检察院以被告人李某君、喻某才犯贩卖毒品罪依法提起公诉。2021 年 9 月 13 日，台前县人民法院以犯贩卖毒品罪，依法判处李某君有期徒刑 15 年，并处罚金 3 万元；以犯贩卖毒品罪，依法判处喻某才有期徒刑 4 年，并处罚金 6000 元。两被告人均未提出上诉，该判决已经生效。

评析

在我国，毒品属于严格管控的药品，即便在医疗机构内，也不是每一名有处方权的医师都可以开具具有毒品性质的药品；即便是需要对患者实施治疗，也不是有处方权的医师对每一名患者都可以随便开具。根据《刑法》第 357 条第 1 款规定："本法所称的毒品，是指鸦片、海洛

---

① 《惩治麻醉药品、精神药品失管涉毒犯罪典型案例》，载"最高人民检察院网"，https: // www. spp. gov. cn//xwfbh/dxal/202306/t20230626_ 618469. shtml，最后访问日期：2023 年 10 月 30 日。

因、甲基苯丙胺（冰毒）、吗啡、大麻、可卡因以及国家规定管制的其他能够使人形成瘾癖的麻醉药品和精神药品。"需要医务人员注意的是，国家规定管制的麻醉药品和精神药品都属于毒品，即便是第二类精神药品，也在毒品管控之列。本例中的科主任喻某才利用职务便利，伪造病历，在多家医院以患者名义套购麻醉药品，构成了贩卖毒品罪。

【案例08-09】医护人员私自向患者卖药，被罚款10万元①

2021年5月25日，某局执法人员收到患者家属举报，反映黄山某医院医护人员私自向患者销售药品。执法人员立即对其进行执法检查。经检查发现，在该医院肿瘤科库房摆放有举报人反映的复方维生素B12溶液。经调查，2021年1月至5月，该医院主任许某授意其科室护士喻某微信联系某患者先后6次购买了240盒上述复方维生素B12溶液，购进价格为39.8元/盒，总计费用9552元。经核实，该医院对许某、喻某私自购销药品的行为不知情。该院许某、喻某的上述行为违反了《药品管理法》第51条第1款的规定，构成了未取得药品经营许可证销售药品的违法行为。依据《药品管理法》第115条的规定，该局责令当事人停止未取得药品经营许可证销售药品的行为并处罚款10万元的行政处罚。

评析

这是一起典型的医务人员在医疗机构内私下向患者及其近亲属兜售药品的案件。药品是特殊商品，我国实行的是专营许可证制度，无证经营的，即属违法。任何个人，包括医生、护士，哪怕是行业专家，就其个人而言，都无权擅自从事药品买卖活动。本案中，医护人员利用给患者提供医疗服务的便利，利用在医疗机构工作的条件，私下采购药物向患者兜售，已经触犯了《药品管理法》的规定，属于违法行为。但鉴于

---

① 《黄山市市场监管局2021年民生领域案件查办"铁拳"行动典型案例（第二批）》，载"黄山市市场监督管理局网"，https://scjg.huangshan.gov.cn/zwgk/public/6615740/10496284.html，最后访问日期：2023年10月30日。

获利不高，所以本案最终由市场监督管理部门作出行政处罚。毫无疑问，这样的处罚会成为医务人员执业的污点，对其后续医疗执业会产生不利影响。

【案例 08-10】 西安张某卖印度仿制药被判入狱①

2005 年，张某从某知名大学毕业，来到西安某民营医院就职。2007 年，张某的小姨因肺癌被收治入院。当时张某试着给其小姨使用被称为"有魔力的子弹"之称的靶向药。但"魔力"是昂贵的。在国产抗癌靶向药问世以前，病人只有两种选择：购买跨国药企阿斯利康生产的原研药"易瑞沙"，单盒价高 1.4 万元，或是购买在黑市流通的印度仿制药，价格在 2000 元上下。随后张某在 QQ 群联系到江苏连云港药企的医药代表柳某后，通过交涉，张某拿到了价格更低的印度仿制药易瑞沙。一个星期后，小姨不喘了，印度药的疗效在病友间传开。肿瘤科的病友们打听到张某拿到的价格比市场价还便宜 300 元，便有人找他帮忙买，当时每个月总量为七八盒。十几盒易瑞沙让张某的小姨的寿命延长了 1 年，直到 2008 年年底小姨离世后，张某都没有刻意去加价卖药。但是后来，由于患者购药的需求量越来越大，张某开始加价卖药，并且为医院吸引来越来越多的病人。2010 年前后，张某由于工作出色，很快晋升为科主任。2012 年是这家医院的鼎盛时期，整个医院 1000 多张床位时常爆满，肿瘤科尤其抢手，150 张病床住满后，病人还在排队等着加床。张某购买的印度药易瑞沙每盒 950 元，一开始他以 1000 元每盒卖给患者，后来进货价降低后，他仍然以 1000 元的价格卖出，总共赚了 30 万—50 万元。一审认定张某构成销售假药罪，判处有期徒刑 5 年，罚金 100 万元；二审法院以非法经营罪判处张某有期徒刑 3 年。

① 《卖印度仿制药，入狱五年，一个医生的急速坠落》，载"中国医学论坛报 | 壹声"，https://www.cmtopdr.com/post/detail/9290479d-1ac9-4d56-aca0-8e660c09a3b9.html，最后访问日期：2023 年 10 月 30 日。

评析

将印度仿制药走私到我国，出售给患者使用，由此引发的案件很多。因为 2019 年修订之前的《药品管理法》第 48 条规定，未经批准我国药品监督部门批准进口的药品，按照假药论处。因此，2019 年以前贩卖、使用印度仿制药的案件基本上都被定性为"销售假药罪"。2019 年修订后的《药品管理法》在假药和劣药清单中不再有"未经批准生产、进口"或者类似的表述，因而以"销售假药罪"论处不再有法律依据。但由于这种药的获得仍然属于违法，因而以"非法经营罪"论处。《刑法修正案（十一）》于 2021 年 3 月 1 日施行，该修正案规定了"妨害药品管理罪"，所以，目前我国对构成犯罪的销售"印度仿制药"的行为一般都按照"妨害药品管理罪"处理。本案张某给自己的患者推销"印度仿制药"的行为发生在 2019 年以前，其被捕和审批经历了 2019 年《药品管理法》修订前后这段时间，且这段时间尚没有实施《刑法修正案（十一）》，因此，一审、二审以不同的罪名予以处罚。

四、不规范实施医疗证明活动的法律责任

（一）医疗机构内部的纪律责任

对于医务人员在医疗执业过程中出现违法、违规、违纪等不良行为，医疗机构可以率先启动内部调查问责程序，对涉嫌不当行为的医务人员展开调查，如果已经出现了影响医疗活动、损害患者利益的情况，还可以先行暂停医师的处方权，甚至停止医师的医疗执业活动。

在调查清楚相关医师的不良行为之后，对于不良行为较轻的，可以依据医疗机构内部规章制度对该医师实施内部问责处理，包括诚勉谈话、批评教育、调离原工作岗位等。对于情节较重的，可以依据《事业单位工作人员处分规定》进行处理。《事业单位工作人员处分规定》第 19 条规定："有下列行为之一的，给予警告或者记过处分；情节较重的，给

予降低岗位等级处分；情节严重的，给予开除处分：（一）贪污、索贿、受贿、行贿、介绍贿赂、挪用公款的；（二）利用工作之便为本人或者他人谋取不正当利益的；（三）在公务活动或者工作中接受礼品、礼金、各种有价证券、支付凭证的；（四）利用知悉或者掌握的内幕信息谋取利益的；（五）用公款旅游或者变相用公款旅游的；（六）违反国家规定，从事、参与营利性活动或者兼任职务领取报酬的；（七）其他违反廉洁从业纪律的行为。"警告、记过、降低岗位等级或者撤职处分，按照干部人事管理权限，由事业单位或者事业单位主管部门决定。其中，由事业单位决定的，应当报事业单位主管部门备案。开除处分由事业单位主管部门决定，并报同级事业单位人事综合管理部门备案。

医师系党员的，依据《中国共产党纪律处分条例》进行处理。《中国共产党纪律处分条例》第八章对党员违反廉洁纪律行为的处分作了规定。第8条规定："对党员的纪律处分种类：（一）警告；（二）严重警告；（三）撤销党内职务；（四）留党察看；（五）开除党籍。"同时，医疗机构也可以对存在不良行为的医师作出限制处方权、暂停处方权、停止处方权的处理。

（二）行政部门追究行政责任

卫生行政部门对违规医务人员的处理，包括内部行政问责处分和行政处罚两大类。前者仍然属于纪律责任的范畴，后者则属于外部行政责任追究，被处罚的医务人员可以申请行政复议，对行政复议不服的，还可以提起行政诉讼。

对于与药企及其医药代表交往中存在不当行为的医务人员，经查证情节比较严重的，可以由卫生行政部门依据《事业单位工作人员处分规定》进行处理。

对于情节严重的，可以由卫生行政部门依据《医师法》《医疗机构管理条例》《护士条例》等法律法规进行处罚，追究相关人员的行政责任。《医师法》第 56 条规定："违反本法规定，医师在执业活动中有下列行为之一的，由县级以上人民政府卫生健康主管部门责令改正，给予警告，没收违法所得，并处一万元以上三万元以下的罚款；情节严重的，责令暂停六个月以上一年以下执业活动直至吊销医师执业证书：……（二）出具虚假医学证明文件，或者未经亲自诊查、调查，签署诊断、治疗、流行病学等证明文件或者有关出生、死亡等证明文件；（三）隐匿、伪造、篡改或者擅自销毁病历等医学文书及有关资料……"《医疗机构管理条例》第 48 条规定："违反本条例第三十一条规定，出具虚假证明文件的，由县级以上人民政府卫生行政部门予以警告；对造成危害后果的，可以处以 1 万元以上 10 万元以下的罚款；对直接责任人员由所在单位或者上级机关给予行政处分。"《母婴保健法》第 35 条规定："未取得国家颁发的有关合格证书的，有下列行为之一，县级以上地方人民政府卫生行政部门应当予以制止，并可以根据情节给予警告或者处以罚款：……（三）出具本法规定的有关医学证明的。上款第（三）项出具的有关医学证明无效。"第 37 条规定："从事母婴保健工作的人员违反本法规定，出具有关虚假医学证明或者进行胎儿性别鉴定的，由医疗保健机构或者卫生行政部门根据情节给予行政处分；情节严重的，依法取消执业资格。"卫生行政部门对存在严重违法行为且情节较重的医师，可以对其执业资格进行处罚。

（三）司法机关追究刑事责任

伪造、倒卖医学证明文件，干扰国家对特定领域的管理活动，扰乱正常的社会秩序、经济秩序，侵害有关单位和个人的合法权益，因此是国家明令禁止的行为。医务人员在执业过程中如果存在伪造、倒卖医学证明文件的行为，情节严重的，或者造成了严重后果的，将会面临承担刑事责任。《刑法》第 280 条第 1 款规定了伪造、变造、买卖国家机关公文、证件、印章罪："伪造、变造、买卖或者盗窃、抢夺、毁灭国家机关的公文、证件、印章的，处三年以下有期徒刑、拘役、管制或者剥夺政治权利，并处罚金；情节严重的，处三年以上十年以下有期徒刑，并处罚金。"另外，对于医务人员针对诉讼案件作虚假陈述，干扰刑事诉讼程序的，或者出具了虚假证明文件的，或者隐匿、销毁可能成为刑事诉讼证据的医学文书的，《刑法》第307条第2款规定了帮助毁灭、伪造证据罪："帮助当事人毁灭、伪造证据，情节严重的，处三年以下有期徒刑或者拘役。"

（四）专家辅助人虚假陈述的法律责任

我国现行民事诉讼法律制度既没有像证人、鉴定人等制度一样要求专家辅助人在陈述前签署保证书、承诺书等相关文书，也没有专门对其虚假陈述的法律后果进行明确规定。《最高人民法院关于适用〈中华人民共和国民事诉讼法〉的解释》第122条规定："当事人可以依照民事诉讼法第八十二条的规定，在举证期限届满前申请一至二名具有专门知识的人出庭，代表当事人对鉴定意见进行质证，或者对案件事实所涉及的专业问题提出意见。具有专门知识的人在法庭上就专业问题提出的意见，视为当事人的陈述……"基于此"视为当事人陈述"的法律规定，法庭将专家辅助人的意见视为当事人的陈述对待。因此，笔者认为，在专家辅助人提供虚假意见时，应要求专家辅助人比照当事人虚假意见的法律责任来承担相应的法律责任。

第九章　医务人员与社会医疗保障的关系

——避免出现违反医保政策的行为，严禁骗保行为

　　社会医疗保障基金是国家设立的用于保障公民健康权益，使其有病可放心就医的专项经费。社会医疗保障基金是体现社会主义优越性的重要方面，是社会主义福利保障措施之一，涉及全社会成员的共同利益。医保基金骗保行为一方面危害了医保基金的安全，侵犯了统筹范围内群众的公共财产权，造成了大量医保资金的流失，加重了社保基金运行的压力；另一方面，严重影响了统筹范围内的患病群众的医疗支出，扰乱了正常的医疗市场秩序，也破坏了正在实施的医疗保险改革的进程。本章主要研究在社会医疗保险中医务人员与医保的关系，以及以医方为主导的各种医疗保险欺诈行为的具体表现形式及法律规制。

一、概述

(一) 相关概念

1. 社会保险

现代意义上的社会保险产生于德国，是社会化大生产的产物，社会保险已经成为各国政府最重要、开支最大和最具争议的政策。[①]联合国《经济、社会及文化权利国际公约》第9条规定："本公约缔约各国承认人人有权享受社会保障，包括社会保险。"1986年六届人大四次会议通过的《国民经济和社会发展第七个五年计划》中，第一次在国家的发展规划文件中清晰而明确地提出了"社会保障"的概念，将社会保险、社会福利、社会救助和社会优抚等制度，统一纳入了社会保障体系。自此，社会保障的理论和相关的制度设计都基本上明确了社会保险是与社会救济、社会优抚、社会福利相并列的概念，社会保险是社会保障的核心和基础。1994年《劳动法》第70条规定："国家发展社会保险事业，建立社会保险制度，设立社会保险基金，使劳动者在年老、患病、工伤、失业、生育等情况下获得帮助和补偿。"这一规定从法律上确立了社会保险涵盖养老保险、工伤保险、失业保险、医疗保险、生育保险等五个具体项目。

社会保险作为现代社会保障制度的主体，是国家通过立法形式确定并强制实施的一种保险形式。它通常以劳动者为保障对象，以劳动者的年老、疾病、伤残、失业、死亡等特殊风险事件为保障内容。[②]社会保险采取的是受益者与雇佣单位共同供款的方式，即要求符合条件的劳动者必须参加并承担相应的缴费义务，形成专门的保险基金，当劳动者遭遇法定的风险时，用货币形式补偿其损失的经济补偿制度。

---

① ［美］马丁·费尔德斯坦：《反思社会保险》，王燕燕译，载《经济社会体制比较》2009年第4期，第51—60页。

② 仇雨临：《医疗保险》，中国劳动社会保障出版社2008年版，第9页。

2. 医疗保险

广义的医疗保险在国际上被称为"健康保险"，不仅包括补偿由于疾病给人们带来的医疗费用，还包括误工工资，对疾病、死亡给予的经济补偿以及健康维持等。狭义的医疗保险是社会保险的一个险种，仅指对医疗费用的保险或补偿。如此看来，广义与狭义的医疗保险并无本质上的区别，仅是在保险范围和程度上有所不同。从我国的现状来看，医疗保险主要是指狭义的概念，是一种以社会保险形式建立的，为公民提供因疾病所需医疗费用资助的保险制度。它通过国家立法，强制由国家、单位、个人集资建立医疗保险基金，当个人因病获得必需的医疗服务时，由社会医疗保险机构提供医疗费用补偿。它要求符合条件的公民必须参加并承担相应的缴费义务，从而有利于建立社会医保基金。

3. 社会医疗保险

医疗保险一般分为社会医疗保险与商业医疗保险。商业医疗保险是一种市场行为，特点是具有自愿性。但在商业医疗保险中，投保人与医疗保险机构信息不对称常常导致市场失灵，而社会医疗保险的强制性恰好解决了这一问题。

社会医疗保险以保障居民平等的健康权利为目的，一般由政府推动并承担一定责任的医疗保险，进行社会化管理，核心是基本医疗保险。社会医疗保险要求通过立法强制全部或部分居民参与，国家、单位和个人共同筹资，当人们因生病、受伤或生育需要治疗时，由国家或社会专门机构向其提供必需的医疗服务或经济补偿。其实质是在这种制度安排下，由社会共担风险，鼓励用人单位和个人缴纳一定的医疗保险费，通过社会调剂，保证劳动者在健康受到损害时得到基本的医疗帮助或费用补偿。[1]

社会医疗保险是由国家通过立法实施的社会保障制度，是人民的权

---

[1]　张晓、刘蓉：《社会医疗保险概论》，中国劳动社会保障出版社2004年版，第1页。

利和政府的责任。它具有强制性，凡是法律规定应当投保的人必须参加，其费用由国家、企业和个人分担，对于被保险人来说，具有福利性。这些与商业医疗保险的自愿性、合约性及保险费用全部由被保险人负担等都大不相同。不过，社会医疗保险到底该如何计划、如何设立，一直是一个有争议的话题，即使是社会医疗保险比较成熟的西方发达国家，社会医疗保险模式也不尽相同。

4. 医保骗保

医保骗保是指社会医疗保险的参与者，通过虚构事实、伪造或者涂改检验数据、伪造病历等欺诈手段，骗取医疗保险金的行为。在社会医疗保险中，存在患者、医疗机构和医疗保险机构独立或者联合骗保的情况。患者的保险欺诈行为主要受其账户基金使用方式影响，患者普遍有过度使用统筹基金的倾向，而通道式模式还有激励患者快速使用个人账户从而进入统筹基金使用的作用，助长了基金浪费和保险欺诈行为，这一效应在医院缺乏约束机制的情况下，医务人员与患者合谋的状况可能被放大，从而造成更大的损失。医疗保险基金风险更多来自医疗服务提供者的"道德风险"，由于医疗保险的保单偿付没有现金价值，其偿付手段是提供必要的医疗服务，因此必须有第三方即医疗服务提供方共同参与方可完成。

5. 医保医师

医保医师是指取得执业医师、执业助理医师或乡村医生执业资格，经市卫生行政部门注册，由医保定点医疗机构聘任，报市人力资源和社会保障行政部门审核批准，在注册的执业地点为本市城镇职工基本医疗保险参保人员提供医疗服务的医师。医保医师执业制度，是近年来我国医疗保障制度日渐完善而逐渐发展起来的一项加强医保资金监管的法律制度，目前没有国家统一的法律规范规定，各地在进行尝试性探索，并出台了一些地方性规范文件予以规范，如《常熟市医保医师管理暂行办法》（常人社规〔2013〕3 号）。医保医师在开展医疗服务过程中，应当履行以下义务：医保医师岗位要求：（1）遵守基本医疗保险药品、诊疗项目、服务设施范围规定，执行医保告知制度、签字同意制度和门诊用药及住院病人出院带药的规定，严格遵守基本医疗保险其他政策规定及履行定点服务协议；（2）认真核验就诊人员医疗保险证卡，执行代配药登记制度，做到人卡相符；（3）按规定书写门诊、住院病历、处方等医疗记录，确保医疗记录真实、准确、清晰、规范、完整，严格按照国际疾病分类（ICD-10）的疾病名称填写疾病诊断，真实记录患者病程，不提供虚假病程记录；（4）坚持首诊负责制和定向转诊制，不得推诿拒收危、重病人，不得以各种借口为患者办理人为性提前或延迟出院；（5）坚持因病施治原则，做到合理检查，合理用药，合理治疗，对无住院指征但要求住院治疗的参保人员，应给予耐心说服、合理解释，不得诱导参保人员自费住院；（6）主动配合市社会保险经办机构检查考核。

2020 年 12 月，中国医师协会医保知识医师定期考核委员会在京成立。据中国医师协会官方消息，该委员会是"为更好地帮助医师及时了解国家相关政策，根据国家卫生健康委医政医管局要求，经协会批准"而成立的。医保知识医师定期考核委员会成立后将作为国家医疗保障行政部门和卫生健康行政部门与医院、医师之间的桥梁和纽带，及时推进国家最新医保政策及卫生健康相关政策的宣传教育，更好地指导和规范医师临床服务行为和医保经办业务，加强行业自律，提升医保基金的使用效能，从而使医保基金能够惠及更多的人民群众，促进我国医疗保障制度健康持续发展。

（二）医疗保险机构、被保险人、医疗服务提供者三方的关系

1. 参保人员与医疗保险机构之间是社会保险合同关系

医疗保险机构依据医疗保险制度的规定，要求参保人及参保单位按照规定缴纳医疗保险费，并受全体参保人的委托向定点医疗机构购买相

应的医疗服务，以保证被保险人基本医疗保障目标的实现。这是医疗保险机构与参保人的共同目标。同时，医疗保险机构不仅要考虑具体的、独立的参保人基本医疗保障目标的实现，更要考虑全体参保人基本医疗保障目标的实现。因此，代理人（医疗保险机构）希望以适当的费用，提供给参保人员所需的医疗服务，在实现基本医疗保障目标的同时，考虑医疗保险基金的收支平衡。而委托人、独立的参保人员则只追求自身目标的实现和利益的最大化，不会主动考虑医疗保险基金收支平衡问题。如果约束不力，必然造成高费用的医疗服务和高成本的医疗保险，甚至产生违法侵占医疗保险基金的情况。

2. 医疗服务提供者与医疗保险机构之间是委托合同关系

医疗服务提供者与医疗保险机构根据医疗保险的政策规定，签订服务协议，明确由医疗保险机构支付费用为参保人购买医疗服务，医疗服务提供者为参保人提供医疗服务。此时，医疗保险机构是委托人，医疗服务提供者是代理人。医疗保险机构的目标是支付风险和成本的最小化，而医疗服务提供者的目标则是自身利益的最大化，其利益的实现有赖于提供医疗服务的数量和质量，因此医疗服务提供者会尽可能多地提供服务。加之双方在信息拥有量上的不对称，医疗服务提供者往往拥有更多对医疗保险利益有重要影响的信息，如患者的病情、提供的医疗服务水平、努力程度等。在这种情况下，医疗服务提供者出于自身利益的考虑会提供过多或昂贵的医疗服务，诱导患者，从而间接损害医疗保险机构的利益。

3. 医疗服务提供者与参保人员之间是医疗合同关系

参保人员患病时出于信任，将自己生命、疾病的诊治权经某种契约委托给医疗服务提供者，希望通过最经济的方式解除病痛；而医疗服务提供者受患者委托，具有暂时的疾病诊治、处置和特殊干涉等特权，以医疗技术为保证，为患者提供服务。医疗服务提供者的目标一方面是追求自身经济利益最大化；另一方面是追求其事业声望的最大化。在当前市场经济体制的大背景之下，在政府实行"以药补医"医疗政策的前提下，医疗机构总是会谋求自身利益的最大化，由于医患之间的医学知识储备的不同，医疗服务提供者难免有诱导患者过度消费的倾向。

医疗保险机构、医疗服务提供者和被保险人（患者）三方关系（见图3）。[1]

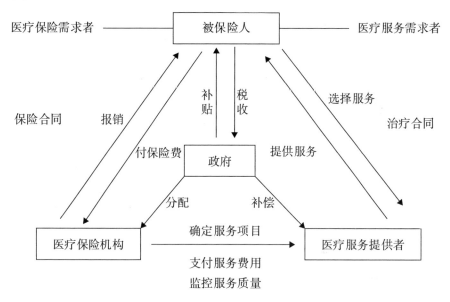

图3　医疗保险机构、医疗服务提供者和被保险人（患者）三方关系

（三）医保基金管控的相关规定

1. 社会医疗保险基金的概念

社会医疗保险基金是指通过法律或合同的形式，由参加医疗保险的企事业单位、机关团体或个人在事先确定的比例下，缴纳规定数量的医疗保险费汇集而成的、用于为被保险人提供基本医疗保障的一种货币资金。[2]医疗保险金由国家、参保单位或个人合理负担，这是由社会医疗保

---

① 仇雨临：《医疗保险》，中国劳动社会保障出版社2008年版，第83页。

② 程晓明：《医疗保险学》，上海复旦大学出版社2003年版，第90页。

险的性质和特征决定的，也是世界上大多数国家的通常做法。我国实行由国家、单位、个人三方共同负担社会医疗保险费用的制度。社会医疗保险基金是一种集强制性、社会性、公益性等于一体的专项资金，仅用于保险机构偿付参保人就医时的医疗费用。

2. 医保基金管控规范性文件（见表5）

表5　医保基金管控规范性文件

年份	名称	主要内容	优点	局限性
2023	《关于加强定点医药机构相关人员医保支付资格管理的指导意见（征求意见稿）》	①根据征求意见稿，医保监管对象将由医疗机构延伸至医务人员，采用"记分制"管理。相关"记分规则"列举多种扣分情况，包括超过规定大量使用高价非集采产品或可替代品种，在通用名药品中优选贵药等。单一年度记分达9分，医生会被暂停医保支付资格。	—	—
2022	《违法违规使用医疗保障基金举报奖励办法》	鼓励举报违法违规使用医疗保障基金的行为，动员社会力量参与医疗保障基金监督，维护医疗保障基金安全和公民医疗保障合法权益。	利用群众力量，可有效发现监管欺诈骗保问题。	民众对于打击欺诈骗保的关注度不高、认知度不足。

---

① 张雨晴 、管仲军、刘静等：《中国医保医师制度建设可行性分析》，载《中国卫生政策研究》2021年第3期，第42—47页。

年份	名称	主要内容	优点	局限性
2020	《中共中央、国务院关于深化医疗保障制度改革的意见》	该意见被视为"医保领域的小宪法"，提出"1+4+2"的总体改革框架。其中，"健全严密有力的基金监管机制"章节提出"完善创新基金监管方式"，要充分运用信息化手段发现和处置线索；以及保持打击欺诈骗保高压态势，严肃追究欺诈骗保单位和个人责任。	—	—
2019	《国家医疗保障局关于做好2019年医疗保障基金监管工作的通知》	全方位提出2019年医疗基金监管主要工作；确定2019年4月为全国打击欺诈骗保集中宣传月，加大了宣传力度。	—	—
2017	《国务院办公厅关于进一步深化基本医疗保险支付方式改革的指导意见》	进一步加强医保基金预算管理；全面推行以按病种付费为主的多元复合式医保支付方式。	合理配置医疗资源，控制医疗费用不合理增长。	在实践中存在诸多难点，如医务人员因改革影响薪酬而积极性不高、数据信息化技术不足，难以支持改革等。

年份	名称	主要内容	优点	局限性
2016	《人力资源社会保障部办公厅关于进一步加强基本医疗保险异地就医监管的通知》	大力推进异地就医直接结算；加大各方联动打击医保违法违规行为的力度。	为参保人异地就医提供便利；减少个人垫资和事后报销，遏制采用虚假票据骗取医保基金的违规行为。	增加医保部门的任务量和资金压力；各地医保政策标准和报销范围不一，为异地报销直接结算增添难度；异地就医人数增多，给监管带来压力。
2016	《国务院关于整合城乡居民基本医疗保险制度的意见》	整合城镇居民基本医疗保险和新型农村合作医疗两项制度，建立统一的城乡居民基本医疗保险。	统一各地医保目录、基金管理、信息系统等。可改善异地结算系统，提高了报销效率；有助于医保管理部门对参保人患病信息进行数据化管理。	整合速度较慢，管理体制不统一，尚未达到真正的公平。
2015	《人力资源社会保障部关于完善基本医疗保险定点医药机构协议管理的指导意见》	完善医药机构考核标准；创新监管途径，建立第三方评价等多方评估的评价系统。	对医药机构的违规问题进行多方位监管考核。	—

2023年10月8日下午，国家医保局发布了《关于加强定点医药机构相关人员医保支付资格管理的指导意见（征求意见稿）》相关公告，向社会公开征求意见。根据征求意见稿，医保监管对象将由医疗机构延伸至医务人员，采用"记分制"管理。相关"记分规则"列举多种扣分情况，包括超过规定大量使用高价非集采产品或可替代品种，在通用名

药品中优选贵药等。单一年度记分达9分，医生会被暂停医保支付资格。

征求意见稿改变了过去重点对机构进行监管的常态，转而将监管重心落到医生、护士等具体医务人员身上，主要内容包括两个方面：一方面，明确了管理对象和管理要求。提出医保支付资格管理对象为定点医药机构涉及医疗保障基金使用的相关人员，主要包括两类：一是定点医疗机构为参保人提供医药服务的医疗类、药学类、护理类、技术类等卫生专业技术人员；二是定点零售药店为参保人提供使用基金结算的医药服务的药师（含执业药师、中药师）。相关人员按照其注册执业的定点医药机构与医疗保障经办机构签订的服务协议，即获得医保支付资格，为参保人提供医药服务，并纳入医保监管范围。另一方面，在"压实管理责任""完善管理流程"两部分，征求意见稿提出明确的管理方法。对违反服务协议的定点医药机构，在作出协议处理的基础上，可按照服务协议处理相关责任人员，参照"记分规则"管理。"记分规则"根据违规行为轻重，分出1—3分、4—6分、7—9分等不同档次。单一年度累计记分超过9分，或连续两年分别记分超过6分者，中止医保支付资格1个月以上、6个月以下；单一年度累计12分，或连续两年分别记分超9分，终止医保支付资格至少1年，此后需重新申请登记备案。

（四）医疗保障基金飞行检查

从2019年起，国家医保局正式启动医疗保障基金飞行检查工作，广泛开展针对定点医药机构等被检对象的不予事先告知的检查。2019年以来，国家医保局累计派出飞行检查组184组次，飞行检查定点医药机构384家，发现涉嫌违法违规使用相关资金43.5亿元，综合运用协议管理、行政处罚、行刑衔接、行纪衔接等多种方式，依法对各类违法违规使用医保基金行为进行了严厉打击。

2023年3月国家医保局印发了《医疗保障基金飞行检查管理暂行办法》（以下简称《办法》），2023年5月1日正式实施。《办法》进一步规范了飞行检查行为，强化了飞行检查工作机制，有效突出了飞行检查对象广泛、检查方式多样、部门联动紧密、检查结果权威、打击力度大、震慑作用强等特点。规定医保部门要聚焦重点领域、重点环节、重点对象开展"双随机"突击检查，持续发挥飞行检查在查办大案要案、震慑违法行为、规范医保服务等方面的重要作用，使之进一步成为医保部门主动发现问题、严打欺诈骗保、净化医药环境的有效工具和重要利器。《办法》的实施，以及《国务院办公厅关于加强医疗保障基金使用常态化监管的实施意见》的出台，一方面为今后依法开展飞行检查提供了制度基础；另一方面表明飞行检查进入了常态化。

2023 年 7 月 14 日，国家医保局、财政部、国家卫生健康委、国家中医药局 4 部门联合印发《关于开展 2023 年医疗保障基金飞行检查工作的通知》，将在全国范围内组织开展 2023 年医保基金飞行检查。通知明确，2023 年选定医学影像检查、临床检验、康复三个领域作为检查重点。检查范围为 2021 年 1 月 1 日至 2022 年 12 月 31 日医保基金使用和管理情况，必要时可追溯检查以前年度或延伸检查至 2023 年度。

根据通知，针对定点医疗机构的飞行检查主要包括医保内控管理情况，财务管理情况，药品、耗材集中带量采购执行情况等；针对定点零售药店的检查，包括将医保基金不予支付的药品或其他商品串换成医保药品，空刷、盗刷医保凭证，伪造、变造医保药品"进、销、存"票据和账目等；针对医保经办机构的检查，包括与医疗机构费用审核和结算支付情况，对门诊慢特病待遇认定、定点医疗机构准入、第三方责任医保基金不予支付、异地就医结算费用等审核情况。

此次飞行检查采取"省份交叉互检"模式，并计划在 2023 年 8 月至 12 月实现对全国 31 个省（自治区、直辖市）和新疆生产建设兵团全覆盖检查。

二、医务人员参与欺诈骗保的原因

（一）欺诈骗取医保基金的概念

社会保险欺诈是指违反社会保险管理法规和政策，采用虚构保险事故以及其他方法，向社会保险基金管理机构骗取社会保险基金或社会保险待遇的行为。在我国，国家相关规范文件中没有作出定义，如《社会保险法》《社会保险经办条例》《社会保险欺诈案件管理办法》《人力资源社会保障部、公安部关于加强社会保险欺诈案件查处和移送工作的通知》，但是在一些地方性规范文件中有相应的规定，如《珠海市社会保险反欺诈办法》中将社会保险欺诈定义为公民、法人或者其他组织在参加社会保险、缴纳社会保险费、享受社会保险待遇或者社会保险管理服务过程中，虚构事实、隐瞒真相的行为。有的地方性法规文件中将欺诈骗取医保基金定义为公民、法人或者其他组织在参加医疗保险、缴纳医疗保险费、享受医疗保险待遇过程中，故意捏造事实、弄虚作假、隐瞒真实情况等造成医疗保险基金损失的行为，此定义被国内众多学者采用。域外国家和地区对骗取医保基金的行为予以严厉打击，相关立法比较全面，对骗取医保基金有明确的定义。比如，美国 1996 年《健康保险可移植性和责任法案》将欺诈骗取医保基金定义为，明知但故意实施或企图实施计划，骗取医疗福利，或以虚假或欺诈的借口、陈述或承诺，从医疗福利项目中获取金钱或财产。[①]

（二）欺诈骗取医保基金的成因分析

为何会发生欺诈骗取医保基金的行为呢？有学者基于舞弊动因理论、道德风险理论和博弈理论，对医疗保险欺诈的成因进行剖析。

---

① 林源：《美国医疗保险反欺诈法律制度及其借鉴》，载《法商研究》2013 年第 3 期，第 125—135 页。

1. 舞弊动因理论[①]

舞弊是指单位或个人为了谋求相应利益而有意采取欺骗等违法违规行为。舞弊动因理论是探析欺诈骗取医保基金较为成熟和系统化的理论，其发展经历了冰山理论（冰上代表结构层面，冰下代表行为层面）、三角理论（舞弊动因三要素：压力、机会和借口）、GONE（Gread、Opportunity、Need、Exposure）理论（舞弊动因四要素：贪婪、机会、需要和暴露）和风险理论（舞弊动因：一般因子和个别因子）四个阶段。其中，一般因子包括舞弊机会、暴露风险和暴露后被惩戒程度；个别因子包括道德品质和舞弊动机。根据舞弊动因理论，当外部存在舞弊诱惑和机会，拥有逃避借口、低暴露风险或低程度惩戒时，主体人员便容易做出舞弊行为。运用舞弊理论分析医疗保险欺诈行为动因可以发现，虽然医保欺诈行为表现各异，但归根结底是出现了舞弊行为。国内学者分别采用舞弊动因理论深入分析了我国医疗保险欺诈行为产生的动因，并提出了有针对性的反欺诈防控机制。

2. 道德风险理论[②]

医方、患方和监督方的委托代理关系导致了信息不对称，使得医疗监督缺失有效性，故而医方和患方倾向于过度医疗以谋求利益。医疗服务供方在病人寻求医疗服务时处于主导地位，很容易诱导需求而过度检查、过度用药；而医疗保险需方则因消费成本降低而过度消费，表现为参保人购买医疗保险后，削减了用于疾病预防的时间和金钱的事前道德风险以及参保人因医疗保险承担了部分或全部医疗费用而盲目消费的事后道德风险。艾纳维（Einav）等[③]提出了个人医保覆盖范围选择利用的

---

① 罗华、陈磊、邓可欣等：《基于舞弊风险因子理论分析联合欺诈骗保行为的成因与防控对策》，载《汕头大学学报（人文社会科学版）》2021年第11期，第87—93页。

② 李金灿、徐珂琳、於州等：《欺诈骗取医保基金风险防范的国际比较》，载《中国卫生法制》2022年第1期，第9—15页。

③ Einav L, Finkelstein A, Ryan S, Schrimpf P, Cullen MR. Selection on Moral Hazard in Health Insurance. The American Economic Review. 2013 Feb；103（1）：178-219.

程式化模型，建议对较贵的医疗保险项目按成本分摊，可减少医疗支出；同时，改进医疗保险监测技术，从而减少道德风险。布恩（Boone）等[①]建立了道德风险和逆向选择模型，认为道德风险和逆向选择是医疗保险风险的主要问题，基本医疗保险更应覆盖容易产生严重逆向选择问题的治疗项目。

3. 博弈理论

从博弈角度可以发现，参保人是否欺诈骗保，与欺诈骗保产生的成本收益及社会监管力度有关，也与医保经办机构根据调查成本选择是否进行调查或诉讼有关。相关法律不完善也是促发铤而走险、实施欺诈骗保行为的因素。有学者借助博弈理论模拟医保三方环节，发现医疗服务需方、供方和医保机构均优先考虑自身利益，各方提出的解决方案均可能损害他人利益。此外，产权理论和寻租理论也常用于从经济学角度分析医疗保险基金欺诈行为产生的机制和逻辑，但较少用于分析医疗保险欺诈行为的具体成因。

（三）我国欺诈骗取医保基金违法行为分类

从欺诈骗保行为实施者角度，可分为以下四类：（1）参保人及其亲友实施的欺诈骗保行为。常见形式有故意夸大、伪造病情；使用医保卡购买非报销范围的其他药品或用品；或将医保卡借给亲友使用等。（2）医疗服务机构（包括定点医院或药店）的欺诈骗保行为。此类欺诈案件较多，涉案金额最高，欺诈手段复杂。定点医院通过诱导住院、伪造医疗文书票据，或是采取小病大医、过度医疗、空挂床位、分解住院等手段，虚构医疗服务，上报虚假数据等骗保；定点药店则常采用串换药品、虚记项目、虚开发票、诱导参保人参与医保基金套现等手段。（3）医保经办机构实施的欺诈骗保行为。医保经办机构的骗保手段较为

---

① Boone J. Basic versus supplementary health insurance: access to care and the role of cost effectiveness. J health Econ, 2018, 60: 53-74.

隐蔽，主要采用递交虚假的材料或信息，使得原本不符合参保条件的人参保；或采用票据作假等手段进行欺诈骗保。(4) 团伙形式实施的欺诈骗保行为。通过系统分工专门从事欺诈骗保行为的犯罪团伙，如某医生与患者联合开具虚假医保支付证明等共同骗取医保基金①。

【案例 09-01】 参保人员骗取医保基金案②

2021 年 5 月，上海市宝山区医疗保障局在参保人员门急诊和医疗费用异常审核中，发现参保人吕某某、谈某某医保卡发生的医疗费用、就诊频次和就医轨迹明显异常，存在涉嫌违规使用的情况。通过进一步数据分析及审核询问，查证吕某某的住家保姆徐某某及谈某某本人存在将医保卡出借给他人（王某）的行为。依据《上海市基本医疗保险监督管理办法》及相关规定，宝山区医疗保障局对徐某某、谈某某二人违法出借医保卡发生的费用 11.70 万元全额追回，并分别处以 5000 元和 1000元行政罚款。同时，宝山区医疗保障局第一时间主动对接区公安分局开展行刑衔接，及时移送可疑线索，配合公安立案调查。宝山区公安分局经过缜密侦查，于 2021 年 8 月，一举捣毁该欺诈骗保犯罪团伙，成功抓获以王某、李某为首的诈骗国家医保基金团伙，涉案金额高达 100 余万元。2023 年 2 月，上海市宝山区人民法院判决：王某犯诈骗罪，判处有期徒刑 11 年 6 个月，并处罚金 10 万元；李某犯诈骗罪，判处有期徒刑10 年 6 个月，并处罚金 10 万元。非法所得已全部上缴国库。

评析

参保人员是医保制度的直接受益者，其在缴纳一定的参保费，取得基本医疗保险资格后，可由医保基金分担其因疾病带来的经济损失，减

---

① 姚强、杨菲、郭冰清：《基本医疗保险"欺诈骗保"现象的影响因素及路径研究——基于我国 31 个省级案例的清晰集定性比较分析》，载《中国卫生政策研究》2020 年第 11 期，第 24—31 页。

② 《国家医疗保障局曝光台 2023 年第四期曝光典型案件》，载"国家医保局网"，http://www.nhsa.gov.cn/art/2023/6/27/art_74_10900.html，最后访问日期：2023 年 10 月 30 日。

轻疾病所带来的经济负担，解决了他们就医买药的难题。然而，有些参保人（尤其是患有慢性病、特殊疾病的参保人员，离退休干部及家属）却动起了歪脑筋，利用医保制度监管方面存在的漏洞，想方设法骗取医保基金。参保人员的保险欺诈行为主要表现为：（1）虚构劳动关系或人事关系、提供虚假的证明材料，骗取医疗保险待遇资格；（2）将本人的医保卡出租、出借或转让给他人使用，进行基本医疗保险费用结算；（3）使用伪造、变造的医保卡或冒用他人医保卡就医、购药；（4）在定点零售药店刷卡购买日用品、保健品等非医保目录物品或刷卡套取现金；（5）通过重复就诊或使用伪造、变造的病历、处方、住院手续或虚开异地就医结算凭证等手段，报销医疗费用；（6）通过虚构、夸大病情等手段，超量配取药品，并将所配药品、医疗器械或医用材料转售或折价变卖。本案是典型的骗保行为，欺诈骗保团伙弄虚作假、恶意骗取保险金，构成犯罪，依法被追究刑事责任。参保人员应保管好医疗保险证和医疗保险 IC卡，严禁涂改或转借他人，对弄虚作假、虚报冒领、恶意骗取保险金的，依法应给予行政处罚；构成犯罪的，还要依法追究刑事责任。

　　对医院医保服务行为监管问题可从规则依从和效用递增两个维度进行分析。[1] 前者既涉及与医保相关的法律法规、规章制度等硬性约束，又包含健康至上、群众获得感导向的道德标准和意识形态等软性约束，两种约束共同作用引导医院医保服务行为合法合规，确保医保基金安全可持续。后者则需确保医疗服务过程中治疗行为的恰当性，医疗服务质量、医疗费用合理性，引导医院医保服务行为合理合情，促进医保基金使用效率最大化。根据行为属性，将医院医保服务行为分为恰当行为、不当逐利行为、低效行为和偏差行为四类。（1）不当逐利行为的发生具有主观恶意，旨在骗取医保基金，具体表现为虚假住院、伪造文书票据

---

① 肖琳琪、冯佳佳、郭广炜等：《三级公立医院医保违规行为及原因分析》，载《中国医疗保险》2022年第11期，第65—70页。

等行为。(2)低效行为满足政策法规硬性约束，但未能增加整个社会的效用价值，反而造成医保基金的浪费与流失。其发生原因受信息不对称因素、经济利益驱动的双重影响，具体表现形式为降低住院指征、过度检查等。(3)偏差行为具有一定的合理合情性，但不符合我国现行的法律法规或医保服务协议，在一定程度上体现了现行医保制度与医疗保障事业发展存在部分不匹配、不兼容的情况，如部分溢库现象虽然节约了医疗资源，但多次收费行为在客观上违反了医保政策规定。

三、医务人员参与欺诈骗取医保基金的具体表现

《医疗保障基金使用监督管理条例》第40条规定了4种涉及定点医疗机构及其工作人员的欺诈骗保行为：(1)诱导、协助他人冒名或者虚假就医、购药，提供虚假证明材料，或者串通他人虚开费用单据；(2)伪造、变造、隐匿、涂改、销毁医学文书、医学证明、会计凭证、电子信息等有关资料；(3)虚构医药服务项目；(4)其他骗取医疗保障基金支出的行为。在有的地方文件中对挂名住院进一步扩充"挂名住院、虚假住院、诱导住院、无指征住院等，骗取医保基金的"，并且增加了"盗刷和冒用参保人员社会保障卡，虚假上传或多传医保结算信息，骗取医保基金的"情形。为了阐述方便，本书将医保服务类型分为恰当行为和不恰当行为两类，后者又分为不当逐利行为、低效行为、偏差行为等，均涉嫌骗取国家医保资金。

(一)医务人员不当逐利行为

不当逐利行为以超标准收费、虚记收费、串换项目中的套高收费等医保违规情形居多，这类行为既不合法合规，更不符合临床实际。医师或医疗机构为获取利益增加收入，在自身道德约束不强的情况下，容易产生不当逐利行为。这也反映出医疗机构职业道德培训、行业作风建设不到位，部分医务人员职业道德操守存在一定问题。同时，由于部分医

院内部管理不规范，为不当逐利行为提供了滋生土壤。

1. 虚构医药服务，伪造医疗文书和票据，骗取医保基金①

参保人员并没有住院治疗，而医院编造住院治疗的假病历，向医保部门申请报销，从中谋取利益。此种行为是医疗保险制度中最为极端的骗保方式。医院用参保人的医疗信息办理住院手续，进而为其编写假病历、假检验单、检查单，而参保者根本没住院，导致出现这样一些特殊的患者，医院记录上住院，患者却不见踪影，但是相关费用却一分不少地产生了。由医保买单的医疗费用就变成了医院的收入，医院向医保部门申请报销，由此套取医保金。

工伤保险基金全额支付工伤患者的医疗费用，只要工伤患者住院治疗，社保就会为医疗费"买单"。在利益驱使下，某些医务工作者放弃了原则，鼓励工伤患者住院治疗，并想方设法延长他们的治疗时间。患者住院率上升了，医院的一己之利得到满足，却造成了社会医疗资源、工伤保险基金的浪费。

【案例 09-02】 亳州市某医院明某某保险诈骗罪刑事案②

亳州市某医院神经内科二科室主治医师明某某趁职务之便，利用自己科室的患者或指使亲戚朋友伪装成患者住院，在住院期间，虚构患者患有急性心肌梗死的状况，伪造虚假病历向保险公司申请重大疾病保险理赔。经侦查，2018 年 8 月至 2020 年 8 月，明某某伙同李某、朱某某等人利用虚假的病历骗取中国人寿、泰康人寿等保险公司的重大疾病保险理赔款、支付宝公司相互宝重大疾病互助金。明某某一共参与作案 7 起，金额达数百万元，单件案值最高达 68 万元。2020 年 3 月，朱某某经李某介绍到明某某所在的科室病区住院。明某某虚构朱某某有急性心肌梗死

---

① 李金灿、徐珂琳、於州等：《欺诈骗取医保基金风险防范的国际比较》，载《中国卫生法制》2022 年第 1 期，第 9—15 页。

② 安徽省亳州市谯城区人民法院（2021）皖 1602 刑初 1006 号刑事判决书。

的症状，安排他人的母亲冒充朱某某做冠状动脉 CTA 检查，确诊后朱某某向多家保险公司在线申请重大疾病保险理赔，成功骗取保险理赔款 68 万元；向支付宝公司申请相互宝理赔，成功骗取支付宝公司互助金 10 万元。明某某除了"帮助"别人，还利用自己的亲戚作为敛财工具。明某某提前给其表姐石某购买了平安人寿、众安在线、人保健康、瑞华健康、国泰财产等保险公司的保险。2020 年 6 月，明某某安排石某住院，采用同样手法成功骗取理赔款 34 万余元。明某某还替其岳父汪某购买多份保险，安排他人冒充汪某做检查，使汪某确诊急性心肌梗死，骗保 30 万余元，骗取支付宝公司重大疾病互助金 10 万元。上述款项到账后，均被明某某转入其本人或其控制的账户。作为主犯，明某某因犯保险诈骗罪，判处有期徒刑 9 年 6 个月，并处罚金人民币 10 万元，并退还不法所得。

评析

这是一起以医生为主犯，院内院外人员内外勾结，以虚构保险事故骗取保险理赔金形成"产业链"，且涉案金额特别巨大的系列保险诈骗案件。《中华人民共和国刑法》及《全国人民代表大会常务委员会关于〈中华人民共和国刑法〉第二百六十六条的解释》规定，以欺诈、伪造证明材料或其他手段骗取养老金、工伤、失业等社会保险金或者其他社会保障待遇的，属于诈骗公私财物的行为。诈骗公私财物数额特别巨大或者有其他特别严重情节的，最高可处 10 年以上有期徒刑或者无期徒刑，并处罚金或者没收财产。保险诈骗罪包含投保人、被保险人或者受益人编造未曾发生的保险事故，骗取保险金等 5 种情形。

2. 为不属于医保范围的人员办理医保待遇

医院为增加住院人数，有意降低入院标准，采取报销"门槛费"的方式，将能够门诊治疗的患者进行住院治疗，将不符合入院治疗标准的参保人收进住院治疗，定点医疗机构的住院人次相应增加。

（二）医务人员的低效医疗行为

低效医疗行为以违反诊疗规范过度检查、过度诊疗和过度用药等医保违规情形居多。这类行为满足现行政策法规的硬性约束，但并未增加整个社会的效用价值，造成了医保基金的浪费与流失。违反诊疗规范而产生的过度检查、过度诊疗和过度用药等低效医疗行为，均因医患双方受信息不对称因素影响以及经济利益的驱动而产生。其实质都是医务人员为了获取更多经济利益，通过多开药或检查，以及额外治疗来获得收入。但也有医务人员出于自身防御性需求，保护自身利益，对患者进行预防性用药或者诊治。这些行为均会导致医疗资源的浪费，并降低医保基金的使用效率。

1. 过度医疗

医疗保险定点医院之间也存在一定的竞争关系，为了吸引患者前来就医，一些定点医院对前来看病的患者的要求从不拒绝。一般患者住院后，只要有医保，在几种同样对症、同样能达到疗效的药品中，医务人员肯定开贵的。少数患者和医务人员相互"协作"，共同配合对付医保部门，"大处方""营养方"等现象大肆泛滥，医务人员无原则地满足患者的要求。特别是一些慢性病患者，患者要什么药，医务人员就开什么药。对患者进行大处方超剂量用药与不合理检查，诊疗手段超出了疾病诊疗本身的需求，小病大治，多收费，这些都由医保基金"买单"。据卫生部统计，2002 年全国医院的药品费用占门诊费用的 55.4%，占住院费用的 44.4%，而经济合作与发展组织国家医疗机构医药费只占 5%—20%，大部分发展中国家也只占 15%—40%。从 1990 年至 2002 年，在门诊和住院患者医疗费用中，检查治疗费用所占比重都在逐年增加，1990年和 2002 年分别达到 28.0% 和 36.7%。[①]

---

① 葛延风：《对中国医疗卫生体制改革的评价与建议》，载国务院发展研究中心编：《中国发展评论》2005，1.43。http://wenku.baidu.com/view/9de8c1bef121dd36a32d82c8.html，最后访问日期：2011 年 8 月 18 日。

【案例 09-03】过度医疗，骗取医保基金①

2012 年 5 月 10 日，医保稽核人员在某定点医疗机构发现，参保人员张某某因"胃炎"于 2012 年 4 月 25 日入院治疗。住院期间进行"血管彩超""糖化血红蛋白""颅脑核磁共振""运动试验"等无指征检查，并通过网络传输费用 2415 元。依据《定点医疗机构协议书》及医疗保险的相关规定，作出如下处罚：参保人员张某某住院期间与病情无关的诊疗费用 2415 元不予支付。2012 年 9 月 29 日至 12 月 25 日，医保稽核人员在某定点医疗机构发现，该院在未经医保机构审批的情况下，不顾患者病情，为住院参保人员提供"动态血压""隔物灸法""中医定向透药疗法""动态心电图"等治疗，属过度医疗行为。根据相关规定，对违规费用 37771.80 元，医保基金不予支付。

评析

部分定点医疗机构尤其是非公立医院，为完成医院下达的创收指标，为患者提供过度医疗服务。常用的手法有增加检查项目，诱导患者做一些大型检查，或在未经医保机构审批的情况下，违规提供过度治疗，骗取医保基金，为医院谋利。因此，过度医疗应成为医保基金监管的重点项目。

2. 无效医疗

无效医疗是指医务人员在给患者提供的医疗服务项目中，对患者疾病的诊治没有医学上的意义，而是出于医院营利、拓展业务项目、科研等目的让患者接受该诊疗项目的行为。该医疗服务项目对患者的疾病诊治没有实质性帮助，但是会挤占医疗保障基金，造成医疗保障基金的浪费，有时还会对患者的身体健康造成伤害。

---

① 李锋、闫道举：《医患合谋骗保案例分析及治理对策》，载《中国医疗保险》2014 年第 3 期，第 44—47 页。

【案例 09-04】 大同市某社区卫生服务站骗取医保基金案①

2019 年 4 月，山西省大同市医疗保障局接到举报线索，反映大同市平城区某社区卫生服务站存在骗保行为。经核查，发现该卫生服务站存在虚构医药服务项目、伪造材料、上传虚假用药数据等涉嫌欺诈骗保行为。依据《社会保险法》《大同市基本医疗保险定点医疗机构服务协议》规定，当地医保部门处理结果如下：（1）终止医保服务协议，3 年内不予受理其医保定点单位的申请；（2）对其伪造住院病历等涉嫌骗取医保基金的案件材料及线索信息移送当地公安机关依法调查处理。案件移交公安部门后，该案涉案人员祝某某因涉嫌诈骗罪被刑事拘留，经公安部门进一步调查固定了有关证据，确定以上违法事实，共涉嫌骗取医保基金金额 3439893.13 元。2020 年 10 月 12 日，大同市平城区人民法院判决如下：祝某某犯诈骗罪，判处有期徒刑 15 年，并处罚金人民币 10 万元。目前，损失的医保基金 3439893.13 元已全部追回。

评析

无效医疗是欺诈性医疗行为的一种，欺诈性医疗行为的本质其实就是不法从医者使投医者接受无效的甚至是有害医疗行为，从而达到获取非法经济利益或非法试验的目的。该医疗服务项目对患者的疾病诊治没有实质性帮助，如果涉及挤占医疗保障基金，造成医疗保障基金的浪费，将对骗保实施者追究行政责任和刑事责任。如果对患者身体健康造成伤害，还有可能被追究医疗损害侵权责任。

（三）医务人员的偏差医疗行为

偏差医疗行为以重复收费、串换项目收费、分解住院、溢库行为、超限制用药等违规情形为主，这类行为在临床上合情合理，但不符合医保报销政策规定或者医保服务协议，暴露了目前医保报销政策与患者实

---

① 《国家医疗保障局曝光台 2023 年第四期曝光典型案件》，载"国家医保局网"，http://www.nhsa.gov.cn/art/2023/6/27/art_ 74_ 10900.html，最后访问日期：2023 年 10 月 30 日。

际需求或临床诊疗活动存在一定的不匹配或不兼容。此类行为的影响因素非常复杂，受医保政策因素、医院管理、医务人员自身趋利心理等多种因素综合影响。偏差行为出现的违规情形较多，其金额占比也较高，应成为医保监管部门重点关注的医保违规行为。

1. 重复收费

重复收费的发生主要有以下两种原因：一是医保政策不完善；二是部分医疗项目打包收费标准相对滞后。例如，主手术收费外的耗材费可能会重复收取。这是因为一些新的技术、方法和耗材在临床上虽应用广泛，但由于政策不完善，打包收费标准相对滞后等因素，该费用没办法打包到手术费用中。医务人员受趋利心理或不了解政策等因素影响，容易违规重复收费，如甲状腺全切术中含"喉返神经探查术"，明确规定了单独开展探查术才可收费，若同时收取则属于违规行为。

【案例 09-05】 重复收费，骗取医保基金①

某医院医生重复使用一次性手术专用耗材的冷冻消融针为患者进行手术。在购买数量不足 50 支的情况下，两名被告人为该医院的患者共212 人次使用了冷冻消融针，收取患者费用的冷冻消融针数量为 603 支，总金额近 600 万元。平均每支一次性冷冻消融针被重复使用了 12 次。法院判决，被告人何某、刘某犯销售不符合标准的医用器材罪，分别判处有期徒刑 2 年 10 个月、1 年 8 个月。判决书中信息显示，重复使用的一次性冷冻消融针一支的价格为 9000 多元人民币，重复使用一次，按一次性器材费用收费，因此重复使用可以从中谋利。

评析

该案涉及的冷冻消融针是一种一次性使用的医用器材。在该器材的使用说明书内容的警告部分中，还写明了该器材的再消毒效果未经验证：

---

① 梁倩：《利刃出鞘打击骗保"零容忍"》，载《经济参考报》2022 年 4 月 27 日，第 5 版。

"该设备再消毒以及再加工的效果没有被验证；消毒不足而导致的患者感染和血源性病原体疾病传播等诸多风险增加；针杆隔热性导致性能降低，由此导致患者栓塞和治疗不足或过度风险增加。"何某销售明知是不符合保障人体健康国家标准、行业标准的医疗器械冷冻消融针，足以严重危害人体健康，刘某明知何某重复使用一次性手术耗材，仍积极给予配合，其二人的行为已构成销售不符合标准的医用器材罪。

另外，关于"一次性的医用耗材重复使用并导致了医疗保障基金损失"的法律责任问题。《医疗保障基金使用监督管理条例》第 15 条第 2 款中规定，定点医药机构应当确保医疗保障基金支付的费用符合规定的支付范围。第 38 条第 6 项规定，定点医药机构将不属于医疗保障基金支付范围的医药费用纳入医疗保障基金结算的，由医疗保障行政部门责令改正，并可以约谈有关负责人；造成医疗保障基金损失的，责令退回，处造成损失金额 1 倍以上 2 倍以下的罚款；拒不改正或者造成严重后果的，责令定点医药机构暂停相关责任部门 6 个月以上 1 年以下涉及医疗保障基金使用的医药服务；违反其他法律、行政法规的，由有关主管部门依法处理。因此，该医院将面临医疗保障部门及卫生主管部门的行政处罚。

2. 串换项目收费

串换项目收费可能与医保目录、医疗服务项目目录更新不及时有关。这种违规行为主要集中在一些特殊检查治疗、康复治疗、中医服务、新技术项目中，如无收费标准的"手术负压引流"串换为"伤口负压辅助愈合治疗"进行收费。这些服务项目未纳入医保报销范围，医务人员为减轻患者负担，串换成允许收费报销的类似医疗服务项目。

另外，值得关注的是，相较于我们所认为的医保基金违规问题高发的检验、护理、临床用药、收费等项目，医用耗材也是近期"医保飞检"中较常出现问题的领域，耗材管理不善导致的医保基金违规使用往往被院方忽视，存在极大的医保违规风险。从医保审查方式来看，其核心关注的是收费类医用耗材的收支配比问题，即对每一种耗材，医院收取患者的耗材数量、单价、金额与医院取自供应商的数量、单价、金额之间的一致性。对于收入与支出不一致的，往往会被列入问题名单，需要医院提供证据来证明此类品种收费的合理性。因此，加强医用耗材院内管理，确保医用耗材收支一致应成为一项日常性工作内容。建议医疗机构从加强耗材财政预算和审计，动态管理一级、二级库存，实现耗材管理实时监测，建设基于耗材使用、耗材管理的绩效考评机制等方面加强监管，规避此类医保违规风险。

【案例 09-06】 某医院医师重复使用一次性医用耗材骗取医保基金被判刑①

被告人赵某作为结石科负责人及科室主任医生，在 2014 年 6 月至 2017 年 5 月，与其同伙涉及重复使用斑马导丝 138 条，违规报销医保基金 150696 元，重复使用套石网篮 6 个，违规报销医保基金 7056 元，合计 157752 元。

被告人周某作为骨一科的负责人兼主治医生。在 2014 年 6 月至 2017 年 5 月，重复使用射频针 214 条，违规报销医保基金 124880 元。医院在结算报销骗取医保基金时，重复使用的一次性医疗耗材射频针，每支价格高达 1000 元，两支为 1600 元；一条斑马导丝为 1560 元，一个取石网篮为 1680 元。

法院判决被告人周某犯合同诈骗罪，判处有期徒刑 2 年，并处罚金人民币 3 万元。被告人赵某犯合同诈骗罪，判处有期徒刑 1 年 10 个月，并处罚金人民币 2 万元。

---

① 广东省普宁市人民法院（2018）粤 5281 刑初 140 号一审刑事判决书。

评析

本案是一例涉及医用耗材重复使用的典型案件。国家法律法规明确规定一次性使用的医疗器械不得重复使用，违反规定的应承担相应的行政责任。除此之外，重复使用一次性的医疗器械且使用医保结算，造成医保基金损失的，违反了《医疗保障基金使用监督管理条例》（以下简称《条例》）第15条"定点医药机构应当确保医疗保障基金支付的费用符合规定的支付范围"的规定。医保行政部门根据《条例》第38条的规定，对定点医药机构责令改正，并可以约谈有关负责人；造成医疗保障基金损失的，责令退回，处造成损失金额1倍以上2倍以下的罚款；拒不改正或者造成严重后果的，责令定点医药机构暂停相关责任部门6个月以上1年以下涉及医疗保障基金使用的医药服务；违反其他法律、行政法规的，由有关主管部门依法处理。如果医院以骗取医疗保障基金为目的，实施了《条例》第38条规定行为之一，造成医疗保障基金损失的，按照第40条骗保罚则处理。同时，违反了《社会保险法》第87条规定，构成犯罪的，依法追究刑事责任。此外，医院违反了当地医保服务协议有关规定，经办机构应根据协议予以处理。如在本案中，一次性医用耗材重复使用，相关责任人除了应承受行政处罚，严重的还应被追究刑事责任。

目前，一次性医用耗材利润呈惊人速度增长，成为仅次于药品利润的医院利润重要组成部分。有医疗界人士呼吁，既要保证病人安全，又要节约有限的医疗资源，几千上万元的医疗耗材一次性使用后就抛弃实在可惜，希望国家有关部门出台配套的政策，对高价值耗材规范化管理。高价值耗材规范复用、安全复用也是个世界级难题。但是目前，医疗机构及其医务人员必须在现有的法律法规规定下规范使用一次性医用耗材。

3. 分解住院

分解住院是医疗机构针对定额结算办法而采取的一种欺诈方式，是指参保患者确实生病住院，但是明明一次住院就能治好，医院却要求患者分两次住院治疗的行为。在定额结算办法下，医院可以根据住院人次向医保机构报销费用。这种结算办法导致医院想尽一切办法增加住院人次。如某医院收治一名患者，同时患两种病，医院叫患者先入院治第一种，出院后再入院治第二种。总费用并不高，患者却不得不支付两次起付线，相应地也增加了医疗费用的支出。

【案例 09-07】 患者一年半转院 13 次，分解住院成骗保新招①

40 年前，何老先生罹患脑膜瘤，做了手术后，一直服药疗养。2006 年 6 月，他病情恶化住进了医院，治疗了一个月刚有所好转时，医务人员就请他出院。何老先生被告知：由于他属于云南省医疗保险参保人员，根据云南省医保中心的"规定"，每次住院时间最多一个月，每次治疗费用最高 1 万元。时限一到，不论病情如何，患者必须出院。如果想以同一病种再次入住同一家医院，必须等 15 天以后。在这条"规定"下，一年半的时间内，何老先生在昆明的 7 家医院辗转住院 13 次。每次住院快满一个月时，家人就得重新联系医院，如果不巧没有床位便只能回家暂住。频繁转院多次后，何老先生的病情有所加重。每次住院，多则花费上万元，少则七八千元。令人无奈的是，每次入院都要重新做一回常规检查，在别的医院做的检查"随着病情变化只能留作参考"。何老先生也曾希望继续住院自费治疗，但微薄的退休金无法承担每天数百元的费用。在第 13 次出院后，云南省昆明市 68 岁的脑膜瘤患者何老先生及其家人忍不住抱怨：为什么医保患者每次住院不能超过一个月？

何老先生的遭遇经当地媒体曝光后，云南省医保中心迅速作出反应，出面澄清：医保部门从未作出"住院不能超过一个月，一次治疗限额 1 万元"的规定。事实上，医院此举是明显的分解住院、推诿拒绝医保患

① 雷成：《患者一年半转院 13 次，分解住院成骗保新招》，载《新闻世界（健康生活）》2008 年第 2 期，第 16 页。

者的行为，违反了医保协议规定。据调查，在被称为"分解住院"的现象背后，一边是医保中心为保证医保基金不超支，制定限额"卡"住医院；另一边是医院为实现自身利益最大化，想方设法打"擦边球"。而夹在两者中间、没有知情权和话语权的参保患者的利益却被忽略。

评析

某些定点医疗机构假借医保规定的旗号，要求参保患者出院再入院，实则为"分解住院"，目的在于向医保部门申报更多费用，涉嫌欺诈骗保。由于分解住院将会造成医保基金的不合理支出，医保部门在定点服务协议中明确要求医疗机构不得要求未达到出院标准的参保人员提前出院或自费住院，若查实确属分解住院的，参保人员将在审核后拒付第二次住院费用。

4. 超限制用药

超限制用药主要与药品医保报销限制条件有关，符合临床指南或诊疗规范的药品可能不符合医保报销标准，医保政策和实际医疗行为存在部分脱节的现象，导致超医保范围用药被判定为医保违规行为。

【案例 09-08】普通门诊先兆流产患者复方氨基酸注射液纳入医保报销案①

根据《国家基本医疗保险、工伤保险和生育保险药品目录（2022年）》（医保发〔2023〕5号）规定，"复方氨基酸注射液（18AA）"限经营养风险筛查，明确具有营养风险，且不能经饮食或使用"肠内营养剂"补充足够营养的住院患者使用时医保基金方可支付。"先兆流产"普通门诊患者使用不符合该药医保限定支付范围。因此，该案例涉及药品超医保限制范围支付。

---

① 《【典型案例】江西省医保基金监管智能审核典型案例系列一：超医保限制用药范围支付类》，载"南昌青云谱/青云区人民政府网"，http://qyp. nc. gov. cn/qypqrmzf/xzzf25/202310/69d7502b921341a0b0dc9c6b853dbffa. shtml，最后访问日期：2023 年 10 月 30 日。

相同限制条件并发生同类违规情形的药品还有："复方氨基酸注射液（18AA-Ⅱ）""复方氨基酸注射液（18AA-Ⅶ）""小儿复方氨基酸注射液（18AA-Ⅰ）""脂肪乳注射液（C14-24）""脂肪乳氨基酸（17）葡萄糖（11%）注射液"。

评析

按照监管规定，医保报销支付限制一般包含：限制患者和适应症使用；限制支付保险；限二线用药；限二级以上医疗机构使用；限发病时间；限使用时段（如手术前后）等情况。根据相关政策，医疗保险统筹基金支付《国家基本医疗保险、工伤保险和生育保险药品目录（2022年）》（以下简称《药品目录》）内药品所发生的费用，必须由医生开具处方或住院医嘱，参保患者自行购买药品发生的费用，由个人账户支付或个人自付。因此，即使是《药品目录》中的药品，也必须符合医保报销条件，在限制范围内使用。自2020年9月1日起施行的国家医疗保障局1号令《基本医疗保险用药管理暂行办法》第23条规定："参保人使用《药品目录》内药品发生的费用，符合以下条件的，可由基本医疗保险基金支付：（一）以疾病诊断或治疗为目的；（二）诊断、治疗与病情相符，符合药品法定适应症及医保限定支付范围；（三）由符合规定的定点医药机构提供，急救、抢救的除外；（四）由统筹基金支付的药品费用，应当凭医生处方或住院医嘱；（五）按规定程序经过药师或执业药师的审查。"这五点必须完全满足，才能依法进行医保支付。其中第二点提及的"药品法定适应症"等同于目前获批的"药品说明书适应证"，因为药品说明书中列出的就是国家药品监督管理局经法定程序批准的适应症。也就是说，虽然医保限制已经先行放开了，但如果说明书上没有这个适应症，则依法还是无法报销。

5. 溢库行为

医院溢库是指医院在管理医疗用品的过程中，医疗用品的计价数量超过了该医疗用品的出库数量，包括药品及医用耗材。医用耗材，一般是指医院使用于诊疗过程中的消耗材料，医用耗材分为"高值耗材"与"低值耗材"两大类，高值耗材价格高，用途单一，用量少，涉及的科室也少，其管理难度相小。单独收费的一次性医疗耗材，像一次性注射器、输液器、留置针等，医保检查中这部分医疗耗材普遍存在"溢库"现象，且存在管理困难的问题。

溢库行为除经济利益驱动外，还受医疗机构主观上物价政策意识淡薄，内部管理不严等因素的影响。例如，医用耗材和药品厂家会赠送物品给医院，这种行为违反了医院财务规定，会产生溢库行为。还有一个原因是医用耗材规格与临床适用性的矛盾，因为医用耗材具有不可拆解的特征，无法按实际用量收费，医用耗材或药品在使用中存在一品多用的情况，这种情况容易导致溢库行为的发生。例如，氯化钠在临床使用中经常分多次给多个患者使用，这种行为可能产生多次收费。

【案例 09-09】 钦州市浦北县某中心卫生院违规使用医保基金案[①]

经查，钦州市浦北县某中心卫生院在 2021 年 1 月至 12 月，存在多收费、分解收费、超标准收费、串换收费、不合理无指征检查、超限制范围用药、药品耗材溢库和 2 家村卫生室超剂量开药、短期内超量重复开药、冒用他人医保卡开药等违规行为，依据《钦州市基本医疗保险定点医疗机构医疗服务协议》（2021 年度）第 10 条、第 23 条、第 25 条、第 29 条规定，作出如下处理：追回医保基金 442309.6 元，并对医院负责人、村卫生室负责人进行约谈，责令立即整改。

评析

溢库的主要表现形式有"当期销售数量与销售金额的双溢库"和

[①]《钦州市浦北县医保定点医药机构违规行为典型案例通报（2022 年第二期）》，载"浦北县人民政府网"，http://www.gxpb.gov.cn/zfxxgk/zfbmgkpt/xzfgzbm/pbxylbzj/fdzdgknr_ 24/bmwj17/t15757686.shtml，最后访问日期：2023 年 10 月 30 日。

"低值高卖"导致金额溢库两种。目前，由于管理问题导致的溢库问题普遍存在，处罚只是一种手段，规范才是目的。因此，从根本上杜绝此类违规行为应从以下几点入手：其一，督促医院修订出台科学、合理的科室绩效考核制度，加强对业务流程之间的关联度，科学考核认定业务科室的成本及创收值。以现在医院的信息化水平，可以客观真实地分析各科室某段时间内耗材或药品的实际领用值及销售值，实时发现溢库的苗头，杜绝长期累积导致较大溢库问题的发生。其二，对于因供货商捐赠行为导致溢库的情况，清除根源是规范招标采购，压低采购价格。将原各家医院分散采购改为由卫生主管部门统一组织招标采购，扩大参与投标单位范围，提高单项采购数量，进一步降低采购价格，避免不正当竞争。同时，对违反规定的供应商，将其列入黑名单，在一定时期内禁止参与竞标。其三，对于因客观因素导致溢库的情况，由卫生主管部门牵头，各医院共同参与，测算制定合理的溢库比例。加强内部监督检查，对溢库在合理比例内的，不作处罚；对超出这个比例的则认定是人为故意行为，并对相关责任人进行处理处罚①。

四、欺诈骗保相关法律问题

欺诈骗保行为具有当然的违法性②。骗保行为侵害的对象是来自基本医疗保险基金的资金。我国的基本医疗保险，除个人账户部分明确属于个人财产外，其余资金均在统筹范围内运行，属于统筹范围内参保群体的集体财产。医保的骗保行为，明显侵害了统筹范围内群众的集体财产，具有非法性。从基本医疗保险资金的特性看，其又具有专属性。《社会保险法》第 64 条第 2 款明确规定："社会保险基金专款专用，任

① 陈吉涛：《医疗耗材审计调查中溢库的成因及破解对策》，载"岳阳市审计局网"，http://www.yueyang.gov.cn/sjj/8718/content_321276.html，最后访问日期：2023 年 10 月 30 日。
② 李国庆、李明玥：《我国基本医疗保险骗保法律问题研究》，载《华北水利水电大学学报（社会科学版）》2020 年第 3 期，第 70—74 页。

何组织和个人不得侵占或者挪用。"因此，骗保行为还侵害了医保资金使用的专属性。医保基金骗保行为一方面危害了医保基金的安全，侵犯了统筹范围内群众的公共财产权，造成大量医保资金的流失，加重了社保基金运行的压力；另一方面严重影响了统筹范围内的患病群众的医疗支出，扰乱了正常的医疗市场秩序，也破坏了正在实施的医疗保险改革的进程。我国目前的法律法规中并不缺乏对基本医保骗保行为的法律规制。从骗保实施者承担的法律责任看，主要包括行政责任和刑事责任。

（一）行政部门追究行政责任

医保骗保行为的行政法律规制，主要体现在《社会保险法》及一系列配套法规中。骗保主体的行政法律责任主要表现为被处以罚款、吊销执业资格等。

2010 年 10 月 28 日，《社会保险法》由第十一届全国人民代表大会常务委员会第十七次会议通过，自 2011 年 7 月 1 日起施行。其第三章对"基本医疗保险"进行了规定，共 10 个条文，对医疗保险的具体制度、医疗保险基金支付以及违反相关规定的法律责任方面作了规定。第 87 条规定："社会保险经办机构以及医疗机构、药品经营单位等社会保险服务机构以欺诈、伪造证明材料或者其他手段骗取社会保险基金支出的，由社会保险行政部门责令退回骗取的社会保险金，处骗取金额二倍以上五倍以下的罚款；属于社会保险服务机构的，解除服务协议；直接负责的主管人员和其他直接责任人员有执业资格的，依法吊销其执业资格。"为了规范医保资金的使用，《医疗保障基金使用监管条例（征求意见稿）》规定，对违反条例的行为，医保行政部门可以依法作出警示约谈、限期整改、暂停拨付、暂停科室结算、暂停医（药）师服务资格、中止医药机构联网结算、暂停医药机构定点协议直至解除协议等处罚；有权依法作出警告、罚款、责令经办机构中止或解除医（药）师服务资格、责令经办机构中止或解除医保服务协议、纳入失信联合惩戒对象名单、移送有关行政部门等处罚。2022 年 5 月 6 日，全国人大常委会公布2022 年度立法工作计划，《医疗保障法》被列为预备审议项目。下一步《医疗保障法》的出台，将会对欺诈骗保行为作出更为明确而严格的处罚规定。

（二）司法机关追究刑事责任

严重的医保骗保行为，会构成犯罪。骗保刑事犯罪的主体主要涉及定点医疗机构、定点药店、参保人和负责医保基金管理的国家工作人员。从犯罪行为的实施和刑事责任的具体罪名认定来看，不同主体的骗保行为可能会违反《刑法》的不同规定。定点医疗机构骗保类违法行为违反了《刑法》第 266 条有关诈骗罪或者第 224 条合同诈骗罪的规定，定点医疗机构构成单位犯罪或者直接责任人个人犯罪的，依法应承担相应的刑事法律责任。参保人常用的骗保手段是从第三人购买的伪造病历到医保部门报销，以非法占有为目的，虚构事实，隐瞒真相，骗取国家医疗保险资金，该行为构成诈骗罪。负责管理医保基金的国家工作人员常用的骗保手段是勾结同伙分工配合，共同犯罪，如国家工作人员与同案犯伪造病历，再由该国家工作人员审核报销，所骗取的医保基金两人分赃，构成贪污罪。除上述四类主体单独实施的骗保行为外，实践中还存在上述主体两者及其以上结合共同犯罪的，按照主体数量的不同可以分为"单一主体骗保"和"复合主体骗保"。复合主体骗保的类型常见为定点医疗机构医生和患者联手、定点医疗机构和患者联手、定点药店和患者联手。

诈骗罪，主要是指自然人以非法占有为目的，用虚构事实或者隐瞒真相的方法，骗取公私财物数额较大的行为。该罪规定于《刑法》第二编第五章"侵犯财产罪"中，其所要保护的法益为公私财产的所有权。对于诈骗罪的成立，通常在客观上存在具有特殊性的发展历程，诚如民国时期学者所述，"此罪之构成，需加害人意图不法利益，实施欺罔行为，被害人因以陷于错误，交付财产于他人（加害人或第三人），或使他人取得财产上之利益"。诈骗罪作为纯正的自然人犯罪，该罪的成立主体是不包含单位在内的。因此，如果犯罪人依托医院形成的欺诈骗保案，依据全国人民代表大会常务委员会关于《刑法》第 266 条的解释，将本案仅认定为自然人犯罪，有可能会出现对单位犯罪遗漏评价的问题，还会导致医院的普通医生亦构成诈骗罪，导致打击面过广的问题出现。

合同诈骗罪，行为人必须有使对方当事人受欺诈而陷入错误，并因此为意思表示，从而与之签订或履行合同。合同诈骗其表现形式有如下五种情形：（1）以虚构的单位或者冒用他人名义签订合同；（2）以伪造、变造、作废的票据或者其他虚假的产权证明作担保；（3）没有实际履行能力，以先履行小额合同或者部分履行的合同方法，诱骗对方当事人继续签订和履行合同；（4）收受对方当事人给付的货物、货款、预付款或者担保财产后逃匿；（5）以其他方法骗取当事人财物。根据《刑法》第 224 条之规定，合同诈骗罪是指以非法占有为目的，在签订、履行合同过程中，骗取对方当事人的财物，数额较大的行为。由于我国《刑法》的章节排序采取同类客体划分的原则，该罪并未规定于第二编第五章，而是规定于第二编第三章中的扰乱市场秩序罪一节，故根据合同诈骗罪在《刑法》中的位置便可确认，此罪所保护的法益并不单单是财产权，而是市场秩序与财产权的结合。因此，在判断欺诈骗保案件是否构成合同诈骗罪时，需要首先明确合同诈骗罪中合同的准确所指，同时还需要明确合同诈骗罪与诈骗罪的关系，从而准确地认定是否构成合同诈骗罪。从两罪对行为表述来看，合同诈骗行为是因增加"通过合同的签订、履行"这一诈骗行为所不具备的特殊条件来区别于诈骗行为的，由此即知两行为之间具有种属关系。同时，将合同诈骗罪与诈骗罪认为是特别法条与一般法条的关系，在理论界与实务界均无异议。

【案例 09-10】 李某合同诈骗案①

李某在任鞍山市某医院院长期间，为使医院能够获得更多的医保回款，在全院内推行"挂床住院"，为医院创收。李某发动全院职工，获取其具有医疗保险资格的亲属、朋友的医保卡，并承诺给拿医保卡办理虚假住院的职工或居民免费提供人民币（以下币种均同）450 元的药品或检查项目，并要求医院职工使用该职工或居民的医保卡编造虚假病历、虚列住院治疗费用，伪造职工或居民住院的事实，最终到鞍山市某某局将虚列的住院费用进行报销，以此方法骗取医疗保险基金。提供医保卡的职工或居民也被称为"450 挂床"患者。鞍山市某医院 10 个科室、73 名医生均参与作假。经鞍山市振华会计师事务所审计认定，鞍山市某医院 2011 年 1 月 1 日至 2014 年 10 月 31 日"450 挂床"人员名单，共涉及 17389 人次，共虚报应收鞍山市某医院的医疗保险住院统筹拨付款 64076973.46 元，鞍山市某医院已实际收到虚报的鞍山市某医院的医疗保险住院统筹拨付款 35539536.96 元。

法院认为，鞍山市某医院以非法占有为目的，在履行医疗保险服务协议过程中，采取虚构事实的手段骗取国家医疗保险资金，数额特别巨大，其行为已构成合同诈骗罪；李某系单位犯罪直接负责的主管人员，其行为已构成合同诈骗罪；王某文、杨某系单位犯罪的直接责任人员，其行为已构成合同诈骗罪，故依据法律规定判决：鞍山市某医院犯合同诈骗罪，判处罚金人民币 100 万元；李某犯合同诈骗罪，判处有期徒刑 10 年，并处罚金人民币 10 万元；王某文犯合同诈骗罪，判处有期徒刑 3 年 6 个月，并处罚金人民币 3 万元；杨某犯合同诈骗罪，判处有期徒刑 3 年，并处罚金人民币 2 万元。

---

① 胡瑞祺：《骗取医保基金犯罪问题研究》，西南科技大学 2023 届硕士学位论文。

评析

合同诈骗是指以非法占有为目的，在签订、履行合同过程中，通过虚构事实、隐瞒真相、设定陷阱等手段骗取对方财产的行为。或者是合同一方当事人故意隐瞒真实情况，或故意告知对方虚假情况，诱使对方当事人作出错误的意思表示，从而与之签订或履行合同的行为。合同诈骗罪认定的关键在于，犯罪主体与他人签订合同的目的不是履行合同，甚至没有履行合同的目的，而是在于欺骗他人，非法占有他人的资金、财物。在欺诈骗保的违法犯罪活动中，一般被认定为诈骗罪，如果犯罪主体诈骗的手法是以签订虚假合同的方式，则可能构成合同诈骗罪。案涉医疗机构在医院管理人员的主导之下，全员参与，采取"挂床住院"的方式骗取国家医保资金。医疗服务活动本质上是医疗服务合同，"挂床住院"涉及的医疗服务合同并不存在，但是医疗机构虚构患者的方式骗取国家医保资金，因此最终被认定为合同诈骗罪。

【案例 09-11】某医院、林某发合同诈骗案[①]

某医院于 2015 年 5 月 15 日与普宁市社会保险基金管理局签订《普宁市城乡居民基本医疗保险定点医疗机构服务协议》，于 2016 年 12 月 31 日与揭西县社会保险基金管理局签订《揭西县基本医疗保险市内医院联网结算医疗服务协议书》，属于医保定点医院。林某发、刘某群分别作为医院老板、总经理，为获取非法利益设立市场部，让市场部工作人员到普宁、揭西各乡镇农村宣传，招揽农村五保户，低保户或有农村医疗保险的病人到医院住院治疗，并给医院的医生下达提高医保病人治疗费用的任务。该医院通过虚增药品等手段提高医保病人的治疗费用以多报社会医疗保险金。2016 年 1 月至 2017 年 6 月，共骗取社会医疗保险金人民币 196147.8 元。

[①] 王倩：《保险诈骗罪若干疑难问题研究》，西南科技大学 2023 届硕士学位论文。

法院认为，某医院作为医保定点医疗机构，在履行服务协议的过程中，具有以非法占有为目的，使用虚增的手段，骗取医疗保险基金，数额较大，其行为已侵犯合同管理制度以及公私财物的所有权，已构成合同诈骗罪，林某发、刘某群作为单位犯罪中直接负责的主管人员和直接责任人，在合同诈骗活动中起主要作用，均是主犯，应按其所参与的全部犯罪处罚，故依据法律规定判决：某医院犯合同诈骗罪，判处罚金人民币20万元；林某发犯合同诈骗罪，判处有期徒刑1年6个月，并处罚金人民币2万元；刘某群犯合同诈骗罪，判处有期徒刑1年3个月，并处罚金人民币2万元。

评析

本案中涉案医疗机构与当地医保机构订立了医疗服务协议，从而获得作为医保定点医院的资格，这份合同是客观真实的，合同约定医疗机构收治医保患者，按照医保政策要求实施诊疗活动。然而，该医保委托合同在履行过程中，有的患者并不存在，系虚构患者；有的是治疗药物并不存在，系虚构用药，案涉医院均由该院负责人员确定并向全院传达采取以"双处方""挂空床"等手段获取虚假医保结算材料，用以取得医疗保险基金统筹支付额的行为。有鉴于此，法院将案涉医院与当地医保机构订立的医疗服务协议认定为经济合同，即满足构成合同诈骗罪中的合同要求。另外，合同诈骗罪系双罚犯罪，既可以处罚涉及犯罪的单位，也可以处罚该单位的负责人。法院均认定案涉医院构成单位犯罪，法院均认定对案涉医院负有管理职责的人员与案涉医院成立共同犯罪。

五、医务人员欺诈骗保行为的预防

随着国家医保管理机制的日趋成熟，国家医疗保障政策越来越明确、规范，对于医保资金使用的管理将会越来越严格，医保行政管理部门对涉及医疗保障服务项目的监管力度将会越来越大。医疗机构及医务人员在面对国家医保法律、法规及医保政策方面，要提高认识，认真学习相关规定，在医保规则下开展医疗服务，不要打法律和政策的"擦边球"，不可钻法律和政策的空子，廉洁行医，加强自律，将医疗机构打造成规范执行医疗保障规定的医疗机构，将医务人员塑造成合格的医保医师。建立综合性全方位的具体预防措施。[①]

（一）构建积极主动的风险预防机制

工作发力点前置，积极主动介入，是最好的风险预防措施。有关部门对构建积极主动的风险预防机制，主要从以下三个方面着手：一是完善医保诚信体系，将所有反欺诈客体纳入医保诚信考核的范畴，及时公开考核结果，提高失信成本，让诚信机制延伸到医保支付领域。二是健全群众举报制度，通过制度化集中宣传安排，促进反欺诈客体形成从不敢欺诈、不能欺诈到不想欺诈的思想观念。2022年1月29日，国家医保局发布《医疗保障基金使用监督管理举报处理暂行办法》，建立了完善的医保基金违规举报机制，在实践落实中将进一步加强。三是充分发挥人工智能技术，积极开发完善具有事前警示功能的智能监控系统，在医保支付系统中植入医保基金使用人工智能监管程序，自动判断医嘱或处方是否违反监控规则，一旦违反则弹窗警示医师，从而将医师的欺诈风险防控于未然。

（二）构建精准高效的欺诈识别机制

医保欺诈的表现多种多样，随着社会的发展，还会出现更多变异的医保骗保形式。有关部门应当制定清晰的界定医保基金欺诈骗保的判断原则、判断标准以及判断程序，第一时间识别欺诈骗保行为，让欺诈骗保无处遁形，彻底打消某些人的侥幸心理。主要强化以下三方面的工作：一是要及时完善智能监控系统，将文件上的欺诈骗保识别标准软件化、

---

① 王丹丹、詹长春：《协同治理视角下医保反欺诈机制优化研究》，载《中国农村卫生事业管理》2022年第9期，第660—664页。

智能化，细化监管规则和监控指标体系，将监控内容与临床实际及时对接，为审核医保欺诈行为提供疑点数据和辅助决策支持。二是要建议增加反欺诈人员编制，积极引进医保监管专业人才，包括金融保险、财务审计、法律法规等专业领域，充实反欺诈队伍。三是要定期开展医保反欺诈专业知识和技能的培训活动，提高监管人员业务水平，增强医保监管人员的反欺诈骗保的能力。

（三）构建衔接有序的联动处理机制

对已经查证属实的参与医保基金欺诈骗保人员，必须予以严惩，既包括对违法人员的直接惩罚，也包括间接惩罚。具体惩罚措施包括两个方面：一方面，相关部门加强协作，全方位落实联合惩戒制度，医保部门和定点医疗机构的处理结果互认，将医师考核结果与评奖评优、职务职称晋升等挂钩，实现"一处违规、处处受罚"，弥补单一部门的处罚不足现象。另一方面，实现各部门间信息共享，加强互联互通，培养组织部门间在执行飞行检查、联动执法等工作上的默契度，充分激发反欺诈活力。必要时可以多部门、跨地域联合检查，综合执法，加大打击力度，扩大打击范围。

（四）构建互惠共赢的行业协作机制

医保基金事关全民利益，关系我国的建设和发展，关系健康中国建设的成败。医保基金的建设和管理，必须建立一种能动的、永续的、可持续发展的机制。而建立一种互惠共赢的行业协作机制，主要需强化两个方面的工作：一方面，改革医保支付方式，实行总额控制下按病种分值付费方式，提高医疗行业内合作的积极性，减少疾病诊断升级的动机，形成自查自纠和相互监督的氛围；另一方面，建立有偿服务制度，对于异地医保部门参与的反欺诈工作，要给予相应的补偿，促进医保行业内的协同治理，实现互惠共赢的协作格局。

【案例09-12】 9位北京三甲医院医生被暂停医保医师资格①

北京市医保局官网于2023年10月19日发布处罚通告：为加强定点医药机构管理，维护医疗保险基金安全，深入开展打击欺诈骗保专项治理工作，北京市及各区医疗保险经办机构通过专项检查，发现部分定点医药机构违反《北京市医疗保障定点医疗机构服务协议书》《北京市医疗保障定点零售药店服务协议书》及医疗保障有关规定。根据《北京市医疗保障定点医疗机构服务协议书》《北京市医疗保障定点零售药店服务协议书》相关条款，现将部分定点医药机构违规情况及处理结果通报如下：……三、某医科大学附属医院存在医用耗材使用管理不规范的问题。经研究决定，自2023年10月31日起，暂停陈某、赵某、李某1、姚某医保医师资格3个月；暂停李某2医保医师资格2个月；暂停梁某、丁某、黄某、周某医保医师资格1个月，并追回违规费用。暂停医保医师资格期间，上述医师为参保人员提供的医疗服务医疗保险基金不予支付。

评析

医保医师是在取得执业医师资格的基础上按"规定"注册的、具有给医保病人看诊资格的医师。国家医保行政管理部门对医保资金的管理逐步由对医疗机构管理向对医务人员管理衍生，由对医疗服务宏观管理向对具体患者医疗服务的微观管理扩展。被认定为医保医师的医务人员，有权对医保患者实施诊疗活动，但必须遵守国家医保相关的法律、法规、规范和国家医保政策，遵守医保规则是一名合格医师的必备能力。医疗机构在临床医师的义务培训和定期考核内容中应当增加医保知识，以保证本医疗机构的医保医师在医疗执业中能够遵守医保规则，否则医疗机构及医务人员都可能面临医保行政部门的处罚，严重的，还可能构成刑事犯罪。

---

① 《关于对北京永某堂医药连锁有限责任公司十条药店等4家定点医药机构违规行为处理决定的通报》，载"北京市医保局网"，https://ybj.beijing.gov.cn/tzgg2022/202310/t20231025_3286523.html，最后访问日期：2023年10月30日。

第十章　医务人员规范开展学术活动

——禁止召开虚假学术会议、利用学术活动谋取私利

　　学术活动中的廉洁自律和拒绝贪污腐败是紧密相连的。在学术活动中，贪污腐败行为包括但不限于：滥用职权、徇私舞弊、权钱交易等，这些行为严重违背了学术规范和道德。医务人员应该秉持廉洁自律的态度，拒绝贪污腐败。医务人员要遵守学术规范和道德，不抄袭、不剽窃、不造假。同时，医务人员也应当尊重他人的知识产权和学术成果，不侵犯他人的著作权、专利权等。上述这些不仅是为了维护学术界的声誉和学术研究的公正性，更是为了推动学术界的发展和进步做出积极贡献。本章将对学术活动中的风险行为和相关法律问题进行探讨，旨在为医务人员依法依规参加学术活动提供指导。

一、概述

学术活动在促进科技情报资讯交流、推动协作研究、营造浓厚学术氛围、推动教育教学等方面发挥重要作用。学术活动为学术领域提供了一个交流和分享的平台，让医务人员有机会探讨各自的研究成果和思想观点，有助于推动学术研究的深入发展。同时，合规开展学术活动对于维护学术界的声誉、提高学术研究的质量和水平、推动行业的进步发展都具有重要意义[①]。

（一）学术活动的定义

学术活动泛指以科学技术的学术研究、信息、学术思想为主要对象和内容，以及所开展的与此有关的科学活动，也可理解为学术交流活动的简称。学术活动中聚集大批本专业领域前沿的医疗专家和学者，医务人员参加学术活动能够更多、更快地了解医学领域的最新情况，同时能够互相启发、互相帮助，提升临床工作水平和学术水平等[②]。

（二）学术活动的分类

医务人员参加学术活动一般包括参加科研项目、学术会议，应邀开展学术讲座等。

参加科研项目：这类活动通常由医务人员和学者以个人或团队名义进行，旨在深入了解某一医学领域的研究进展，总结分享实践经验，促进学术交流和学术水平的提高。

学术会议：这类活动通常由医疗学术机构或组织举办，旨在促进学术交流和提高学术水平，会议形式包括专题讲座、研讨会、年会、报告会等。在学术会议上，医务人员和学者或相关人员可以通过报告、演讲、

---

① 尹晗、杨瑞静、刘则伯：《探寻合法合规学术交流之路》，载《医师报》2023年9月14日，第A08版。
② 匡兴华、关虹：《学术活动的意义、功能和分类》，载《研究与发展管理》1991年第4期，第38—41页。

讨论等方式分享自己的医学研究成果或实践经验，并听取其他与会者的意见和建议，以促进参会人员学术交流并提高自身学术水平。

学术讲座：这类活动通常由某医疗领域的专业人士或学者就某一特定学术主题进行讲解和讨论，旨在分享专业细分领域的知识和研究成果，促进学术交流，或者为了满足特定受众的需求，提供专业知识和技能。学术讲座的形式多种多样，包括现场演讲、网络直播、视频录制等。

（三）学术会议的赞助

医疗专业学术会议的主办方主要有三种，分别是药企、协会或学会等社会组织与医院。其中协会组织是主办医疗学术会议最主要的一方。在民政部官网的全国社会组织信用信息公示平台搜索"医药"一词，可查到2983家状态正常的协会、学会、研究会。理论上，这些与医疗相关的社会组织都能主办学术活动。

各协会、学会等社会组织在主办学术会议时，一般会接受医药企业的赞助。近年来，各医药企业对于会议赞助的合规要求越来越严格，但因为医药企业销售的利益与学术会议难以分割，利用会议传输不当利益的情况依旧普遍存在。

1. 学术会议赞助性质

学术会议赞助是医药企业一种常见的市场行为，是指医药企业主办学术会议，或通过对医药学术会议主办单位（各类医药行业协会、医疗机构）赞助，或对参会医师提供资金资助，帮助解决会议召开或参会医师的食宿、交通、注册、专家授课及场地费用等，促进医药领域学术活动开展。

企业赞助学术会议由来已久，在一定程度上具有积极的社会意义。赞助学术会议对促进医学技术交流、提升医务人员技术水平具有积极的作用，同时也能增加患者福利。学术会议本身具有正当性和合法性。赞助行为在客观上能够促进医疗知识和技术的传播，具有正当性，这与单纯给付现金、礼品或提供旅游、娱乐等不当利益输送具有本质区别。

学术会议赞助，本质上是民法上的赠与。赠与是赠与人将自己的财产无偿给予受赠人，受赠人表示接受的一种行为。这种行为的实质是财产所有权的转移。《民法典》合同编第十一章专门规定了赠与合同。第657条规定："赠与合同是赠与人将自己的财产无偿给予受赠人，受赠人表示接受赠与的合同。"赠与，包括无条件赠与和附条件赠与两大类。慈善捐赠属于非常特殊的无条件赠与，是出于人道主义动机，捐赠或资助慈善事业的社会活动。《民法典》第658条规定："赠与人在赠与财产的权利转移之前可以撤销赠与。经过公证的赠与合同或者依法不得撤销的具有救灾、扶贫、助残等公益、道德义务性质的赠与合同，不适用前款规定。"慈善捐赠受《慈善法》调整。所以，药械企业赞助医药领域的学术会议、科研活动、基层义诊等，一旦作出承诺，药械企业不得撤销。但是，学术捐赠行为必须符合《慈善法》的要求。2015年国家卫生计生委、国家中医药管理局联合发布了《卫生计生单位接受公益事业捐赠管理办法（试行）》，对药械企业、医疗机构在捐赠活动中的行为作出了具体规定和要求。

2. 学术会议的赞助模式

根据赞助对象和方式的不同，医药企业赞助学术会议主要有以下几种常见模式：（1）对医药行业协会主办的会议提供赞助；（2）对行业协会、医疗机构委托的第三方会务公司提供赞助；（3）医药企业自办学术会议，邀请并赞助医师参加会议；（4）医药企业赞助医师参与第三方主办的学术会议，承担参会医师的交通费、食宿、注册费；（5）以费用报销的形式，为参会医师个人提供交通、食宿、注册费用。

（四）学术会议的相关问题

学术会议是医务工作者交流医疗信息、传播新知识、探讨疑难医学问题的平台，是促进医师技能提高的重要部分，也是促进医师技能提高的重要途径。与医师有关的学术会议，广义来说包括医学专业学会、协会及各专业委员会主办的学术年会、工作会议、专题学术会议、新理论新技术研讨会、新技术新产品推广会、临床病例讨论会、科研成果转化推广会、继续教育培训会、技术能力提升培训班等。既有跨国界的国际性学术会议，也有国内的全国性、区域性、地方性学术会议。随着医学科学技术的发展，医学科目、专业越分越细，学术会议也在不断地细分，不断向小学科、亚专业延伸。我国医学领域的行业学会、协会很多，除中华医学会外，还有中国医师协会、中国医院协会、中华预防医学会、中华护理学会、中国药学会等。据不完全统计，医药相关的国家级一级学会共计 25 个，医药相关的国家级一级协会共计 27 个[①]，国家中医药管理局管理的社会团体有 14 个[②]。此外，还有各种名目的研究会、健康促进会、基金会等。各种学会、协会、研究会等下面又设立数目庞大的专业委员会，如中华医学会下设 90 个专业委员会，中国研究型医院学会下设 139 个专业委员会。各种学术团体在地方上各省及部分地级市又设立全省、全市的区域性地方学会、协会以及专业委员会。这些行业组织、社会团体都要开展学术活动。相应地，医药相关的学术会议更多，包括国际性学术会议、全国性学术会议、区域性学术会议。医学国际会议网[③]显示，2024 年召开的心血管相关的国际学术会议就有 74 个之多。中华医学会网站显示，中华医学会主办的中华医学会 2022 年一类学术会议就达到 44 个。[④]但一些医药企业假借学术会议、科研协作、学术支持等名义，为医师发放所谓"讲课费"。让学术会议正本清源，不仅是医药领

[①] 《医疗卫生行业协会汇总》，载"医盟网"，http：//chisc. net/CIOjulebu/hyxh/2011-04-08/52. html，最后访问日期：2023 年 10 月 30 日。

[②] 《国家中医药管理局社会团体》，载"医学教育网"，https：//www.med66. com/new/201209/wx201209124350. shtml，最后访问日期：2023 年 10 月 30 日。

[③] 国际医学会议网，http：//www.lingyuint. com/fenlei/yixuehuiyi2. html，最后访问日期：2023 年 10 月 30 日。

[④] 《中华医学会 2022 年一类学术会议概览》，载"中华医学会网"，https：//www.cma. org. cn/attach/0/zhyxh2022ylxshyglwj. pdf，最后访问日期：2023 年 10 月 30 日。

域反腐的要求，也是减少低质量学术活动，提高学术交流效率的重要途径。

医疗行业学术会议按照主办方来区分，可以分为医院自办会议、企业自办会议、基金会举办的会议和行业协会举办的会议四类。在学术会议监管趋严的大背景下，2023年8月7日，文化和旅游部、中央宣传部、中央网信办、中央外办、外交部、教育部、公安部、民政部、国务院国资委、市场监管总局等10部门联合印发《关于进一步加强论坛活动规范管理的通知》，严厉打击论坛活动违规收费、虚假宣传等行为。国家卫健委也同步加大了违规学术会议的查处力度，严厉打击药械企业和各大医院专家利用医学会议进行不正当利益输送的行为，坚决取缔那些借学术之名行腐败之实的医学会议，营造风清气正的医疗行业学术交流环境。

（五）讲课费的相关问题

讲课费不是一个规范的名称，而是对做大会专题发言、演讲、学术报告、专业培训授课专家支付的劳务费的通俗说法，其本质是劳务费，是对开展传授知识的行为支付劳动报酬的行为。对开展学术活动的人员支付劳务费，符合社会主义市场经济规律，也符合我国相关法律法规的规定。已经废止的《民法通则》第4条规定，民事活动应当遵循自愿、公平、等价有偿、诚实信用的原则。等价有偿原则是指民事主体在从事移转财产、提供服务等民事活动中，要按照价值规律的要求进行等价交换，实现各自的利益。但是在双方当事人自愿且不损害社会公共利益的情况下，财产移转、提供服务也可以是不等价或者无偿的。比如，单位或者公民向有关基金会、公益性活动、弱势群体提供经济或者物资的捐赠；医疗机构及医务人员开展义诊服务等。《民法典》在规定民事活动的基本原则中，未再规定等价有偿的原则，正是考虑到并非所有民事活动都是有偿的，现实生活中存在大量公益性的民事活动。现代民法对等价有偿提出挑战，认为很多民事活动，如赠与和赡养、继承等并不是等价有偿进行的，无法通过"价"来具象。因此，等价有偿原则只是一个相对的原则，不能绝对化。但是《民法典》仍然规定了自愿、公平、诚实信用的原则。在开展有偿交易活动中，基于自愿、公平和诚信原则的要求，应当对提供转移的物品、提供服务的一方支付合理的劳动报酬。所以，讲课费就是对提供讲课等智力服务行为所支付的费用。

《中央国家机关和事业单位差旅费管理办法》、《中央和国家机关会议费管理办法》、《中央和国家机关培训费管理办法》和《民政部社会组织管理局关于印发〈民政部部管社会组织专家咨询费、讲课费发放和领取管理暂行规定〉的通知》等对讲课费、咨询费等有相关规定。比如，财政部、中共中央组织部、国家公务员局于2016年12月27日发布的《中央和国家机关培训费管理办法》（财行〔2016〕540号）规定，"副高级技术职称专业人员每学时最高不超过500元，正高级技术职称专业人员每学时最高不超过1000元，院士、全国知名专家每学时一般不超过1500元。讲课费按实际发生的学时计算，每半天最多按4学时计算"。再如，民政部2020年颁发的《民政部部管社会组织专家咨询费、讲课费发放和领取管理暂行规定》（民社管函〔2020〕50号）规定，由行业协会组织的学术会议，每天高级专业技术职称或司局级人员1500元至2400元，其他专业技术或处级以下人员每天900元至1500元。另外，会期半天按日标准的60%执行，会期超过两天，第三天及以后按日标准的50%执行。此外，院士、全国知名专家或部级人员，可按照高级专业技术职称人员的专家咨询费标准上浮50%执行。如果是民营企业举办的会议，支付意愿是"上不封顶"，但也受同行业市场价格的影响。行业协会也有一些要求。比如，《中华国际医学交流基金会学术活动专家劳务费支付原则和标准》规定，讲课费标准为：大会主席、院士：3000元至5000元/次人，特邀大会报告：2000元至4000元/次人，专题报告：800元至1000元/次人，主持费：500元至1000元/次人。中国外商投资协会药品研制和开发工作委员会发布的《RDPAC行业行为准则》（2022年修订版）对讲课费的规范原则和标准为，"向医疗卫生专业人士支付服务费或报销的标准须合理并符合公平市场价格标准"。此外，各会员公司应制定其对每个医疗卫生专业人士所支付的服务费上限。例如，向每个医疗卫生专业人士所支付的年度讲课费次数上限、金额上限，以及会员服务次数的年度上限等。

实践中，常见药械企业邀请医务人员授课，并向医务人员支付讲课费的情形。在医务人员实际从事了授课活动并收取讲课费的情形下，因讲课费在形式上具有劳务报酬的属性，收取讲课费是否构成受贿需结合案件具体情况判断。司法实践中，存在医务人员收取的讲课费被认定为医药公司给予的"好处费"，从而构成受贿罪的案例。[①]

二、不规范学术活动风险行为的分类及管控要求

无论是从国际还是国内来看，医学科学技术发展很快，医疗新技术基本上5年即更新。一名医师如果不学习，其掌握的医学理论知识和技术很快即被淘汰。医疗工作是一种终身学习、不断进步的专业技术性工作。真实学术会议的重要性不言而喻。20世纪80年代，在资源匮乏的环境中，很多医务工作者是在药企举办的学术会议上加强沟通交流，更新知识。即使是在信息便捷的今天，三、四线城市的医师依然与大城市的医师存在知识差距。因此，学术会议是医务工作者进行信息交流、知识传播和一般医学问题探讨的平台，是促进医务人员技能提升的重要途径。

2000年，国家卫生部修订并发布了《继续医学教育规定（试行）》，第22条规定："卫生技术人员接受继续医学教育的基本情况作为年度考核的重要内容。继续医学教育合格作为卫生技术人员聘任、技术职务晋升和执业再注册的必备条件之一。"《继续医学教育学分授予与

---

① 第一财经：《医药反腐｜医生要求不再打讲课费，深度解构讲课费》，载"第一财经百家号"，https：//baijiahao.baidu.com/s？id=1773630202624372642&wfr=spider&for=pc，最后访问日期：2024年4月14日。

管理办法》（全继委发〔2006〕11 号文）规定，继续医学教育对象每年参加继续医学教育活动，获得全少 25 分的继续教育学分，才能算合格。其中 I 类学分：5—10 分，II 类学分：15—20 分。学分与职称考评挂钩，每个地区规定不同。I 类学分主要通过参加会议或培训取得，一个会议多的话有三四个学分，低一点两个学分，这也是医务人员参加学术会议的重要原因之一。

国家卫健委在 2023 年 8 月 15 日的《全国医药领域腐败问题集中整治工作有关问答》中表示，在医疗反腐工作中，"需要整治的是那些无中生有、编造虚假学术会议的名头，进行违法违规利益输送，或者违规将学术会议赞助费私分的不法行为"①。比如，江苏某知名药企的医药代表曾披露典型的虚假会议的开办流程。医药代表发起一个线上会议，邀请医师们上线，然后将众人的头像截屏。接下来，他会以讲课费的名义给医师 500 元至 3000 元的红包。因此，在医药领域腐败问题集中整治工作中，需要整治的是那些无中生有，编造虚假学术会议的名头，进行违法违规利益输送，或者违规将学术会议赞助费私分的不法行为。让学术会议正本清源，不仅是医药领域反腐的要求，也会让无价值的学术会议变得更少，提升学术会议的质量和关注度。医务人员应按照国家有关规定，规范召开和参加学术会议，进行学术交流、经验分享，促进医药技术进步和创新发展，避免以下不规范的虚假学术行为。

（一）目前学术会议存在的普遍问题

学术会议是科研工作者进行学术交流的主要方式，尤其是医学专业性、复杂性、实践性、发展性等特征，需要不断交流学习，需要不断更新知识，需要传帮带，需要辩论、讨论，总结经验教训，才能不断进步，但各学科学术会议种类繁多，主办方的水平也良莠不齐，所以学术会议

---

① 国家卫生健康委医疗应急司：《全国医药领域腐败问题集中整治工作有关问答》，载"国家卫健委网"，http：//www.nhc.gov.cn/ylyjs/pqt/202308/f39311862637470ab199f8fa2fef8449.shtml，最后访问日期：2023 年 10 月 30 日。

通常存在以下这些问题。

1. 参加会议不规范

参加学术会议一般分为组织者、讲者和参会听众三部分人员，在参加学术会议过程中，存在忙者讲完就走，闲者参加完开幕式就旅游等情况。这种情况不仅破坏了会议气氛，缺少了学术交流和探讨，也达不到预期的会议效果。其实著名专家做得很好，他们细心倾听与会学者的报告，提问、互动、鼓励，使会议达到较好的促进性作用。参加学术会议，需要具备严谨、认真的态度和学术精神。

2. 学术会议同质化严重，学术水平参差不齐

近年来，随着我国医学科学不断发展，学术会议逐年增多，大有泛滥之势。学术会议主题、内容交叉、重叠严重，有的会议内容缺乏创新，全国协会组织、各地协会组织以及各个专业学组从不同角度举办的学术会议同质化现象较严重，主要体现在会议内容交叉重复、会议名称雷同、会议形式单一，未能起到很好的学术交流、共同提升的作用。

3. 有的学术会议举办有明显敛财动机

各医疗机构及其医务人员为了提高诊疗技术水平，与国际国内最先进的诊疗技术保持同步，与医疗界的同行站在一起，加之加入专业学会、协会及专委会是一种学术水平的标志，因此总是会有参加学术会议的需求。参加学术组织需要缴纳会费，参加学术会议需要缴纳会务费，各种药械企业会为会议提供金额不等的经济赞助、支持。有的学会、协会及药械企业正是抓住了这一个需求，利用举办学术会议大肆敛财。更有一些学术组织出卖自己的名称、公章，与一些社会培训机构合作，举办各种名目的专业培训班，收取会务费、培训费。

（二）假借学术研讨、科研合作等名义进行利益输送

1. 举办不真实学术会议从而套取资金

举办学术会议应通过审批、备案等流程，明确会议主题、会议议程、

参会人员及数量、参会地点、预算等内容。但在实际工作中，上述各环节都有可能成为医疗腐败的陷阱。主要操作手段包括：捏造虚假会议链接、地址、行程、议程；虚构会议二维码或虚假扫码；让医药企业员工以专家身份注册虚假系统账号参与会议；使用此前会议的照片用于报销；会议签到表没有实名签字，或者重复利用签到表等。

【案例 10-01】 顾某违规接受管理服务对象宴请、违规收受礼金案①

上海浦东新区某社区卫生服务中心主任顾某，在 2019 年 4 月至 2022 年 1 月单位人员招录、招聘期间，先后三次接受应聘人员及其家人宴请；2018 年至 2019 年，顾某接受与其所在社区卫生服务中心有业务往来的两家医药公司邀请，先后多次参与相关讲课和主持活动，收受两公司以"讲课费"名义所送礼金；顾某还存在其他违纪问题。2023 年 5 月，顾某受到留党察看两年、政务撤职处分，违纪款予以收缴。

评析

党员干部在其履职过程中，中央八项规定精神必须严格贯彻执行，任何违反中央八项规定精神的行为，打"擦边球"的行为都应当被查处、问责，严重的还应当追究法律责任。同时，党员干部在工作过程中，还必须严守"四风"的要求，严于律己，以身作则，为群众、为职工做表率。全市各级党组织要切实履行主体责任，深化整治各类节日期间享乐奢靡和餐饮浪费问题，引导党员干部增强党性修养、提高政治自觉，深入贯彻中央八项规定精神，坚决自觉抵制"四风"，带头树立务实节俭、文明廉洁过节的良好风尚，推动化风成俗。

---

① 《浦东新区纪委监委公开曝光 3 起违反中央八项规定精神典型问题》，载"上海纪委监委网"，https://www.shjjjc.gov.cn/2015jjw/bsdt/content/250fff25 - 274c - 4d49 - 94b8 - 6399535e0ce6.html，最后访问日期：2023 年 10 月 30 日。

2. 医药企业为医务人员报销学术活动中外出旅游费用或承担高额差旅费

医务人员参加学术活动过程中会产生交通费、会议费、食宿费等各种费用，原则上外出旅游属于参会人员个人行程，不应包含在会议日程内，且所产生的相关费用应由参会人员自行承担。但部分医药企业以为参会人员提供更好会议服务的名义，为有一定职务或职级的专家提供旅游服务，以便获取专家信任，从而达到药品推广、促进销售、提高收入的目的。主要形式包括：一是制订不合理的会议安排计划，如实际开会只需一天，通过修改会议议程制定了多天行程，其余未开会的行程为外出旅游；二是安排与会议无关的游玩行程，如参观与会议无关的博物馆、风景区等；三是为参会人员报销学术活动中外出旅游费用。

【案例 10-02】 某科主任参加国际会议，违规接受药企赞助往返英国商务舱机票案①

2017 年 11 月 7 日，上海市某区市场监督管理局作出行政处罚决定，认定某知名制药有限公司在药品销售过程中，曾于 2015 年 8 月 27 日支付上海某医院心血管内科主任参加"欧洲心脏病学会"往返英国伦敦的商务舱机票，赞助费用共计人民币 57095 元的行为违反了《药品管理法》第 58 条第 2 款"禁止药品的生产企业、经营企业或者其代理人以任何名义给予使用其药品的医疗机构的负责人、药品采购人员、医师等有关人员以财物或者其他利益"之规定。执法机关查明，该医院心血管内科曾向该制药有限公司采购"福辛普利钠片/蒙诺"等 6 种药品合计价值人民币 772536.25 元。依据《药品管理法》第 89 条规定，对该制药有限公司责令停止违法行为，并作出没收违法所得 772536.25 元，罚款 10 万元的行政处罚决定。

---

① 上海市杨浦区市场监督管理局杨市监案处字（2017）第 100201610082 号处罚决定书。

评析

本案是临床专家到境外参加国际学术会议,由药企直接点对点赞助临床专家参加会议被行政处罚的案例。临床专家参加学术会议没有问题,药品企业实施赞助也应该。本案存在以下问题:首先,药企的赞助方式并非按照国家相关法律法规的规定进行,而是直接为专家提供赞助,这违反了我国有关捐赠的法律法规和规范性文件的规定;其次,本案发生期间,该药企有药品直接在该专家所在科室销售,该专家担任该科室负责人,涉嫌利益输送;最后,本案中,该专家乘坐的是飞机商务舱,不符合规定,该专家参加会议的情况,在英国的行程等都无从考察。因此,市场监管行政部门将该行为认定为"商业贿赂"行为,适用《药品管理法》的相关规定进行处罚。

3. 接受以学术赞助名义支付的财物

学术交流、继续教育对于医务人员而言是必须持续开展的一项重要工作,这项工作能保证他们在学术上与时俱进,不断充实自我、拓宽知识面,保障我国医疗学术水平紧跟世界最前沿。然而,开展继续教育和学术交流需要经费支持,与国外医疗体系不同,我国大部分医院是公立非营利性医疗机构,无法靠自身获得足够的科研经费。在我国,公立医院科研经费理应全部由政府承担,但政府对医疗事业的投入无法满足大量医疗科研工作的需求。在此背景下,药械企业的赞助便显得十分重要且有意义。因此,全国大大小小的学术会议离不开药械企业的赞助,商业赞助与学术会议相辅相成。学者通过学术会议了解医学领域内最新进展和技术,药械企业通过赞助为医院或其他机构提供仪器、设备、药品,有扩展业务的机会和渠道。

商业赞助和学术会议本应互相促进与发展,开展有赞助的学术会议应履行赞助相关程序与手续,包括签订赞助协议、赞助款入账后开具发票等,但部分人员通过签订虚假赞助协议、伪造不真实学术活动或赞助费用并未专款专用的形式，私分医药企业对学术活动的赞助费，以达到获取更大利益的目的。

【案例 10-03】 合肥倍某恩医疗技术有限公司商业贿赂案①

2020 年 5 月，当事人与某县人民医院耳鼻喉科签订协议，以给付科研费用的方式，使得其经营的矫正用耳模型进入县人民医院推广销售，销售时间为 2020 年 6 月至 2021 年 8 月。其间，当事人在县医院共销售 178 个矫正用耳模型，当事人工作人员白某某分 2 次以现金方式支付给县医院耳鼻喉科科研费用 3.5 万元。县人民医院耳鼻喉科医师收受当事人赞助费用的行为，已移送医院纪检部门进一步核查处置。当事人的行为违反了《反不正当竞争法》第 7 条的规定，依据第 19 条的规定责令当事人停止违法行为，没收违法所得 29.09 万元，罚款 30 万元。

评析

随着对商业贿赂案件查处力度不断加大，一些医药企业采取更为隐蔽、复杂的手段，为其贿赂行为披上"合法外衣"。比如，有的企业以赞助科研经费、学术会议费等名义，进行不法利益输送；有的企业在医药购销环节给付医院工作人员回扣。有的企业通过生产环节虚抬药品价格、流通环节虚假交易等方式套取资金进行贿赂。这些行为不但损害了其他同业经营者的商业机会，扰乱了市场竞争秩序，同时侵害了消费者的知情权和选择权，加重了群众医疗负担，激化了医患矛盾，对医疗卫生系统行风和医者职业道德也造成严重侵蚀，助长了歪风邪气。本案是以医疗器械企业违反《反不正当竞争法》第 7 条进行处罚。该法第 7 条第 1 款规定："经营者不得采用财物或者其他手段贿赂下列单位或者个人，以谋取交易机会或者竞争优势：（一）交易相对方的工作人员；

---

① 《2022 年反不正当竞争专项执法行动典型案例一》，载"国家市场监管总局网"，https://www.samr.gov.cn/xw/zj/art/2023/art_ 6b6a05c2f3d445abafdb3a1c6d39f552.html，最后访问日期：2023 年 10 月 30 日。

（二）受交易相对方委托办理相关事务的单位或者个人；（三）利用职权或者影响力影响交易的单位或者个人。"第 19 条规定："经营者违反本法第七条规定贿赂他人的，由监督检查部门没收违法所得，处十万元以上三百万元以下的罚款。情节严重的，吊销营业执照。"最终市场监管行政部门对合肥倍某恩医疗技术有限公司处以没收违法所得及罚款处罚。

4. 通过第三方输送不当利益

医药企业与第三方签订虚假服务合同，伪造会议文件，套取不当利益，或者向会议服务的提供方支付不合理的、高于市场的价格，以便向医师等其他主体输送不当利益。第三方是指除药械企业、医疗机构外的其他机构组织，可以是医药行业组织、会议服务公司、基金会等一切可以提供医药咨询、会议服务、培训服务等医药专业服务的机构。

【案例 10-04】某旅行社与药企合作虚设会议套现贿赂案①

2013 年 7 月 11 日，当公安部通报某著名跨国药品企业部分高管因涉嫌商业贿赂等犯罪被立案侦查的消息传出后，引起各界关注、业界震惊。这起案件的查处，正是从一家小旅行社"夫妻店"年业务现金量过亿元为线索展开的。2013 年年初，公安部在工作中发现，上海某国际旅行社经营活动异常，该旅行社是一家成立于 2006 年的小旅行社，也是一家人手不多的"夫妻店"。但该旅行社基本不做旅游业务，只做会议服务，年营业额却从最初的几百万元很快做到数亿元。后查明了该旅行社所做会议业务，大多数是一些外资医药公司委托的，尤其与一家医药公司业务往来频繁，一年中要举办大大小小的培训会无数。药械企业与旅行社人员相互勾结，利用召开会议等形式套取现金，一部分据为己有，另一部分用于商业贿赂。旅行社为了承接更多的会议业务，除了返还虚报金额，一般还会给药械企业的相关工作人员行贿。

---

① 黄庆畅：《揭跨国药企利益链：假报会议活动套现用于商业贿赂》，载"环球网"，https：//china. huanqiu. com/article/9CaKrnJBkf2，最后访问日期：2023 年 10 月 30 日。

评析

大型药械企业尤其是跨国企业，其公司财务制度比较严格，加之需要动用大量资金举办会议，或者需要大量资金用于支付各方的"好处"，往往会与第三方签订合作协议，委托第三方举办相应的会议。第三方包括各种可以提供服务的社会团体、基金会、商业公司、旅行社等。药械企业和第三方机构签订一个捐赠协议，或者会议举办委托协议，相关的经费打到第三方账户上，第三方收取相应的管理费，剩余的费用会用在项目上。至于会议是否举办，相关费用有多少，则完全是药械企业和第三方进行协商处理。通过这种方式为药械企业套现，从而实现其行贿的目的。2013 年曝光的这起跨国医药企业与旅行社合作，通过虚设会议、虚报会议规模的方式套取现金，用于商业贿赂。本案还涉及药械企业的贪污受贿行为，情况极为复杂。

（三）利用自身影响力，接受医药企业邀请，以培训等形式推销药品耗材

1. 医务人员利用卫星会宣传推广企业产品

卫星会指大型会议期间召开的分组讨论、小型会议，一般在正式的学术会议开始前、会议的午餐时间或正式的学术议程结束后召开，由医药企业指定医师或研发人员对产品进行宣传。卫星会是医药企业宣传营销的一种有效手段，尤其是当知名专家或教授对其产品进行解说、推广时，更能够促进产品的销售，以获取竞争优势及更多利益。主要操作手段一般为：医药企业为了达到宣传其产品的目的，在会议前帮助医师制作授课讲义、PPT 等，将企业产品的基本情况、数据等内容提供给医师，并在卫星会举行期间，向医师支付讲课费，达到向参会医师宣传产品、影响参会医师专业判断的目的。

【案例 10-05】药械企业为达到宣传产品的目的，向医师行贿①

在沪监管青处字（2018）第 292018000076 号处罚案件中，涉事企业为了达到宣传其产品的目的，在会议前帮助医师制作授课讲义、PPT 等，并将企业产品的基本情况、数据等内容提供给医师。在涉事企业卫星会举行期间，涉事企业以现金形式向到会的 7 位医师支付了讲课费，金额总计 24000 元。主管机关认为涉事企业通过向授课医师给付讲课费、帮助制作讲义、PPT 等形式，影响专家授课内容，达到了向参会医师宣传产品、影响参会医师专业判断的目的，从而获得竞争优势的行为，违反了《反不正当竞争法》第 7 条的规定，构成了商业贿赂的行为。主管机关责令当事人改正上述违法行为，并处罚款人民币 15 万元。

评析

有的药械企业虽然举办了学术会议，取酬的相关专家也确实到会讲课，并且讲课内容也都是实实在在的专业内容。但是，如果药械企业在会议上夹杂了太多商业元素，如讲课内容以企业的产品为主，太商业化了，也会被认定为有问题。关于内容过于商业化，是指会议内容基本上是以公司的产品为主，会议场所布满药械企业各种广告，讲课课件充满药械企业产品标识、名称等信息，都会被认定为过度商业化。本案涉事药械企业通过向授课专家给付讲课费、帮助制作讲义、PPT 等形式，影响了专家的授课内容，达到向参会医师宣传产品、影响参会医师专业判断的目的，从而获得了竞争优势，因而被认定为违法，对相关药品企业给予行政处罚。

2. 举办卫星会管控要求

通过向参加学术会议的授课专家给付讲课费、帮助制作讲义、PPT 等形式，影响专家授课内容，进而达到向参会医师宣传产品、影响参会

---

① 上海市青浦区市场监督管理局沪监管青处字（2018）第 292018000076 号行政处罚决定书。

医师专业判断的目的，从而获得竞争优势的，属于商业贿赂。[①]

医学学术会议应当以科学教育和学术交流为目的，药械企业不应当为了宣传自身产品的优势，而通过支付讲课费或者其他手段影响讲者和参会医师的专业判断，否则学术会议可能成为企业的"传声筒""广告台"，影响学术交流活动应有的中立性。药械企业应仅出于恰当且必需的目的审阅参会讲义、PPT 等材料[②]，仅出于避免存在虚假或误导性宣传、确保内容准确性等必要目的，企业才能审阅演示材料，且不应将此类审阅用作影响讲者或参会者独立判断的工具。

（四）参加厂家组织的研讨培训，收取不合理报酬

1. 通过虚假会议收取讲课费

医师未提供真实的演讲服务，不应当获得讲课费，此类讲课费实际为商业贿赂。部分药械企业经办人员为了拉近与医师的关系，使其推广相关药品或设备，以讲课费的名义向其支付财物。大多数情况下，通过伪造课件、会议签到表、会议照片等来证明会议已经"真实召开"，向医药企业财务报账后，将讲课费转账给医师个人银行账户。对医师个人而言，未进行讲课，但仍然领取讲课费用，属于不合理报酬，具有一定的风险。

2. 利用医院内部会议收取讲课费

医院内部会议主要指在医院内部召开的涉及医院业务工作等日常性会议，如科室例会、科室工作总结会、医院培训会等。该类会议属于医院就其自身工作而举办的性质，医师作为讲者发言属于履行其本职工作，

---

① 2018 年 7 月 30 日，国家企业信用信息公示系统公示，由于在学术会议上向 7 位授课专家支付讲课费 2.4 万元并帮助制作具有宣传字眼的讲义、PPT 等内容，影响专家授课内容，达到向参会医生宣传产品、影响参会医生专业判断等行为，某医疗器械有限公司被上海青浦区市场监督管理局认定涉嫌商业贿赂并被处以 15 万元的罚款。

② 李建云：《医药反腐专题七：帮专家制作 PPT 讲义被罚！学术会议怎么合规?》，载"微信公众号 | 友帆医事法"，https://mp.weixin.qq.com/s/QHAbtKE5L1L_ ftJ2Zr9AlA，最后访问日期：2023 年 10 月 30 日。

不应当再由企业向讲者支付讲课费。但实践中，部分医药企业利用医师内部工作例会的相关照片及信息作为依据，通过银行账户转账的形式向医师给付讲课费。

【案例 10-06】 内分泌科主任收取"讲课费"被追究受贿罪案[①]

被告人曹医师系某医院内分泌科主任，5 年时间内多次在该医院医师办公室为本院医护人员讲授糖尿病领域的用药知识及其他信息，利用科室主任的身份为医药公司的药品进行推广、使用，为上述公司谋取经济利益。曹医师以"讲课费"的名义，先后收取 3 家医药公司的好处费人民币 14 万余元，后在接受检察机关讯问时，如实供述了收取讲课费的所有犯罪事实，并主动退缴非法所得人民币 14 万余元。

一审法院认为，曹医师作为该医院内分泌科的主任，除从事医务活动外还承担行政管理工作的职责，应当以国家工作人员论。其利用职务之便，在该医院医师办公室为本院医护人员讲授糖尿病领域的用药知识及其他信息，以"讲课费"的名义收取药商的好处费，并为其谋取利益，数额较大，构成受贿罪。其在接受检察机关讯问时即如实交代收取讲课费的事实并如数退缴，考虑其犯罪情节及一贯表现，可对其免予刑事处罚，判决以受贿罪免予对被告人曹医师刑事处罚。

检察院认为，一审法院未将被告人曹医师在本医院外利用业余时间讲课的行为认定为受贿行为属认定事实错误，提起抗诉。

曹医师认为其属于医务人员而非国家工作人员，收受讲课报酬的行为应认定为非国家工作人员受贿罪，自己实际受贿数额为 14 万余元。其利用自身专业特长，业余时间在社会上讲课并获得报酬，与药品在医院的销售没有任何关系，属合法兼职，应认定为合法收入。

二审法院认为，原审被告人曹医师利用业余时间，事先准备相应内

[①] 辽宁省大连市中级人民法院（2017）辽 02 刑终 54 号刑事裁定书。

容，结合其专业技术所长提供讲课服务，该讲课行为并非利用职务之便，也不能对药品销售产生直接性影响，讲课费用没有明显超出市场同类服务的价格，属于合理范围，亦体现不出与处方情况和销售情况相互挂钩，不宜认定为受贿。某医院系国有事业单位，原审被告人曹医师作为该医院科室主任，承担行政管理工作的职责，应当以国家工作人员论。裁定驳回抗诉，维持原判。

评析

医务人员凭借自己的学术地位，以自己的专业知识、技术和经验，接受相关单位的邀请做学术大会演讲、报告，对专业或者非专业人员进行授课，都是正当的、合法的、应当鼓励的行为，其因此获得的收益受法律保护。但如果是打着"演讲""报告""授课"的幌子，并未真实授课而收受了"讲课费"，这就涉及弄虚作假、欺诈，因此是违法行为[①]。如果是有关单位或者个人，为了其违法的商业目的，对行为人利用职务之便参与或者配合其违法行为以"讲课费"的形式支付的酬劳，则属于受贿行为，若情节严重，数额较大，则构成受贿罪[②]。本案中，医师曹某并没有从事任何外部讲课行为，却收受了药企的"讲课费"，其行为符合受贿罪的犯罪构成要件，应当按照受贿罪追究刑事责任。因此，在其后续的刑事再审申诉中，法院并未认可其申诉理由，最终还是驳回其再审申诉申请。

3. 讲课费金额不符合公允市场价值

作为学术推广费用的一部分，讲课费对医师了解药品、患者了解疾病有着积极的促进作用。组织、举办学术会议，也是医疗行业常见的营

[①] 《中国共产党纪律处分条例》第98条规定："向从事公务的人员及其配偶、子女及其配偶等亲属和其他特定关系人赠送明显超出正常礼尚往来的礼品、礼金、消费卡（券）和有价证券、股权、其他金融产品等财物，情节较重的，给予警告或者严重警告处分；情节严重的，给予撤销党内职务或者留党察看处分。以讲课费、课题费、咨询费等名义变相送礼的，依照前款规定处理。"

[②] 《讲课费被判商业贿赂，知名药企涉案，三条判断标准曝光》，载"观风闻"，https://user.guancha.cn/main/content? id=401186，最后访问日期：2024年4月14日。

销方式，在学术会议中，医药企业邀请医师、专家讲课，并向其支付讲课费，医药企业通常将讲课费支付给医师个人作为劳务报酬。讲课费金额应当与讲者提供讲课劳务的公允市场价值相匹配，如果讲课费金额过高或者讲课劳务价值很低（比如，讲课时间很短、讲课内容非常简单且没有学术价值等），此时虚高的讲课费也属于变相向医师进行不正当利益输送，以此种方式获取药品销量的，同样也构成商业贿赂。

【案例10-07】 某医药信息咨询（上海）有限公司商业贿赂案[①]

某医药信息咨询（上海）有限公司在药品推广销售过程中，通过在职医药代表向采购其药品的医院相关科室及相关人员给付利益，以促进药品销售。此外，该公司根据医院采购药品的数量核算费用，以"会务费""推广费"等名义出账后，由在职医药代表以会议赞助、科室聚餐、赠送礼品等形式，给付至医院相关科室及相关人员。经统计，从2014年至案发，该公司总计向医院相关科室及其相关人员给付利益金额约为5895万元，实际违法所得约为1142万元。上海市市场监督管理局认为，上述行为违反了《反不正当竞争法》规定，构成商业贿赂行为。因此，依据《反不正当竞争法》规定，对某医药信息咨询（上海）有限公司处以没收违法所得，并处以罚款18万元的处罚。

评析

在为患者提供医疗服务的过程中，医疗机构及医务人员与药械企业关系紧密，医师处方使用药企的药物，药企因此而获得商业利益，药企从其收获的商业利润中拿出一部分来赞助医药领域的学术活动。本无可厚非，其中学术会议赞助是医药公司一种常见的行为。然而，有的药械企业却假借学术会议的名义，为参会医师安排旅游、休闲活动，报销各类私人消费的费用，以"会务费""推广费""讲课费""科研费""劳

---

① 上海市工商行政管理局检查总队沪工商检处字（2017）第320201610056号处罚决定书。

务费""咨询费"等名义支付相关费用，向医师输送不当利益。实际上是药械企业根据医院药品采购数量通过在职医药代表向相关科室及其相关人员给付利益，相关利益以"会务费""推广费"等名义出账后由在职医药代表以会议赞助、科室聚餐、赠送礼品等形式给付至医院相关科室及其相关人员。对药械企业来说，这既是商业贿赂行为，也是不正当竞争行为；对医疗机构及医务人员来说，则是受贿行为。

（五）不得贪污和挪用国家科研经费

我国经济建设取得长足发展的同时，国家也认识到基础研究、理论研究、技术研究的重要性，近年来国家在科学研究方面的投入非常大，有各种不同层次的研究资助项目。医学研究资助的项目和经费逐年增加，取得了令世界瞩目的研究成果。很多临床医师都有自己的专业特长，在临床工作之余也会开展科研活动，撰写学术专著、学术论文。在形成了自己的学术专长后，一般都会申请国家资助的研究项目。有的医务人员认为，我自己申请下来的研究项目，这些经费就属于自己，想怎么用都行。这种想法是错误的。国家在科学研究领域投入的经费，目的在于资助科学家对自己领域新发现、新技术、新问题的研究，目的在于推出新的科学成果，促进我国的科学技术领域的进步，进而实现"中国智造"的伟大目标。如果将科研经费挪作他用，中饱私囊，或者浪费科研经费，都是违反规定的，甚至可能构成犯罪。因此，医务人员要正确认识科研经费的性质和作用，按照国家对科研经费的管理要求使用、报销科研经费，避免因科研而被问责。

【案例10-08】安徽知名骨科专家被控贪污受贿一审获刑两年半[1]

公诉机关指控，2011年6月，徐某以购买脊柱器械的名义，通过常州某医疗器械公司虚开发票套取某医院科研经费3.9万元，该公司收款

---

[1] 安徽省芜湖市湾沚区人民法院作出的（2022）皖0210刑初118号刑事判决书。

后将3.9万元打入了徐某提供的银行账户。2012年至2016年，徐某先后4次以支付印刷费的名义，通过芜湖某印务公司虚开发票套取某医院科研经费合计12.21万元。芜湖某印务公司在扣除税点等相关费用后，先后将10.2826万元汇入徐某提供的银行账户。2018年5月，徐某还通过江苏某旅游公司将其妻子个人去美国旅游的机票费用1.6万元混入其本人公务差旅费用中，一并在某医院科研经费中予以报销。此外，2007年至2021年，徐某利用职务便利，非法收取骨科医疗器械供应商及研究项目合作方财物，折合人民币135万多元，为他人谋取利益。被指控受贿的情形中还包括徐某在其儿子婚礼、岳母葬礼及孙子出生时收取了供应商及合作方礼金。为维持好与时任某医院副院长徐某的关系，2009年，合作方司某主动建议徐某向其哥哥经营的小贷公司放贷，月息1.7分，并向徐某保证资金安全。徐某表示同意。截至2010年2月，徐某共投入本金40万元。后因用钱需求，徐某于2010年4月至5月三次撤回本金共计10万元，司某补齐该10万元，仍按此前本金支付利息。2011年8月，徐某继续投入本金26万元，司某为徐某补充4万元，徐某按照30万元收取利息，后徐某再次陆续投入本金30万元并收取利息。2012年年底，司某哥哥的小贷公司因资金亏损，无法继续支付本金及利息。为了继续获得徐某的帮助和支持，司某将实情告知徐某，并向徐某承诺由其本人继续按月息1.7分支付利息，徐某予以默认。2013年，徐某陆续追加本金112万元给司某。2014年1月，司某因支付压力大将支付给徐某的月息降至1分。2015年4月，徐某因其子在北京购房需要资金，从司某处撤回全部本金212万元（内含司某补齐的14万元），截至徐某撤回资金，司某以支付利息的方式付给徐某66万多元。检察机关认为，徐某通过上述方式收受司某钱款共计80.608万元。

　　法院认为，徐某身为国家工作人员，利用职务上的便利，套取科研项目经费17.71万元予以侵吞，数额较大；利用职务上的便利为他人谋取利益，非法收取或索要他人财物 135 万多元，数额巨大。最终判徐某犯贪污罪、受贿罪，判决有期徒刑 2 年 6 个月，并处罚金 30 万元，赃款 1527755 元，由扣押机关予以追缴，上缴国库。

评析

科研项目经费具有明确的权属，国家及主管部委改进了科研经费管理方式，增加了科研经费支出用途，但并未改变项目经费的公共财产性质。国家工作人员利用职务便利，将没有实际发生的费用列入科研项目报销并据为己有的，属于贪污行为。行为人通过虚列支出、虚开发票等手段套取科研经费转入个人实际控制的公司或关联公司，应从被转入单位有无实际参与科研项目及其完成任务情况或者有无实际为科研项目支出费用、被套取的科研经费真实去向等方面，综合判断行为人对套取的科研经费是否具有非法占有目的。司法实践中，科研人员违规套取科研经费的行为一旦案发，往往被认定成立贪污罪。虽然对科研人员占有科研经费的行为被定罪判刑有一定争议，但司法实践中对此类行为定性较为统一。无论是医疗机构，还是一线科研人员，对科研经费的管理和使用应当严格依法依规，否则在开展医学研究的同时，被有关部门追究法律责任，不仅得不偿失，还会葬送前程。本案应引起医疗机构及医务人员的高度重视。

三、医药学术活动的相关法律问题

（一）讲课费是否属于受贿

由于"讲课费"在形式上具有劳务报酬的属性，收取"讲课费"是否构成受贿需结合案件具体情况判断。司法实践中，对于医师在业余时间在院外基于讲课行为收取的"讲课费"，若并非利用职务之便，不能对药品销售产生直接性影响，讲课费用也没有明显超出市场同类服务价格的，则不会被认定为受贿。

（二）纪律责任

医务人员违规参加学术会议，首先面临的是要承担单位内部的纪律责任，包括党的纪律责任和单位内部管理中的纪律责任。如果影响比较大的话，还可能面临卫生行政部门行业内部管理作出的行政处分。纪律责任主要是指单位的所有职工都必须严格执行单位制定的各项规章制度和纪律规定，如果触犯了这些规章制度和纪律规定，将会受到单位纪律监察部门的严肃处理。纪律责任体现了一家单位在管理方面的严格程度。

（三）行政责任

对于在学术活动中违规获利，存在不当行为的医务人员，需要给予政纪处分的，应按照《事业单位工作人员处分规定》进行处理。对存在违规违纪问题的医务人员，医务人员系中共党员需要给予党纪处分的，应当按照《中国共产党纪律处分条例》执行。对于情节严重的，应当由县级以上卫生健康行政部门，依据《医师法》《行政处罚法》《医疗机构从业人员违纪违规问题调查处理暂行办法》《医疗机构从业人员行为规范》等法律法规进行处罚，追究相关人员的行政责任①。

（四）刑事责任

涉及刑事责任的通常情节较为严重，对于医务人员涉及最多的为受贿罪和非国家工作人员受贿罪。构成商业贿赂的赞助行为，发生在具有交易与控制交易关系的主体之间。实践中，监察机关会通过对赞助会议真实性、会议目的学术性、会议内容专业性、款项往来正当性来判断赞助行为是否涉嫌商业贿赂。在商业贿赂查处中，若赞助费用查实确属为实际发生且符合规定，一般不会被认定为商业贿赂，并且合法的学术会议赞助部分会在计算违法所得时进行扣减。如果药械企业赞助的学术会议中提供旅游活动，或违反"明示入账"规定向具体医疗机构、医疗人

---

① 《中共中央印发〈中国共产党纪律处分条例〉》，载《中国纪检监察》2018年第17期，第6页。

员提供财物，在合规的公益赞助之外与参会医疗机构或医师直接发生经济往来的，则会被认定为通过利益输送以达到提高医药销售量或扩大市场占有的目的，进而定性为假借会议赞助之名行商业贿赂之实。

《刑法》第 93 条规定，国家工作人员是指"国家机关中从事公务的人员"，事业单位中从事公务的人员以国家工作人员论。基于《刑法》的规定，认定行为人是否属于国家工作人员的根本标准在于其是否从事公务。根据 2003 年最高人民法院《全国法院审理经济犯罪案件工作座谈会纪要》，从事公务是指"代表国家机关、国有公司、企业、事业单位、人民团体等履行组织、领导、监督、管理等职责"。是否属于国家工作人员，关键看行为人是否履行了组织、领导、监督、管理等职责。而医师在为病人诊治疾病时，利用的是与医师职业相关的专业性技能，而非与职权相关的管理公共事务的权利，从事的是技术性服务工作，因此，行使处方权一般不认定为从事公务，通常认为普通医师只具有"非国家工作人员"的身份。医疗机构单位领导和部门（科室）负责人等具有职务的人员才有可能构成受贿罪的主体。

对于在学术活动中未按照规定标准支付"讲课费"或者出现"吃空饷"情况的，不论是以回扣、提成、现金等传统的明显的形式，还是以"讲课费""会议费""培训费"等更为隐晦的形式进行的直接或间接的利益输送，符合《反不正当竞争法》第 7 条"采用财物或者其他手段贿赂下列单位或者个人，以谋取交易机会或者竞争优势"之规定或《刑法》受贿罪、非国家工作人员受贿罪等罪名的构成要件，就会被认定为商业贿赂。

国家卫健委指出，规范开展的学术会议和正常医学活动是要大力支持、积极鼓励的。学术会议的开展能够推动科学技术发展，促进行业文明与进步，提高技术人员的业务能力水平。因此，学术会议本身的价值无法用金钱来衡量。在医疗反腐过程中，要查处不合法、不合规的报酬和赞助，只有做到精准制裁，不偏不倚，才能最大限度减少对行业良性发展不必要的影响，肃清营商、医药产业合作的环境，最终加速医疗和经济的健康发展。

四、药械企业和医务人员有关学术活动的建议

（一）举办学术活动的基本要求

参加医疗学术活动具有积极的社会意义，学术会议本身具有正当性和合法性，药械企业支持医学研究，推广新技术、新科技，是对我国健康事业发展的支持，同时也是各企业应尽的义务和责任。新药和新器械的研发，动力本身就来源于企业，倘若医师和企业都对学术会议积极性不高了，那么产学研的道路想必不会通畅。因此，学术会议必须有，关键是明确界限。医务人员保留真实的会议资料，注意开会的行程和地点，避免早到晚走，避免无关费用的支出，企业将赞助费用控制在合理范围内，有明细表可查，如此，一场正规的学术会议，才能良性发展。

1. 邀请参加授课专家的人数应符合会议的规模。因演讲、授课、提供专业意见等需向与会专家支付劳务报酬的，支付标准不得超出市场公允价格。对于讲课费，协会、企业应制定讲课费、服务费支付管理办法，按照专家级别设定合理课时费，并规定每个专家年度讲课次数上限、金额上限等。

2. 学术会议的举办地点应有助于实现会议目的。学术会议举办目的是开展学术活动，进行学术交流，沟通专业信息，因此，会议举办的地点应当便于会议开展，应当避免选择旅游胜地或奢侈的地点举办学术会议，如按摩馆、温泉馆、度假区、滑雪场、高尔夫场、邮轮等；在招待时间上，需与学术会议期间相匹配，不得不合理地早于或晚于活动时间。

3. 对与会专家参加学术会议的赞助应限于参会必要费用。这些费用主要涉及交通、住宿、餐费及会议注册费的支付，且赞助的标准应符合

市场通常水平；不得为赞助参加学术会议的人员安排旅游、休闲等活动，不得为其个人消费支付费用。参照《RDPAC 行业行为准则》（2022 年修订版）的要求，餐饮标准为每人每餐不超过 300 元。参照《中央和国家机关培训费管理办法》的规定，培训住宿不得安排高档套房，不得额外配发洗漱用品；培训用餐不得上高档菜肴，不得提供烟酒；除必要的现场教学外，7 日以内的培训不得组织调研、考察、参观。

4. 药械企业为参会医务人员提供礼品要谨慎。药械企业在为参加会议的医务人员提供礼品和个人服务方面应当合规，除符合商业习惯且金额适当的纪念品外，原则上医务人员不应接受企业提供的个人礼品或个人服务。禁止提供的个人礼品，如电子产品、化妆品；禁止提供的个人服务包括任何与医疗卫生专业人士的职业无关、仅医疗卫生专业人士个人获益的服务。

5. 赞助医院或协会主办学术会议的合规建议：（1）对会议性质进行事前审查，确保会议属于与诊疗技术相关的学术性会议；（2）避免将医院内部业务科室、职能部门或协会内部机构等非独立法人作为赞助对象；（3）签订书面协议，明确赞助资金仅能用于会议本身，确保专款专用；（4）赞助资金必须"公对公"，并由受赠单位出具公益事业捐赠统一票据或会议赞助发票，避免将赞助款交给个人或某个部门。

（二）药械企业举办学术活动的合规要点

1. 参加学术活动医务人员的条件要求

（1）参加各种学术活动，应本着急需、实用、创新、解决实际问题的原则，应根据单位业务工作实际、学科建设和发展规划等有目的地参与。参加业务管理培训人员应符合举办培训部门下发的培训通知要求。

（2）外出参加学术活动的人员应在安排好工作的前提下参会。

（3）各级学术活动参加者在结束活动后，应及时向科室的负责人及相关领导汇报，携带回来的各种学习培训资料供集体学习，实现共享。

2. 参加学术会议的审批程序

（1）公立医疗机构内医务人员申请外出参加会议、培训，必须持会议通知书和（或）参会论文，填写外出学习审批表，由所在科室负责人确认并签署意见后，根据干部管理的相关权限，经逐级审批后方可参加。

（2）涉及科研课题、学科建设等急需参加的培训，由相应学科、课题组提出申请，经单位相关部门审核、备案，报相关领导批准后方可参加。

（3）在境外（含港澳台）召开的学术会议，应由参会人员持相关有效凭证提出书面参会申请，由所在科室负责人确认并签署意见后，报相关部门审核、备案，经单位领导集体讨论决定并经上级主管部门审批后方可参加会议。

3. 学术会议经费管理

（1）凡符合条件经正常程序批准同意参加学术会议，可根据具体规定报销会务费、交通费、住宿费等，具体参照当地差旅费管理办法。

（2）通过科研经费开支参加学术会议的，经费报销严格按照科研经费使用管理办法实施。

4. 学术活动纪律要求

（1）严格贯彻落实中央八项规定精神，持续推进卫生健康系统党风廉政和政风行风建设。

（2）与活动内容无关的人员不得列入，不能将外出活动作为干部的福利来安排。

（3）外出地点和时间应严格限定在计划之中，不得临时擅自变更或增加。

（4）严肃外出纪律，活动时间均须按照相应人事规定开展。

（三）医务人员收取讲课费的注意事项

1. 学术会议参会报酬的合规取得

讲课费是医务人员为真实、必要的医学交流活动所付出劳务的报酬，即支付讲课费的目的是正当的，有别于"影响药品采购或者药品处方行为"或者"谋取竞争优势"，衡量讲课费的合规标准归纳为真实性、必要性和合理性三项。

（1）真实性。真实性一向是讲课费最为关键的合规标准。药械企业能否证实每一笔讲课费支出均以真实学术会议和讲课劳务为基础，是判断药械企业的"真实性"合规要求是否完善的标准。从证明力的角度，来自第三方的证据材料、网络留痕记录、照片与视频资料、签到表等证据材料更具有证明力，企业单方制作的会议资料证明力相对弱一些，企业对于讲课费支出的真实性文件材料要求，应更加注意留存证明力更强的证据材料。

（2）必要性。必要性要求学术活动具有学术交流的价值和意义。如学术活动丧失学术价值，开办学术活动并支付费用的动机即脱离了学术目的。对必要性的判断具有较强的主观性，且较难划定统一标准，尤其对于单次活动，判断是否具备必要性比较困难。但如果将药械企业一段时间内的学术活动进行统计分析，则有可能通过学术活动的费用比例、内容受众、频次等的关联性，对必要性做出概括分析。以下情形有可能被认定学术活动不具有学术价值：①当事人（工作人员）自认学术活动不具有学术价值。比如，相关学术活动资料中载明，开展活动的目的为激励或奖励医师开处方。②学术信息过于基础、陈旧、重复，对于专业人士而言，不具有交流价值。监管机关可审查医药企业开展的学术交流活动的具体内容、具体受众、场次等，以作出判断。

（3）合理性。合理性主要是指支付价格是否与医师的劳务付出相匹配，是否符合市场公允价值等。医药企业通常会参照市场行情和企业自身情况，建立内部讲课费支付标准，一般可以做到将单次讲课费控制在适当合理的区间。但可能忽略设置讲课费的时长标准以及讲者的资历标准等，该等标准同样影响讲课费的合理性判断，企业需要更加综合、全面考虑。

2. 医务人员收取讲课费基本要求

中国化学制药工业协会于 2020 年 12 月 31 日发布《医药行业合规管理规范》（PIAC/T 00001—2020），该规范明确指出，医药企业可以聘请医疗卫生专业人士在其举办的学术会议及讲座上担任讲者或提供其他劳务。医疗卫生专业人士可因其所提供的专业服务获得相应报酬。

需要注意的是，有以下行为的则属于违规：其一，未与医疗卫生专业人士等专家签署书面协议，直接付费；其二，支付费用明显高于市场公允价值的，变相进行利益输送；其三，未根据专家职级、提供劳务服务内容、时长等合理确定费用标准，违规支付讲课费/服务费/劳务费，如专家讲课时长过短，不符合费用支付标准，仍然付费，或者专家的学生、助理等资质条件不符合要求的讲者提供服务，但仍向专家支付讲课费，变相实施商业贿赂行为；其四，讲课的内容过于商业化，不具有专业性，或讲课 PPT 由企业制作，但仍向专家支付费用。因此，医务人员参加学术会议并获取劳动报酬时，要注意以下三个方面的要求：一是收取的讲课费数额要合理。关于授课专家收取讲课费，国家相关部门有比较明确的取酬标准。因此，只要讲课费在合理范围内，符合相关标准或符合市场价格标准，均属于合规收入。二是存在讲课的事实。医务人员应参加真实、合法的学术活动，制作 PPT 课件等教材，并进行实际授课。三是依法纳税。讲课费属于劳务费，医务人员收取讲课费需要按照劳务费的标准缴纳个人所得税[①]。

[①]　李建云：《医药反腐回顾及六大合规要点》，载"微信公众号 | 友帆医事法"，https://mp. weixin. qq. com/s/qdb4oqZR1XQPIHAreomx7w，最后访问日期：2023 年 10 月 30 日。

2023 年 8 月 15 日，国家卫健委就全国医药领域腐败问题集中整治工作发布有关问答，其中提到："需要整治的是那些无中生有、编造虚假学术会议的名头，进行违法违规利益输送，或者违规将学术会议赞助费私分的不法行为"，而"规范开展的学术会议和正常医学活动是要大力支持、积极鼓励的"①。

---

① 国家卫生健康委医疗应急司：《全国医药领域腐败问题集中整治工作有关问答》，载"国家卫健委网"，http://www.nhc.gov.cn/ylyjs/pqt/202308/f39311862637470ab199f8fa2fef8449.shtml，最后访问日期：2023 年 10 月 30 日。

第十一章　医师多点执业的问题及规范要求

——禁止未经注册备案多点执业、"走穴"、"开飞刀"

　　医师作为医院提供服务的核心和主体，代表着医院的服务资本。医师提供的服务质量直接影响医疗机构市场竞争力和知名度；医师的发展直接关系到医院的整体工作计划、发展规划、医疗质量以及相关医疗经营活动①。因此，医师处于医院运营的中心地位，有效的管理能够发挥医师在医疗服务过程中的整体功能②。

　　基于这样的背景，基层医院为了提高自身的服务能力，满足患者的要求，从其他医院邀请专家、教授来本院出诊。兼职和"走穴"、"开飞刀"能给医生带来更多的收益，使其自身技术能力得到进一步锻炼，也能提高有限医疗资源的利用效率，还能在一定程度上缓解老百姓到大医院就医跨入高门槛产生的"看病难，看病贵"的问题，但是兼职和"走穴"、"开飞刀"暴露出更多的弊端。比如，导致医院人才的流失、医生不合理的额外收入机会增多、医疗事故解决难度增高等，在一定程度上扰乱了正常的医疗秩序。

---

　　① 胡志民：《我国公立医院医师兼职执业状况及相关因素研究》，北京协和医学院 2008 届硕士学位论文。

　　② 卞鹰、于晶波、Stephen Jan 等：《对医生收入及院外兼职的利弊分析》，载《中国卫生经济》2004 年第 3 期，第 17—21 页。

一、概述

(一) 多点执业相关概念

"走穴""开飞刀"是在注册医疗机构以外开展诊疗活动，也属于广义上的多点执业，因其未经过单位批准以及逐利等特点，又与医疗机构组织安排的多点执业不同。

1. 医师多点执业

医师多点执业是指获得执业（助理）医师资格的人员，注册两个及以上的执业地点，并在上述执业地点按照所注册的执业类别和执业范围从事执业活动。其宗旨是让符合条件的医师充分发挥自身潜力，同时使其在服务患者的过程中获取合理报酬。

2. "走穴"

"走穴"一词是 20 世纪 80 年代演艺界出现的新名词，最早是指国家正规文艺单位的演员，不经所在单位许可，以营利为目的，经中介人联系擅离职守的演出活动。在权威字典中的解释是"演员私自演出获取额外报酬的一种行为"。"走穴"之后被引入医疗、教育、娱乐等行业。从以上表述看，"走穴"是一种为了自身利益的个人行为，不受法律保护。所以，大家对于"走穴"的印象多为负面的。随着社会的发展，很多行业（包括教师、律师等）出现了类似演员职业的"走穴"现象，他们大多数是行业内的知名人士，或者在某一领域比较权威的资深专家。"走穴"不是一个理论概念，而是一种社会现象的形象比喻。可以看出"走穴"有两个隐含的问题，一是谋利，二是非法。

一般意义上医生"走穴"，是指医生通过个人的关系，在自己本职工作注册地点以外的其他医疗机构提供医疗技术的有偿服务，医生与"走穴"医院没有任何合同的约束，不在法律保护的范围之内，因此，其收入所得也是"灰色"的。

3. "开飞刀"

"开飞刀",也称"飞刀手术",这都是通俗说法。文义理解就是医生坐飞机去其他医院给病人开刀做手术,业内称之为"飞刀",取意"飞过去动刀"。在医疗行业里,"开飞刀"属于医生赴异地会诊、手术等诊疗活动的管理范畴。

在我国医疗资源尤其是优质医疗资源分布不均衡的情况下,出现一线城市的专家收取一定报酬赴外地手术的"飞刀"的现象。需要注意的是,"开飞刀"有较大的随意性,充满了各种风险和乱象。

(二) 医师多点执业与"走穴"、"开飞刀"的区别

医师多点执业与"走穴"的区别主要表现在以下三个方面:其一,两者的驱动力不同。"走穴"主要是受到个人利益的驱动,"走穴"能给医师带来额外的利益收入,这是医师外出执业的主要驱动力。而多点执业着眼于人人享有基本医疗卫生服务,方便患者就医,把基本医疗卫生制度作为公共产品向全民提供,公益性是医师多点执业的主要驱动力。其二,两者的受规范保护程度不同。"走穴"是医师未经原执业单位的批准而到其他医疗机构开展医疗服务的行为,是一种非法的、不受法律保护的行为。尽管"走穴"经过多年的发展实践,形成了一些各方普遍认同并且遵守的惯例或称"潜规则",但是毕竟没有规范的制度保护,存在诸多的不确定性。多点执业则是在相应制度约束下的执业行为,为了保障其顺利实施,国家相继出台了《中共中央、国务院关于深化医药卫生体制改革的意见》《医师多点执业管理暂行办法(征求意见稿)》等相关的法律规范,为医师多点执业提供了强有力的制度保护。其三,两者的整体协调程度不同。"走穴"作为一种个人行为,只是为了追求个人利益的最大化,不可能在外出行医医师之间的地域、时间、专科等方面形成合理的布局。但是多点执业在实施之初就是作为一个整体来进行布局的,其目的就是在一个大的区域范围内甚至全国范围内实现现有

医疗资源的合理分布。

"开飞刀"也属于医生"走穴"的一种，但是"开飞刀"的范围更集中，主要是外科医生通过非正规途径私自到外地做手术。而"走穴"除了外科医生去非注册医疗机构开刀做手术之外，还包括急诊科、内科、放射科等科室的医生去非注册医疗机构行医。医师多点执业和"走穴"、"开飞刀"三者的区别详见表6。

表6　医师多点执业和"走穴"、"开飞刀"三者的区别

项目	多点执业	"走穴"	"开飞刀"
收入合法性	合法	不合法	不合法
医疗机构次序性	必须同等重视	没有次序性	没有次序性
启动主体	组织安排	医生个人	医生个人
是否经本单位同意	是	否	否
价值取向	公益性，缓解基层卫生需求	个人利益	个人利益
秩序性	有序	无序	无序
时限性	时间固定	临时性	临时性

（三）医师多点执业规范和要求

医师多点执业是医师作为一种稀缺的、专业技术性很强的人员，其为患者提供的医疗服务为社会发展和人民生活所必需。医师必须经过多年的专业教育、实务培训，并经过国家严格的统一考试，方可确定医师资格。医师这种特殊的医疗资源，在世界上任何国家都是稀缺的，因此各国在对医师执业管理上基本上都采取一种开放的态度，允许其自由执业、多点执业，以最大限度地发挥其掌握的专业技能，为社会服务，为患者服务。

我国医师多点执业有一个发展演变的过程。最早我国对医师的管理采取传统的人事管理模式，医师执业隶属于所在医疗机构，医师即医疗机构的人，只能服务于一家医疗机构，不得额外兼职，不得到其他医疗

机构执业。2009 年卫生部印发《关于医师多点执业有关问题的通知》①（卫医政发〔2009〕86 号），并在部分地区先行试点。2010 年，北京市根据《中共中央、国务院关于深化医药卫生体制改革的意见》中"稳步推动医务人员的合理流动，促进不同医疗机构之间人才的纵向和横向交流，研究探索注册医师多点执业"精神和《关于医师多点执业有关问题的通知》的要求，结合本市实际情况，经市卫生局请示卫生部，成为试行医师多点执业政策的试点城市，制定了《北京市医师多点执业管理办法（试行）》②，即在北京市行政区域内允许医师在第一执业地点以外的医疗机构，按照所注册的执业类别和执业范围从事执业活动。《北京市医师多点执业管理办法（试行）》自 2011 年 3 月 1 日起实施以来，截至 2014 年 5 月，北京市共计有 1993 名医师办理了多点执业注册，执业范围涉及内科、外科、妇产科、儿科等多个专业。办理多点执业的医师第一执业地点以公立三级和二级医院为主，第二执业地点以民营医院和社区卫生服务中心等医疗机构为主。

此外，还有互联网医疗等新型多点执业模式。实践中还存在医师私自外出开展诊疗活动的行为，如"走穴""开飞刀"。这些行为游走于"灰色地带"，当诊疗活动不顺利甚至造成医疗损害时，"灰色地带"中的违规及相应责任就会暴露出来，需要引起医生足够的重视。

多点执业政策的实施，有利于调动医师执业的主动性，有利于促进区域间、机构间人员和技术交流，有利于更好地统筹调配本市医疗卫生资源，对提高基层医疗机构和社会举办医疗机构诊疗技术水平，促进其科学发展起到积极作用，一定程度上解决了本市医疗资源分布不尽均衡、配置不尽合理的问题，在方便群众看病就医和减轻群众就医负担等方面具有重要意义。

---

① 已失效。
② 已失效。

（四）"走穴""开飞刀"面临的风险问题

"走穴""开飞刀"是未经批准的多点执业行为，具有非法、逐利的特点，而不是以公益、有序为特点，目的不纯正会带来不良后果，导致"走穴""开飞刀"产生一系列问题。

1. "走穴""开飞刀"现象影响医疗行业总体形象

总体上外科专家做手术的费用高于其他科室医生"走穴"的费用。虽然医师多点执业合法化，但不论是医联体形式还是互联网医疗模式抑或对口支援模式，均是经过单位允许的多点执业。而"走穴""开飞刀"是医生为提高收入私自联系的医疗行为。这类医生擅自多点执业，追求利益最大化，而忽视了医疗质量，不仅损害了患者的利益，影响了医师的个人形象，还对医疗机构的发展和医疗秩序的维护造成巨大危害。

医师"走穴""开飞刀"除了会引起异地执业医疗风险的增大，也会波及原医疗机构，医疗质量下降。同时，医师"走穴""开飞刀"给医疗机构的行政管理、人事管理、医师科研成果归属、业务培训管理及医疗业务核算等问题带来较大麻烦。

2. "走穴""开飞刀"面临的技术风险

"走穴""开飞刀"的医师多来自较大城市的三级医院，且多是职称较高的"名医"或"专家"，都是医疗领域的主力军。他们在原医院不仅承担繁重的医疗工作，还担负着教学和科研的工作，"走穴""开飞刀"给其精力带来了极大挑战。另外，医师到异地执业多是因为有急重病症患者，抢救时间紧急，而医师在原本工作间隙奔波于两个执业地点间，可能在没有充分了解异地执业患者病情的情况下即为其实施手术或治疗，很可能造成医疗事故的发生。

此外，医师选择到某机构进行"走穴""开飞刀"，除考虑专业技术的匹配外，还会考虑对方是否有相应的医疗设施及条件。医疗卫生服务具有较强的专业性和协同性，除了医师高超的业务水平以外还需要优秀的团队合作协同才能完成优质的医疗服务，尤其现代医疗条件下的手术，不仅是主刀一个人掌握技术就可以保障手术成果、手术安全，麻醉师、护士，围手术期管理的医护人员，都会影响患者安全。医师"走穴""开飞刀"多是针对危重患者或是重大手术，由于"走穴""开飞刀"的地点多为基层偏远医院，其仪器设备和技术人员储备不足，无法保障医疗诊治的有效协同，无疑会增加医疗风险的发生。

3. "走穴""开飞刀"面临的法律风险

地点的差异会对医师原本已经掌握的专业知识和医疗技能产生一定消极影响，而且该地点是否具备足以支撑整个医疗活动顺利进行的设备和环境直接影响了医疗活动的危险系数。医师"走穴""开飞刀"超出了注册的执业地点行医，可能面临行政处罚甚至刑事处罚。对于已取得医师执业资格的人超出执业地点行医，情节严重的，不宜认定为非法行医罪，可以依行政法规对其进行处罚。对于已取得医师执业资格的人明知该超出的执业地点不具备从事医疗活动所必需的设备和环境仍从事医疗活动，勉强行医可能会对病患的生命健康安全造成威胁，却仍然进行医疗活动、放任危险结果的发生。那么，我们可以认为执业地点的变动已经对非法行医罪的构成与否产生了实质性的影响。在该种情形下，已取得医师执业资格的人超出执业地点行医，情节严重的，构成非法行医罪。

二、医师"走穴""开飞刀"中的法律关系分析

医师"走穴""开飞刀"是一种医师利用个人技能、业余时间在外兼职的行为，因为没有得到其登记注册的执业医疗机构的授权，也没有经过批准或者同意，所以该行为属于医师的个人行为，与其登记注册的执业机构没有关联。在分析医师"走穴""开飞刀"中的法律关系时，医疗机构仅指与医师之间发生临时雇佣合同关系的一方，而不包括医师

登记注册的执业机构。

（一）医疗机构与患者之间的医疗合同关系

医疗机构与患者之间形成的医疗关系属于民事合同关系。医疗合同虽然不是《民法典》所明确规定的有名合同，但是它具有了民事合同的基本特征，如双方当事人法律地位平等、一定程度的缔约自由、双方权利义务对等。当然，由于医疗合同的公益性质以及医疗活动的高度专业性等特点，医疗合同同时具有非典型性民事合同的特点，如医疗机构承担强制缔约义务，患者因缺乏专业知识和技术条件而处于弱势地位等。然而，每种法律关系都有自身的特点，并不能因此而否定其本质属性。

（二）医疗机构与"走穴""开飞刀"医师之间的雇佣关系

根据《医师法》的规定，医师只能在其登记注册的执业机构从事诊疗活动。医师在其他医疗机构的"走穴""开飞刀"行为实际上在双方主体之间成立了民法上的雇佣关系，即受雇人向雇佣人提供劳务，雇佣人向受雇人支付劳动报酬。在医疗机构提供医疗条件的前提下，医师利用自己的专业技能和劳动力为医疗机构指定的对象提供诊疗服务，医疗机构向医师支付相应的报酬。雇佣合同属于民事合同的一种，当事人可以在地位平等和意志自由的条件下对合同条款进行协商，包括双方的权利义务以及法律责任等内容。应当说明的是，雇佣合同与劳动合同不同，医师无须加入医疗机构而成为其中一员，双方之间也不存在支配与被支配的关系。医师只需要按照诊疗规范的要求，以自己的专业技能为患者提供服务，便可以获得合同中约定的报酬，基本上反映的是一次性使用与被使用劳动力的商品交换关系。

（三）多点执业医师与患者之间没有直接的法律关系

虽然医师的诊疗服务直接针对患者提供，但是，这并不表示二者之间存在直接的法律关系，医师是以医疗机构的名义为患者提供医疗服务，是一种职务行为。就医疗合同来说，当事人是医疗机构和患者，具体实施诊疗活动的医师并不是合同当事人。就雇佣关系来说，当事人是医疗机构和医师，患者只是行为对象而已。由此可见，医疗机构的法律地位是双重的，它分别与患者和医师产生法律关系，但是医师和患者之间没有直接的民事法律关系。所以，患者在医疗活动中遭受损害，提供医疗服务的医师，无论该医疗机构是其主执业地点，还是多点执业地点，该医师都不能成为该医疗损害责任纠纷的被告，患者只能起诉其就医的医疗机构。

但是根据相关规定，多点执业医师在多点执业中应当与多点执业的医疗机构签订劳务合同，这种合同没有法定的合同内容和形式，医师和医疗机构之间可以在法律范围内进行多种约定。比如，双方约定因多点执业医师产生的医疗损害责任由多点执业医师承担，虽然患者在起诉的时候不能直接起诉医师，但是在医疗机构作出赔偿之后，可以依据协议向医师追偿。所以，规范多点执业的医师应当购买个人多点执业责任的保险。如果医师"走穴""开飞刀"造成医疗纠纷，虽然在民事责任上仍然由医疗机构承担，但是医师有面临行政处罚甚至被追究刑事责任的可能。

【案例 11-01】"走穴"医生手术失败，责任单位输了官司[①]

2001 年 9 月，郭某到山东省泰安市某医院看病，一名张姓医生诊断后，推荐其到建设疗养院外科中心做手术。该中心与张医生的关系不浅，手术也由张医生本人"走穴"去做。不承想，由于操作不当，患者术后感染。这时，张医生又让郭某转入自己所在的医院。郭某住院治疗 16 天后也不见好转。此后，郭某转入多家医院治疗，花费了巨额费用，也没有痊愈，最后造成面部左侧偏瘫，经鉴定为七级伤残。

于是，郭某一气之下将建设疗养院、张医生及其所在医院推上了被

---

① 《走穴医生手术失败，责任单位输了官司》，载"新浪网"，https://news.sina.cn/sa/2005-07-25/detail-ikkntiam4184035.d.html? from=wap，最后访问日期：2023 年 10 月 10 日。

告席。法庭上，建设疗养院辩称，张医生在该院手术时，自己的医生、护士均未参与，所以没有责任；张医生所在医院则辩称，张医生在"走穴"期间的医疗行为并不代表该院的职务行为，且手术也不在该院进行，所以该院不应该承担责任；张医生本人辩称，郭某面部左侧偏瘫不是手术造成的，而是其自身病情发展的结果，法院应驳回其诉讼请求。

法院在审理期间查知，郭某在手术后曾多次索要发票，张医生通过他人从自己所在医院开出了两张借用他人住院号所开的发票。一审法院曾要求建设疗养院进行司法鉴定，以确定张医生在该院外科中心进行的手术是否存在过错，以及该手术与郭某面部左侧偏瘫是否存有因果关系，但被建设疗养院拒绝。

法院认为，根据医疗纠纷举证倒置的原则，建设疗养院应当承担举证不能的法律后果；同时，因张医生只是手术医生，让其直接承担责任，没有法律依据。法院判决，建设疗养院赔偿郭某医疗费 13.6 万余元，精神损害费 1 万元。

评析

医师"走穴"，实际是未按照注册的执业地点执业，有构成非法行医的风险。对于正规医院正常邀请专家（医师）会诊，通常是采取事先向当地卫生行政主管部门或者医疗机构对该专家予以登记的做法，使被邀请的专家的诊疗行为合法，同时将该专家的诊疗行为置于行政主管部门监督之下。这种异地行医，虽不属于非法行医，但其接受邀请医疗机构委托从事医疗行为，仍是一种代表受托医疗机构的职务行为，其法律责任应由邀请其行医的医疗机构承担。这种情况下，医师个人不应承担责任。

但从前面的案情来看，张某可能属于非法行医。要判断这一点，主要看张某是否要求患者在建设疗养院办理正规的医疗手续，即患者是否依法与建设疗养院形成医患关系。

如果没有，张某的行为属于个人非法行医行为。因非法行医造成患者损害后果的，并不属于"医疗事故损害赔偿"，而属于一般人身损害赔偿；不应按照《医疗事故处理条例》规定的赔偿项目和赔偿标准进行赔偿，而应按照《民法典》的规定，按照过错责任进行赔偿。同时，建设疗养院不可能对其在该院的行医行为不知情，但仍默许纵容这种行为发生，为其提供外部条件，其行为亦有过错，应承担相应民事责任。

如果张某要求患者在建设疗养院办理正规的医疗手续，患者依法与建设疗养院形成医患关系，应由建设疗养院对外承担民事责任；而张某非法行医，应承担行政责任。如果张某"走穴"是经过自己所在医院的批准，而且也接受了疗养院的邀请，发生医疗纠纷，仍应由疗养院对外承担民事责任。除非张某所在医院与疗养院有合作协议约定的，按协议处理。

三、"走穴""开飞刀"中的医师责任分析

医师"走穴""开飞刀"时未经过所在医疗机构同意，一旦诊疗过程中出现差错，造成医疗损害，将会承担相应法律责任。即使治疗顺利，其"走穴""开飞刀"行为以及接受患者送予的"劳务费"行为也会受到单位、组织的否定性评价。

（一）民事责任

如果"走穴""开飞刀"医师存在不当诊疗行为并导致医疗损害，医疗机构有权向其追偿。例如，医师错误诊断病情造成患者严重损害，医师违反《药典》以及《药物使用说明》的规定违规使用药品，医师违反诊疗规范而违规操作，医师违反高度注意义务或职业道德而耽误疾病治疗等。《民法典》第584条规定："当事人一方不履行合同义务或者履行合同义务不符合约定，造成对方损失的，损失赔偿额应当相当于因违约所造成的损失，包括合同履行后可以获得的利益……"第1191条第1

款规定："用人单位的工作人员因执行工作任务造成他人损害的，由用人单位承担侵权责任。用人单位承担侵权责任后，可以向有故意或者重大过失的工作人员追偿。"因此，不论是根据合同有关追偿的规定还是有关雇佣的规定，医疗机构在向患者承担完赔偿责任后，有权依据合同相对性追究医师的违法行为给自己造成的损失，包括医疗机构向患者支付的损害赔偿费以及诉讼过程中产生的合理费用。

即便手术没有给患者造成损害后果，但是患者给"飞刀"医师的"劳务费"缺乏法律依据，程序上和形式上都不合法，可能会被患者及其近亲属以"不当得利"[1]为由提起诉讼。

如果医疗机构和"飞刀"医师分别实施了不当行为，而二者的行为是造成损害结果的共同原因，则由双方根据各自过错的大小和原因力承担按份责任。过错是行为人实施行为时的一种可受责难的心理状态。根据义务人违反注意义务的程度，过错分为故意、重大过失和一般过失三种。原因力是指在构成损害结果的共同原因中，每一个原因对于损害结果发生或者扩大所发挥的作用力。当然，在比较过错大小和原因力时，应当充分考虑双方的注意义务、专业水平等因素。

【案例 11-02】 医联体内医师会诊的"劳务费"是否属于不当得利[2]

2017 年 11 月 27 日，原告亲属宋某某感觉右手麻痹，到被告天水市某医院诊断检查。被告天水市某医院诊断为颈动脉狭窄，并积极建议住院手术治疗。住院第二天，行脑血管造影，确诊双侧颈动脉起始段狭窄。住院期间宋某某因院方护理不当肺部感染。被告天水市某医院主张对宋某某行右侧颈动脉支架植入术。在宋某某肺部感染尚未治愈的情况下，为了迎合该院外聘的兰州专家陈某某的时间安排，在尚不具备手术条件

---

① 不当得利是指没有法律依据，使他人利益受到损失而自己获得了利益。《民法典》第三编"合同编"第二十九章专门规定了"不当得利"。
② 甘肃省天水市秦州区人民法院（2019）甘 0502 民初 1324 号民事判决书。

的情况下，于 2017 年 12 月 8 日给宋某某行右侧颈动脉支架植入术。之后，被告天水市某医院的医师要求原告向被告陈某某支付 4000 元专家费，原告当时就给被告 4000 元现金。被告收取的 4000 元明显系不当得利，应当向原告返还并支付利息。手术后，宋某某即出现颅内出血、重度肺部感染、低蛋白血症等症状，最终于 2018 年 1 月 14 日去世。患者近亲属认为，医疗机构有过错，提起诉讼主张医疗损害赔偿，并退还 4000 元专家会诊费。

法院受理后启动司法鉴定，鉴定意见认为，宋某某的医疗后果是因实施颈动脉支架植入术，术后并发颅内出血、肺部感染，抢救无效死亡；医院的诊疗行为无过错，不存在因果关系。

法院认为，本案的鉴定结论仅是鉴定人从医学领域对疾病发展的大规律进行分析后所作的结论，该结论为法院从法律上分析当事人的过错责任奠定了基础，但不能代替法官的判断。从本案的实际情况来看，引起医疗损害后果事实上的原因在排除第三人过错、医疗产品质量、医疗意外、患者自身特殊体质等原因外，一般只包含两个因素，即患者原有疾病与医疗过错。本案中，宋某某原有疾病为颈动脉狭窄，该疾病若经合理的治疗并不必然发生死亡的后果，且宋某某就诊时作为 76 岁高龄的老人，其患有高血压、冠心病，还曾做过冠脉支架植入手术，被告天水市某医院仍选择对宋某某行右侧颈动脉支架植入术的治疗行为，该手术极有可能引发颅内出血，故该治疗方案的选择并未充分考虑宋某某年龄较大，及其身体客观存在的一些特殊情况，该院在治疗方案的选择上存在一定程度的过错。同时，天水市某医院作为宋某某的治疗单位，邀请省人民医院陈某某协助手术但未增加其执业地点，存在瑕疵。

综上，虽然被告天水市某医院在诊疗行为上并无过错，但在选择合理诊疗方式上存在过错，故对原告主张由三被告连带赔偿原告亲属宋某某医疗费用 127940.56 元的诉讼请求，本院根据本案实际情况应确定由被告天水市某医院酌情给予原告 50000 元补偿。关于原告主张的由三被告连带返还原告专家费 4000 元及利息的诉讼请求，因被告陈某某收取该款项后未向原告出具任何收据，致使原告无法通过正常途径予以报销，应予返还，但陈某某系天水市某医院邀请的大夫，且陈某某完成的手术经鉴定并无过错，故该款应由被告天水市某医院予以返还。关于原告主张三被告连带赔偿原告精神抚慰金 10 万元的诉讼请求，因宋某某的死亡并非遭受非法侵害，故对原告主张的精神抚慰金不予支持。被告陈某某为宋某某进行诊疗行为，系职务行为，且并无过错，故不予承担赔偿及补偿责任。最终判决被告支付原告补偿款 50000 元，并返还原告专家费 4000 元；驳回原告的其他诉讼请求。

评析

我国地域辽阔，经济发展存在地区差别。鉴于患者就医需求与优质医疗资源分布不均衡之间形成"剪刀叉"式的反向关系，为了满足基层患者的就医需求，尤其是基层患者疑难杂症的诊治、疑难手术的开展，确实需要专家"下沉"，直接到基层提供医疗服务。然而，由于医疗执业地点和医疗费用的限制，很多基层医疗机构难以启动正常的专家会诊程序，于是专家"走穴""开飞刀"应运而生。

专家"走穴""开飞刀"虽然满足了部分基层患者的医疗需求，但这种行为毕竟违反法律规定，且医疗服务强调团队合作，尤其在开展一些风险高的疑难复杂手术时，围手术期的护理和后续医疗非常重要，专家做完手术即离开，后续医疗护理工作如果跟不上，患者便会面临很大风险。所以"开飞刀"存在很大的医疗风险，这种风险甚至处于不可控的状态。因此，对"走穴""开飞刀"现象，医疗界反对者众多。

从法律的角度来看，我国医疗执业采取医疗机构执业制，非医师执业制。换言之，医师获得医师资格必须注册到一家医疗机构，以该医疗机构的名义提供医疗服务。即便是个体诊所，也应当是先注册、备案成立了医疗机构，医师才能在该医疗机构以该医疗机构的名义为患者提供诊疗服务。因此，是医疗机构与患者订立医疗服务合同，发生医疗损害责任纠纷也只能起诉医疗机构。那么，医务人员未履行相关法律手续，私自接受其他医疗机构的聘请或者患者的邀请开展医疗活动，不符合法律规定，由此收取的医疗服务费、劳务费等，都属于不当得利。本案中患者起诉后，法院正是将专家收受的劳务费认定为不当得利作出判决的，这应当引起医疗界的重视。当下，为满足基层医疗机构开展诊疗服务，满足患者的就医需求，医疗机构及相关医师可以走两个程序，即可以避免这种尴尬局面：一是根据《医师外出会诊管理暂行规定》的要求，办理外出会诊手续；二是医师按照多点执业的要求，办理多点执业手续。①

（二）纪律责任和行政责任

医师"走穴""开飞刀"行为违反了《医师法》第57条的规定，即医师未按照注册的执业地点执业，卫生健康主管部门或者中医药主管部门可给予其责令改正、警告、没收违法所得、罚款、暂停执业活动直至吊销医师执业证书的处罚。

医师"走穴""开飞刀"行为也违反了《医师定期考核管理办法》（卫医发〔2007〕66号）第26条、第27条的规定，即未经所在机构或者卫生行政部门批准，擅自在注册地点以外的医疗、预防、保健机构进行执业活动的，考核机构应当认定为考核不合格。对考核不合格的医师，卫生行政部门可以责令其暂停执业活动，并接受培训和继续医学教育。同时，《医师外出会诊管理暂行规定》第20条也规定，医师擅自外出会诊的，由所在医疗机构记入医师考核档案；经教育仍不改正的，依法给予行政处分或者纪律处分。

医师"走穴""开飞刀"的行为违反了上述法律法规的规定，属于非法行医，卫生行政部门可根据情节轻重，给予批评教育、党纪政纪处

---

① 刘鑫主编：《医疗损害赔偿诉讼全流程手册》，中国法制出版社2022年版，第162—164页。

分、行政处罚；涉嫌犯罪的，移送司法机关依法处理。

如果该名医师是中共党员，且其在"走穴""开飞刀"中收受了患者给予的超出正常收费标准的"劳务费"，则可能会受到组织处理或者处分。

根据《中国共产党纪律处分条例》第 121 条的规定："有其他违反廉洁纪律规定行为的，应当视具体情节给予警告直至开除党籍处分。"医生在"走穴""开飞刀"过程中，一般都会收取较为高额的费用，费用名称令人眼花缭乱，"劳务费""红包""治疗费""手术费"不一而足。但是不论是何种名称的费用，都是医生在自身合法收入之外的收入，是医生利用了自身的专业技术、所在医疗机构的影响力等收取的费用，该收入往往超出了正常的医疗收费标准，未通过正规途径进入公共财政，直接进入了自己的"腰包"。加之党员医生理应起到先锋模范和带头作用，理应以更高的标准要求自己，理应受到更严格的监督。

因此，对于"走穴""开飞刀"医生收取"劳务费"的行为，纪检监察机关可以根据《中国共产党纪律处分条例》的规定给予相应处分。如果情节轻微，可以适用第一种形态进行批评教育、约谈提醒；如果情节较重，可以视具体情节给予警告直至开除党籍处分。

【案例 11-03】 医师"开飞刀"术前饮酒被停职检查①

外科医师于某在 2003 年 10 月 27 日，利用下班休息时间到天津某医院为患者齐某实施"左侧骨盆陈旧性骨折"手术，谈好报酬为 2000 元。但术前于某和手术助手竟然向陪餐的患者家属要酒对饮。患者家属说，齐某手术后被推进病房时，手术部位还有两根引流管在向外淌血，20 多分钟时间里就流满了两便盆，但此时包括于某在内的 6 名医护人员仍在继续喝酒。直到次日 0 时 30 分，齐某因失血过多死亡后，于某才匆匆赶

① 《北京医生"走穴"走向合法化》，载"民主与法制网"，http://www.mzyfz.com/news/times/2/20090420/133544.shtml，最后访问日期：2023 年 10 月 10 日。

回病房。患者家属事后得知，于某是骨关节专家，并不擅长做骨盆手术。这次手术经天津市大港区医学会鉴定，术前对手术的复杂性和疑难程度估计不足准备不充分，术中和术后抗休克等治疗不力，为最高级的一级甲等医疗事故。事故发生后，于某被停职检查。

评析

该案中，医生不仅未在注册的执业地点执业，还在术前饮酒，甚至在患者手术部位向外淌血的情况下还在继续饮酒，无视患者生命，不仅严重违反医德和医师伦理、严重违反医师执业伦理道德的行为，还违反了医疗卫生法律法规。当然，此事发生在2003年，那时的法律尚不健全，只能按照《执业医师法》的规定处罚。现在我国的医疗卫生法律进一步完善，《医师法》第58条的规定，严重违反医师职业道德和医学伦理规范的行为，最重将会面临终身禁业的行政处罚。

【案例 11-04】 医生收患者红包，术后 4 天患者死亡①

患者杨某轩因先天性心脏病、室间隔缺损于2014年1月3日入三亚某医院住院治疗，1月12日医院实施气管插管+体外循环下室间隔缺损修补术，术后转ICU治疗。1月16日患者出现呼吸、心搏骤停，经抢救无效死亡。

通报显示，医院在诊疗过程中存在缺陷。术前对病情复杂性估计不充分，分析欠缺，术后出现病情变化处理不妥，未尽到高度注意义务，与患者的死亡后果存在直接的因果关系。同时，医院对该事件应对不力，处置失当。且医务人员收受红包，在患者杨某轩手术前后，心胸外科副主任李某分两次接受患者家属给予的每次800元的约包，共计1600元。中华医学会于2015年12月2日对杨某轩与三亚某医院医疗纠纷案件作出最终医疗事故鉴定，结论为一级甲等医疗事故，医方承担次要责任，

---

① 《医生收红包，术后四天患者死亡》，载《重庆晨报》，https：//static. nfapp. southcn. com/content/201610/14/c145999. html，最后访问日期：2024 年 4 月 14 日。

过失参与度为 50%。

调查组最后对该事件作出如下处理：给予心胸外科副主任李某责令暂停 6 个月的执业活动；对三亚某医院未向卫生行政部门上报医疗事故的行为给予警告的行政处罚，并责令该院立即改正。

手术医生张某为外请医生，海南省卫健委向其所在单位的行政管理部门发函，建议按照有关法律法规，对张某进行相应的行政处罚。责令三亚某医院对李某和其他负有直接责任的医务人员给予相应的党纪、政务处分。

评析

本案是基层医疗机构通过非正常渠道聘请外院的专家来院做手术，且涉及医师收受患者红包的事件。由于术后患者死亡，引起患者家属不满，遂发生医疗投诉。在医疗纠纷发生后，医疗过程往往存在各种争议，但最核心的问题还是医疗行为是否符合法律、法规、规章和诊疗规范、规程。本案通过中华医学会鉴定，认为医方违反法律、法规、规章和诊疗规范、规程，最终作出了一级甲等医疗事故、医方承担次要责任的结论。卫生行政部门依据该鉴定意见，对医疗机构及医务人员给予行政处分和行政处罚。

（三）刑事责任

关于"走穴""开飞刀"医生的刑事责任，要视其具体行为情节而定，由于医生的主体身份以及医生"走穴""开飞刀"行医时并未利用职务便利，因此"走穴""开飞刀"医生不构成受贿罪，但是医生有可能构成其他犯罪。

1. 医生在"走穴""开飞刀"过程中收受红包不构成受贿罪

医生在"走穴""开飞刀"过程中收取红包行为是否构成受贿罪，定性的关键在于医生是否属于国家工作人员以及医生是否利用了职务之便。医生是否属于国家工作人员需要视其是否具有行政职务、具体岗位而定，本书不作详细探讨。判断其是否利用职务之便的关键则在于：一是患者有求于医生的是专业技术还是事实上参与医院药品购销的权力；二是医生收取红包是利用了何种便利，是专业技术上的便利还是职务上的便利。很显然，这两个要点的结论都是前者。

首先，患者到医院就诊后，与医院之间形成了医疗服务关系，患者所期待的是医生提供的优质技术服务。虽然医生开具处方的行为也影响患者的经济负担，但患者更关心的是如何尽快地消除病魔带来的痛苦，送红包的目的也是期望医生提供尽可能优良的技术服务。对于医生的临床诊疗和处方行为如何影响医院的药品购销、管理，患者及其亲属事实上是不关心的，更何况"走穴""开飞刀"的医生不开处方、不涉及药品购销。

其次，医生收取患者或其亲属红包的对价是在其技术能力范围内尽更大的努力、提供尽可能精细的诊疗服务。双方交换的标的仅限于医疗服务合同范围内的业务、技术，并不涉及其他。显然，医生收取患者红包所利用的是其拥有的专业技术、医疗机构的影响力。实践中，医院和医生名声越大、技术水平越高的医生收取的红包也往往较多，也从侧面说明了这个问题。此时医生收取红包的行为并不涉及医院的药品管理活动，因此不属于公务活动，也不是利用职务上的便利。

从另一个角度来看，为患者提供科学、合理的诊疗方案，是医生的天然职责，也是医生诊疗岗位的当然职责。即便患者没有给医生送红包，医生也不能违反医学常理和有关岗位技术规范提供不合理的诊疗方案，否则其可能面临行政、民事等一系列不利后果。医生收取红包的行为损害的是医务工作者的职业道德和医院正常的管理秩序。由上可见，医生在诊疗过程中收取患者红包的行为，不符合受贿罪所要求的"利用职务上的便利"，因此不能以受贿罪论处。

2. 医生"走穴""开飞刀"可能构成其他犯罪

"走穴""开飞刀"的医生无法构成受贿罪，并不意味着"走穴""开飞刀"的医生就可以逃避刑法的处罚。根据《刑法》第 335 条的规定："医务人员由于严重不负责任，造成就诊人死亡或者严重损害就诊人身体健康的，处三年以下有期徒刑或者拘役。""走穴""开飞刀"医生在诊疗或者手术过程中导致严重后果，如严重残疾或死亡，如果手术医生存在严重不负责任的情形，可能构成"医疗事故罪"，而面临承担刑事责任。

根据《刑法》第 163 条第 1 款、第 2 款关于"非国家工作人员受贿罪"的规定，如果医生频繁"走穴""开飞刀"，每次均收取高额费用，累计金额较大、情节严重的话，虽然无法构成受贿罪，但是有可能构成非国家工作人员受贿罪。

【案例 11-05】 医师"走穴"，被以非法行医罪判刑 10 年①

赵某是 A 市医疗机构医师，具有医师执业证书。自 2005 年起，赵某开始在 B 市某私人诊所行医，先后于 2005 年 9 月及 2006 年 8 月两次被 B 市卫生局行政处罚。但赵某仍然偶尔在该私人诊所进行非法行医活动。2006 年 8 月 16 日 9：00，赵某在该私人诊所内用药物利凡诺为妊娠 4 个月的张某引产，导致张某腹痛、呕吐不止。次日，张某在 B 市妇女儿童医院抢救，但最终因急性肾小管坏死、急性肝坏死致急性肝功能及肾衰竭抢救无效死亡（药物利凡诺引产方式为早期医院采用，现通常不再使用，引产时，若利凡诺过量，会引起急性肝肾衰竭）。2006 年 B 市公诉机关以赵某构成非法行医罪提起公诉，经审理，法院判决赵某 10 年有期徒刑。

评析

医师异地执业，如果不办理相关手续的话，一旦出事或者被举报，

---

① 徐青松：《执迷不悟非法行医遭判刑再敲警钟走穴需严加监管》，载《中国社区医师》2011 年第 7 期，第 25 页。

将面临比较严重的法律责任。本案发生在 2014 年以前，那时医师注册只能有一个执业地点，超出注册执业地点的执业行为一般会被认定为超范围执业，在行政处罚上会被按照非法行医处罚。在非法行医罪的认定上，该医师是否属于非法行医的主体，实务中存在争议。本案由于患者死亡，最终司法机关以非法行医罪追究赵某的刑事责任。当然，在 2014 年以后，国家允许医师多点执业，医师到其他医疗机构执业，应当办理注册或者备案手续，未办理相关手续的，仍然面临被行政问责的风险。

四、医师异地规范开展医疗业务的建议

医师异地执业存在的问题主要是异地执业医师身心压力较大，无法保证执业质量，且异地执业医疗机构的设施不能满足需求，医师"走穴""开飞刀"现象仍然存在，发生医疗事故的风险较大，一旦实施不力，将影响原医疗机构的业务发展和医疗事业管理，扰乱医疗秩序。将"走穴""开飞刀"行为纳入正规轨道，才能避免问题发生。

（一）深化医疗卫生人事制度改革，促进社会资源优化配置

医师要顺利进行异地执业，首先必须有独立执业自由权，其前提是解决自身的人事关系问题。不置可否，目前我国的医生管理制度相对封闭，医师隶属于医院统筹管理，属于"单位人"，这就在一定程度上束缚了医师的流动，导致了多点执业政策实施在一定程度上受阻。通过对西方国家医疗卫生人才管理体制的研究发现，西方的医师执业权利属于个人，其自身价值通过市场流通、异地执业或者选择执业得以体现。所以，目前我国要推行异地执业，首先要改革现有的卫生人事制度，充分调动医师的积极性，让医师在选择注册多点执业时可以没有后顾之忧，继而改变我国医疗资源稀缺且分布不均的现状，使得医疗卫生人才可以真正地、合理地流动起来。

具体来说，可以从以下三个方面着手：其一，医师多点执业后与受

聘的医疗机构签订聘用合同，依据《劳动合同法》的规定，约定好工作条件、内容以及时间、责任和利益如何分配。其二，改革医疗收入制度，使医院和医务人员收入合理化；通过实行激励制度，推动按劳分配制度的完善，使公立医院的高水平医务人员的技术奉献与收获相符；规定异地执业医生的收入公开化、透明化，接受税务部门的监督。其三，职业进阶行业化。按照国际惯例，医师应该实行行业自治。充分发挥医师协会的作用，使其承担起医师的培训、考核、考试，审查和认证医师执业资格，监督、检查医师执业情况等有助于医师队伍建设和医师职业发展。

（二）严格规定医师异地执业的准入、考核和范围

严格规定医师异地执业的准入，医师多点执业是医师的一项工作权利，但医师有义务以自己的实际医疗水平来确定是否能够胜任多点执业的工作，这就需要建立异地执业医师准入制度。要明确规定医生的专业技术职称、学历、工作年限，以往执业违规情况，奖惩情况，以及身体健康状况，并根据各地区的不同情况灵活制定相应的多点执业医师准入制度，以匹配各个地区的医疗技术能力和设备储备能力，使得多点执业更好地发展。

明确医师多点执业的考核制度，原执业地点和异地执业地点均要针对医生的专业技能和医德表现进行定期考核，一旦考核不合格，取消其多点执业的资格。建立多点执业医师考核登记信息库，内容包括考核的医疗机构名称、考核的方式、考核的内容、考核的成绩、考核的奖惩处理结果等，并将此信息面向原执业地点和异地执业地点医疗机构及患者公开，以便医生多点执业得到全面的考核和监督。

严格限制医师多点执业的范围，医师多点执业必然会影响原执业医疗机构的正常工作进度，如何减小其损失，维持正常的医疗秩序，需要对医师多点执业的医务人员，尤其对于下级医院及缺乏临床经验的年轻医务人员限定其范围和执业地点数量。可以借鉴国外相关经验，对多点执业地点距原执业单位的路程距离进行规定，也可以对医生的固定工作

日和自由工作日进行规定。另外，规定医师在异地执业的时长范围，以保证医师能有充沛的精力完成本医院及异地医院的医疗任务。

（三）完善《医师法》等相关法律

为了保证医师多点执业的合法化，必然要明确一系列法律法规的规范和制约，因此完善《医师法》等相关法律法规必然处于首要及先决地位。

首先，《医师法》需要规定医师多地点执业登记的内容。尤其针对跨省、跨市异地执业的内容，此外被返聘到医院行医的退休医师、试用期医师，以及其他一些日常较为常见的活动。例如，下乡扶贫活动、野外施救、意外抢救等，均涉及医师"异地行医"的违法风险。所以在医师多点执业合法化后，需要完善针对异地执业的具体行为哪些是必须注册的，哪些看作特殊情况不需要注册等相关法律法规，使法律规定更具体、更具可操作性。其次，针对医师多点执业的这种特殊执业形式，完善医疗事故及医疗纠纷处理方式和政策，明确医疗责任主体及其他相关事项，并完善税收制度。

（四）加大异地执业的宣传力度

从医师的角度，对于异地执业的认知程度，是其决定是否异地执业的前提。政府应该在发布政策文件的同时要求医院必须对院内的医生进行政策解读，并对满足异地执业资格的医务人员进行多点执业流程指导。一方面，体现院方对于异地执业政策的支持，让医生可以没有后顾之忧。另一方面，通过院方的指导，医师可以对政策了解得更加透彻，避免信息传递的误解。

大众媒体、社区等对医师异地执业进行宣传，使百姓意识到"小病进社区，大病进医院"的理念。在此基础上，加强基层医疗卫生服务体系的建设和完善，减轻大型医院的患者压力，减少医师的工作量，给予医师异地执业的空间，提高基层医疗服务机构的卫生服务质量，形成医师异地执业的良性循环。

第十二章　医务人员社会兼职的问题及规范要求

——不得因兼职影响医疗工作，禁止"黑灰产"兼职

　　长期以来我国区域经济发展不平衡，卫生资源相对缺乏，在配置和分布上存在严重的差异，包括地区、城乡、等级等方面。基层医疗资源的利用率相对较低，而有限的优势医疗资源承担了大部分的医疗服务。随着我国社会主义市场经济体制的建立，社会资源的配置逐渐通过市场机制和方式来实现人才资源逐步成为社会的共有财富，人才流动也越来越频繁。医务人员兼职执业正是通过市场进行卫生人力资源配置的一种方式，打破卫生人才为一个单位所有的格局，实现卫生人力资源社会共同拥有，有利于充分利用人力资源，满足患者对高质量医疗服务的需求。且随着科技的进步，医生可以通过远程医疗平台远程提供医疗咨询和建议，这也使得医生可以更好地利用时间，其工作内容也有更多的可能性。

一、概述

（一）相关概念

1. 兼职

兼职是一个中文词汇，来源于"兼"和"职"两个字。在职业领域中，它区别于全职，指的是职工除本职工作外的额外工作。[①] 我国在改革开放之前，不允许人们从事本职工作以外的、有报酬的兼职，兼职被看成"不务正业"。在党的十一届三中全会后，实行改革开放以来，兼职才合法化。

2. 医疗兼职

医疗兼职是指依法取得相应资格的从事医疗活动的各类人员，除在其正式工作单位外，还参与其他医疗或非医疗领域的工作或活动。主要包括医疗执业性兼职、医疗学术兼职。按照时间和参与程度分类，还可分为长期兼职（长期担任某一学术机构的顾问或教授）、短期兼职（参与某一短期研究项目或临时咨询任务）。按照是否获得报酬分为取酬性兼职与公益性兼职。

3. 非医疗兼职

非医疗兼职是指在医疗机构供职的医务人员，在其完成本职工作之余，到其他机构参与其他非医疗领域的工作或活动。这类兼职与医疗业务没有直接关系，不涉及医疗执业许可，只要该医务人员不属于国家工作人员，不违反国家的法律、法规规定，这种兼职仍然应当鼓励。

4. 兼职违法行业

医务人员是受过系统的医学专业知识教育和培训，掌握临床医学理论知识和技能，拥有诊疗经验，并获得国家授予的医疗执业资格的特殊主体。在一些国家不放开并严格管理的领域，在正规渠道难以实施，但

[①] 邹瑜：《法学大辞典》，中国政法大学出版社1991年版，第12页。

社会仍有需求，因而滋生了"黑灰产"，如代孕、私摘器官等。但这些工作仍然需要医务人员才能完成，所以就有医务人员到这些地下医疗机构兼职。这是违法犯罪行为。

（二）医务人员兼职的政策变迁

医务人员是指依法取得相应资格的从事医疗活动的各类人员，属于专业技术人员，包含人力资源与智力资源。医务人员兼职既有巨大的社会需求，也是其增加收入、追求更好生活，自我价值实现、被需要等强大的动力。因此，国家出台了一系列的文件，允许、鼓励兼职，并通过兼职获得合理的报酬。

中共中央组织部、人事部、卫生部于 2000 年 3 月 30 日印发的《关于深化卫生事业单位人事制度改革的实施意见》（人发〔2000〕31 号）第 8 条规定，"还可根据工作需要采取专职与兼职相结合的方式，聘用部分兼职技术骨干。医疗机构要根据医疗工作的特点，制定兼职管理规定，加强对兼职人员的管理"。该意见的出台，一方面以医疗卫生行业视角肯定了兼职的合法性，另一方面也提出医疗机构应当制定兼职管理规定，规范兼职活动。

国家卫生健康委、国家发展改革委、财政部、人力资源社会保障部、国家医保局于 2019 年 4 月 28 日发布了《关于印发开展促进诊所发展试点意见的通知》（国卫医发〔2019〕39 号），第（六）条提出："鼓励医师举办诊所。鼓励在医疗机构执业满 5 年，取得中级及以上职称资格的医师，全职或兼职开办专科诊所。鼓励符合条件的全科医师，或加注全科医师执业范围的专科医师，全职或兼职开办全科诊所。兼职开办诊所的医师要按照多点执业有关要求，与主要执业医疗机构通过签订协议等形式明确双方的责任、权利和义务，对其在主要执业医疗机构的工作时间、任务量、服务质量和薪酬绩效分配等提出具体要求，确保兼职开办诊所的医师能够完成主要执业医疗机构的工作。"随着上述一系列政策的出台，医务人员在职创业作为兼职的一种形式正式拉开序幕。

2022 年 8 月 3 日，国家卫生健康委发布了《关于印发"十四五"卫生健康人才发展规划的通知》（国卫人发〔2022〕27 号），规定："改革薪酬制度，创新激励保障机制……鼓励基层医务人员在政策允许的范围内通过兼职兼薪获取报酬……"该文件正式提出医务人员可通过兼职获取合理的报酬。

二、医务人员社会兼职的形式与违规风险

医务人员，由于具有广泛而特殊的培训经历和知识，其工作机会不仅仅是在医院环境中的临床实践。他们可以是医学教育者，参与教学，培训医学院的医学生或新入职医生；可以作为医学相关研究人员进行临床试验，研究疾病或开发新的治疗方法和医疗技术；也可以作为医疗顾问，为制药或医疗设备公司提供咨询或在法律案件中提供专家意见，甚至创办或加入医学企业，特别是在生物技术或健康技术领域；还能进行医学写作或编辑，撰写医学相关文章、书籍或科普教育材料，以及担任医学期刊的编辑。在社会价值方面，医生可以为政府机构或非营利组织工作，参与医疗卫生政策制定或规模更大的卫生倡议、流行病控制或社区卫生。

随着科学技术的更新，对互联网、媒体的应用，在医学媒体与传播以及数字信息健康工作，以医学专家或主持人的身份出现在电视、广播或在线平台上……医务人员兼职存在共性的风险，即时间管理问题。由于医师兼职增加其工作强度和时间，可能导致医生疲劳，进而影响到他们的医疗判断和技能，从而导致医疗质量、安全度下降，增加医疗差错的风险，这将损害患者的利益，甚至发生医疗纠纷。因此，医务人员需注意时间与压力管理，避免增加医疗差错的潜在风险以及工作满意度和个人生活质量的影响。同时，兼职要求医务人员适应额外的工作环境以

及为了保持各项工作的专业胜任力，还需额外的培训。而本节讨论的医务人员社会兼职，笔者将其分为三大类讨论各自存在不同的风险点。由于在第十一章已重点讨论多点执业，本章主要阐述非多点执业的社会兼职，主要有以下几种情况。

（一）医务人员兼职医疗执业相关工作

医务人员与执业相关的兼职是指拥有医学或医疗相关专业知识和工作经验的个人，在主要医疗职业之外，选择从事与医学、健康护理或医疗领域相关的有偿工作或提供专业服务的活动。但这里特指除医师多点执业外的医疗兼职，如护士在其他医疗机构中从事患者护理、护理查房等工作，药师在其他医疗机构中从事药物调剂、药师查房等。通常与个人的医疗专业背景、技能或兴趣相关，但它们不是个人的主要职业，可以涵盖多个领域，包括医疗实践、教育、研究、管理、政策制定、咨询等。比如，诊所或私人执业、急诊医疗服务、医疗志愿服务等。医生在做这类执业时，需仔细评估兼职机会，确保其与主要医疗职责相协调。了解兼职工作的法律和伦理责任，确保遵守相关法规和准则。建立有效的时间管理和工作计划，以平衡主要医疗职责和兼职工作。与雇主或雇主机构进行透明沟通，明确兼职工作的责任和期望。

医务人员兼职与医疗执业有关的工作，其工作内容有时难以跟需要医疗执业资质的工作区别。比如，有的兼职是提供"医学咨询服务"，但是如果把握不好，把握不准"诊疗"与"咨询"的界限，就可能被认定为"医疗行为"，从而被以非法行医、超范围执业予以处罚。在一些涉及其他领域的医学兼职中，更是难以把握其中的界限。比如，在国际反兴奋剂机构中兼职"血检官""尿检官"，参加一些药械企业、保健品企业的推广宣传活动做健康咨询等，都存在"医疗行为""医疗执业资格"等方面的风险。

另外，医师可能因"隐形兼职"存在廉洁风险。例如，利用外出会诊（出诊看病、检查手术、康护训练），或技术指导查房，收受额外的利益。又如，作为其他医疗机构投资合伙人，有的医务人员是资金入股，有的医务人员是技术入股，还有的医务人员是"资源"入股。技术入股的医务人员通常在行业中名气较大，病人会冲着该医生的技术前来就诊治疗，为该诊室带来经济来源；"资源"入股的医务人员通常在较为有名的医院任职，有机会接触大量的医疗和病员资源，可以将"外溢的"资源转介到工作室而获益。

【案例 12-01】 "孙杨案"中护士担任兼职"血检官"[①]

2022 年 9 月时，孙杨家中突然来了三名自称是世界反兴奋剂机构的检测官，说要对孙杨进行飞行药检，但是检测官没有齐全的资质证明且整个检测的程序跟以往不一样，在进行血样采集之后，孙杨发现"血检官"不专业，要求对方出示身份证件时出现疑问，孙杨质疑采样的程序，因而拒绝对方将血样带走，并且表示愿意等其带全了资质过来再配合取样。但是主检测官拒绝了孙杨的要求，之后双方发生不愉快，孙杨就把血样的容器砸碎了，还让保安把检测官赶走了。2022 年 11 月 15 日进行了庭审。原本给孙杨做药检的三个检测官都已经录了口供，并且他们都承认了自己的身份，第一名是该次飞检的负责人，虽然自称世界反兴奋剂机构的工作人员，但未能出示任何相关授权证件，只带了个人身份证。第二名血检官是一位护士，当时她穿着超短裙，见到孙杨后首先表达了自己是孙杨粉丝，甚至还要求拍照，这实在难以让人相信是世界反兴奋剂授权的检测人员。第三名是主检测官的助手，没有检测资质。孙杨介绍，"血检官"护士执业注册地为上海某医院，却在杭州对其进行采血，最关键的是该名护士当时只出示了 2009 年浙江省颁发的护士初级专业技术资格证，没有出示护士执业证书。事后查证，该护士的注册

---

① 刘鑫：《运动员兴奋剂检测样本采集主体研究》，载《证据科学》2020 年第 6 期，第 732—744 页。

执业地点为上海某医疗机构。正因为这名护士在兼职"血检官"时的不专业行为，引发了这场旷日持久的世界反兴奋剂机构状告孙杨涉嫌"暴力抗检"案。

评析

《世界反兴奋剂条例》及《检查和调查国际标准》明确规定，"血检官"的采血行为首先应当符合采血行为所在国的强制性法律规定。根据《护士条例》规定，护士跨地域执业的，必须办理相关登记备案手续，否则不得在执业注册地以外地区进行执业，如有该行为，相关医疗卫生机构应当依法作出处理决定。从本案公开的资料显示，该案中担任"血检官"负责对孙杨采血的护士，其虽然有护士资格，但其注册执业地点为上海某医疗机构，至今我国对护士的执业仍然限定为一个医疗机构，不允许护士多点执业。退一步说，即便护士离开了原来的执业单位，她也难以注册到世界反兴奋剂机构名下开展护理执业，因为世界反兴奋剂机构不是医疗机构，更不能在中国境内跨行政区域执业。本案世界反兴奋剂机构对我国运动员的采血，目前只能是委托当地的医疗机构的护理人员采血。我国的公安交通管理部门对于可疑酒驾人员的采血，即通过委托程序来完成。因此，医务人员违规兼职不仅会有廉洁风险，也会在执业资质等方面存在风险。

（二）医务人员在学术组织兼职

医师在学术组织兼职，担任荣誉性职位、学术顾问、学术委员会成员、专家组成员等，担任国内外相关学会组成人员，担任学术刊物主编、副主编、编委等，担任国际会议主席或分会主席，担任国际学术机构的专家顾问等。其实这些职务都是虚职，甚至没有工资、劳务报酬，或者仅有少量象征性的酬劳，是医务人员的社会义务。但是，在我国崇尚学术的大背景下，人们首先是对专家有一种敬仰、依赖，但另一方面也有人想借助这些学术组织、学术刊物来实现自己的个人利益、商业利益，因而有利益输送、利益交换的可能。在此种兼职形成下，可能存在学术造假，涉及廉洁等问题。

医疗学术兼职①包括担任荣誉性职位、学术顾问、协（学）会和学术委员会核心领导成员（会长、副会长、秘书长、主任委员、副主任委员）、行业惩戒委员会核心成员、当地或区域甚至全国性专家组成员、担任学术刊物主编等核心成员。此类任职，通常为行业中权威专家，有一定的行业威望和社会影响力。通常相关领域的专家、权威聚集在相应的学术组织中，技术力量强，在行业中有推动医学领域的发展和创新，促进知识共享、教育和实践的提高，以及改善医疗体系和患者护理质量的作用。涉及的项目有咨询、研究、教育、出版书籍与刊物等，许多行业相关指南、操作规范、行业惩戒与教育培训等也是委托学术组织完成。行业机构与人员的分级评选制度和考核制度，特殊岗位的任职要求或特别荣誉的评选；研究立项与相关经费的走向；新技术、新方法、新产品的认定、开展与推广都由这类组织和专家承担，可见在行业中的重要地位与突出贡献，与之伴随的是"钱""权""利"的风险。

而学术组织还可与外部单位合作，可以加强资源、知识和专业经验的交流，有助于解决医学领域的复杂问题，通常涉及的单位有医学相关院校、医疗机构、政府部门、制药和生物技术公司、基金会和慈善机构以及社团等，可见学术组织涉及的与"权""钱""利"相关的资源很广，也容易产生廉洁问题。

故医务人员在担任上述学术任职时，应充分认识到该任职是自身在行业中的一种荣誉，是兼职不兼薪的社会责任与义务，对容易产生廉洁问题的风险点有充分的认识。例如，应杜绝在各类项目评审、机构评估、出版物或研究报告审阅、奖项评定时，出于直接、间接或潜在的利益冲突而作出违背客观、准确、公正的评价；绕过评审组织机构与评议对象

---

① 本书只讨论非领导职务的医学专家及普通医务人员的学术兼职。

直接接触，收取评审对象的馈赠。另外，在学术组织兼职的医务人员，同样为医学研究人员，也应当遵循由国家卫生健康委、科技部、国家中医药管理局于 2021 年 1 月 27 日发布的《关于印发医学科研诚信和相关行为规范的通知》（国卫科教发〔2021〕7 号）。例如，在学术组织中科普宣传、开展学术交流时，应遵循该规范的第 21 条第 1 款的规定："医学科研人员在成果推广和科普宣传中应当秉持科学精神、坚守社会责任，避免不实表述和新闻炒作，不人为夸大研究基础和学术价值，不得向公众传播未经科学验证的现象和观点。"在编辑出版医学学术、技术、信息、科普等各类期刊、图书资料时应遵循第 33 条的规定："医学科研机构负责人、学术带头人及科研管理人员等应当率先垂范，严格遵守有关科研诚信管理规定，不得利用职务之便侵占他人科研成果和谋取不当利益。"

我国的学术组织担负大量的学术规范、标准、指南、专家共识的编纂工作。这些规范性文件会涉及一些诊疗技术、方法、药品和医疗器械，如果在编制这些技术性文件的过程中加入一些企业和个人的利益因素，后续生效的规范性文件将会给这些企业或者个人带来丰厚的利益。另外，学术会议、学术刊物还会发表研究论文，论文是技术职称晋升的重要指标之一，很多单位在评技术职称时，都会有具体的研究成果、学术论文的发表要求。因此，担任学术会议、学术期刊审稿、编辑、出版任务的专家就可能会成为想发表论文的作者的围猎目标。

【案例 12-02】 发生在医学杂志社的贪腐窝案①

某医学期刊行贿案牵出了编辑部 5 人贪腐窝案：因涉嫌贪污，主编张某国、副主编韩某、编辑部主任庞某、市场发展部主任马某、编辑部出纳张某 5 人悉数在 2015—2017 年被查处。几乎在庞某和马某 2015 年 8

---

① 萧龙群：《发生在医学杂志社的贪腐窝案》，载《检察风云》2018 年第 13 期，第 26—27 页。

月因涉嫌单位行贿被刑事拘留的同时，张某国也因涉嫌受贿被菏泽市检察院批捕，出纳张某随后落网，最后被调查和逮捕的是副主编韩某。张某国和韩某分别是某省卫生厅基层卫生与妇幼保健处处长、副处长，本来只是兼职或挂名，但作为主管的行政部门的官员，他们通过在卫生厅的资源为编辑部创收，享受着高额回报。2005—2011年，某医学期刊编辑部庞某和马某为推广发行该杂志和增加编辑部营利性收入，在杂志发行过程中，为感谢菏泽市某单位科长崔某的帮助，给予崔某回扣款及感谢费共445712元。根据鄄城县人民法院的刑事判决书，崔某在2015年被刑事拘留，主要受贿款项均来自某医学期刊，在庞某和马某的证言中，2005年某医学期刊编辑部为崔某提供了30%的回扣；自2006年起，马某将回扣额度提高到了40%。该杂志每份定价96元，这意味着每卖出一份杂志，崔某就获得28.80元或38.40元的回扣款。最终本案5名犯罪嫌疑人贪腐金额达350余万元，被法院判处3年至10年不等的有期徒刑。

评析

本案是医学期刊在出版、发行、征订过程中发生的利益诉讼腐败案。杂志编辑出版后，需要有客户订阅才能营利，为此杂志社往往动用各种方法，广泛招揽客户，尤其具有行政管理权限的行业监管行政部门，更是杂志社做工作的主要对象。行政部门动用其管理权力，要求其管理对象订阅某种刊物，杂志社根据杂志订阅的数量给予行政单位或者经办人员一定比例的回扣。本案就是在这样的背景下发生的腐败案。本案中张某国、韩某系省级卫生行政部门在职处级领导干部，在杂志社挂名兼职，在这起腐败案件中不仅受贿，还有贪污行为。最终，该二人连同卫生行政部门推销杂志的经办人员因受贿、贪污，杂志社的工作人员因行贿、贪污被追究法律责任。

【案例 12-03】 医学期刊辑的另类"权谋"①

王某是医学类核心期刊编辑部的负责人兼编辑，在审稿、录用稿件及加急发表方面有一定的自主权，越来越多的人托关系找到她。"我一开始没有收过别人的钱财，仅仅想通过帮助别人交个朋友，以后有就医问题也可自己留条后路。"她说。然而，从 2011—2015 年，她陆续通过自己及家人接受投稿人各种形式的"好处费"10 万余元。2011 年，王某认识了异性朋友 C 某。在 C 某的疯狂追求下，王某很快和关系不融洽的丈夫离婚，并带着儿子与 C 某同居起来。谁知，短暂的甜蜜后，C 某开始以各种理由向王某开口要钱。在 C 某的劝说下，她动起了"潜规则"的脑筋。一开始，她还谨慎小心，让送钱人将钱款汇至家人名下，后来越来越明目张胆，甚至直接接受他人现金和购物卡等。据王某交代，她的市场价格在 2000 元、3000 元或 5000 元不等。例如，江苏某保健院一医生为确保论文刊用，先后 3 次给她打款 2800 元。2013 年，上海某外科医生为防止因未发表论文被解聘，向王某"进贡"好处费 1 万元。最终，法院认定王某受贿 12.33 万元。鉴于案发后王某能够主动向其单位投案，如实供述了全部犯罪事实并在家属帮助下退赔了全部赃款，有认罪悔罪的表现，遂法院从轻作出判决：王某因犯受贿罪，被一审判处有期徒刑 1 年，缓刑 1 年，并处罚金人民币 10 万元。

评析

作者的文章要想顺利发表，需要经过审稿、修改、定稿、发文等环节，每个环节都可以让稿件滞留、退稿，当然也可以顺利走到下一个流程。期刊杂志社的工作人员、审稿人员以及相关参与人，对文章的发表都有一定的话语权。目前专业期刊杂志社的固定在职工作人员有限，一般都是外聘兼职人员，尤其是主编、责任编辑、审稿专家，都会聘请有

---

① 陈凤、李鸿光：《医学期刊女编辑的另类"权谋"》，载《人民法院报》2016 年 8 月 22 日，第 3 版。

一定学术造诣和影响力的专家担任。这些被聘用的医学专家对稿件的刊登、发表同样有话语权，因而就存在利益输送、利益交易的可能。

（三）医务人员在鉴定机构兼职以及以专家辅助人身份出庭

医务人员同时也可成为医疗事故鉴定专家库成员，担任司法鉴定机构医学顾问，可以在法庭上以专家辅助人身份出具专家意见、出庭质证等。依据《司法鉴定人登记管理办法》第12条第2项的规定，"具有相关的高级专业技术职称；或者具有相关的行业执业资格或者高等院校相关专业本科以上学历，从事相关工作五年以上"者可作为申请司法鉴定人的执业技术条件，而法医学是以医学、生物学、物理学和化学等自然科学为基础，研究与解决涉及司法实践中有关人身伤亡和生理病理状况的科学，是法学与医学交叉的边缘科学。因此，临床医师具有相关的执业资格与专业技术职称，在司法鉴定行业中兼职是较为普遍的现象。在司法鉴定体制改革初期，更是作为司法鉴定人员短缺的有效补充方式，满足了社会对司法鉴定的需求。随着医学的进步与发展，临床医学较法医学的学科划分更为细化、专业化，当涉及医学方面的专业学科问题时，常被邀请作为专家辅助人出庭作证。由于专家的意见直接影响量刑、赔款、服刑、任职等直接利益，故医生在兼职做专家时保证公平与科学尤为重要。

（四）医务人员兼职非医疗行业

医务人员涉足其他行业并不少见，这和医务人员本人的兴趣、社会家庭关系与背景有关，有的是以投资合伙的方式涉猎各行各业，并不参与经营，有的是直接开办经营性的非医疗机构，如教培机构、美容化妆品公司、餐饮（如酒吧、烧烤店）、网店等，其中"16名清华北大医生开烧烤店"，在"清华北大""医生""博士"等关键词的加持下，话题一度登榜新浪微博热搜前十名。后出现各种新闻"清华北大医学学霸合伙开烧烤店：曾店内'问诊'""16名清华北大医生开烧烤摊，顾客吃饭还能挂号看病，烧烤店变'医院'"等。热度的提升，随之而来的是源源不断的客流，从创业角度看他们是成功的。但同时存在各种质疑的声音，如店内"问诊"的合法性，在店内开"医嘱"的合法性，出现医疗纠纷的事件属性以及副业是否会影响正常工作等。

非医疗行业的兼职，与医务人员所从事的医疗执业无关，但是其在兼职过程中，如果人为地与其医疗执业关联，同样涉及腐败问题。比如，医务人员在医院外开办零售商店，给自己的患者发卡片、做宣传，要求患者到自己的门店消费。再如，医师开咖啡厅，在咖啡厅内对有需求的患者提供声称是"咨询"实际是"诊疗"的行为，借此招揽客户，这都涉嫌违法。

非医疗执业的社会经营性兼职，也会存在医疗风险，主要涉及时间管理问题，可能导致医生疲劳，进而影响他们的医疗判断和技能，从而导致医疗质量、安全度下降，增加医疗差错的风险。若直接利用医师身份之便做违法宣传、不正当竞争，需承担相应的法律责任。同样不得利用自己医师职务之便，将特殊行业身份所获得的资源注入医疗以外的行业中获利，损害相关方的利益，如将自己的病人介绍到自己所经营的店里消费，病人碍于希望得到医生认真看诊，对自己关照而被迫消费等。

【案例 12-04】柳叶刀烧烤摊①

柳叶刀烧烤摊，是一家由 16 名来自清华北大的医生共同筹资创办的烧烤店。其创始人王某为外科医生，他的合伙人程某以及其他的 14 位股东，都是属于北大清华医学系的学霸级学生，妥妥的"名门望族"。对于王某来说，他开这家店的初心，就是为了保证大家能够有一个健康饮食的环境。另外，也是为了让更多的同行们能够有一个下班后可以放松

---

① 《16 名清华北大医生开烧烤摊，顾客吃饭还能挂号看病，烧烤店变医院》，载"财经锦囊"，https：//baijiahao.baidu.com/s？id＝1668016933556003137&wfr＝spider&for＝pc，最后访问日期：2024 年 4 月 14 日。

的场所。医生本来就比较繁忙，每天在岗位上保持高度的精神集中，有时候还会遇到病患的各种不理解。所以在下班之后的精神放松，就显得十分有必要。而他们工作中的欢乐和烦恼，也就只有他们这个圈子里的人才能够理解。所以，这间烧烤店也成了很多医生们最爱去的地方。这里的医生们，在脱下白大褂之后，可以和其他的普通人一样来这放松。他们可以在一起讨论今天遇到了怎样的病人，讨论彼此在工作中所遇到的困难。

2018 年 7 月的一天，位于北京的柳叶刀烧烤店里来了一位身份特殊的顾客。当时身为老板的王某正在帮忙招待其他顾客，却忽然被一位面容憔悴的女子拦住道路。女子小心翼翼地说道："我……我是直肠癌晚期复发，想问一下现在还能吃烧烤吗？"因为投医无门，治疗无望，女子便想在最后期间好好放纵一把。只是后来，女子在网上发现了一家全是由医生所开的烧烤店。因为好奇，她便抱着最后的希望，前往试一试。听闻女子的问题之后，王某内心很是沉重，便详细地问了一下该人的病情以及目前所使用的一些治疗方案。经过进一步的了解，王某发现，这名女子所就诊的医院水平不是多么的先进。他说："这样吧，我帮你引荐一位大夫，他对这方面比较了解，或许有办法可以帮到你。"虽说有很多这样的顾客来到门店里咨询他们，后来都让他们股东内部转诊消化了，但王某觉得：问诊其实最好还是去医院里，那里有比他们更加专业的人。

"柳叶刀烧烤摊"俨然成为医务人员下班放松的休闲场所，也成了医患交流的集散地。

评析

医务人员除了能为患者开药、做手术，还可以开店、撸串、卖烧烤。作为医务人员，在工作之余，利用其特有的资源，开办具有医学、医疗、医院、医护特色的门店，为特殊人群提供生活服务，无可厚非。但国有国法，行有行规，医务人员在开展非医疗领域的经营活动时，同样应当遵守国家的相关法律、法规、规章的规定，并且要注意与医疗执业活动做切割。毕竟"柳叶刀烧烤摊"属于饮食经营场所，并非医疗机构，在这里开展诊疗活动属于违法行为；若仅仅为患者或其他非医学专业人员提供疾病诊疗有关的咨询，并以此作为吸引顾客的特殊服务，则是创新之举，不仅不违法，而且应当鼓励。

（五）在职医务人员经商办企业

经商办企业，主要是指经营商业、兴办企业，其形式主要有：个人独资经商办企业，与他人合资、合股、合作、合伙经商办企业，私自以承包、租赁、受聘等方式经商办企业等。2017年，人社部发布的《关于支持和鼓励事业单位专业技术人员创新创业的指导意见》明确提出，"支持和鼓励事业单位专业技术人员兼职创新或者在职创办企业"。体制内医生在内的人员，其兼职或自主创业，都在人社部的鼓励范围之内，但需注意纪法边界。

医务人员可选择兼职类别的多样化，使他们能够实现职业和兴趣多元化，同时值得注意的是，角色之间的组合或转换涉及合法性、伦理性、时间管理和患者的福祉等，故医生需管理好兼顾的多个角色，规避潜在利益冲突，做到合法合规兼职。

在职医师开办或投资合办医疗机构，包括医院、门诊部、诊所，有的是"医生工作室"。这类医生工作室通常规模较小，为病人提供更为私密或个性化的服务。有的医生工作室是一个或多个医生通过与第三方医疗机构合作，在第三方医疗机构场地内建立医生工作室，为病人提供医疗服务的形式。而工作室属于独立的第三方，是随着医生多点执业政策出台，而随之出现的新型的多点执业合作体。在该兼职形式下既涉及多点执业，也涉及利用供职医院资源，如供职单位担心医师会因时间、精力有限影响现有工作质量，也怕因此而带来病源、人才资源外流以及医疗技术或诊疗方法泄露等。该类"医生工作室"与第三方合作，医务人员或出诊看病，或检查手术，或康护训练，或技术指导查房等多种参与形式。有的医生工作室有专职的医师，同时有其他医院的医师作为投资合伙人"幕后"存在。这些"幕后"医师有的是投入资金入股；有的是技术入股，这种医务人员通常在行业中名气较大，病员会冲着该医生的技术前来就诊治疗，为该诊室带来经济来源；有的则是"资源"入股，通常这样的医务人员在较为有名的医院任职，有机会接触大量的医疗和病员资源，可以将"外溢的"资源转介到该工作室而获益，故供职单位担心医师会因时间、精力有限，影响现有工作质量，也顾虑因此而带来病源、人才资源外流以及医疗技术或诊疗方法泄露等利益冲突和风险。

【案例 12-05】 医务人员利用医院资源，非法进行利益交换案[①]

某大型医院辅助科室技师李某，既无行政职务，也无医师资质，在外宣称自己是"主任助理"，长期被唤为"李教授"，并为多人长期提供医疗建议，充当所谓的"保健医生"，利用本单位影响力搞利益交换，依托该医院职工身份大搞"资源贴现"，为他人在就医、检查保健等方面提供帮助；利用在职医院的"金字招牌"，长期在外面"活动""串联"，攀附企业老板和领导干部，充当"掮客"，为他人在职务提拔、工程承揽、子女入学等方面提供帮助，并从中大肆收受好处费。被省市纪委调查期间，声称自己不懂这些事情也涉及违法，经调查，李某存在医德、医风、廉洁方面的问题，并涉嫌职务犯罪。

评析

普通医务人员在工作之余做社会兼职，一方面可以丰富社会主义市场经济，另一方面也可以增加医务人员的收入，即便不是其本职专业工

---

① 本案为某地纪委监委"以案促改通知书"通报案例。

作，也不违反国家的法律和政策，理应鼓励和支持。然而，有的医务人员利用其在知名大型三甲医院的身份，即便不担任管理职务，也会让一些小医疗机构"仰视"。有的人正是利用这一点，甚至谎称其在医疗机构担任重要职务，以虚假身份对外合作，提供所谓的"帮助""支持"，并赚取不正当利益。如果对方是在受骗的前提下支付该利益，且数额巨大，该医务人员可能涉嫌诈骗犯罪。获利数额较小，有欺诈嫌疑，仍面临纪律处分、行政处罚。

（六）自媒体、新媒体等互联网运营兼职

自媒体、新媒体等互联网运营兼职，包括医师线上咨询、自媒体运营、直播带货等。

（七）涉医疗的"黑灰产"兼职

由于医务人员的专业性强，大家都非常重视专业知识和技能的学习与发展，往往疏于对法律法规的了解与认识，特别是兼职医务人员还应特别增加学习对相关兼职涉及的法律知识，在工作中坚守底线，不能触及法律风险，杜绝非法兼职。例如，一些医师为谋取暴利，非法从事代孕、摘取器官等工作。在医院工作期间，给自己的病人卖仿制药或有暴利的药物等。近年来，一些医务人员利用自己医院的知名度和社会影响力便利"兼职"，利用自己在顶尖医院工作，跟专家熟悉，与黄牛勾结，倒卖专家号，倒卖医院床位等；或利用"一号难求"的医院外溢资源和自身工作关系可接触到有需求的病员群体的机会，以谋取个人利益为目的，经由网上或线下途径介绍、引导患者到与自己相关的医疗机构就诊等；甚至利用医生身系患者健康乃至生命的特殊职业，大肆攀附权富，利用"人脉"关系，插手外单位的干部任免、工程承揽、子女入学等权权交换、权钱交换，从中谋利。另外，还有一些医务人员利用自己的学历和专业优势，做一些其他违法兼职，包括代写论文，代写病历等，影响教育和选拔的公平性及扰乱临床次序。这些行为同样违反国家法律、法规，应当予以禁止。

【案例 12-06】 怀远非法摘取器官案①

安徽蚌埠中院终审裁定了一起非法摘取尸体器官案。法院认定，11名死者的肝肾先后被非法、擅自摘取，6名被告人犯故意毁坏尸体罪，分别判2年4个月至10个月不等的有期徒刑。6名被告人中，有4名医生涉案，有2名是所在医院的OPO（器官获取组织）工作人员。

判决书显示：经审理查明，2017年至2018年，被告人黄某1、王某、杨某、黄某2、欧某、陆某违反《人体器官移植条例》等规定，在人体器官捐献过程中没有红十字会人员在场监督、见证；未经批准进行跨地区人体器官捐献，且在没有配偶、成年子女、父母共同签字确认的情况下，违背死者生前意愿或其近亲属意愿，在怀远县共实施摘取尸体器官手术11例，其中黄某1、王某、杨某参与11例，欧某参与8例，黄某2和陆某参与1例。怀远县法院认为，黄某1、王某、杨某、陆某作为医务人员，对人体器官捐献的规定是明知的，但在本案中未履行国家规定的诸多必备程序，非法、擅自摘取死者器官，其行为具有社会危害性；6名被告人的行为破坏尸体的原本形态，其行为均已构成故意毁坏尸体罪。2020年7月8日，怀远县法院作出一审判决，认定6名被告人犯故意毁坏尸体罪。黄某1被处有期徒刑2年4个月，王某、杨某、黄某2、欧某、陆某分别被判刑2年、2年2个月、10个月、1年1个月、1年。

一审判决后，被告提出上诉。2020年8月18日，蚌埠市中级人民法院作出裁定，驳回上诉，维持原判。

评析

器官是重要而稀缺的医疗资源，供需矛盾突出，同时，器官捐献涉及捐献者的合法权益，《人体器官移植条例》第7条第1款规定："人体

---

① 《怀远非法摘取器官案判决》，载"大皖新闻"，https://baijiahao.baidu.com/s? id=1684336175807488938&wfr=spider&for=pc，最后访问日期：2024年4月14日。

器官捐献应当遵循自愿、无偿的原则。"但非法器官买卖、移植案件频发，其背后折射出正常渠道捐献器官紧缺的困境。目前中国每年有30多万因器官功能衰竭需要移植的患者，但仅有1.6万多人有机会获得器官移植，供需比例约为1∶30。虽然如此，鉴于器官移植的稀缺性、公平性、合法性，国家对器官捐献和移植仍严格管控。人体器官捐献是一项严肃的事业，需要每个环节的严谨、负责来维持公信力。"假捐献"虽然是个案，但恶劣影响的范围非常广。一旦信任被打破，或许正规的器官捐献都会受到波及，这让无数个企图通过正规渠道寻求生存机会的人们再次遭受毁灭性打击。本案中的医务人员，无视国家法律规定，私自摘取去世患者器官，违反法律规定，构成故意毁坏尸体罪，被追究刑事责任。

【案例 12-07】团伙聘医生建黑医院非法移植 51 枚肾脏，获千万元赃款[①]

2012 年北京市海淀区人民检察院公诉一处侦结起诉了郑某等 16 人组织出卖人体器官案。在居民小区内建"黑医院"，有医护人员参与其中。目前核实涉案的有 51 枚肾脏器官、1000 余万元赃款；从寻找、供养卖肾人员，联络肾脏买家，到承租医院、别墅手术摘肾，这一犯罪团伙组织主导了出卖人体器官的整个流程，规模之大令人吃惊。据郑某供述，2010 年春节，他通过朋友介绍认识了安徽省萧县某医院医生周某。郑某告诉周某肾脏买卖利润很大，每促成一个换肾手术可以获利三四万元，并答应每做一个摘肾手术给周某 25000 元用于各种人工费用等开销。在郑某的授意下，周某出面承租了江苏省徐州市铜山县某医院的手术室，并为郑某找来了专门负责外科手术的医生赵某、杨某，负责麻醉的是医生赵某，其中杨某甚至是某医院的业务副院长。

---

① 杜晓、金轶、李刚：《一大型组织出卖人体器官案侦结起诉》，载《法治日报》2012 年 3 月 1 日，第 8 版。

据白某介绍，最初，郑某向医生赵某、杨某等人宣称自己是北京某大医院的文职人员，需要和徐州方面搞技术合作，建立一个透析中心并进行肾脏移植手术。

赵某等人虽然觉得自己只是小地方的医院大夫，论技术、论资历北京的大医院都不可能主动找自己合作。但在每次几千元的手术报酬面前，赵某等人还是对在乡镇医院的手术室里频繁地做摘肾手术之事不再多问一句，只要在郑某等人的安排下有手术就做，做完手术拿钱。

后期，当摘肾手术转移到北京后，赵某等人因为考虑到医生出省行医需要外地医院聘书邀请，为了寻求自我安慰，赵某等人甚至让郑某以北京大医院的名义给他们几名医生发了聘书，聘请他们赴京主刀手术。郑某按照这些医生的要求，自己制作了极为简单的聘书，赵某等人也明白这聘书是伪造的。

随后，从2010年3月至6月，在郑某的组织下，周某、赵某等人在铜山县某医院，共手术摘取了20余枚活体肾脏，运往北京出售给需要换肾手术的尿毒症患者。为了方便运输肾脏，郑某还专门以每个690元的价格，从医疗器械销售机构购买了6个运输肾脏的箱子。

评析

本案比案例12-06还要恶劣。前案是医务人员对逝者的不尊重，在没有得到逝者及近亲属同意的情况下，私自摘取患者遗体器官。而本案医务人员公然参与到摘取活体人身上的器官。不法人员为了牟取器官买卖的暴利，非法设立可以摘取器官的"医疗场所"，只要有场地、有资金、有设备，不法人员就很容易能够实现。但是，对脏器的摘取、存储、运输，需要由具备专业知识和技能的人员来操作，这是不法人员难以办到的。在其摘取了器官后，要实现器官移植，更是需要有接受器官移植的患者的资源，需要有熟悉掌握器官移植手术操作的医务人员。法律是公正的，最终这些参与"黑灰产"的医务人员难逃法网。

三、引导和管控医务人员社会兼职的建议

（一）限制利用权力的兼职

中共中央组织部于 2013 年 10 月印发了《关于进一步规范党政领导干部在企业兼职（任职）问题的意见》（中组发〔2013〕18 号），规范党政领导干部在企业兼职的行为，包括严格兼职程序，清理兼职行为，明确兼职要求。该意见规定，凡按规定经批准在企业兼职的党政领导干部，不得在企业领取薪酬、奖金、津贴等报酬；兼职不得超过 1 个；连任不超过两届；兼职的任职年龄界限为 70 周岁。该意见是规范党政机关的领导干部，包括参照公务员法管理的人民团体和群众团体、事业单位领导干部。对于其他领导干部，包括高校院所及国有企业的领导干部，参照该意见执行。

（二）引导医务人员合法、合规兼职

在许多国家和地区，医生是否可以兼职取决于其所在的医疗系统、执业许可要求和具体的职业合同。一些医院或医疗机构与医生签订的合同中可能有条款限制或禁止兼职，因此，在签订与医疗机构的合同时，仔细阅读关于兼职的相关条款，与兼职单位签订的合同，应明确规定职责、权利、工作时间、报酬、责任范围等。如果医生在不同的地方或国家兼职，医生在兼职前首先需要确保具有适当的许可和证书，还应了解所在国家及城市的相关法规和规章制度以及所在单位的规章制度，以免影响自己兼职的合法性。另外，医务人员在兼职非本职行业时，也应当关注该行业的法律法规，避免出现不正当竞争、侵犯知识产权、广告违法等问题。

（三）引导医务人员严格执业操守

医生的天职与使命是"治病救人、救死扶伤"。如果兼职工作可能影响医生的表现或分散其对患者的关注，那么就违反了医生的执业操守。

（1）时间管理问题。医生的工作往往非常繁忙，需要进行大量的继续教育和研究。因此，管理时间以确保既能胜任主要的医疗工作又能处理兼职工作是一个挑战。由于工作强度和时间的增加，过度工作可能导致医生疲劳，进而影响他们的医疗判断和技能，从而降低医疗工作质量和增加医疗差错的风险，这将损害患者的利益。在兼职时维持与主职相同的医疗质量标准，确保患者的安全，避免因工作过度而导致的医疗差错。

（2）利益冲突。如果兼职可能导致潜在的利益冲突，医生需要格外小心。例如，如果一个医生为某药品公司做兼职顾问，并推荐该公司的药品给患者，这可能会引发伦理问题甚至涉及医务人员的廉洁行为。

（3）保密性和数据安全。如果医生需要在不同的地方工作并且有患者的数据，在不同的医疗机构之间共享患者信息可能导致数据泄露或被不当使用，这也是医生兼职的风险之一。

（4）不当转诊。兼职会为医生提供额外的收入、经验和职业满足感，不同执业机构待遇不一致，兼职可能促使医生将患者转向更有利于自己酬劳的机构，特别是两个工作场所提供相似的服务，甚至是竞争对手，医生兼职奔走在两个机构之间有造成医疗服务机构间的资源抢夺和患者在信息不对等的情况下被不当引导，增加不必要的转院或由此带来的费用增加等损害患者利益的风险。

依据《医疗机构从业人员行为规范》第8条的规定，医疗机构从业人员需"廉洁自律，恪守医德。弘扬高尚医德，严格自律，不索取和非法收受患者财物，不利用执业之便谋取不正当利益；不收受医疗器械、药品、试剂等生产、经营企业或人员以各种名义、形式给予的回扣、提成，不参加其安排、组织或支付费用的营业性娱乐活动；不骗取、套取基本医疗保障资金或为他人骗取、套取提供便利；不违规参与医疗广告宣传和药品医疗器械促销，不倒卖号源。"因此，医务人员在兼职过程中应避免不正当利益关系。

（四）对医务人员兼职加强管理与监督

《医师法》第15条第2款规定："卫生健康主管部门、医疗卫生机构应当加强对有关医师的监督管理，规范其执业行为，保证医疗卫生服务质量。"

（1）兼职审查。医务人员应按规定和合同要求向主职工作单位报告兼职情况。医疗机构应严格把握多点执业或开办个人诊所、工作室等的医师申请资格，包括职称、服务年限、地域、医师定期考核、行政处罚等事项，定期梳理院内多点执业情况，如实上报。如医师在多点执业过程中出现违反法律、法规、规章等情形，由卫生健康管理部门及其他有关部门，依法依规进行处理。

（2）医疗质量管理。一方面，医疗机构应严控兼职医生的医疗质量，通过对医疗质量指标的管理，提升治疗效果。另一方面，医务人员在兼职工作时除需遵循行业指南和诊疗规范外，还应当遵循伦理规则，如保障患者知情同意权，对须进行伦理审查才可以开展的医学活动，应严格依法进行伦理审查。卫生健康主管部门、医疗卫生机构应加强医务人员的日常管理和绩效考核。

（3）持续教育与培训。医疗技术是医务人员为解除患者痛苦、治疗疾病的重要手段，先进的医疗技术可以使患者有更多机会、更合适的方法治疗疾病，因此医务人员应不断提高自己的技术水平，定期参与培训和学习，以确保医疗技能和知识始终保持更新；另外，医师还应当了解兼职于其他行业的法律法规。

第十三章　互联网背景下廉洁行医的问题

——禁止利用身份和职务之便直播带货

　　互联网的高速发展把我们带入了一个新的时代，借助互联网技术，医疗健康服务可以从线下走到线上，从线上影响线下，医疗健康服务线上和线下的协同发展给医疗机构、医务人员和就医群众产生了更深更远的影响。医患双方可以在互联网医疗健康服务过程中满足自己的需求。对于患者来说，在线沟通诊疗可以不用必须所有的医疗健康服务都到医院才能完成，降低了时间成本和交通成本；对于医师来说，可以通过线上医疗健康服务增加专业经验，优化个人时间安排，提高收入和进一步实现职业价值。因此在更为广阔、便捷的互联网世界医疗健康服务必将进一步发展，相关的服务模式也不仅再局限于传统，顺势新生出了多种形式的探索，如远程医疗、互联网诊疗、互联网健康咨询、互联网护理、互联网 AI 智慧医疗等。但是新的服务模式在带来更方便、高效的体验的同时也带来了新的问题，新的医疗健康服务还需要在法律规范的范围内开展，并建立医师数字职业精神，才能保证医师和患者的安全和互联网医疗健康服务行业的长远发展。

一、概述

（一）相关概念

1. 互联网医疗健康

互联网医疗健康属我国特有的表述用语，其含义与国际上的远程医疗（Telemedicine）、移动健康（mHealth）等相近[1]。它是以互联网为载体、以信息技术为手段，包括通信（移动）技术、云计算、物联网、大数据等，与传统医疗健康服务深度融合而形成的一种新型医疗健康服务业态的总称[2]。我国现开展的互联网医疗健康服务主要包括互联网诊疗、远程医疗、互联网医院等。

2. 远程医疗

远程医疗从广义上讲，是使用远程通信技术和计算机多媒体技术提供医学信息和服务。它包括远程诊断、远程会诊及护理、远程教育、远程医学信息服务等所有医学活动。从狭义上讲，是指远程医疗，包括远程影像学、远程诊断及会诊、远程护理等医疗活动。[3] 在我国，远程医疗服务包括邀方（医疗机构）直接向受邀方（其他医疗机构）发出邀请，受邀方运用通信、计算机及网络技术等信息化技术，为邀请方患者诊疗提供技术支持的医疗活动，双方通过协议明确责、权、利。远程进行会诊由受邀方提供诊断治疗意见，邀请方明确诊断治疗方案；远程诊断需在邀请方和受邀方建立对口支援或者形成医疗联合体等合作关系后，由邀请方实施医学影像、病理、心电、超声等辅助检查，由受邀的上级医疗机构进行诊断[4]。

---

[1] 中国医院协会：《2014—2020 年中国医院信息化发展研究报告》，中国协和医科大学出版社2021 年版，第 71 页。

[2] 刘智勇主编：《卫生信息学教程》，华中科技大学出版社 2021 年版，第 307 页。

[3] 赵起超主编：《医院管理信息系统》，哈尔滨工业大学出版社 2001 年版，第 162 页。

[4] 《远程医疗服务管理规范（试行）》（国卫医发〔2018〕25 号，2018 年 7 月 17 日发布）。

3. 互联网医疗健康广告

《医疗广告管理办法》将医疗广告定义为利用各种媒介或者形式直接或间接介绍医疗机构或医疗服务的广告。[①] 此外，可能影响健康的产品还包括药品、医疗器械、保健食品和特殊医学用途配方食品，此类产品的广告可以称为广义上的医疗健康广告，也需要特殊程序审查。《互联网广告管理办法》将互联网广告定义为利用网站、网页、互联网应用程序等互联网媒介，以文字、图片、音频、视频或者其他形式，直接或者间接地推销商品或者服务的商业广告活动。[②]

结合现行法律规定，可以将互联网医疗健康广告定义为，利用互联网媒介，文字、图片、音频、视频或者其他形式，直接或者间接地介绍与推广医疗机构、医疗服务、药品、医疗器械、保健食品和特殊医学用途配方食品的广告。

4. 医师数字职业精神

2002 年，美国内科学基金、美国医师学院基金和欧洲内科医学联盟共同在《美国内科医学年刊》和《柳叶刀》发表《新世纪的医师职业精神——医师宣言》首次把医师职业精神写入了国际认可并签署的文件中。2005 年，中国医师协会正式签署该宣言，加入推行《医师宣言》活动。《医师宣言》将医师职业精神归纳到三项基本原则和十条职业责任，并指出医师专业精神是医学与社会达成契约的基础。[③] 数字职业精神是通过数字媒体体现出来的传统职业精神所要求的态度和行为，即在数字世界或平台中专业人员所展现出来的职业精神。[④] 在互联网医疗的背景

---

① 《医疗广告管理办法》（国家工商行政管理总局、卫生部令第 26 号，2006 年 11 月 10 日发布）第 2 条。

② 《互联网广告管理办法》（国家市场监督管理总局令第 72 号，2023 年 2 月 25 日发布）第 2 条。

③ 金福年：《新世纪医师职业精神的基本特征——从〈医师宣言〉谈起》，载《江苏卫生事业管理》2012 年第 6 期，第 161 页。

④ Cain J，Romanelli F. E - professionalism: A new paradigm for adigital age. *Currents in Pharmacy Teaching & Learning*，2009，1（2）：66-70.

下，医师数字职业精神是医师以数字网络为载体和技术手段开展疾病咨询、在线诊疗、医学知识科普等健康医疗活动中所应遵守的原则和准则①。医务人员在互联网平台上利用其身份和专业所进行的一切社会活动都应遵守医师数字职业精神。

5. 直播带货

直播带货（Livestreaming Marketing）是指直播娱乐行业在直播的同时，由主播在直播间里推介商品，也称为好物推荐官。出现直播带货的原因是移动互联网的普及，以及年轻人普遍热衷于看直播，一些早期的电商公司便与主播合作，主播帮商家带货，主播获取提成。很多知名的互联网平台纷纷加码直播，但其中也不乏乱象。2020年3月15日，央视3·15调查便发现：有网红和电商联手骗粉丝。

医药健康领域的直播带货是指直播节目的内容及宣传的商品与医药健康领域的商品、服务有关。当前，各种社交平台上存在大量医疗健康科普账号。这些账号，有的出自专业医生之手；有的却是挂羊头卖狗肉，注册者并非医生，却穿上白大褂，借科普之名行导流营销之实。医疗直播乱象令人触目惊心，尤其涉及医疗美容、卖药、卖保健品的情况，更是有大量不实欺诈内容，上当者不在少数。

关于医药健康领域的互联网直播带货，目前我国尚无专门规定，仅在《互联网广告管理办法》《互联网直播服务管理规定》有一些零散规定。韩国率先在2015年由韩国医师会出台了《医师广播出镜指南》（Guidelines on Promotional Mass Media Appearances by Physicians），② 制定了医师广播出镜标准，并针对一些医师，即所谓的"秀医师"，在广播媒体上以医师身份出镜，进行间接、夸大、虚假宣传，如宣传未经医学

---

① Kaczmarczyk J M, Chuang A, Dugoff L, et al. E-Professionalism: A new frontier in medical education. Teach Learn Med, 2013, 25（2）: 165-170.

② WMA Guidelines on Promotional Mass Media Appearances by Physicians. J Korean Med Sci, 2015, 30（12）: 1715.

许可的手术或推荐保健功能食品等现象，开展自查活动。《医师广播出镜指南》在韩国的医疗直播上起到一定的规范作用，[1] 值得我们学习和借鉴。

（二）互联网背景下相关医疗健康活动开展的法律政策

1. 管理探索期（1999—2016 年）

我国对互联网医疗健康管理的探索是从远程医疗会诊管理开始的。1999 年 1 月，卫生部下发《关于加强远程医疗会诊管理的通知》[2]（卫办发〔1999〕第 2 号），其中指出远程医疗会诊系统建设目前尚处在起步阶段，有条件的地方通过试点积累经验、逐步推进。该通知明确将远程医疗会诊活动定性为医疗行为，要求各级卫生行政部门依据管理权限审定入网医疗机构，并对提供服务的网络和设备进行监管；还明确了各医疗机构之间以及与患者之间的法律关系，以及医疗纠纷责任承担等问题。2014 年 8 月 21 日，国家卫计委发布《关于推进医疗机构远程医疗服务的意见》，将规范管理的对象从远程医疗会诊扩大到远程医疗服务。远程医疗服务是一方医疗机构邀请其他医疗机构，运用通信、计算机及网络技术，为本医疗机构诊疗患者提供技术支持的医疗活动，服务项目包括：远程病理诊断、远程医学影像（含影像、超声、核医学、心电图、肌电图、脑电图等）诊断、远程监护、远程会诊、远程门诊、远程病例讨论及省级以上卫生计生行政部门规定的其他项目。在《关于推进医疗机构远程医疗服务的意见》中还明确了远程医疗服务相关管理规定、服务流程和风险控制、监管责任等，目的在于推动远程医疗服务发展，将发展远程医疗服务作为优化医疗资源配置、实现优质医疗资源下沉、建立分级诊疗制度和解决群众看病就医问题的重要手段。

---

① Choo MJ, Shin DC, Kang CH, Shin HY. World Medical Association Guidelines on Promotional Mass Media Appearances by Physicians：Starting Campaigns for Ethics. J Korean Med Sci, 2015, 30（12）：1716-1717.

② 已失效。

2015 年 3 月 6 日，国务院办公厅印发《全国医疗卫生服务体系规划纲要（2015—2020 年）》（国办发〔2015〕14 号），在总体布局中提出"开展健康中国云服务计划，积极应用移动互联网、物联网、云计算、可穿戴设备等新技术，推动惠及全民的健康信息服务和智慧医疗服务，推动健康大数据的应用，逐步转变服务模式，提高服务能力和管理水平"。"积极推动移动互联网、远程医疗服务等发展"。同年 7 月 1 日，国务院发布《关于积极推进"互联网+"行动的指导意见》（国发〔2015〕40 号），提出要"推广在线医疗卫生新模式"，具体包括"发展基于互联网的医疗卫生服务，支持第三方机构构建医学影像、健康档案、检验报告、电子病历等医疗信息共享服务平台，逐步建立跨医院的医疗数据共享交换标准体系。积极利用移动互联网提供在线预约诊疗、候诊提醒、划价缴费、诊疗报告查询、药品配送等便捷服务。引导医疗机构面向中小城市和农村地区开展基层检查、上级诊断等远程医疗服务。鼓励互联网企业与医疗机构合作建立医疗网络信息平台，加强区域医疗卫生服务资源整合，充分利用互联网、大数据等手段，提高重大疾病和突发公共卫生事件防控能力。积极探索互联网延伸医嘱、电子处方等网络医疗健康服务应用。鼓励有资质的医学检验机构、医疗服务机构联合互联网企业，发展基因检测、疾病预防等健康服务模式"。该指导意见同时提出了夯实发展基础、强化创新驱动、营造宽松环境等七大保障措施，鼓励在实践中大胆探索，继续推进"互联网+"医疗等服务模式。

2016 年 6 月，国务院办公厅印发《关于促进和规范健康医疗大数据应用发展的指导意见》（国办发〔2016〕47 号），要求规范和推动"互联网+健康医疗"服务，规划通过"互联网+健康医疗"探索服务新模式，大力推进互联网健康咨询、网上预约分诊、移动支付、检查检验结果查询、随访跟踪等应用，优化形成规范、共享、互信的诊疗流程。2016 年，中共中央、国务院印发《"健康中国 2030"规划纲要》，提出积极促进互联网与健康融合，发展基于互联网的健康服务，探索推进可穿戴设备、智能健康电子产品和健康医疗移动应用服务等发展。2016 年12 月《国务院关于印发"十三五"深化医药卫生体制改革规划的通知》（国发〔2016〕78 号）中提出的第一项重点任务是"建立科学合理的分级诊疗制度"，鼓励打破行政区域限制，推动与远程医疗等相结合，实现医疗资源有机结合、上下贯通。由此，互联网医疗健康已上升到国家战略发展层面，也吸引了大量社会资本和技术，加快了互联网医疗健康的发展的速度。

2. 管理完善期（2017—2020 年）

在前期政策的支持鼓励下，互联网医疗健康服务范围得到了快速拓宽和发展，从远程会诊发展到远程医疗，并成为分级诊疗工作的重要保障措施之一；从互联网信息咨询发展到互联网医院开展诊疗及辅助服务，实现在线预约诊疗、候诊提醒、缴费查询、在线处方和药品配送等全就诊流程活动等。高速发展的互联网医疗健康除了提高就医效率、改善患者体验，同时也产生了一系列的问题，如互联网医疗机构设置审批和监管的问题、互联网医患关系保护和纠纷处理的问题等。2017 年 5 月，国家卫计委发布了《关于征求互联网诊疗管理办法（试行）（征求意见稿）》和《关于推进互联网医疗服务发展的意见（征求意见）的函》，完善了互联网诊疗活动的准入、执业规则以及监督管理等方面的相应规定。时任国家卫生和计划生育委员会医政医管局副局长焦雅辉表示，互联网医疗大致分为两类：一类涉及医疗核心的诊疗业务，如在网上看病、开药；另一类是诊疗以外的非核心业务，如提供线上咨询、挂号等服务。针对这两类业务领域应采取不同的管理政策①，对于涉及生命健康的核心业务需要严格依法依规管理，保证安全；对于非核心业务的其他互联

---

① 吴佳佳：《卫计委制订办法填补互联网医疗监管真空：规范核心业务鼓励线上服务》，载《中国数字医学》2017 年第 6 期，第 120 页。

网医疗健康服务应支持创新。

2018 年 4 月 25 日，国务院办公厅印发《国务院办公厅关于促进"互联网+医疗健康"发展的意见》，建立了包括发展"互联网+"医疗服务、创新"互联网+"公共卫生服务、优化"互联网+"家庭医生签约服务、加强"互联网+"医学教育和科普服务等七大种类服务的"互联网+医疗健康"体系建设，并同时完善了"互联网+医疗健康"支撑体系，细化了行业监管要求。2018 年 7 月 17 日，为进一步规范互联网诊疗行为，发挥远程医疗服务积极作用，提高医疗服务效率，保证医疗质量和医疗安全，国家卫生健康委员会和国家中医药管理局联合印发了《互联网诊疗管理办法（试行）》《互联网医院管理办法（试行）》《远程医疗服务管理规范（试行）》三部重磅文件，对"互联网+医疗服务"分为远程医疗、互联网诊疗、互联网医院，明确了互联网医院的性质及与实体医疗机构的关系，并对互联网医院和互联网诊疗活动准入程序和监督提出了要求，从服务内涵、准入、执业规则、监督管理等方面，规范互联网诊疗、互联网医院健康发展。[1]

2020 年新冠疫情暴发，线下诊疗不畅、医疗资源紧张，互联网医疗健康服务需求急速攀升，业务量迅速增长，国家也密集出台相关政策，及时规范并引导互联网医疗健康服务的发展，发挥其在抗疫中的积极作用。2020 年 2 月，国家卫健委办公厅先后下发《国家卫生健康委办公厅关于加强信息化支撑新型冠状病毒感染的肺炎疫情防控工作的通知》（国卫办规划函〔2020〕100 号）、《国家卫生健康委办公厅关于在疫情防控中做好互联网诊疗咨询服务工作的通知》（国卫办医函〔2020〕112 号）和《国家卫生健康委办公厅关于在国家远程医疗与互联网医学中心开展新冠肺炎重症危重症患者国家级远程会诊工作的通知》（国卫办医

---

① 《国家卫生健康委对十三届全国人大四次会议第 3923 号建议的答复》，载"国家卫健委网"，http://www.nhc.gov.cn/wjw/jiany/202111/a27f3249b43b4705b40e08c4103db6da.shtml，最后访问日期：2023 年 9 月 29 日。

函〔2020〕153 号），国家中医药管理局办公室也同时下发《国家中医药管理局办公室关于加强信息化支撑新型冠状病毒肺炎疫情中医药防控工作的通知》（国中医药办规财函〔2020〕25 号）等文件，指导加强互联网诊疗服务，规范互联网医疗健康服务，积极组织各级医疗机构借助"互联网+"开展针对新冠肺炎的网上义务咨询、居家医学观察指导、定点医院规范开展新冠肺炎重症、危重症患者远程会诊工作等服务。

3. 管理加强期（2021 年至今）

互联网医疗健康的管理政策在完善期逐渐从鼓励探索的粗放管理模式转变为分类细化的管理模式，后期在新冠疫情期间急速增长的实践过程中暴露出一些问题。比如，线上医疗质量有缺陷，患者个人信息保护不足和人工智能替代医师接诊，开处方甚至有医务人员为了谋取利益转介患者，指定地点让患者购买药品、器械，以及医务人员利用职务、身份直播销售等。为了整治互联网医疗乱象，让互联网医疗回归医疗本质，国家卫生健康委办公厅、国家中医药局办公室于 2022 年 2 月 8 日发布了《互联网诊疗监管细则（试行）》，进一步规范互联网诊疗活动，加强互联网诊疗监管，明确提出"四个严禁"：严禁使用人工智能等自动生成处方；严禁在处方开具前向患者提供药品；严禁以商业目的进行统方；严禁以谋取利益为目的转介患者、指定地点购买药品耗材等①。2022 年 2 月 8 日国家卫生健康委办公厅、国家中医药局办公室联合正式印发《互联网诊疗监管细则（试行）》，对开展互联网诊疗活动的医疗机构、医务人员以及互联网诊疗的服务活动内容提出了更加严格的监管要求，明确了互联网诊疗活动的医疗质量、患者安全、网络安全、信息反馈渠道、不良事件报告、发布内容等监管责任要求，体现了监管从重形式到重内涵的转变，有利于保障互联网医疗健康服务在合规的前提下高质量发展，

---

① 郭晋晖：《互联网医疗迎来强监管时代引导行业回归公益杜绝暴利》，载《第一财经日报》2022 年 6 月 16 日，第 A06 版。

对于患者安全和利益的保护有重要意义。

互联网诊疗监管相关文件的发布开启了互联网医疗健康管理的"强监管"时代，紧接着国家卫生健康委、工业和信息化部、公安部等连续联合印发的《纠正医药购销领域和医疗服务中不正之风工作要点》都对整治互联网医疗健康乱象问题提出了要求，具体包括要求坚决维护行业秩序，加强互联网医疗服务纠风工作力度，推进线上线下服务管理统一；严肃查处医疗机构工作人员利用职务、身份之便直播带货；要求严格落实《九项准则》，治理接受网上开药提成、违规直播带货获利、利用执业开单提成、违规转介患者等问题。

二、互联网医疗健康相关行为的廉洁要求

(一) 互联网医疗健康咨询

"互联网+健康"最初主要是从互联网医疗健康咨询服务开始的，在线咨询包括线上健康评估、健康指导、健康宣教、就诊指导、心理疏导等非诊疗行为的"信息服务业务"，以上业务均不属于互联网诊疗的范围，不需要严格的法定准入条件。若咨询机构"有偿"提供"信息服务业务"，则需要取得 B25 类增值电信业务经营许可证（以下简称 ICP 证），如平安好医生的快速问诊栏目、腾讯健康的快速问医生等；若咨询机构"无偿"提供"信息服务业务"则无须取得 ICP 证，如协和医院等实体医院通过其互联网医院提供的线上健康咨询服务，由于该类服务属于非营利性质，无须取得 ICP 证。但如果在医疗健康咨询实践中出现涉及诊疗活动的行为，就需要按照互联网诊疗相关要求达到相应的准入条件，否则可能面临相应的法律责任。根据《医疗机构管理条例实施细则》相关内容，诊疗活动是指"通过各种检查，使用药物、器械及手术等方法，对疾病作出判断和消除疾病、缓解病情、减轻痛苦、改善功能、延长生命、帮助患者恢复健康的活动"。从定义上来看，诊疗活动需要

通过检查对疾病作出判断、提供治疗方案（如用药、手术等），而医疗健康咨询没有明确的判断和治疗，可以包括健康管理、疾病预防、饮食建议等方面。医务人员在相关健康咨询平台提供医药健康方面知识的咨询时，应当把握好"咨询服务"与"诊疗服务"的界限，否则涉嫌医疗执业违法。同时，在互联网咨询平台上提供服务的对象，如果是自己曾经的患者，在提供咨询服务和收取费用方面，应当与之前的医疗服务做好切割，超出咨询所应当收取的合理费用，有可能被认定为患者的红包。

（二）互联网诊疗活动

1. 规范注册备案，合规准入

《互联网诊疗监管细则（试行）》第16条规定："医务人员如在主执业机构以外的其他互联网医院开展互联网诊疗活动，应当根据该互联网医院所在地多机构执业相关要求进行执业注册或备案。"医师执业注册内容包括：执业地点、执业类别、执业范围，其中执业地点是指执业医师执业的医疗、预防、保健机构所在地的省级行政区划。医师取得医师执业证书后，应当按照注册的执业地点、执业类别、执业范围，从事相应的医疗、预防、保健活动。在同一执业地点多个机构执业的医师，应当确定一个机构作为其主要执业机构，并向批准该机构执业的卫生计生行政部门申请注册；对于拟执业的其他机构，应当向批准该机构执业的卫生行政部门分别申请备案，注明所在执业机构的名称。医师跨执业地点增加执业机构，应当向批准该机构执业的卫生行政部门申请增加注册[①]。因此，执业医师可以申请在互联网医院多点执业开展诊疗活动，其中执业地点可能存在三种情况：第一种是医师在第一执业医疗机构或其医联体作为实体医疗机构设置的互联网医院，无须申请多点执业注册或备案。第二种是医师在同一个省级行政区划内其他互联网医院执业

---

① 《医师执业注册管理办法》（国家卫生和计划生育委员会令第13号，2017年2月28日发布）第7条、第8条、第10条、第17条。

（包括依托实体医疗机构独立设置的互联网医院），医师应当向批准该机构执业的卫生行政部门分别申请备案，注明所在执业机构的名称。第三种是执业医师在不同省级行政区划多个互联网医院执业，医师应向批准新增机构执业的卫生行政部门申请增加注册。

《互联网诊疗管理办法（试行）》第 25 条规定："医师开展互联网诊疗活动应当依法取得相应执业资质，具有 3 年以上独立临床工作经验，并经其执业注册的医疗机构同意。"《互联网医院管理办法（试行）》第 29 条规定："互联网医院提供诊疗服务的医师，应当依法取得相应执业资质，在依托的实体医疗机构或其他医疗机构注册，具有 3 年以上独立临床工作经验。互联网医院提供服务的医师，应当确保完成主要执业机构规定的诊疗工作。"因此，医师开展互联网诊疗活动的和为互联网医院提供诊疗服务的应具有 3 年以上独立临床工作经验。同时，根据《医学教育临床实践管理暂行规定》第 14 条规定，"医学生和试用期医学毕业生参与医学教育临床诊疗活动必须由临床带教教师或指导医师监督、指导，不得独自为患者提供临床诊疗服务"，以及《医师法》第 34 条第 1 款规定"执业助理医师应当在执业医师的指导下，在医疗卫生机构中按照注册的执业类别、执业范围执业"。因此，医学生、医学毕业生和执业医师助理均不能独立开展临床工作，不具有互联网开展诊疗活动的资格。

【案例 13-01】某互联网医院使用未注册人员从事本专业以外诊疗活动案①

2021 年 4 月 26 日，银川市卫生健康委员会卫生监督员在处理投诉举报中发现，银川某互联网医院医师李某某的《医师执业证书》执业范围为医学影像和放射治疗专业，未取得互联网医院医师多点执业注册核准

---

① 银川市卫生健康委员会银卫医罚（2021）9 号行政处罚决定书。

登记，其本人于 2021 年 3 月 29 日为患者王大某出具处方号 CY120210××××348053264 诊断为小手术前用药的处方一张、为患者王小某出具处方号 CY120210××××308404356 诊断为寻常痤疮的处方一张。该院使用未注册在银川某互联网医院的医师开具处方、医师从事本专业以外诊疗活动。依据《处方管理办法》第 54 条第 1 项、《医疗机构管理条例》第 48 条、《医疗机构管理条例实施细则》第 81 条第 2 款对银川某互联网医院有限公司处以罚款 3000 元。

评析

互联网并非法外之地，互联网医疗活动也要遵循医疗卫生法律法规，要服从国家卫生行政部门对互联网医院、互联网医师以及互联网医疗活动的监管。一方面，在互联网医院执业的医疗卫生技术人员，应当完成互联网医院的多点执业注册核准登记。另一方面，注册于某互联网医院的医师，必须在注册的执业范围、执业类别开展医疗服务，否则属于违法，应当受到卫生行政部门的处罚。本案被处罚的互联网医院在为患者提供互联网医疗服务的过程中，其所使用的医务人员既未履行多点注册核准登记，又超出了其在线下医院注册的执业范围和执业类别，最终受到行政处罚。

2. 进行实名认证，亲自开展诊疗服务

《互联网诊疗管理办法（试行）》第 14 条要求"……医疗机构应当对开展互联网诊疗活动的医务人员进行电子实名认证，鼓励有条件的医疗机构通过人脸识别等人体特征识别技术加强医务人员管理"。《互联网诊疗监管细则（试行）》第 13 条要求"医师接诊前需进行实名认证，确保由本人提供诊疗服务。其他人员、人工智能软件等不得冒用、替代医师本人提供诊疗服务……"执业医师亲自接诊开展诊疗活动是保证医疗质量的必要条件之一，《医师法》要求医师实施医疗、预防、保健措施，必须亲自诊查、调查，在线诊疗活动中医师的诊查和调查可以通过问诊、查看患者的检查报告等方式开展，但是必须由执业医师亲自完成，医师助理、护士等人不得以医师的名义从事诊疗行为。医师在互联网诊疗执业活动中应妥善保管互联网诊疗工作平台的账号，不允许转交、租售给他人或者互联网医院平台，互联网医院也禁止擅自使用注册医师账号。

【案例 13-02】 谢某与某互联网医院一般人格权纠纷案①

2020 年 4 月 1 日，原告谢某为某镇中心卫生院执业医师，与被告某互联网医院签订《某互联网医院医师合作协议》。该协议约定，合作内容为互联网医疗，合作期限为一年，到期双方没有提出终止，自动续期；还约定，原告为被告平台患者提供服务，不排班出诊按 0.3 元/张有效处方，按被告要求排班出诊按 0.4 元/张有效处方，该合同还就其他事项进行了约定。

2020 年 4 月 27 日至 6 月 3 日，被告将以原告名义在某健康医疗网络平台注册的账号及密码交由被告员工吴某使用，在上述期间吴某使用原告账号以原告名义接诊患者并开具处方共计 2946 张。

在庭审中，原告要求被告在其平台首页公告赔礼道歉的内容应当包含被告让不具备执业医师资格的员工自 2020 年 4 月 27 日至 6 月 3 日以原告名义在某健康平台上开具的 2946 张处方均是冒用原告名义开具的，且公告存在的时间不少于被告冒用原告名义开具处方的天数。

经法院审理认为，本案中，被告自行以原告名义在某健康医疗网络平台开具处方，侵犯了原告姓名权；同时，被告并未提交证据证明其获取的原告在上述平台的账号密码等原告个人信息系基于合法行为。为此，其使用原告的账号密码的行为属于侵犯原告人格权益。综上，一审判决被告在其网络平台首页向原告赔礼道歉（赔礼道歉的内容应包含：被告

---

① 广东省广州市增城区人民法院（2020）粤 0118 民初 6923 号民事判决书。

让不具备执业医师资格的员工自 2020 年 4 月 27 日起至 6 月 3 日止以原告名义在某健康医疗网络平台上开具的 2946 张处方均是冒用原告名义开具；赔礼道歉的公告在平台首页存在的时间不少于 38 天），同时判决被告赔偿原告损失 6000 元。

评析

本案涉及有医师资格的人与互联网医疗平台合作，提供互联网医疗服务，这种协议合法有效。然而，被告医疗平台在未征得原告同意的情况下，私自以原告的名义进行互联网医师注册，并将相关信息给本机构没有执业医师资格的人使用，属于假冒他人名义开展医疗执业活动，违反了医疗卫生法律法规，也侵犯了原告的姓名权。因此，被告应当承担侵犯原告姓名权的民事责任。同时，如果涉及行政监管投诉，被告还可能面临卫生行政部门对其作出的行政处罚。互联网医疗服务具有远程、便捷的特点，适合医师多点执业。但参与互联网医疗多点执业的医师也应当注意，有的互联网健康平台本身没有诊疗资格，仅能提供健康咨询服务；有的互联网医疗平台仅有互联网医疗服务的项目，没有自己的医师，但申请互联网医院执业许可证需要有签约的医师。因此，互联网医院与医师签约时仅仅是为了互联网医疗执业许可证的申请，在开展诊疗工作时，移花接木，假冒医师的名义，由其他没有医师资格的人提供医疗服务。

3. 规范诊疗，保护患者合法权利

《互联网诊疗管理办法（试行）》第 16 条要求不得对首诊患者开展互联网诊疗活动，医疗机构在线开展互联网诊疗活动主要针对的是常见病、慢性病的复诊。《互联网诊疗监管细则（试行）》进一步要求由接诊医师留存患者的病历资料，并判断是否符合复诊条件。医疗机构应当明确互联网诊疗的终止条件。当患者病情出现变化、本次就诊经医师判断为首诊或存在其他不适宜互联网诊疗的情况时，接诊医师应当立即终止互联网诊疗活动，并引导患者到实体医疗机构就诊。部分地区对复诊的认定制定了更为具体的标准。比如，《上海市互联网医院管理办法》（沪卫规〔2019〕004号）要求患者需要提供2个月内实体医疗机构诊断为某种或某几种常见病、慢性病的就诊病历资料。《海南省互联网医院管理办法（试行）》（琼卫规〔2020〕3号）第36条规定："互联网医院为部分常见病、慢性病患者提供复诊服务的，应至少符合以下条件之一：（一）患者可以提供在实体医疗机构既往就诊病历的电子文档；（二）患者可以提供在其他互联网医院就诊的电子病历；（三）互联网医院经患者授权通过人口健康信息平台或第三方平台获取患者电子健康档案；（四）互联网医院经患者授权通过实体医疗机构获取患者电子病历……"据此，互联网诊疗服务的对象是复诊患者；服务范围是部分常见病、慢性病；服务内容是复诊。复诊的处方也只能是常见病、慢性病的处方，禁止开具麻醉药品、精神药品、特殊管理药品及其他用药风险较高处方，为6岁以下儿童开具互联网儿童用药处方时，应当确定患儿有监护人和相关专业医师陪伴。开展互联网诊疗过程中还应遵守医疗卫生管理相关法律法规和相关诊疗规范，规范诊疗，落实告知义务，特别是在患者病情出现变化或存在其他不适宜在线诊疗的症状时应引导患者及时在线下就医。[①]

【案例 13-03】 汤某与上海某医院医疗损害责任纠纷案[②]

2018年7月5日，原告汤某因右侧输尿管结石前往被告处治疗，7月6日行"右侧输尿管镜下钬激光碎石术+输尿管D-J管置入术"，7月8日出院，出院诊断为输尿管结石。同年8月2日，原告因"输尿管结石术后1月"再次前往被告处治疗，于当日取除输尿管支架并出院。11

---

① 田胜男：《"互联网+"医疗服务中医师执业的法律问题探讨》，载《中国卫生人才》2021年第5期，第23—27页。
② 上海市静安区人民法院（2020）沪0106民初2663号民事判决书。

月3日，原告至被告门诊复查，超声检查提示右侧输尿管上段扩张，中下段显示不清。11月19日，原告因"右肾积水术后3月"入住某大学附属医院，于11月21日行相应手术治疗，并于11月23日出院，出院诊断为右侧肾积水伴输尿管结石，右侧输尿管狭窄（闭锁）。原告认为，被告在为原告进行手术的过程中，术前未告知输尿管狭窄，手术操作不当，术后拔管过早，复查间隔时间过长，导致原告右肾积水，最终引起右侧肾功能完全丧失。被告的诊疗行为构成医疗损害，应承担相应的赔偿责任。

经原告申请，法院委托松江医学会进行医疗损害鉴定。后松江医学会出具《医疗损害鉴定意见书》，其中"分析说明"载明：患者系右输尿管结石，医方予输尿管镜下钬激光碎石术，术后近四周拔出双J管，拔管后三个月复诊发现右肾积水，后因"输尿管狭窄"至外院再次手术，目前患者核医学SPECT/CT检查提示右肾未显影。根据送鉴材料，专家组分析认为：1. 诊断明确。2. 手术有指征。3. 双J管放置及拔出符合临床常规。患者为嵌顿的9mm结石，输尿管黏膜充血、水肿，故术后常规放置双J管，放置近4周经检查正常后拔管符合临床常规。4. 手术风险有告知。5. 输尿管狭窄或闭塞为输尿管镜碎石取石术后常见并发症之一，为现代科学技术下无法完全避免。6. 该患者术前肌酐111.3umol/L，已存在肾功能减退。术后并发了输尿管狭窄、闭锁，未及时随访治疗，进一步加重了右肾功能丧失。医方有告知随访（2018年8月2日出院小结医嘱中明确提及"拔管后2周尿路结石中心门诊就诊，复查B超"），但患者3个月后才复诊，耽误了右肾积水、输尿管狭窄的及时处理，故其损害后果系自身未及时复诊所致。"鉴定意见"为：本例不属于对患者人身的医疗损害。

针对该鉴定意见，原告认为在2018年8月3日，原告术后次日通过某互联网健康服务平台与主治医生沟通时，其主治医生明确答复3个月后复查，导致患者错失最佳复诊时间。因此，患者术后未及时复诊系被告的原因所造成。鉴定意见书中遗漏该节事实，故要求重新鉴定。后经法院委托，松江医学会出具《医疗损害补充鉴定意见书》，其中"补充鉴定分析说明"载明的内容前 5 点与首次鉴定意见一致，其余内容为：6. 医方存在告知不充分的过错。医方虽在 2018 年 8 月 2 日出院小结医嘱中明确提及"拔管后 2 周尿路结石中心门诊就诊，复查 B 超"。现经法院补充材料"2018 年 8 月 3 日……其主治医师答复患者 3 个月来复查，但未告知手术后 2 周需复诊"，导致患者 3 个月后才复诊，耽误了右肾积水、输尿管狭窄的及时处理，进一步加重了右肾功能丧失。7. 该患者术前肌酐 111.3umol/L，已存在肾功能减退。且医方已告知不适随时就诊，但患者 3 个月中出现右肾积水、输尿管狭窄直至右肾功能丢失，其自身疾病发展过程中有一定不适症状表现，但患者未予高度重视并复诊，其自身也应承担一定责任，故与医方承担对等责任。8. 患者目前右肾功能丧失，肌酐 114.9umol/L（2020 年 6 月 29 日），符合《医疗事故分级标准（试行）》（2002）三级甲等医疗事故中第 21 项"一侧肾缺失或输尿管狭窄，肾功能不全代偿"的描述，对应六级伤残。

审理中，原告提供了其与主治医生通过某互联网健康服务平台的聊天记录打印件一份，该份聊天记录载明，2018 年 8 月 3 日，原告：黄医生你好，昨天 16 点多钟取完管子，回家后 18 点多吃饭到 19 点开始腰酸，肚子疼了一个晚上到了现在稍好一点，跟取管有什么关系吗？还有 3 个月后要来复查吗？黄医生：可能有关，多喝水，如果不缓解，到医院来看一下。3 个月后来复查。原告：昨天取管子时我听到你们说这个手术工具第一根进去不好，与后来又换一个有关系吗？黄医生：跟这个没关系，如果有啥不舒服，直接过来找我。法院经审理后确认原告收到了 2018 年 8 月 2 日的出院小结；2018 年 8 月 3 日即术后次日，原告通过某互联网健康服务平台主动询问其主治医生 3 个月后是否需要复查时，其主治医生答复患者3个月后来复查,在该次对话中,原告的主治医生未提及手术后2周需复诊。原告的主治医生通过在线平台与原告沟通时知晓原告的身份,应当清楚当时原告系术后次日、原告正确的复诊时间,但其在答复原告时,仅根据原告的询问进行肯定答复。而根据被告陈述,原告术后2周复诊系诊疗常规。原告主治医生作为专业的医生,面对病人的询问,未予以足够的重视,未提醒原告正确的复诊时间,导致原告基于对主治医生的信赖,按照医生的嘱咐3个月后复诊。因此,被告关于原告复诊时间的答复确实存在不当之处。最后原告在其主治医生答复的复诊时间与出院小结中的记载不一致时,未进一步询问。而其主治医生也告知原告如有不适来院就诊。原告在线询问时已经感觉不适,且根据鉴定意见,原告自身疾病发展过程中存在一定不适症状表现,但原告未加以足够的重视,未及时前往医院就诊,而是直至3个月后方才复诊。综上,被告关于原告复诊时间的答复存在过错,但原告自身对于复诊时间亦存在未尽注意义务的过错,原告迟延复诊不能完全归咎于被告。根据原告迟延复诊与其损害后果之间的原因力,并结合双方对于原告迟延复诊的过错程度,对于原告的损害后果,本院酌定由被告承担25%的赔偿责任,赔偿原告各项损失共计202294.22元。

评析

本案涉及患者术后通过线上方式向手术医师咨询术后复查事项,但手术医师的答复不切合患者实际情况,做出了误导性答复,从而导致患者未能及时到医院复查。本案中,医师是被告医院给患者提供医疗服务的医师,虽然是通过第三方医疗平台与主治医师对病情进行沟通,但是患者此时系被告医院手术出院第二天,患者询问的也是前一天手术相关事宜,所以法院认定医师在第三方平台上的答复仍然属于被告的行为瑕疵,且答复对患者有误导,最终导致患者未能及时复查,而造成严重后果。最终法院判令被告医院承担赔偿责任。多点执业的医师,尤其是在互联网医疗平台上执业的医师，应当做好执业身份、服务对象、服务内容的切割，如果区分不清晰，界限模糊，必然会给主执业医疗机构带来麻烦。并且多点执业的医师应当在自己能力和精力允许的情况下开展多点执业，无论在哪一个医疗机构执业，都必须遵守医疗卫生法律法规和诊疗范围，以患者为中心，尽到医疗注意义务，切实保障患者的合法权益。

4. 廉洁从业，恪守行风

《互联网诊疗监管细则（试行）》第 24 条明确要求："医疗机构要自觉加强行风建设，严格执行《医疗机构工作人员廉洁从业九项准则》等有关规定，医务人员的个人收入不得与药品收入相挂钩，严禁以谋取个人利益为目的转介患者、指定地点购买药品、耗材等。"互联网医疗服务是医疗服务的一种形式，同样要求坚持以患者利益为重心，服从诊疗需要，禁止以谋取个人利益为目的开展诊疗活动。实践中，以谋取个人利益为目的转介患者等没有明确的法律解释，具体可以参考黑龙江省卫生健康委员会、黑龙江省中医药管理局于 2022 年 10 月 17 日发布的《医疗机构工作人员廉洁从业九项准则实施细则》（黑卫医规发〔2022〕4 号）相关内容：（1）除因需要在医联体内正常转诊外，严禁以谋取个人利益为目的，通过微信、QQ 等网络途径介绍、引导患者到其他指定医疗机构或场所诊治。（2）严禁以谋取个人利益为目的，利用职务之便推荐、介绍、引导患者加入微信公众号、企业微信等各类线上诊疗平台。严禁未经主要执业机构允许，在各类网络诊疗平台上为患者进行诊疗。（3）医务人员严禁在未向主要执业机构备案以外的医疗、预防、保健机构进行执业活动，严禁在当前医疗机构工作期间向患者介绍、发布在其他医疗机构的执业信息，变相介绍、引导患者到其他指定医疗机构诊治。（4）医疗机构工作人员严禁利用职务之便私售或联络他人私售药品、医用卫生材料等医药产品。（5）医师严禁以任何形式向患者推荐具体厂家的药品，不得以纸条、便签等形式变相开具院外处方。（6）医疗机构工作人员严禁将患者诱导、介绍到定点药店、诊所、医疗器械商店进行购买药品、医用卫生材料等医药产品等。

（三）远程医疗

远程医疗是医疗机构与医疗机构之间的业务协作行为，医师不能自行与患者或其他医疗机构之间开展远程医疗服务。远程医疗包括远程影像诊断、远程会诊、远程监护指导、远程手术指导、远程教育等，可以覆盖疾病预防和治疗的全流程管理，没有互联网诊疗活动所要求的常见病、慢性病复诊限制。

开展远程医疗的医疗机构之间应签订远程医疗合作协议，约定合作目的、合作条件、合作内容、远程医疗流程、各方责任权利义务等。邀请方应当根据患者的病情和意愿组织远程医疗服务，并向患者说明远程医疗服务内容、费用等情况，征得患者书面同意，签署远程医疗服务知情同意书。在远程医疗活动中要求邀请方与受邀方根据患者病情安排相应医务人员参与远程医疗服务。邀请方至少有 1 名执业医师（可多点执业）陪同，若邀请方为基层医疗卫生机构，可以由执业助理医师或乡村医生陪同；受邀方至少有 1 名具有相应诊疗服务能力、独立开展临床工作 3 年以上的执业医师（可多点执业）为患者提供远程医疗服务。根据患者病情，可提供远程多学科联合诊疗服务。有专职人员负责仪器、设备、设施、信息系统的定期检测、登记、维护、改造、升级，符合远程医疗相关卫生信息标准和信息安全的规定，保障远程医疗服务信息系统（硬件和软件）处于正常运行状态，满足医疗机构开展远程医疗服务的需要。远程医疗过程中邀请方和受邀方要按照病历书写及保管有关规定共同完成病历资料，原件由邀请方和受邀方分别归档保存。远程医疗服务相关文书可通过传真、扫描文件及电子签名的电子文件等方式发送。

医务人员为患者提供咨询服务后，应当记录咨询信息。[①]

【案例 13-04】 互联网医师未经问诊开处方被法院认定违反规范败诉案[②]

2021 年 5 月 27 日，阳某在某互联网健康大药房下单购买了 10 盒处方药，共计 495 元，实付 464 元。次日，在问诊信息情况中，他勾选了"半身不遂"的选项。很快，某互联网医院的医生蒋某某便根据阳某的上述自报信息开具了电子处方。"临床诊断：半身不遂（偏瘫）；Rp 人参再造丸，用法用量：口服，一次 3 克，一日 2 次。"几日之后，阳某收到网购处方药人参再造丸，他给确诊为半身不遂的父亲吃，其父亲服用 4 盒后，出现腿脚浮肿，阳某向某互联网健康大药房退货索赔无果后提起民事诉讼。2022 年 6 月 15 日，广州互联网法院判决认为，购买案涉处方药时的问诊信息由阳某自行填写，医生据此开具的处方仅能由阳某在订单附件中查看，其他人无法查看，亦未在互联网上公开发布。阳某未提供证据证明其存在诽谤、侮辱等行为，亦不能证明其存在其他侵权行为，故阳某主张其侵害其名誉权，缺乏事实依据，应承担举证不能的法律后果，对该主张不予支持，驳回阳某的全部诉讼请求。

收到败诉判决后，2022 年 6 月 22 日，阳某向广东省揭阳市某区卫健局提出申请，请求：（1）责令某互联网医院提供 2019 年 4 月 17 日至被查处之日所开具的处方情况；（2）对某互联网医院按每开具一次虚假处方处以 1000 元罚款的标准对其进行处罚；（3）吊销蒋某的执业医师证书；（4）对复核发药和审核药师陈某、江某予以通报批评等处罚。

2022 年 7 月 22 日，某区卫健局作出《关于群众阳某申请书的回复》称，经核实，该院开具的电子处方的流程遵循《互联网诊疗管理办法

---

① 《远程医疗服务管理规范（试行）》（国卫医发〔2018〕25 号，2018 年 7 月 17 日公布）。

② 《律师网购处方药被隔空诊断半身不遂案续：法院认定互联网医院违规开方》，载"网易网"，https://c.m.163.com/news/a/HVVQ5S290514R9P4.html，最后访问日期：2023 年 10 月 30 日。

（试行）》《处方管理办法》等相关法律法规，由已注册的执业医师审核确认患者提交的相关信息后，由取得药学专业技术职务任职资格的药师经过"四查十对"对处方用药合规性进行审核，该处方合法有效。遂对阳某的申请全部不予同意。阳某对此回复不满，2022 年 9 月 19 日，他向揭阳市某区人民法院提起行政诉讼。

法院审理认为，根据《互联网诊疗管理办法（试行）》第 18 条规定："医疗机构开展互联网诊疗活动应当严格遵守《处方管理办法》等处方管理规定。医师掌握患者病历资料后，可以为部分常见病、慢性病患者在线开具处方。在线开具的处方必须有医师电子签名，经药师审核后，医疗机构、药品经营企业可委托符合条件的第三方机构配送。"《互联网医院管理办法（试行）》第 20 条第 1 款规定："互联网医院应当严格遵守《处方管理办法》等处方管理规定。在线开具处方前，医师应当掌握患者病历资料，确定患者在实体医疗机构明确诊断为某种或某几种常见病、慢性病后，可以针对相同诊断的疾病在线开具处方。"本案中，某区医院向某卫健局提交的回复函及证据材料，向法院提交的证据、依据，均无法证明其在在线开具处方前已掌握患者病历资料，确定患者在实体医疗机构明确诊断为某种疾病，该行为违反上述规定。法院还认为，关于某区医院声称阳某冒用他人信息购买处方药，若某区医院在开具处方前掌握患者病历资料，就可以明显发现购药人与用药人不一致，因此某区医院未充分履行审核职责。2023 年 2 月 2 日，某法院作出判决："某区卫健局作出《关于群众阳某申请书的回复》处理意见第二项，'未发现各被申请人存在违法违规的医疗行为，因此我局对该申请不予同意'，认定事实不清，主要证据不足，应当予以撤销，并在法定期限内重新作出处理。"

评析

本案涉及互联网医师提供诊疗服务义务和互联网医院审核监管义务。

对于原告的投诉，卫生行政部门仅以"相关医师、药师均有执业资格""履行四查十对"，就认定互联网医疗活动开出的处方合法有效，忽视了互联网医疗是线下医疗的延续，互联网医疗服务既要遵守现行的各种医疗卫生法律法规，也要遵守针对互联网医疗的法律法规。在行政诉讼中，法院依法对卫生行政部门的答复进行审查，认定互联网医师提供诊疗服务不符合诊疗规范，互联网医院未尽审核监管义务，最终作出了撤销行政答复、重新作出处理的判决。

（四）网络直播营销活动

国家卫生健康委、工业和信息化部、公安部等发布的《关于印发2022年纠正医药购销领域和医疗服务中不正之风工作要点的通知》首次提出严肃查处医疗机构工作人员利用职务、身份之便直播带货。根据《医疗机构从业人员行为规范》第2条规定，广义上的"医疗机构工作人员"包括医师、管理人员、护士、药学技术人员、医疗技术人员及在医疗机构工作的其他人员，狭义上指的是医师、护士等具有专业知识背景并能参与医患关系建立的工作人员。"利用职务之便"指的是医疗机构工作人员与患者之间存在医患关系，在线下或线上医疗服务合同履行过程中向患者推荐具体的直播活动，其行为主体应是狭义上的医疗机构工作人员，其行为内容是与职务相关的行为都属于利用职务之便，即使医生不出现在直播间，或者出现但不表明自己的身份等，只要在诊疗过程中已经足够使患者产生信赖甚至胁迫感即可成立。"利用身份之便"指的是表明自己的专业特殊身份，不需要成立医疗服务合同，其行为主体可以是广义上的医疗机构工作人员，行为内容是利用其专业身份所开展的活动，观众主要是信赖其专业身份而做出相应的决定，如推荐购买某些药品、保健品等。"直播带货"即网络直播营销活动，是指通过互联网站、应用程序、小程序等，以视频直播、音频直播、图文直播或多种直播相结合等形式推销商品或服务并实现交易的商业活动①。《互联网广告管理办法》第2条第1款规定："在中华人民共和国境内，利用网站、网页、互联网应用程序等互联网媒介，以文字、图片、音频、视频或者其他形式，直接或者间接地推销商品或者服务的商业广告活动，适用广告法和本办法的规定。"由此可以推断"直播带货"行为一般属于广告行为，其实质目的即利用互联网平台向收看者推销商品或者服务，以实现促成交易。所带之"货"可以分为两类：第一类是跟医疗和三品一械相关的货品，《互联网广告管理办法》第8条要求在介绍健康、养生知识时，禁止变相发布医疗广告和"三品一械"广告。具体指的是在介绍健康、养生知识时，不得在同一页面或同时出现相关医疗、药品、医疗器械、保健食品以及特殊医学用途配方食品的商品经营者或服务提供者地址、联系方式、购物链接等内容。根据《广告法》第46条规定，发布医疗广告前必须经过广告审查并取得广告批准文号，因广告提交审查时需要提交与发布内容一致的广告样品，而互联网直播由于具有即兴、随机、互动等特征，难以保证每次发布内容均与广告样本一致。因此，直播广告一般不能取得广告批准文号，应当禁止医疗机构工作人员开展此类货品的直播带货。第二类是不需要特殊行政审批的普通货品，此类货品在排除利用职务、身份之便后，在合规的范围内可以适当开展直播带货。

【案例13-05】 上海某药房有限公司直播销售处方药被行政处罚案②

上海某药房有限公司委托天津某科技发展有限公司创建网络直播链接，通过网络直播节目邀请医生、电视主持人、热门主播等嘉宾在直播

---

① 《网络直播营销管理办法（试行）》（国信办发文〔2021〕5号，2021年4月16日公布）第2条。

② 国家市场监督管理总局：《2019年第一批典型虚假违法广告案件公布》，载"国家市场监督管理总局网"，https://www.gov.cn/fuwu/2019-05/09/content_5389882.htm，最后访问日期：2023年10月6日。

中介绍处方药的功效、使用方法、有效率以及讨论"挑逗男生，制服诱惑"等内容，该广告活动违反了《广告法》第9条、第15条和第16条的规定。2018年10月，上海市徐汇区市场监督管理局作出行政处罚，责令停止发布违法广告，并对上海某药房有限公司和天津某科技发展有限公司分别罚款70万元。

评析

本案是利用网络直播节目直接介绍推荐药品的违法案件。网络直播推销药品是一种广告行为。《广告法》第9条对广告内容及用语有严格的规定，不得有"妨碍社会公共秩序或者违背社会良好风尚""含有淫秽、色情、赌博、迷信、恐怖、暴力的内容""含有民族、种族、宗教、性别歧视的内容"。《广告法》第15条禁止对"麻醉药品、精神药品、医疗用毒性药品、放射性药品等特殊药品，药品类易制毒化学品，以及戒毒治疗的药品、医疗器械和治疗方法"做广告，处方药只能在专业媒体上做广告。《广告法》第16条对医疗、药品、医疗器械广告内容和用语作出了更为严格的限制，涉及表示功效、安全性的断言或者保证，说明治愈率或者有效率，与其他药品、医疗器械的功效和安全性或者其他医疗机构比较，利用广告代言人作推荐、证明等内容，均不能出现。网络直播推荐药物，很容易出现这些违法内容，医药机构在进行科普宣传、介绍本单位信息的直播节目、录制视频及网页、公众号、微信宣传时，要特别慎重，做好审查。

【案例13-06】 医美女主播违法大面积裸露推荐隆胸产品被罚60万元①

当事人于2022年1月13日使用"某SAAS软件（双网营销版）"为肇庆市某医疗美容门诊有限公司开展促销直播，直播间名称为"肇庆

---

① 广州市海珠区市场监管局穗海市监处罚（2023）420号行政处罚决定书。

某直播狂欢夜",并收取了30000元(人民币)作为直播保证金。在2022年1月13日直播过程中同样由"某卡乐享购"直播间中的女性主播采用脱下上衣大面积裸露并展示其胸部的行为来代言推销广告主肇庆市某医疗美容门诊有限公司的隆胸产品"某波波胸"。经查证,该名女主播从未使用过广告主肇庆市某医疗美容门诊有限公司的隆胸整形服务和隆胸产品,在直播过程中虚假代言推销广告主肇庆市某医疗美容门诊有限公司的隆胸产品"某波波胸"。在2022年1月13日的直播时间段未产生"某波波胸"订单,在直播结束后,当事人已向肇庆市某医疗美容门诊有限公司退回30000元(人民币)直播保证金。

当事人组织的"某卡乐享购"直播间右上角标识着直播观看人数44.5万人,直播画面中间有"某集团"字样以及另组织的"肇庆某直播狂欢夜"直播间右上角标识着直播观看人数13.9万人;经直播平台方上海某网络科技有限公司核实,当事人组织"某卡乐享购"直播实际观看人数仅有8235人次、"肇庆某直播狂欢夜"直播实际观看人数仅有4608人次,当事人直播间的虚构观看人数数据与实际数据严重不相符。

当事人在组织"肇庆某直播狂欢夜"直播期间,直播页面中出现了"恭喜某某抢购某波波胸"的字样,经直播平台方上海某网络科技有限公司核实当事人在2022年1月13日开展直播期间的销售商品数据,未发现有销售过商品"某波波胸"。

评析

本案涉及多项违法。一是直播画面出现了低俗不雅镜头,无论是医药领域的直播,还是其他一般直播活动,都不能出现;二是在直播画面直接显示了肇庆市某医疗美容门诊有限公司的隆胸美容产品信息,实际上是为美容产品做广告;三是主播并没有使用过该产品,也没有接受过该公司的医疗服务;四是虚构直播观看人数,夸大直播效果;五是虚构了直播销售产品的情况。这些做法违反了《广告法》《互联网广告管理办法》《互联网直播服务管理规定》等法律法规章的规定，因而受到市场监管部门的严厉处罚。

（五）医患间的微信、QQ 等即时通信活动要谨慎

在医疗活动中，为了方便患者联系，体现人文关怀，提高患者满意度，有些医师会同意添加患者微信或 QQ。还有些医师会组建微信群、QQ 群等方便与患者即时沟通。这些一般属于医师的个人行为。在线上沟通中，患者可能会提出医学咨询，诊疗咨询或者寻求情感支持等，而线上沟通较面对面沟通具有一定的局限性，如果在沟通中存在言语、处置不当或未能满足患者的期待值则可能产生纠纷风险。为了避免相关风险，医师在提供线上咨询服务前应明确告知咨询者医学健康咨询服务不属于诊疗行为，不能作出明确诊断或制订相关诊疗方案，并告知如有不适应及时就医，引导患者正确看待咨询。同时医师应妥善保存咨询的聊天记录、图片、视频等资料，一旦产生纠纷，聊天记录等电子资料可以作为认定相关行为及责任的证据资料。

此外，医师利用其职业背景开展的咨询活动还应遵守《九项准则》的内容规定，特别是要做到共建和谐关系，不收受患者红包。医师在微信、QQ 与患者的沟通只能作为一般的咨询活动，对于患者通过微信、QQ 发送的"咨询费""感谢费""诊金"等红包、转账应理性拒绝。

三、互联网背景下医务人员行为的法律责任

（一）互联网健康咨询

基于国务院对"放管服"工作的改革，行政部门对于行政监管事项的精简，卫生部发布的规范互联网健康咨询的《互联网医疗保健信息服务管理办法》已于 2016 年被废止，新冠疫情期间国家卫健委再次鼓励医务人员开展互联网健康咨询服务，并先后下发了《加强信息化支撑新型冠状病毒感染的肺炎疫情防控工作的通知》和《关于在疫情防控中做好

互联网诊疗咨询服务工作的通知》支持互联网健康咨询行为，但是未再有专门的法律法规及政策文件对互联网健康咨询作明确管理要求和监管规定。

关于健康咨询，无论是线下咨询，还是互联网线上咨询，与医疗服务有着本质区别。健康咨询没有资格的限制和要求，任何人都可以提供健康咨询服务。但是医疗服务只能是有医疗服务执业许可证的医疗机构及平台上有医师资格的医师提供。在互联网平台上提供健康咨询的医师，应当把握好"健康咨询"与"医疗服务"的界限，若医师在仅拥有提供互联网健康咨询资质的平台开展的咨询活动被认定实质为诊疗服务，则平台可能构成超范围经营，医师可能构成非法执业。无论该平台和医师是否对用户进行了风险提示，均有可能因超范围经营和非法执业受到行政处罚，如果给咨询人造成人身损害还需要承担民事赔偿责任甚至是刑事责任。医师开展咨询活动的也应尽到谨慎的注意义务，如因咨询过程中未尽到应尽的注意义务和告知义务而导致损害的，应承担赔偿责任。如果该侵权咨询行为属于医师职务行为的，该赔偿责任由其所在医疗机构承担，如果属于个人劳务行为的，该赔偿责任由医师与互联网咨询平台按照协议约定承担。

【案例 13-07】 某医师工作时介绍患者到平台就医，医院承担医疗损害责任①

2012 年至 2015 年，张某多次在河北省某医院就诊。2014 年 4 月 16 日，张某被诊断为心律失常、室早。2015 年 11 月 5 日，张某在北京某医院住院并接受手术，次日出院时，家属曾找医生梁某询问，倍他乐克降低心率的效果明显，患者平日心率明显偏低，是否适合此药物，梁某答复没有问题。同时，梁某给患者一张名片，告知患者和家属出院后可以

---

① 北京市朝阳区人民法院（2016）京 0105 民初 34091 号民事判决书；北京市第三中级人民法院（2020）京 03 民终 7774 号民事判决书。

通过扫描上面二维码，进入"某医生"APP平台，有任何不适都可以通过该平台向梁医生远程问诊，该平台为收费平台。患者和家属如获至宝，通过扫描二维码进入"某医生"APP平台，进行注册充值。2015年11月9日至12日，张某通过"某医生"APP向梁某反映早搏现象比手术之前还要明显，梁某告知张某吃完一个月的药，然后复查超声心动。11月12日，张某就诊于河北省某医院。11月19日凌晨4点左右，张某死亡，抢救医院出具诊断为猝死。

法院审理认为，结合张某的就诊及注册"某医生"APP的过程看，张某系在北京某医院就诊，行手术后出院时，通过梁某的推荐，花费100元注册了"某医生"APP，并在该APP上与梁某沟通病情，而梁某经科室及北京某医院同意后，在"某医生"APP上答复张某提出的问题。故应当认定梁某为张某所提供的咨询实际系代表北京某医院对张某出院后的咨询答复，为北京某医院诊疗行为的延续，应认定为诊疗行为，而非一般的健康咨询行为。一审法院认为，北京某医院及河北省某医院的过错医疗行为与患者张某死亡的损害后果之间均存在因果关系，应当对张某的损害后果承担侵权责任。关于责任比例，法院均酌定为10%，北京某医院和河北省某医院分别按照10%的责任比例对原告主张的合理损失予以赔偿，但北京某医院还应就梁某所实施的过错诊疗行为承担相应赔偿责任，北京某医院的责任比例总计为15%。

评析

该案被称为"互联网医疗第一案"，涉及最开始给患者实施手术的医院及其医师，该医师多点执业的互联网医疗平台，线下就诊的医院。法院在判决中认为，互联网医疗平台仅提供了医患交流的平台，没有参与具体诊疗、咨询工作，患者支付的费用全部给了提供医疗服务的医师，所以互联网医疗平台没有责任。同时，法院还认为，北京某医院的医师是在患者准备出院但尚未离开医院，在病房跟医务人员交流时，向其出示的"二维码",让患者扫码注册。后续的互联网医疗服务也是北京某医院的医师提供,因而认为是北京某医院的行为,最终该医师也没有责任,而认定为北京某医院的责任。本案的相关细节和法院的裁判理由,提示在医师多点执业、有众多互联网医疗平台的背景下,医疗机构在对本院医务人员多点执业及在本院工作时间的管理上,要把工作做细,强调本院工作与多点执业机构工作的切割,并且要加强工作指导和监督,否则医师在本单位执业中的不当行为,仍然会让医疗机构面临法律风险。

（二）互联网诊疗

《互联网诊疗监管细则（试行）》要求地方各级卫生健康主管部门（含中医药主管部门）落实属地化监管责任。省级卫生健康主管部门应当建立省级互联网医疗服务监管平台,对开展互联网诊疗活动的医疗机构进行监管,监管的内容和要求包括:（1）医疗质量控制体系线上线下一体化监管,确保医疗质量和医疗安全;（2）依法执业,如有违反《医师法》《传染病防治法》《中医药法》《医疗机构管理条例》《医疗事故处理条例》《护士条例》等法律法规行为的,按照有关法律法规和规定处理;（3）纠纷处理应当按照《医疗事故处理条例》《医疗纠纷预防和处理条例》等有关法律法规和规定处理。医疗机构所在地县级以上卫生健康主管部门应当按照相关法律法规履行相应处理责任。[①] 其中需要特别注意超范围执业的法律责任。《互联网诊疗监管细则（试行）》要求医疗机构将开展互联网诊疗活动的医务人员信息上传至省级监管平台,包括身份证号码、照片、相关资质信息、执业地点、执业机构、执业范围、临床工作年限等必要信息。省级监管平台应当与医师、护士电子化注册系统对接,药师信息应当上传监管平台且可查询,有条件的,同时与卫生健康监督信息系统对接。其中医师的执业类别包括临床、口腔、

---

① 《互联网诊疗监管细则（试行）》（国卫办医发〔2022〕2号,2022年2月8日公布）第六章。

公共卫生和中医四类，每一类里面又区分为不同的范围（专业），如临床类别里包含内科、外科、妇产科、儿科、全科、康复等专业，均要将信息上传到省级监管平台以避免超范围执业。如被监管平台发现医师超范围执业的，将按照《医师法》第57条的规定由县级以上人民政府卫生健康主管部门或者中医药主管部门责令改正，给予警告，没收违法所得，并处1万元以上3万元以下的罚款；情节严重的，责令暂停6个月以上1年以下执业活动直至吊销医师执业证书。医疗机构将按照违反《医师执业注册管理办法》第8条及第10条第1款，《医疗纠纷预防和处理条例》第47条第9项的规定，给予警告、罚款的行政处罚，情节严重的会构成医疗事故罪追究刑事责任。

（三）远程医疗

远程医疗涉及两家以上的医疗机构及医务人员的配合问题，且相互之间技术、地位不平等。远程医疗涉及类似会诊的问题，同样存在利益输送、医疗风险及法律责任承担。2019年，美国医师学会对1449名医生进行的一项调查发现，采用远程医疗的主要障碍包括难以将其融入实践工作流程（42%）、患者不会使用该技术（36%）、对潜在医疗错误的担忧（29%）以及患者信息的安全和隐私（23%）。[1] 一家美国专业责任提供商的分析发现，2014年至2018年，66%的远程医疗相关索赔与误诊有关。同样地，哈佛医学院对经验丰富的临床医生提出的医疗事故索赔案件进行了审查，发现68%是由于诊断失败。[2]《远程医疗服务管理规范（试行）》要求地方各级卫生健康行政部门应当加强对辖区内医疗机构提供远程医疗服务的监督管理，将远程医疗服务纳入当地医疗质量控制体系，确保远程医疗服务质量和安全。医疗机构和医务人员在开展远程

---

[1] Rowland SP, Fitzgerald JE, Lungren M, et al. Digital health technology-specific risks for medical malpractice liability. npj Digit Med, 2022, 5: 157.

[2] Katz H P, Kaltsounis D, Halloran L, et al. Patient safety and telephone medicine: some lessons from closed claim case review. J. Gen. Intern. Med, 2008, 23: 517 – 522.

医疗服务过程中，有违反《医师法》《医疗机构管理条例》《医疗事故处理条例》和《护士条例》等法律、法规行为的，由卫生健康行政部门按照有关法律、法规规定处理。

在远程医疗服务过程中发生医疗争议时，医疗损害责任根据权责一致原则区分责任承担主体，远程会诊服务中受邀方具有诊断和处置建议权，邀请方参考受邀方的诊疗意见，有诊断与治疗方案的决定权，由此产生的侵权责任应由邀请方承担；远程诊断活动中受邀方具有诊断权，和邀请方共同承担相应法律责任。医疗机构与第三方机构合作开展远程医疗服务发生争议时，由邀请方、受邀方、第三方机构按照相关法律、法规和各方达成的协议进行处理，并承担相应的责任。

（四）网络直播营销活动

医疗机构工作人员，尤其是执业医务人员具有特殊的身份形象，其执业资格经国家认可，其职责是为人民群众的生命健康服务。群众对医务人员的信赖是其对身份的信赖，也是对国家认可的信赖。医疗机构工作人员利用职务、身份之便开展的网络直播营销活动属于利用群众对国家的信赖开展的商业活动，属于医疗服务活动中的不正之风。党中央、国务院关于党风廉政工作的有关部署要求严格落实"管行业必须管行风"，国家卫生健康委联合相关部门正在持续推进医药购销领域和医疗服务中不正之风综合治理。

《基本医疗卫生与健康促进法》要求医疗卫生人员不得利用职务之便索要、非法收受财物或者牟取其他不正当利益。医师如果从事利用职务之便开展网络直播营销活动获利的，可能会被认定为牟取不正当利益行为，按照《医师法》第56条规定由县级以上人民政府卫生健康主管部门责令改正，给予警告，没收违法所得，并处1万元以上3万元以下的罚款；情节严重的，责令暂停6个月以上1年以下执业活动直至吊销医师执业证书。

　　医疗机构工作人员在非利用职务、身份的前提下开展网络直播营销活动时还应注意按照《广告法》《互联网广告管理办法》《消费者权益保护法》等法律法规要求，保护消费者合法权益，合规带货。同时，应谨慎选择带货的商品，如消费者发现商品质量存在问题，销售者（一般是电商）按照《民法典》合同编相关规定应承担质量不符合约定的违约责任。如果主播在直播带货中发布虚假广告，欺骗、误导消费者，使购买商品或者接受服务的消费者的合法权益受到损害的，由广告主依法承担民事责任，主播及其他主体不承担赔偿责任。但是广告经营者、广告发布者不能提供广告主的真实名称、地址和有效联系方式的，消费者可以要求广告经营者、广告发布者先行赔偿；关系消费者生命健康的商品或者服务的虚假广告，造成消费者损害的，其广告经营者、广告发布者、广告代言人应当与广告主承担连带责任；前述规定以外的商品或者服务的虚假广告，造成消费者损害的，其广告经营者、广告发布者、广告代言人，明知或者应知广告虚假仍设计、制作、代理、发布或者作推荐、证明的，应当与广告主承担连带责任[1]。此外，主播如果以自己的名义或者形象对商品、服务作推荐、证明，即作为广告代言人，不得为其未使用过的商品或者未接受过的服务作推荐、证明，也不得明知或者应知广告虚假仍在广告中对商品、服务作推荐、证明。否则将被处以没收违法所得，并处违法所得1倍以上2倍以下罚款的行政处罚[2]。

　　此外，违规直播带货还可能产生刑事责任的风险，如若主播利用直播平台销售所含成分与国家药品标准规定的成分不符的药品，可能构成生产、销售、提供假药罪。如果犯罪客体为伪劣商品、劣药、不符合安全标准的食品等，直播带货为销售行为可构成生产、销售伪劣产品罪，生产、销售、提供劣药罪，生产、销售不符合安全标准的食品罪等犯罪。

---

① 《广告法》（2021年4月29日生效）第56条。
② 《广告法》（2021年4月29日生效）第61条。

【案例 13-08】侯某生产、销售假药罪案①

2018 年 4 月至 8 月，被告人侯某通过某直播平台销售假药，民警在其位于西宁市××区家中查获"治疗糖尿病及高血压症特效药"20 瓶、"某牌苦药"20 瓶、"某化痔灵"33 瓶、"某安胃散"58 瓶、"某健胃丸"27 瓶。经西宁市食品药品监督管理局鉴定，上述产品符合药品的特性，属于药品管理的范畴，但产品既无药品批准文号，又无《进口药品注册证》，应按假药论处。法院经审理后认为，被告人侯某以非法营利为目的，违反国家药品管理法规，销售假药，其行为已触犯《刑法》第141 条之规定，构成销售假药罪。依照《刑法》第 141 条、第 72 条、第73 条、第 76 条、第 64 条及《最高人民法院关于适用〈中华人民共和国刑事诉讼法〉的解释》第 439 条第 2 款之规定，判决侯某犯销售假药罪，判处拘役 4 个月，缓刑 5 个月并处罚金人民币 4000 元；公安机关扣押的"治疗糖尿病及高血压症特效药"等假药予以销毁；作案工具某牌旧手机一部予以没收。

评析

互联网虽然是一个虚拟世界，但互联网上的事情并不都是虚拟的，很多事情实际上是真实世界中客观发生事情的一部分。互联网广告、互联网买药、互联网诊疗即如此。因此，互联网上的活动应当受到国家相关部门发布的法律、法规、规章的监管。本案中，被告人通过互联网销售药品，却不能保证药品的质量，不能保证药品的合法有效，因而被人民法院以销售假药罪处罚。

---

① 青海省西宁市城北区人民法院（2019）青 0105 刑初 282 号刑事判决书。

第十四章　公立医院从业人员经商
办企业行为纪法边界

　　医疗卫生事业是造福人民的事业，关系广大人民群众的健康
权益和切身利益，关系千家万户的幸福安康。截至 2021 年 11 月
底，全国医疗卫生机构数为 104.4 万个，包含医院 3.6 万个，其
中公立医院 1.2 万个。①医疗机构从业人员是医疗卫生事业的主
力军和医疗服务的主要提供者，其职业道德水准、医疗服务质量
和水平直接关乎人民群众切身利益，关乎医疗卫生行业形象。我
国公立医院从业人员经商办企业的问题一直以来备受瞩目。一方
面，公立医院作为国家出资兴办的公益性事业单位与人民生活息
息相关，在保障和改善民生方面具有重要作用。因此，需要充分
规范公立医院从业人员行为，提升从业人员的职业素养，确保行
为的廉洁性，促进卫生事业科学发展。另一方面，公立医院从业
人员有着既涵盖医、护、药、技和管理、后勤等多工种身份，也
涉及不同政治面貌、用工性质等复杂现实因素。尤其是在新医改
的背景下，国家推进公立医院编制改革，鼓励医务人员创新创业
和多点执业，在公立医院人事管理、纪律监督和司法实践中，公
立医院从业人员经商办企业合法合规性问题广受关注。

---

　　①　国家卫健委统计信息中心：《2021 年 11 月底全国医疗卫生机构数》，载"国家卫健委网"，
http://www.nhc.gov.cn/mohwsbwstjxxzx/s7967/202201/e043142f1df54175a3860d4776891b9e.shtml，最后
访问日期：2023 年 10 月 30 日。

一、概述

(一) 经商办企业行为

经商办企业行为与一般从业行为不同。所谓一般从业行为，指的是在企业、经济组织、国家机关等各类机构中从事某种职业，不担任高级的、高层管理的职务，付出社会劳动并取得与之相应的劳动报酬。在一般从业行为中，个体在从业的机构没有产生投资性的行为，不会因此而获利，只取得相应的劳动报酬。[①] 至于经商办企业行为，目前，国家法律法规层面对它的界定，主要体现于《中国共产党纪律处分条例》中，将经商办企业分为以下情形：经商办企业；拥有非上市公司（企业）的股份或者证券；买卖股票或者进行其他证券投资；从事有偿中介活动；在国（境）外注册公司或者投资入股；其他违反有关规定从事营利活动的行为。比如，利用参与企业重组改制、定向增发、兼并投资、土地使用权出让等工作中掌握的信息买卖股票，利用职权或者职务上的影响通过购买信托产品、基金等方式非正常获利。

(二) 公立医院从业人员

医疗机构从业人员，包括但不限于医师、护士、药学技术人员、医技人员、管理人员以及在医疗机构内提供服务、接受医疗机构管理的其他社会从业人员。公立医院的从业人员，基本上也是这些类型，但有的人员的身份比较特殊，因此有必要予以厘清。

1. 我国公立医院从业人员的身份、岗位与类别

公立医院虽然是专业性很强的医疗卫生事业单位，但其从业人员的身份情况却相对复杂，有着不同的政治面貌、用工性质、岗位种类、职务级别，并且随着公立医院编制的淡化与取消，还存在有编制的员工和没有编制的职工并存的现象。厘清不同公立医院从业人员的身份属性，

---

① 郭燕：《政府官员亲属违规经商问题分析及其治理》，广州大学 2016 届硕士学位论文。

把握不同法律主体和纪律主体之间的区别和联系，对准确运用党规党纪和法律法规具有十分重要的意义。

2. 行为主体的政治面貌决定党纪国法的适用范围

政治面貌是身份辨析的各项因素中最为明显且清晰的。公立医院从业人员政治面貌一般包括中共党员、中共预备党员、共青团员、民主党派党员以及群众，无党派人士相对较少。党内法规和党的纪律是全体党员和各级党组织必须遵守的行为准则，党内法规和党的纪律遵守的主体实质包含了党组织和党员。①《中国共产党章程》规定，预备党员和正式党员一样，都必须履行党员义务，遵守党的各项纪律。中国共产党的党规党纪适用于中共党员，也适用于预备党员。因此，党规党纪对于公立医院从业人员中的党员具有普遍的约束力。

3. 行为主体的岗位性质影响着行为的性质

公立医院从业人员用工性质较为复杂，主要包括正式职工、合同工和劳务派遣人员。在事业单位编制改革后，对于正式职工的定义有所变化，除了少数拥有编制的职工以外，纳入员额备案管理的人事代理职工也应该算作公立医院正式职工的范畴。而合同工和劳务派遣人员属于没有事业编制或未纳入公立医院编制总量内的工作人员，在推行公立医院编制备案制改革后，编外人员指的就是未纳入编制备案总量内的人员，编外人员同正式人员具有身份上的不平等。② 公立医院从业人员经商办企业的相关法律法规适用于正式职工。对于合同工和劳务派遣人员等非正式职工来说，随着国家监察体制改革，各级监委对行使公权力的合同工也拥有监察权。笔者认为，合同工应视为公立医院从业人员，相关法律法规对其具有约束力，但考虑到各地各单位实际情况不一，具体情况

① 周叶中、闫纪钢：《论中国共产党的自我革命制度规范体系》，载《武汉大学学报（哲学社会科学版）》2023 年第 1 期，第 15—26 页。
② 耿江：《公立医院干部人事档案管理创新路径》，载《山西财经大学学报》2020 年第 1 期，第 49—50 页。

仍要视医院与合同工本人签订的劳动合同而定。而劳务派遣人员在人事关系上不属于医院，与医院无直接的劳动合同关系，且一般从事短期性、辅助性、体力性工作。一般而言，劳务派遣人员不应视为公立医院从业人员，若将约束公立医院从业人员经商办企业的相关法律法规适用于劳务派遣人员则较为牵强，但个别特殊情况下也要视医院与劳务派遣公司以及劳务派遣公司与劳动者本人签订的合同内容来确定。

4. 公立医院从业人员中的"国家工作人员"

公立医院从业人员的岗位种类主要有医师、护士、技师、药师以及管理、后勤等。对于不同岗位的人员应分类区别看待。医师、护士、技师、药师等岗位人员是医院职工的主体，也是宝贵的专业技术人员，拥有专业知识和技术能力。当前，国家对于专业技术人员利用自身专业知识服务社会、办企业的行为，在政策上持鼓励态度。而管理岗位人员从事公务、行使公权力，属于国家工作人员范畴，并且在《监察法》颁布以后，公立医院管理岗位人员被纳入监委的监察对象范畴，因此对公立医院管理岗位人员经商办企业行为的辨析要相对谨慎。而后勤岗位虽相较管理岗位行政色彩略低，但一般而言，也在工作中从事管理工作，行使一定的公权力，应与管理岗一同看待。后勤岗位中的工勤技术人员，如无干部身份，属于纯技术服务人员，在其工作性质上没有行使公权力，不应当被认为"国家工作人员"。

我国公立医院的行政级别从厅局级到乡科级皆有分布。大型公立医院领导班子成员往往以厅局级或县处级为主，部分领导职务还有一定的高配现象。政策法规对医院领导班子成员以及内设部门负责人的要求自然比普通行政管理岗位职工要求更高。其中，县处级及以上的公立医院干部属于领导干部，在对相关党规党纪和国家政策法规进行辨析时，要特别注意仅对县处级及以上干部提出要求的情况。而同样是医护等卫生专业技术人员，公立医院的科主任和护士长担任行政管理职务，行使一定的行政权力，同时部分科主任和护士长还有着一定的行政级别，均应属于国家工作人员的范畴。

当然，本书虽然主要是讨论公立医疗机构管理人员经商办企业的问题，但是在卫生行政部门、医保监管行政部门中，不仅部门领导不得经商办企业，甚至作为公务员的普通工作人员，也应当严格遵守《公务员法》《公职人员政务处分法》以及有关公职人员禁止经商办企业的政策和规范性文件的规定，不得经商办企业。

【案例 14-01】 某医院原院长李某违规从事营利性活动被"双开"①

经新宁县委批准，新宁县纪委监委对新宁县某医院原院长李某严重违纪违法问题进行了立案审查调查。经查，李某违反中央八项规定精神，收受可能影响公正执行公务的礼品、礼金、消费卡，违规接受宴请、旅游活动安排；违反廉洁纪律，违规从事营利性活动，违规向管理和服务对象放贷收息；违反工作纪律，违规举债，违规挪用项目专项资金；违反生活纪律；违反国家法律法规规定，利用职务上的便利及职权形成的便利条件，为他人谋取利益，收受他人财物，数额特别巨大，涉嫌受贿犯罪。李某身为党员领导干部，丧失理想信念，背离初心使命，毫无纪法意识，私欲膨胀，道德败坏，丧失底线，将医疗物资采购权变为谋取私利的工具，违纪违法时间长、次数多，且在党的十八大后不收敛、不收手，党的十九大后仍不知敬畏、不知止，性质恶劣，情节严重，应予严肃处理。依据《中国共产党纪律处分条例》《监察法》《公职人员政务处分法》等有关规定，经新宁县纪委常委会会议研究并报新宁县委批准，决定给予其开除党籍处分；由新宁县监委给予其开除公职处分；收缴其违纪违法所得；将其涉嫌犯罪问题移送检察机关依法审查起诉，所

---

① 《新宁县中医医院原院长李某严重违纪违法被开除党籍和公职》，载"邵阳廉政网"，ht-tp：//sysjw. gov. cn/sysjw/bgt/202206/e42735699e5949fc9a0ffb170f1ac005. shtml，最后访问日期：2023年10月30日。

涉财物随案移送。

评析

从当地纪委监委的通报来看，新宁县某医院院长李某违反中央八项规定，违法乱纪，接受可能影响执行公务的各种礼品和宴请，违规从事营利性活动，向管理对象放贷收息，并有其他违法违规行为，因此被当地纪委监委作出了开除党籍、开除公职的处分，对其违法犯罪情况，移送司法机关处理。党员领导干部在履行公职、执行公务的过程中，要以身作则，为群众带好头，不得经商办企业，不得对服务管理对象实施营利性活动。李某的行为已经背离了党员干部的要求，甚至达到了违法犯罪的程度，纪委监委依法依规作出了相应的处理决定。

二、公立医院从业人员经商办企业的相关法律和党纪渊源

改革开放以来，党和国家在大力发展市场经济的同时不断加强对包括公立医院从业人员在内的全体公职人员的纪律和法律约束，不仅出台了一系列涉及全体公职人员的普遍性法律法规和党纪党规，也出台了一系列专涉公立医院从业人员的特别性法律法规与党纪党规。

（一）相关法律法规渊源

早在 1984 年，中共中央、国务院就颁布了《关于严禁党政机关和党政干部经商、办企业的决定》，但该决定的约束对象仅为党政机关在职干部，并不包含公立医院从业人员在内的事业单位工作人员。1986 年，中共中央、国务院颁布了《关于进一步制止党政机关和党政干部经商、办企业的规定》，将包括公立医院在内的事业单位从业人员囊括其中。1988 年，中共中央办公厅、国务院办公厅印发《关于县以上党和国家机关退（离）休干部经商办企业问题的若干规定》，对县以上退休干部经商办企业的相关问题进行了进一步规定。2011 年，卫生部印发《关于卫

生系统领导干部防止利益冲突的若干规定》①，对包括公立医院在内的卫生系统的领导班子成员和内设部门负责人的配偶、子女及其配偶的经营活动作出明确要求。2012 年，卫生部、国家食品药品监管局、国家中药管理局联合制定《医疗机构从业人员行为规范》，要求各级各类医疗机构内所有从业人员不得利用执业之便谋取不正当利益，但对于不正当利益的界定没有作具体说明。同年，人社部、监察部印发《事业单位工作人员处分暂行规定》，但该规定的处分情节以笼统的"违反国家规定"为前提，对于厘清公立医院从业人员经商办企业的党纪和法律边界的意义相对较小。2020 年，全国人人审议通过了《公职人员政务处分法》，但同样没有实际说明违反规定的具体情形。2023 年 11 月，中央组织部、人力资源社会保障部印发修订后的《事业单位工作人员处分规定》，同时《事业单位工作人员处分暂行规定》废止。

除了上述禁止性的条款，自从国家推行"双创"政策以来，在新医改寻求医疗服务多层级多样化供给的新格局下，国务院办公厅印发了《关于支持社会力量提供多层次多样化医疗服务的意见》，人力资源社会保障部印发《关于支持和鼓励事业单位专业技术人员创新创业的指导意见》，鼓励卫生专业技术人员，尤其是医师合理利用时间，挖掘创新潜力，为社会提供多样化医疗服务。各省结合自身实际，根据国务院文件精神，也出台了一系列鼓励公立医院医师在内的专业技术人员创新创业的政策文件。2017 年《医疗机构管理条例实施细则》进行修改，删除了其中在职、因病退职或者停薪留职的医务人员不得申请设置医疗机构的规定，为公立医院在职医师利用业余时间开设医疗机构铺平了道路。公立医院从业人员经商办企业的相关法律规定见表 7。

---

① 已失效。

表7　公立医院从业人员经商办企业的相关法律法规

年份	名称	发文机关	条款属性	医院适用人员	主要条款
2023	事业单位工作人员处分规定	中共中央组织部、人力资源社会保障部	禁止性	事业单位工作人员	违反国家规定，从事、参与营利性活动或者兼任职务领取报酬的……
2020	公职人员政务处分法	十三届全国人大十九次会议通过	禁止性	从事管理的人员	违反规定从事或者参与营利性活动，或者违反规定兼任职务、领取报酬的，予以警告、记过或者记大过；情节较重的，予以降级或者撤职；情节严重的，予以开除。
2018	关于支持社会力量提供多层次多样化医疗服务的实施意见	江苏省人民政府办公厅	鼓励性	医师	医师可按规定申请设置医疗机构，鼓励医师利用业余时间、退休医师到基层医疗卫生机构执业或开设工作室。
2017	关于支持社会力量提供多层次多样化医疗服务的意见	国务院办公厅	鼓励性	医师	鼓励公立医院建立完善医务人员全职、兼职制度，加强岗位管理，探索更加灵活的用人机制。医师可以按规定申请设置医疗机构，鼓励医师到基层开办诊所。鼓励医师利用业余时间、退休医师到基层医疗卫生机构执业或开设工作室。

续表

年份	名称	发文机关	条款属性	医院适用人员	主要条款
2017	关于支持和鼓励事业单位专业技术人员创新创业的指导意见	人力资源社会保障部	鼓励性	专业技术人员	1. 支持和鼓励事业单位专业技术人员到与本单位业务领域相近企业、科研机构、高校、社会组织等兼职，或者利用与本人从事专业相关的创业项目在职创办企业，是鼓励事业单位专业技术人员合理利用时间，挖掘创新潜力的重要举措，有助于推动科技成果加快向现实生产力转化。2. 事业单位专业技术人员在兼职单位的工作业绩或者在职创办企业取得的成绩可以作为其职称评审、岗位竞聘、考核等的重要依据。专业技术人员自愿流动到兼职单位工作，或者在职创办企业期间提出解除聘用合同的，事业单位应当及时与其解除聘用合同并办理相关手续。3. 事业单位专业技术人员兼职或者在职创办企业，应该同时保证履行本单位岗位职责、完成本职工作。专业技术人员应当提出书面申请，并经单位同意；单位应当将专业技术人员兼职和在职创办企业情况在单位内部进行公示。事业单位应当与专业技术人员约定兼职期限、保密、知识产权保护等事项。创业项目涉及事业单

年份	名称	发文机关	条款属性	医院适用人员	主要条款
					位知识产权、科研成果的，事业单位、专业技术人员、相关企业可以订立协议，明确权益分配等内容。
2012	医疗机构从业人员行为规范	卫生部、国家食品药品监督管理局、国家中药管理局	禁止性	各级各类医疗机构内所有从业人员	不得用执业之便谋取不正当利益。
1988	关于县以上党和国家机关退（离）休干部经商办企业问题的若干规定	中共中央办公厅、国务院办公厅	禁止性	县以上退休干部	1. 党和国家机关的退休干部，不得兴办商业性企业，不得到这类企业任职，不得在商品买卖中居间取酬，不得以任何形式参与倒卖生产资料和紧俏商品，不得向有关单位索要国家的物资，不得进行金融活动。 2. 党和国家机关的退休干部，不得到全民所有制企业和外商投资企业（公司）担任任何领导职务（含名誉职务）和其他管理职务，企业也不得聘请他们任职。已经任职的，必须辞去职务。 3. 党和国家机关的退休干部，可以应聘到非全民所有制的非商业性企业任职，但到本人原所在机关主管的行业和企业任职，必须在办理退休手续满两年以后。到这些企业任职的，要经所在机关退休干部管理部门批准，并与聘用单位签订合同。

续表

年份	名称	发文机关	条款属性	医院适用人员	主要条款
1986	关于进一步制止党政机关和党政干部经商、办企业的规定	中共中央、国务院	禁止性	干部、职工,包括退居二线的干部	1. 党政机关,包括各级党委机关和国家权力机关、行政机关、审判机关、检察机关以及隶属这些机关编制序列的事业单位,一律不准经商、办企业。 2. 凡上述机关的干部、职工,包括退居二线的干部,除中央书记处、国务院特殊批准的以外,一律不准在各类企业中担任职务。已经担任企业职务的,必须立即辞职;否则,必须辞去党政机关职务。 3. 在职干部、职工一律不许停薪留职去经商、办企业。已停薪留职的,或者辞去企业职务回原单位复职,或者辞去机关公职。 4. 上述机关的离休、退休干部,除中央书记处、国务院批准外,不得到国营企业任职。如果到非国营企业任职,必须在离休、退休满两年以后,并且不能到原任职机关管辖行业的企业中任职。离休、退休干部到企业任职以后,即不再享受国家规定的离休、退休待遇。

（二）相关党纪党规渊源

党员除了要带头遵守以上公立医院从业人员经商办企业的法律法规以外,还要严格遵守相关党规党纪。2007年,中共中央纪委针对从事公务的党员制定了《中共中央纪委关于严格禁止利用职务上的便利谋取不正当利益的若干规定》。2008 年，中共中央纪律检查委员会颁布《关于退出现职、接近或者达到退休年龄的党政领导干部在企业兼职、任职有关问题的意见》。2010 年，中共中央印发《中国共产党党员领导干部廉洁从政若干准则》，该准则较为细致地对党员领导干部禁止私自从事营利性活动的具体情节进行了规定。但该准则不能适应党的十八大以来全面从严治党的新的实践需要，于 2016 年 1 月 1 日废止，同时新的《中国共产党廉洁自律准则》开始生效。新的廉洁自律准则着眼于将依规治党与以德治党相结合，重申了党的理想信念宗旨、优良传统作风，重在立德，对厘清公立医院从业人员办企业的党规边界有原则指导性的意义。2013 年，中共中央组织部印发《关于进一步规范党政领导干部在企业兼职（任职）问题的意见》，该意见明确了领导干部在企业兼职任职等方面的问题，公立医院领导干部参照执行。2023 年修订的《中国共产党纪律处分条例》又对违反有关规定从事营利活动六种情形的处分进行了明确规定。公立医院从业人员经商办企业的相关党纪党规见表 8。

表 8 公立医院从业人员经商办企业的相关党纪党规

年份	文件名称	发文机关	医院适用人员	相关主要条款
2023	中国共产党纪律处分条例	中共中央	党员	违反有关规定从事营利活动，有下列行为之一，情节较轻的，给予警告或者严重警告处分；情节较重的，给予撤销党内职务或者留党察看处分；情节严重的，给予开除党籍处分：（一）经商办企业；（二）拥有非上市公司（企业）的股份或者证券；（三）买卖股票或者进行其他证券投资；（四）从事有偿中介活动；（五）在国（境）外注册公司或者投资入股；（六）其他违反有关规定从事营利活动的行为。

年份	文件名称	发文机关	医院适用人员	相关主要条款
2013	关于进一步规范党政领导干部在企业兼职（任职）问题的意见	中共中央组织部	领导干部	1. 现职和不担任现职但未办理退（离）休手续的党政领导干部不得在企业兼职（任职）。 2. 对辞去公职或者退（离）休的党政领导干部到企业兼职（任职）必须从严掌握、从严把关，确因工作需要到企业兼职（任职）的，应当按照干部管理权限严格审批。 3. 辞去公职或者退（离）休后三年内，不得到本人原任职务管辖的地区和业务范围内的企业兼职（任职），也不得从事与原任职务管辖业务相关的营利性活动。 4. 辞去公职或者退（离）休后三年内，拟到本人原任职务管辖的地区和业务范围外的企业兼职（任职）的，必须由本人事先向其原所在单位党委（党组）报告，由拟兼职（任职）企业出具兼职（任职）理由说明材料，所在单位党委（党组）按规定审核并按照干部管理权限征得相应的组织（人事）部门同意后，方可兼职（任职）。

年份	文件名称	发文机关	医院适用人员	相关主要条款
2013	关于进一步规范党政领导干部在企业兼职（任职）问题的意见	中共中央组织部	领导干部	5. 辞去公职或者退（离）休后三年后到企业兼职（任职）的，应由本人向其原所在单位党委（党组）报告，由拟兼职（任职）企业出具兼职（任职）理由说明材料，所在单位党委（党组）按规定审批并按照干部管理权限向相应的组织（人事）部门备案。 6. 按规定经批准在企业兼职的党政领导干部，不得在企业领取薪酬、奖金、津贴等报酬，不得获取股权和其他额外利益；兼职不得超过1个；所兼任职务实行任期制的，任期届满拟连任必须重新审批或备案，连任不超过两届；兼职的任职年龄界限为70周岁。
2008	中共中央纪律检查委员会关于退出现职、接近或者达到退休年龄的党政领导干部在企业兼职、任职有关问题的意见	中共中央纪律检查委员会	退出现职、接近或者达到退休年龄的领导干部	1. 退出现职、接近或者达到退休年龄和在地方换届时不再提名尚未办理退休手续的党政领导干部原则上不得在企业兼职，一般也不得安排到企业任职。 2. 个别确因工作需要到企业兼职、任职的，应当按照干部管理权限严格审批。不得违反规定，擅自审批党政领导干部到企业兼职、任职。 3. 经批准到企业兼职的，不得在企业领取薪酬、奖金等报酬，不得获取股权。

年份	文件名称	发文机关	医院适用人员	相关主要条款
2007	中共中央纪委关于严格禁止利用职务上的便利谋取不正当利益的若干规定	中共中央纪委	从事公务的党员	1. 严格禁止利用职务上的便利为请托人谋取利益，收受请托人提供的干股。 2. 严格禁止利用职务上的便利为请托人谋取利益，由请托人出资，"合作"开办公司或者进行其他"合作"投资。 3. 严格禁止利用职务上的便利为请托人谋取利益，以委托请托人投资证券、期货或者其他委托理财的名义，未实际出资而获取"收益"，或者虽然实际出资，但获取"收益"明显高于出资应得收益。

【案例 14-02】 落马副局长的"医院生意"：家族公司拿下社区医院项目①

1969 年出生的马某，原系双鸭山市市场监督管理局副局长，而某商务公司与这位曾经的副处级干部有着千丝万缕的关系。2014 年 4 月，当地政府就"在双鸭山市尖山区建立一家社区医院"立项。马某以其外甥女杨某娜（另案处理）名义成立一家公司，"跑上跑下"促成该公司与政府合作。2014 年以前，双鸭山市某区已建成 6 家社区医院。约在 2014 年至 2015 年时，省卫生厅要求限期配齐某区的第 7 家社区医院。当时区长例会确定区政府新建社区医院不投资，以国家预算内投资的 200 万元入资，其余费用"哪个企业想干就由该企业出资"。该项目立项单位为

---

① 《落马副局长的"医院生意"：家族公司拿下社区医院项目》，载"凤凰新闻网"，https：//ishare. ifeng. com/c/s/v002JpT--5RaSHiQINr5F4tQMFAh--naXLnOB4SD6VHD-＿ TuGY＿＿，最后访问日期：2023 年 10 月 30 日。

某区发改委，某区卫生局是项目主体。2014 年 4 月，区发改委根据区卫生局提供的相关情况对当地社区医院立项，后购买格某雅苑小区 7 号楼的 1 号、4 号商铺。最终与政府合作开办第 7 家社区医院的公司，是 2016 年 1 月 12 日成立的某商务公司。某商务公司经营范围是医疗用品及器材批发、零售，但该公司除了建立社区医院以外，没有其他实质性业务。与此同时，马某以其女儿名义购买商铺，在商铺产权有争议的情况下，破坏他人的装修，再重新装修成社区卫生服务中心。不仅如此，他还以其外甥女名义另行注册社区卫生服务站，指使员工等人套取国家基本公共卫生服务补助资金。2022 年 6 月 1 日，马某被开除党籍。2023 年 6 月 30 日，马某因犯诈骗罪、故意毁坏财物罪，一审被双鸭山市某区人民法院判刑 8 年 8 个月。

评析

本案中，马某利用国家对基层医疗机构设立的规划，通过自己的家人、亲戚设立商贸公司，再以公司的名义与政府打交道，设立社区卫生服务中心、社区卫生服务站，从政府拿项目，并指使员工套取国家基本公共卫生服务补助资金。马某的行为严重违反了中央对党员干部、公职人员的纪律要求，已经触犯了国家法律。此外，马某还涉及其他犯罪，最终被依法逮捕，并被一审法院定罪。党员干部违法经商办企业，从刑事犯罪的角度来说，尚无一个明确的罪名，因而本案的刑事审判中没有这方面的罪行指控。但是马某已经严重违反了中央八项规定，因而被开除党籍，交司法机关依法审判。

【案例 14-03】某县医保局原党组书记、局长肖某入股民营医院被"双开"①

经邵阳县委批准，邵阳县纪委监委对邵阳县医疗保障局原党组书记、局长肖某严重违纪违法问题进行了立案审查调查。经查，肖某在担任邵阳县医疗保障局党组书记、局长期间，违反政治纪律，串供以及转移、隐匿证据对抗组织审查；违反中央八项规定精神，收受可能影响公正执行公务的礼品、礼金；违反组织纪律，未如实报告个人有关事项；违反廉洁纪律，利用职权为其特定关系人在入股民营医院方面谋取利益；违反工作纪律，对其在担任邵阳县医疗保障局党组书记、局长期间，不正确履行职责，在给医保基金造成重大损失的问题上负有直接责任和主要领导责任；违反生活纪律；违反国家法律法规，利用职务上的便利，为他人谋取利益，非法收受他人财物，数额特别巨大，涉嫌受贿犯罪。肖某身为党员领导干部，丧失理想信念，背离初心使命，纪法意识淡薄，私欲膨胀，腐化堕落，且在党的十八大后不收敛、不收手，在党的十九大后仍不知敬畏、不知止，性质严重，影响恶劣，应予严肃处理。肖某主动投案，真诚悔过。依据《中国共产党纪律处分条例》《监察法》《公职人员政务处分法》等有关规定，经邵阳县纪委常委会会议研究并报邵阳县委批准，决定给予肖某开除党籍处分；由邵阳县监委给予其开除公职处分；收缴其违纪违法所得；将其涉嫌犯罪问题移送检察机关依法审查起诉，所涉财物一并移送。

评析

基本医疗保障是我国基本的健康政策，也是实现健康中国目标的基本保障。医疗保障越来越重要，相应地，各级地方医疗保障行政部门也

---

① 《邵阳县医疗保障局原党组书记、局长肖某被开除党籍和公职》，载"邵阳廉政网"，http://sysjw. gov. cn/sysjw/bgt/202206/059c44003a8b46bdac9a24288de8dcc5. shtml，最后访问日期：2023 年 10 月 30 日。

越来越重要。医保行政部门负责管理当地的医疗保障资金，监管医保服务签约单位的履约行为，监督医疗机构及医务人员提供医保医疗服务的行为，可谓任务之重、权力之大。然而，本案中，身为县医疗保障局局长的肖某，却忘记了党和人民的托付，违反了党员干部的纪律要求，实施了多项违法违纪行为。尤其值得一提的是，其竟然利用职务便利，与民营医疗机构勾结，入股民营医疗机构谋取私利。最终肖某被纪委监委作出了开除党籍开除公职的处分，对其违法犯罪情况，移送司法机关处理。

三、公立医院从业人员经商办企业的合法合规性分析

本章节梳理了公立医院从业人员经商办企业的部分法律法规和党规党纪。此外，不同地区、单位有另行规定的，应结合所在地区、单位的规定另做考量。例如，陕西延安市纪委下发的《关于严禁党政机关事业单位及其工作人员违规经商办企业的通知》。从所掌握的规定来看，可以概括出公立医院不同身份从业人员（其中退休人员以及领导干部退休后的情形本文不做讨论）经商办企业的一些不可为行为。

（一）法律法规边界

公立医院从业人员不得利用执业之便谋取不正当利益，不得违反国家规定，从事、参与营利性活动或者兼任职务领取报酬。在职干部、职工一律不允许在未经批准的情况下在企业内担任职务，不允许停职留薪去经商、办企业。劳务派遣人员原则上不属于公立医院从业人员，因此《事业单位工作人员处分规定》及相关规定对其不具有约束力，但其需遵守劳务合同中涉及相关法律的约定条款。合同工视劳动合同内容而定，一般应当视为公立医院从业人员，故需结合岗位性质，遵守公立医院从业人员的约束条款。公立医院中从事管理的人员，即领导干部及管理岗、后勤岗以及专业技术岗位上的科主任、护士长等管理人员，不得违反规

定从事或者参与营利性活动，或者违反规定兼任职务、领取报酬。这里的具体规定，主要有中共中央、国务院《关于进一步制止党政机关和党政干部经商、办企业的规定》等。

对于纯专业技术人员，如不具有行政职务的普通医生、护理人员及其他系列专业技术人员，按照目前国家政策和法规，可按规定申请设置医疗机构，医师可以利用业余时间或者医师退休后到基层医疗卫生机构执业或开设工作室。专业技术人员在保证履行本单位岗位职责、完成本职工作的同时可以兼职或者在职创办企业。

此外，公立医院中的工作人员利用职务之便，为亲友非法牟利的，也会构成《刑法》第166条"为亲友非法牟利罪"。该罪名的罪状是国有公司、企业、事业单位的工作人员，利用职务便利，有下列情形之一，致使国家利益遭受重大损失的，处3年以下有期徒刑或者拘役，并处或者单处罚金；致使国家利益遭受特别重大损失的，处3年以上7年以下有期徒刑，并处罚金：（1）将本单位的盈利业务交由自己的亲友进行经营的；（2）以明显高于市场的价格从自己的亲友经营管理的单位采购商品、接受服务或者以明显低于市场的价格向自己的亲友经营管理的单位销售商品、提供服务的；（3）从自己的亲友经营管理的单位采购、接受不合格商品、服务的。有关具体的立案标准，国有公司、企业、事业单位的工作人员，利用职务便利，为亲友非法牟利，涉嫌下列情形之一的，应予追诉：（1）造成国家直接经济损失数额在10万元以上的；（2）致使有关单位停产、破产的；（3）造成恶劣影响的。该罪名在公立医院的常见客观表现为，医院工作人员利用职务便利，主观上故意为亲友牟利，造成国家利益受损，并不以医院工作人员是否"获利"作为构成要件，如果参与"分红"或者接受"回扣"，根据公立医院工作人员的具体身份属性，则同时可能构成"受贿罪"或"非国家工作人员受贿罪"，应当与"为亲友非法牟利罪"并罚。如果公立医院工作人员，利用职务之便，参股亲友公司企业，使国家利益遭受重大损失的，根据犯罪主体的身份是否属于"国家工作人员"，也可能会构成"职务侵占罪"或者"贪污罪"。

【案例14-04】某医院原党总支书记院长杨某违规经商办企业被"双开"①

四川省纪委监委驻某医学院纪检监察组对某医学院附属医院原党总支书记、院长，校医院原院长杨某严重违纪问题进行了立案审查，经四川省监委指定管辖，南充市监委对杨某严重违法问题进行了监察调查。经查，杨某理想信念丧失，纪法意识淡薄，违反中央八项规定精神，收受可能影响公正执行公务的礼品、礼金；违规经商办企业；利用职务上的便利，为他人谋取利益并收受财物，数额巨大。杨某严重违反党的纪律，构成职务违法并涉嫌受贿犯罪，且在党的十八大后不收敛、不收手，性质严重，影响恶劣，应予严肃处理。依据《中国共产党纪律处分条例》《监察法》《公职人员政务处分法》等有关规定，经某医学院党委常委会会议研究，决定给予杨某开除党籍处分；由四川省纪委监委驻某医学院纪检监察组给予其开除公职处分；收缴其违纪违法所得；由南充市监委将其涉嫌犯罪问题移送检察机关依法审查起诉，所涉财物一并移送。

评析

经商办企业是发展经济繁荣市场的应然之举。作为市场需求侧的医疗机构有采购的需求，医疗机构负责人有采购的最终决定权，因此党员干部任何经商办企业的行为，都可能涉嫌权力寻租，都可能存在利益交换，因而国家明令禁止。本案中，身为教学医院党总支书记院长的杨某，在其履职期间，违反中央八项规定精神，收受可能影响公正执行公务的

---

① 《川北医学院第二附属医院原党总支书记、院长杨某严重违纪违法被开除党籍和公职》，载"四川纪检监察网"，http：//www.scjc.gov.cn/scjc/scdc/2023/6/12/22e1231bdb914618bbd3c9e46482d170.shtml，最后访问日期：2023年10月30日。

礼品、礼金；违规经商办企业；利用职务上的便利，为他人谋取利益并接受贿赂，行为性质恶劣，影响极坏，最终被当地纪委监委查办，并被予以开除党籍、开除公职的处分，对其违法犯罪情况，移送司法机关处理。

【案例 14-05】 宣汉县某医院原党委副书记院长李某违规经商办企业被查①

日前，经达州市纪委监委指定管辖，通川区纪委监委对宣汉县某医院原党委副书记、院长李某严重违纪违法问题进行了立案审查调查。经查，李某理想信念丧失，纪法意识淡薄，违反廉洁纪律，违规经商办企业；利用职务上的便利，为他人在工程项目招标、工程款拨付、医用耗材和医用器械设备采购等方面谋取利益，并非法收受财物，数额巨大。李某严重违反党的纪律，构成职务违法并涉嫌受贿犯罪，且在党的十八大后不收敛、不收手，性质严重，影响恶劣，应予严肃处理。依据《中国共产党纪律处分条例》《监察法》《公职人员政务处分法》等有关规定，经宣汉县纪委常委会会议研究并报县委批准，决定给予李某开除党籍处分；由县监委给予其开除公职处分；经通川区纪委常委会会议研究，其涉嫌犯罪问题移送检察机关依法审查起诉，所涉财物一并移送。

评析

本案中，李某作为公立医院的党委副书记院长，不是尽心尽力为医疗机构的发展服务，不是为老百姓的健康保障服务，而是充分使用其担任领导职务时掌握的权力，利用职务上的便利，为他人在工程项目招标、工程款拨付、医用耗材和医用器械设备采购等方面谋取利益，并非法收受财物，数额巨大。通报中特别指出，李某在任职期间，违反廉洁纪律，违规经商办企业。最终被纪委监委作出了开除党籍、开除公职的处分决

---

① 《宣汉县中医院党委副书记、院长李某接受纪律审查和监察调查》，载《达州晚报》2023年4月13日，第02版。

定，对其违法犯罪情况，移送司法机关处理。

（二）党纪党规边界

对于公立医院从业人员中的党员来说，除要遵守以上相关法律法规外，还要遵守党规党纪，且党纪严于国法。

党员领导干部和全体党员都应遵守《中国共产党廉洁自律准则》，廉洁从政、崇廉拒腐。《中国共产党纪律处分条例》第108条规范的主体主要是党和国家机关中具有公职身份的党员，一般党员通过诚实劳动，经商办企业，并不违反本条规定。对于领导干部来说，以个人或他人名义经商办企业利用职权或者职务上的影响的，属重点查处对象。领导干部即使没有利用职权或者职务上的影响来经商办企业，也是纪律所不允许的。中纪委的解释为：边做官、边经商，难免公私不分，以权谋私，至少会使广大群众、其他没有官商背景的"商业人士"产生"合理怀疑"。[①]中共中央组织部《关于进一步规范党政领导干部在企业兼职（任职）问题的意见》明确规定，包括公立医院在内的现职和不担任现职但未办理退（离）休手续的党政领导干部不得在企业兼职（任职）。即使是辞去公职或者退（离）休后3年后到企业兼职（任职），也需本人事先向其原所在单位党委（党组）报告，由拟兼职（任职）企业出具兼职（任职）理由说明材料，所在单位党委（党组）按规定审核并按照干部管理权限征得相应的组织（人事）部门同意后，方可兼职（任职）。

另外，从事公务的党员不能收受请托人提供的干股，由请托人出资，"合作"开办公司或者进行其他"合作"投资。不过，对身份属于普通党员的纯专业技术人员，在完成本职工作的情况下，兼职多点执业、开办公司是党纪党规和政策法规所允许的，但其从事业务应以不与所属公立医疗机构有业务往来为限，如医务人员不得将自己公司经营的产品，

---

① 耿江：《公立医院干部人事档案管理创新路径》，载《山西财经大学学报》2020年第1期，第49—50页。

销售到所在公立医院，否则明显具有利用其身份或岗位的便利之嫌。

2023 年，我国开展医疗腐败问题集中治理工作以来，各级纪委监委通报的近百起涉医疗腐败案件中，医院领导利用权力"违规经商办企业"问题比较集中，据不完全统计共有 18 起之多。例如，四川省资阳市纪委监委通报的资阳市精神病医院原党委书记、院长谌某某严重违纪违法被开除党籍和公职的案件中，就存在"违规经商办企业"的行为；川北医学院第二附属医院原党总支书记、院长，校医院原院长杨某因"违规经商办企业"等违法违纪行为被"双开"；宣汉县中医院原党委副书记、院长李某严重违纪违法，纪法意识淡薄，违反廉洁纪律，违规经商办企业，被"双开"。此外，在 2018 年中山市纪委监委通报的中山市博爱医院原党委书记、院长王某违法违纪案件中，其违规经商办企业行为比较典型，中山市纪委监委称其"贪欲膨胀、擅权妄为，挖空心思钻营巧取，接受他人给予的干股，隐名伙同他人开公司，利用职权帮助自己的公司承接与博爱医院有关的业务，把国有资金和财产当成个人肥油满溢的'钱袋子'，既想当官，又想发财。长期进行利益输送和利益交换，把组织交给的'责任田'当作个人的'自留地'，恣意让渡手中的公权力，为一己私利甘当傀儡，放任和配合他人继续插手医院设备医药采购和基建项目等管理事务，沆瀣一气，利益共沾，且在党的十八大后仍不收敛、不收手。明知组织正对自己开展调查，仍不忌惮、不知止，利欲熏心，大肆收受贿赂，贪婪成性，置党纪国法而不顾，性质恶劣，情节严重，涉嫌犯罪，应予严肃处理"。该案中，中山市博爱医院王某被"双开"后，中山市中级人民法院最终以"贪污罪、受贿罪"定罪，判处有期徒刑 12 年。

从实际案例来看，"违规经商办企业"违反了廉洁纪律，党纪严于国法，纪在法前，行为人是党员的必须受到党纪和（或）政纪的处罚，不是党员的如系监察对象应受《监察法》调整，是否构成犯罪要看具体的犯罪构成要件符合性。

【案例 14-06】违规经商、违规买卖股票，烟台市某医院原副院长被查①

中共烟台市纪委、烟台市监委对烟台市某医院原副院长张某严重违纪违法问题进行了立案审查调查。经查，张某违反政治纪律和政治规矩，对抗组织审查；违反廉洁纪律，违规买卖股票；违反工作纪律，干预和插手建设工程项目承发包；违反国家法律法规。利用职务上的便利，为他人谋取利益并收受财物，涉嫌受贿犯罪。张某身为党员领导干部，理想信念丧失，严重违反党的纪律，构成职务违法并涉嫌犯罪，且在党的十八大后不收敛、不收手，性质严重、影响恶劣，应予严肃处理。依据《中国共产党纪律处分条例》《监察法》等有关规定，经中共烟台市纪委常委会会议、烟台市监委委务会会议研究并报中共烟台市委批准，决定给予张某开除党籍、开除公职处分；收缴其违纪所得；将其涉嫌犯罪问题移送检察机关依法审查起诉，所涉财物随案移送。

评析

本案中作为国家大型三甲医院的副院长张某，身为医疗机构的党员领导干部，本应医者仁心却被利欲熏心，背弃初心使命，丧失理想信念，逾越纪法底线。在担任领导职务期间，利用职务上的便利，查收工程项目承包、招标工作，为他人谋取利益，不知敬畏、不知戒惧，其行为严重违反党的纪律，构成职务违法并涉嫌犯罪。非法收受财物，数额巨大。同时，张某在任职期间，违反廉洁纪律，违规买卖股票。且在党的十八大后不收敛、不收手，性质严重、影响恶劣。最终被纪委监委做出了开除党籍、开除公职的处分决定，对其违法犯罪情况，移送司法机关处理。

---

① 《烟台市某医院原副院长张某被开除党籍、开除公职》，载"烟台纪委监委网"，http://ji-wei. yantai. gov. cn/art/2019/6/14/art_ 5018_ 2453722. html，最后访问日期：2023 年 10 月 30 日。

四、规范公立医院从业人员经商办企业管理的建议

（一）加快国家顶层设计，出台相关具体政策

新时期我国经济社会环境已经发生较大变化，尤其是鼓励创新创业的事业单位编制改革之后，有关包括公立医院从业人员在内的事业单位人员经商、办企业的相关政策规定，需要在实践中探索更新。当前，我国公务员系统有关法律及政策已较为完善，但涉及事业单位工作人员的政策法规相对薄弱，事业单位相较公务员系统更具特殊性。但同时，包括公立医院从业人员在内的事业单位人员仍有着一定的公权力，且与人民生活息息相关，直接影响人民群众的幸福感、获得感以及人民群众对党和国家执政的认可度和拥护度，因此需要加强政策引导，强化制度管理。希望国家加快立法或出台相关政策，以满足事业单位管理工作的实际需要，推进公立医疗机构的人员管理的法治化进程。①

（二）完善医院内部规章制度，加强对不同岗位人员的管理

当前有关公立医院从业人员经商办企业的政策法规相对薄弱，医院可以根据自身情况及工作需要，在不违反国家法律法规的前提下，制定本单位的细化管理规章制度。尤其是强化对合同工以及劳务派遣人员这些身份定位相对模糊，传统法律法规覆盖有所不及的人员的制度管理，并在劳动合同中加以体现，从而使医院的相关管理和处罚有章可循。

（三）完善报备管理，避免利益输送或影响本职工作

在国家鼓励专业技术人员创新创业，鼓励医师多点执业和开设医疗机构的政策背景下，公立医院对本单位在职工作人员进行合法经商、办企业的行为也要制定明确的规章制度，严明纪律要求，加强报备管理。一方面，要避免出现单位人员因经商、办企业影响本职工作的情况。另

---

① 谈在祥、孙煦：《现代医院管理制度下我国公立医院法治化建设研究》，载《卫生经济研究》2021年第6期，第3—5页。

一方面，通过加强报备和相关管理，防止利用本职工作便利谋取不当利益的行为。

（四）以深化改革为契机，推进医院产学研结合

公立医院从业人员经商办企业并不是洪水猛兽，尤其是利用其本身的专业技术进行创业创新的行为，若对其加强管理、合理引导，可以成为推进医院产学研转化、促进医院医疗技术进步、提升医院综合影响力的有力抓手。即使是从事非本专业技术内的经商办企业行为，只要是在合法范围内，都可以为社会经济做出贡献。例如，四川大学华西医院不仅医院科技量值在全国排名前列，在激励成果转化，推进产学研结合，引导专业技术人员合法合规创新创业方面也成绩显著，2018年华西医院制定了被称为"华西九条"的《促进科技成果转移转化实施方案（试行）》，解决了长期以来成果转化个人与单位权属分配上政策的真空，给予了相关科研人员在成果对外转化、个人持股以及开办公司的政策保障。[1]

（五）加强宣传教育，强化医院公职人员的法律意识

虽然在国家层面上对国有企业、事业单位公职人员经商办企业的规定和要求还是比较明确的，但在医疗机构内总是有人置中央政策和国家法律于不顾，利用担任公立医疗机构负责人的特殊身份，利用其手中掌握的管理医疗机构的特权，进行权力寻租，谋取私利。因此，加强法治教育、廉政教育非常重要。前车之鉴，后事之师。医疗机构内设的监察部门要配合国家纪检监察部门，采取多种形式的法治教育、廉政教育，尤其采用以案说法的形式，将他人违法乱纪、违法犯罪的案例生动展现在医疗机构管理者面前。法治教育、廉政教育首先是教育医疗机构的主要负责人、管理者，然后才是一线的医务人员，给医务人员做好表率，带动医疗机构全体人员遵守法律，依法执业，廉洁执业。

---

[1] 雷娟、叶霞、易文浩：《研究型医院科技成果转化支撑服务体系建设思考与实践》，载《中国卫生标准管理》2021年第3期，第32—36页。

第十五章　政府举办医疗机构与社会资本合作办医的合规性指引

罗马医学家盖伦曾说："作为医生，不可能一方面赚大钱，一方面从事伟大的艺术——医学 。"① 医疗的公益属性是医学应有的重要属性之一，而马克思的《资本论》则认为，逐利是资本的天性，如果资本有超过100%的利润，它就敢践踏一切人间的法律。② 政府举办医疗机构与社会资本合作办医在我国是一个颇有争议的地带，也是实践中的难题，我国在这一领域的卫生政策与法律探索多有反复。2019 年年底，有医疗卫生领域"宪法"之称的《基本医疗卫生与健康促进法》颁布，该法第 40 条和第 41 条对政府举办医疗机构与社会资本的合作办医进行了严格约束。正确理解法条的立法主旨、科学厘清政府举办医疗机构与社会资本合作办医的合法性边界，对于指导我国医疗机构和社会资本合作将十分有益，本章将在现有政策与法律框架内对社会资本和政府举办医疗机构合作办医进行系统性考察。

---

① 卢启华：《医学伦理学》（第 2 版），华中理工大学出版社 1999 年版，第 38 页。
② 马克思：《资本论》（第 1 卷），人民出版社 1958 年版，第 839 页。

一、我国政府举办医疗机构与社会资本合作办医的政策与法律历史沿革

近年来，我国积极引入社会资本与政府举办医疗机构合作办医，有效弥补了国家在医疗服务领域的投入不足，促进了政府举办医疗机构通过与社会资本竞争与协作，实现了医疗质量升级、效率提升等方面的社会期待。同时，政府针对社会资本参与医疗实践中产生的诸多问题，从多方面加以管控来保障医疗的公益性要求。从政策和法律历史沿革来看，近10年来，我国对政府举办医疗机构与社会资本合作办医方面政策与法律的主要渊源见表9。

表9　我国对政府举办医疗机构与社会资本合作办医的政策与法律

时间	文件名称	发文机关	相关主要条款
2009	《关于深化医药卫生体制改革的意见》（中发〔2009〕6号）	中共中央、国务院	1. 鼓励和引导社会资本发展医疗卫生事业。 2. 积极引导社会资本以多种方式参与包括国有企业所办医院在内的部分公立医院改制重组。 3. 适度降低公立医疗机构比重。
2010	《关于进一步鼓励和引导社会资本举办医疗机构的意见》（国办发〔2010〕58号）	发展改革委、卫生部、财务部、商务部、人力资源社会保障部	1. 引导社会资本以多种方式参与包括国有企业所办医院在内的公立医院改制，积极稳妥地把部分公立医院转制为非公立医疗机构。 2. 主要对象是公立医院改革试点地区和国有企业所办的医院的剥离。

时间	文件名称	发文机关	相关主要条款
2013	《关于促进健康服务业发展的若干意见》（国发〔2013〕40号）	国务院	1. 鼓励企业、慈善机构、基金会、商业保险机构等以出资新建、参与改制、托管、公办民营等多种形式投资医疗服务业。 2. 逐步放宽中外合资、合作办医条件；完善政府投资补助政策，通过公办民营、民办公助等方式，支持社会资本举办非营利性健康服务机构。
2013	《关于加快发展社会办医的若干意见》（国卫体改发〔2013〕54号）	国家卫生和计划生育委员会、国家中医药管理局	1. 提升非公立医院的"学术地位"。 2. 非营利性医院优先纳入医学高等院校教学医院范围。 3. 鼓励大型公立医疗机构对口支援非公立医疗机构。扩大公立医疗机构医务人员多点执业，实现医务人员合理流动。
2015	《关于促进社会办医加快发展的若干政策措施》（国办发〔2015〕45号	国务院办公厅	1. 推动国有企业办医院分离移交或改制试点，建立现代法人治理结构；积极引入社会力量参与国有企业办医疗机构重组改制。 2. 公私医疗机构开展多种形式的人才交流与技术合作；鼓励具备医疗机构管理经验的社会力量通过医院管理集团等多种形式，在明确责权关系的前提下，参与公立医疗机构管理。 3. 鼓励企业、慈善机构、基金会、商业保险机构等社会力量办医，扩大卫生资源总量；鼓励社会力量以出资新建、参与改制等多种形式投资医疗，优先支持举办非营利性医疗机构。公立医院

时间	文件名称	发文机关	相关主要条款
2015	《关于促进社会办医加快发展的若干政策措施》（国办发〔2015〕45号	国务院办公厅	资源丰富的城市，可选择部分公立医院引入社会资本进行改制试点。
2016	《关于开展医疗联合体建设试点工作的指导意见》（国卫医发〔2016〕75号)	国家卫生计生委	提出"允许"社会办医疗机构纳入医联体。
2017	《关于推进医疗联合体建设和发展的指导意见》（国办发〔2017〕32号)	国务院办公厅	提出"鼓励"社会办医疗机构纳入医联体。
2017	《关于支持社会力量提供多层次多样化医疗服务的意见》（国办发〔2017〕44号)	国务院办公厅	1. 支持社会办医疗机构引入战略投资者与合作方，加强资本与品牌、管理的协同，探索委托知名品牌医疗实体、医院管理公司、医生集团开展经营管理等模式。2. 支持社会办医疗机构强强联合、优势互补，培育上水平、规模化的医疗集团。3. 允许公立医院根据规划和需求，与社会力量合作举办新的非营利性医疗机构。严格落实公立医院举办特需医疗有关规定，除保留合理部分外，逐步交由市场提供。4. 鼓励公立医院建立完善医务人员全职、兼职制度，多点执业制度，加强岗位管理，探索更加灵活的用人机制。

时间	文件名称	发文机关	相关主要条款
2019	《基本医疗卫生与健康促进法》	全国人大常委会	1. 支持和规范社会力量举办的医疗卫生机构与政府举办的医疗卫生机构开展多种类型的医疗业务、学科建设、人才培养等合作。 2. 政府举办的医疗卫生机构不得与其他组织投资设立非独立法人资格的医疗卫生机构，不得与社会资本合作举办营利性医疗卫生机构。 3. 国家鼓励政府举办的医疗卫生机构与社会力量合作举办非营利性医疗卫生机构。 4. 非营利性医疗卫生机构不得向出资人、举办者分配或者变相分配收益。

综上，不难发现，鼓励社会资本办医是我国一以贯之的国策，从实际效果来看，经过多年的政策支持，我国民办医疗机构的数量已经超过了政府举办医疗机构，但从总体上看，民营医疗机构的社会贡献度、民众的信任度和核心竞争力远落后于政府举办的医疗机构。从政策的导向上看，政府希望通过政策的支持，政府举办医疗机构的帮扶，最终发展壮大民营医疗机构，进一步减轻财政投入的压力，实现多元化办医的格局，目前来看这一政策短期内很难实现。

二、政府举办医疗机构与社会资本合作办医的政策与法律边界

《基本医疗卫生与健康促进法》固化了我国历年来医改中好的政策与措施，其中对于政府举办医疗机构与社会资本的合作办医也提出了新要求。《基本医疗卫生与健康促进法》第 40 条第 2 款规定："国家鼓励

政府举办的医疗卫生机构与社会力量合作举办非营利性医疗卫生机构。"第 41 条第 1 款规定国家"……支持和规范社会力量举办的医疗卫生机构与政府举办的医疗卫生机构开展多种类型的医疗业务、学科建设、人才培养等合作"。

（一）政府举办医疗机构与社会资本合作办医可为模式

1. 独立举办非营利性医疗卫生机构

《基本医疗卫生与健康促进法》第 40 条第 2 款规定："国家鼓励政府举办的医疗卫生机构与社会力量合作举办非营利性医疗卫生机构。"对这一条款的理解，需要从以下几个方面进行考量。

关于医疗卫生机构的概念，狭义的医疗卫生机构，在该条款中主要应指"医疗机构"。根据《医疗机构管理条例》第 2 条之规定："本条例适用于从事疾病诊断、治疗活动的医院、卫生院、疗养院、门诊部、诊所、卫生所（室）以及急救站等医疗机构。"上述医疗机构既可以是营利性机构，也可以是非营利性机构；既可以是企业性质，也可以是事业单位性质。广义的医疗卫生机构，还包括专业的公共卫生机构，根据 2019 年国家卫生健康委员会和中商产业研究院发布的医疗卫生机构的统计数据，包括疾病预防控制中心、妇幼保健机构、专科疾病防治院（所、站）、卫生监督所（中心）计划生育技术服务机构和其他机构。

关于"社会资本"，我国目前对社会资本尚未有明确的概念和标准，其主要是区别于政府力量而言，相对比较宽泛，一般是指社会团体、企业组织、各类基金会、事业单位和其他机构各类社会组织。有学者认为，社会资本是区别于国有资本、涉外资本之外的其他投资主体。[①]

本条款的关键在于合作举办的医疗机构的性质必须为"非营利性"，也即设立的医疗卫生机构一般不能以营利为目的，或者营利部分不能在

---

① 邓英、陈蓉：《湖南省农村社会办医的困境及其法律对策研究》，载《管理观察》2019 年第 12 期，第 53—55 页。

投资主体之间进行分配，只能用于医院的建设和发展。"合作举办"既可以是新办，也可以是与既有政府举办的医疗机构的联合。《基本医疗卫生与健康促进法》第41条第1款提出："国家采取多种措施，鼓励和引导社会力量依法举办医疗卫生机构，支持和规范社会力量举办的医疗卫生机构与政府举办的医疗卫生机构开展多种类型的医疗业务、学科建设、人才培养等合作。"该条款的理解重点在于社会力量举办的医疗卫生机构，包含社会资本举办的营利性和非营利性医疗机构，两者合作办医的主要类型包括医疗业务、学科建设和人才培养等方面。从文义理解，合作是双向的，可以通过合同约定双方的权利和义务，实现政府举办的医院从医疗业务、学科建设和人才培养方面支持社会力量举办的营利性或非营利性医疗机构，反之亦然。此外，2017年国务院办公厅颁布的《关于推进医疗联合体建设和发展的指导意见》（国办发〔2017〕32号），明确提出"根据社会办医疗机构意愿，可将其纳入医联体"，"鼓励医联体通过技术支援、人才培养等方式，吸引社会办医疗机构加入并发挥作用"，其产权归属和财政补助经费渠道保持不变。

实践中，如果社会资本设立的营利性医疗机构或者医疗集团托管、注资，或者参与政府举办医疗机构改制等活动，存在制度的瓶颈，《基本医疗卫生与健康促进法》第40条第2款要求成立政府举办医疗机构非营利性的性质不能变，即政府举办医疗机构即使产生利润，也不能用于投资主体的分红。如此，社会资本投资的回报通过何种方式得以实现？从国内的案例看，社会资本实现回报的方式主要有：通过其自身的产业链优势，在医院基础设施建设、医药流通供给、医养结合、特需医疗等方面来实现回报等。例如，国内复兴医药集团注资部分医疗机构合作办医的模式。

【案例 15-01】 "公办民营"医院骗保之后,三甲院长被判 17 年①

安徽某大学第三附属医院(以下简称三附院)是一家"公办民营"医院。2014 年 5 月 14 日,安徽省人民政府发布的《安徽省人民政府关于同意组建成立安徽省中某医结合医院的批复》显示,同意在安徽某学院中西医结合医院的基础上,组建成立安徽省中某医结合医院,实行公办民营管理体制,主要承担安徽某大学中西医结合及相关专业学生临床教学实习和科研任务,面向社会开展中西医结合医疗、预防、保健、救护和康复工作。安徽省中某医结合医院挂三附院牌子,由安徽某大学举办。鼓励引进社会资本,发展成为混合所有制医院。

2015 年年底,洪某、孙某等人获悉三附院将实行公办民营管理体制,鼓励引进社会资本,发展成为混合所有制医院,找到时任三附院院长何某,提出合作经营三附院体检中心。为便于和三附院开展合作,洪某、孙某及刘某三人注册成立了佰某公司。经协商,三附院提供资质、经营用房,洪某、孙某及刘某三人以佰某公司名义负责投资。合作期满或者终止,双方的投资为各自所有。双方以总收入为基数进行分配,三附院按 15% 提取核算,并实行保底分成,即第 1 年至第 2 年为 320 万元、第 3 年至第 4 年为 400 万元、第 5 年至第 8 年为 450 万元。三附院在扣除 15% 的分成和代付的成本后,其他所有收入应足额于次月 15 日支付到体检中心的开户银行。如逾期不付,按每日 5% 支付滞纳金。体检中心收入使用三附院统一收费票据等。三附院对体检中心"人、财、物"统一管理,并对体检中心工作人员进行绩效考核。体检中心的所有开支都从三附院返还的 85% 收入款中列支。

为了掩盖"科室承包",体检中心与医院其他科室一样,实行三统

---

① 安徽省芜湖市鸠江区人民法院(2018)皖 0207 刑初 204 号刑事判决书;安徽省芜湖市中级人民法院(2019)皖 02 刑终字 363 号刑事判决书。安徽省芜湖县人民法院(2018)皖 0221 刑初 189 号刑事判决书;安徽省芜湖市中级人民法院(2019)皖 02 刑终 368 号刑事裁定书。

一考核，即"人、财、物"统一由医院管理，绩效统一由医院考核，体检中心的财务、收费人员由体检中心自行招聘，但是接受三附院的统一管理。体检中心的工作人员也是跟医院签订的劳动合同，由医院发放工资福利，购买社会保险。此外，体检中心所有的收费必须要求开具三附院的发票，所有的收入当天都必须全部交到三附院的财务，不允许体检中心私自截留收入，体检中心的所有支出都从三附院财务支取。

2016年10月16日，体检中心正式运营。2017年5月、6月，体检中心增加了治未病中心、养生堂、视光中心等业务。其间，孙某与三附院签订了劳动合同，从事行政工作。2017年10月24日，为了业务需要，洪某被三附院聘任为院长助理，负责体检中心的日常管理工作。然而，说好的财务统一过账却出现截留情况。体检中心运营后，财务人员发现有部分客户交费后不需要开具三附院统一收费票据，洪某、孙某及刘某知悉后均同意将不开票的收入截留，截留款主要用于体检中心工程款、设备款、人员工资、提成、耗材及日常开支等费用。

针对骗保事件，2018年3月，联合调查组调查认定：三附院管理薄弱，法律意识淡薄，片面追求经济利益，医院诊疗过程中存在违规代刷社保卡、虚增门诊人数、挂床住院、特殊病造假等违法违规行为。三附院领导班子监督不够，未能有效履行主管部门监管教育职责，对事件负有领导责任。省、市医保经办机构对该院的医保经办监督管理不够，对事件负有监管责任。根据调查结果，多名相关机构责任人员依法依纪受到严厉惩处：负有主要领导责任的三附院党总支书记张景某、医院院长何某、医院副院长张铁某分别受到党内严重警告处分，行政记过处分及撤职处分；负有重要领导责任的医院党总支副书记杨永某受到党内警告处分；负有直接责任的医院医保办主任汪利某等受到撤职处分；同时对涉嫌违规的8名医护人员进行行政立案查处，其中情节严重、影响恶劣的予以解聘。

法院认为，洪某、孙某受三附院委托管理经营体检中心，利用职务之便，以不开具三附院统一收费票据的方式截留体检中心营业收入，造成三附院损失720000余元，数额巨大，其行为已构成贪污罪。洪某犯贪污罪，判处有期徒刑3年6个月，并处罚金人民币344000元。孙某犯贪污罪，判处有期徒刑3年，宣告缓刑4年，并处罚金人民币280000元，违法所得予以追缴，上缴国库。何某犯国有事业单位人员滥用职权罪，判处有期徒刑4年6个月；犯受贿罪，判处有期徒刑6年6个月，并处罚金人民币40万元；犯挪用公款罪，判处有期徒刑5年；犯贪污罪，判处有期徒刑5年，并处罚金人民币40万元，合并执行有期徒刑17年，并处罚金人民币80万元。违法所得人民币60万元依法予以追缴，对尚未追缴到案的违法所得1115133元继续追缴。

骗保案发之后，安徽某大学成立"三附院建设及公办民营体制机制建立完善工作组"。2017年4月，安徽某大学校长王某被免职，2018年11月退休。退休1年后，2019年12月，王某被查落马。

评析

本案是医院改制过程中出现的违法合作、经营，医疗机构负责人借机贪污的典型案件。本案揭示的医院管理混乱，财务管理混乱，违法经营，其中院长何某更是被法院认定犯国有事业单位人员滥用职权罪、受贿罪、犯挪用公款罪、犯贪污罪4项罪名，令人触目惊心，其中教训深刻，应当为国有医疗机构管理者引以为戒。

2. 政府举办医院接受社会捐赠的行为

（1）政府举办医院接受社会捐赠的法理基础。我国对政府举办医院接受社会捐赠的法律法规的渊源主要见于：《基本医疗卫生与健康促进法》《公益事业捐赠法》《慈善法》《慈善组织公开募捐管理办法》《卫生计生单位接受公益事业捐赠管理办法（试行）》等法律法规。上述法律法规是政府举办医院接受社会捐赠的主要法律依据，也是政府举办医院规范行为、回避法律责任的定海神针。

政府举办医院接受社会捐赠具有坚实的法理基础。《基本医疗卫生与健康促进法》第12条第1款规定，"国家鼓励和支持公民、法人和其他组织通过依法举办机构和捐赠、资助等方式，参与医疗卫生与健康事业……"该条款明确公民、法人和其他组织等社会力量可以对医疗卫生健康事业进行"捐赠"。换言之，政府举办医疗机构符合直接或间接接受社会捐赠的主体资格。

2023年颁布的《慈善法》第8条规定我国慈善组织的形式包括"基金会、社会团体、社会服务机构"。该法第3条第3项和第4项规定了慈善组织开展公益性"慈善活动"的内容包括"救助自然灾害、事故灾难和公共卫生事件等突发事件造成的损害""促进教育、科学、文化、卫生、体育等事业的发展"等。政府举办医院从属性上系国有公益性非营利性事业单位。我国慈善组织根据其不同组织方式，可以分为：（1）公益性非营利性事业单位；（2）基金会；（3）慈善信托；（4）民办非企业单位。因此，从《慈善法》角度解读，政府举办医院本身即属于慈善组织。此外，近年来我国不少大型政府举办医院根据《慈善法》和《卫生计生单位接受公益事业捐赠管理办法（试行）》，为了更加方便接受社会捐赠，相继成立了医院基金会，其性质属于非公募基金。非公募基金与公募基金最大的区别在于：前者以"捐助"基金为前提，后者以"劝捐"为主要手段，可以通过广播、互联网等多渠道向社会发布公告信息，接受公开募捐。显然，政府举办医院成立的非公募基金会也属于慈善组织，受《慈善法》调整。《慈善法》第22条同时规定，"慈善组织开展公开募捐，应当取得公开募捐资格"。《慈善组织公开募捐管理办法》第3条规定："依法取得公开募捐资格的慈善组织可以面向公众开展募捐。不具有公开募捐资格的组织和个人不得开展公开募捐。"政府举办医院或其所属基金会必须取得公开募捐资格才可以进行公开捐赠，公募资格的取得需要有严格的程序和标准，实行申请登记制度。

此外，2015 年为落实《公益事业捐赠法》，国家卫生和计划生育委员会与中医药管理局发布并实施了新的《卫生计生单位接受公益事业捐赠管理办法（试行）》，作为一部专门的部门规章，对卫生计生单位接受社会捐赠进行规范。该管理办法从总则、捐赠预评估、捐赠协议、捐赠接受、财务管理、捐赠财产使用管理、信息公开与监督管理 8 个方面，对卫生计生单位接受社会捐赠管理作出了制度性安排。随着我国卫生行政机构的调整和优化、新的上位法律法规的不断出台，该办法表现出一定的滞后性，对调整的主体范围、医疗机构法人与基金会法人之间的关系、重大突发公共卫生事件下医疗机构公开募捐等关键问题没有很好的回应，均亟须作出进一步修订和完善，以满足经济社会发展的迫切需要。

社会捐赠日益成为我国大型政府举办医院重要的筹资渠道之一，医疗机构必须在现行法律法规框架下，强化捐赠过程中的法治思维、程序意识，加大风险防控和信息公开，才能实现捐赠工作的法治化和规范化，避免相关法律风险和管理责任。

（2）强化法治思维，推进捐赠工作的法治化

必须强化法治思维，特别是决策的法治化。一般而言，大型政府举办医院应该做好平战结合的准备，每年制订并调整突发事件应急处置预案，预案应经过医院法务部门或者专兼职律师的合法性审查，一旦发生重大突发公共卫生事件应立即启动应急预案。同时，政府举办医院要及时成立领导小组、工作组和指挥部，集中领导与有效分工相结合，形成合力。接受捐赠工作是医院日常管理的重要组成部分，也是重大突发公共卫生事件中物资保障的重要渠道，政府举办医院应该根据国家法律法规的要求，制定医院接受捐赠的具体管理办法，成立医院基金会等法人组织和专职部门，制定并完善配套制度，使得各环节管理做到制度完备、有条不紊、运作有序。

在当前的法律框架和制度设计下，我国政府举办医院应主动加强与政府部门、公募慈善机构的合作与联系。公募慈善组织尽管在管理运作、社会公信度、公众捐赠意愿等诸多方面存在欠缺，但从制度设计上具有合法性，也是在突发公共卫生事件中，可以及时进行公开募捐的法定主体。要把公募慈善机构作为政府举办医院日常受赠来源的渠道之一，在重大突发公共卫生事件中，及时寻求支援、加强合作，共同发布公开募捐公告，与时间赛跑，最大化发挥社会力量在抗疫救灾中的作用。

（3）加强程序意识，确保捐赠过程合法合规

程序合法合规是确保捐赠过程经得起检验的前提和基础，从事前医院领导班子的集体决策程序，到事中接受捐赠和物资管理发放程序，再到事后物品处置和公示程序，都应当依法依规。诚然，突发公共卫生事件，时间紧迫、任务紧急，程序要求不可能做到像平常一样面面俱到，可以适当作简化，确保及时高效。《卫生计生单位接受公益事业捐赠管理办法（试行）》，对此也有相应的规定，如第19条规定："卫生计生单位执行突发公共卫生事件应急处置等特殊任务期间接受捐赠的，可以根据情况适当简化书面捐赠协议。"因此，受赠物资的财务、国资出入库手续办理也可在紧急情况下登记后及时发放，待事态缓和后及时补齐。

捐赠工作需要多部门协同配合才能及时完成，因此，重大突发公共卫生事件下，政府举办医院应明确捐赠工作的牵头部门和对外联络部门，一般应以综合性部门为宜，如医院党政办、国资、设备、招采、审计、纪检等部门协同配合，按照捐赠流程办理项目预评估，捐赠登记，捐赠协议，物资入库、出库，物资发放、捐赠票据、信息公开等各项手续，部门之间需要密切配合、互相监督。事前预评估工作也可授权分管院领导或者工作组研究决定，属于重大捐赠项目需要集体决策的，如对于接受大额资金或大宗物品的捐赠，原则上按照医疗机构管理权限，需要分别由党委会或者院长办公会会议决策是否接受捐赠。疫情结束后，需要

按照捐赠目的或协议要求，将受赠物资使用情况及时告知捐赠人。剩余物资一般应退还捐赠人，变更用途的应该事先征得捐赠人同意。

（4）强化风险防控，严防法律与廉洁等风险

一般而言，捐赠主体的心态可以分为：慈善公益型、社会责任型、从众型、以图后报型。客观上，政府举办医院受赠物资使用的公益性要求与部分医药企业捐赠功利性本质的回报要求之间存在矛盾，政府举办医院及其基金会不具备公募基金资格与突发公共卫生事件应急需求之间存在冲突。政府举办医院接受社会捐赠可能存在主体不适格的法律风险，医药企业借机行贿的廉洁风险，还有受赠物品的质量风险及财务管理、社会舆情等风险因素。因此，政府举办医疗机构必须严格做好法律风险和廉洁风险等风险的防控。

要排查捐赠全过程各类风险点、强化监督的实效性。要针对风险点及时完善各类制度，强化全程监督。要强化事前捐赠行为的风险防控，对捐赠项目严格预评估、提前干预、多部门联合实现有效监督，在接受可能存在利益关联的医药企业捐赠时，必要时可以引入第三方社会力量进行捐赠项目预评估。要加强集体决策监督，特别是对医疗机构主要负责人的监督，受赠情况纳入其经济责任审计。要强化事中监督，综合院内纪检审计、财务、国资等力量，形成专门监督与专业监督部门的协同机制，严格实体审查与程序审查，定期查看制度落实情况、原始登记、查物资出入库、使用分配情况。要强化事后监督，及时对重大捐赠项目情况进行院内外审计，并及时对社会公布审计结果。

要依法依规接受捐赠，规范捐赠协议，避免捐赠人利益回报。医疗机构是最复杂的社会机器，涵盖医院管理者、医务人员、患者、医药企业、医疗设备、药品耗材、后勤保障等多元主体，形成了复杂而庞大的利益链条。借助耗材或者设备的捐赠，医药企业可以高效打通进入医院的最后一道关卡，而捐赠协议是政府举办医院和捐赠人权利义务的法定

文书，也载明了捐赠财产来源、捐赠意愿、捐赠目的、捐赠履行、使用途径、违约责任的主要依据，要坚决避免捐赠协议中附带利益回报条款，加强对捐赠协议内容的审查，避免政府举办医院事后承担不利后果。

（5）做好信息公开，及时回应社会各界关切

阳光是最好的防腐剂，诚实是疫情的夺命刀，及时公布突发公共卫生事件，政府举办医院物资的受赠和使用情况，可以更多地赢得社会的信任和支持，也是政府举办医院的法定义务，可以有效避免暗箱操作可能带来的腐败问题和法律责任。

《公益事业捐赠法》第22条规定："受赠人应当公开接受捐赠的情况和受赠财产的使用、管理情况，接受社会监督。"《卫生计生单位接受公益事业捐赠管理办法（试行）》第40条规定："受赠单位应当建立健全受赠信息公开工作制度，通过便于公众知晓的方式，真实、准确、及时、完整地向社会公开受赠相关信息，提高受赠使用和管理工作的透明度。"第41条规定："受赠单位应当向社会主动公开以下信息：（一）捐赠接受管理制度；（二）捐赠接受工作流程；（三）捐赠管理部门及联系方式；（四）受赠财产情况；（五）受赠财产使用情况；（六）受赠项目审计报告；（七）受赠项目绩效评估结果；（八）依照法律法规应当公开的其他信息。"

政府举办医院采取何种渠道向社会公布物资受赠和使用信息，《卫生计生单位接受公益事业捐赠管理办法（试行）》第43条第1款也有相关规定："受赠单位应当在单位门户网站或当地主要新闻媒体等向社会公开受赠信息。"相较公开信息，政府举办医院更需要重视的是捐赠的登记信息、出入库信息、使用信息，要能够随时接受捐赠人及公众的查询和监督。

（二）政府举办医疗机构与社会资本合作办医的禁止模式

《基本医疗卫生与健康促进法》第40条第3款明确规定了政府举办

医疗机构与社会资本合作办医的禁止性规定，即"政府举办的医疗卫生机构不得与其他组织投资设立非独立法人资格的医疗卫生机构，不得与社会资本合作举办营利性医疗卫生机构"。该款规定了合作的红线，打破了既往政策在这一领域的尝试。

1. 严禁公立医疗卫生机构与社会资本合作举办非独立法人医疗卫生机构

《基本医疗卫生与健康促进法》第 40 条第 3 款的前半部分规定，"政府举办的医疗卫生机构不得与其他组织投资设立非独立法人资格的医疗卫生机构"。此是对 2015 年国务院办公厅颁布的《关于促进社会办医加快发展的若干政策措施》的限制，国务院文件当时明确了社会资本通过特许经营、公建民营、民办公助等模式，举办非营利性医疗机构，未明确禁止社会资本与政府举办医疗机构合作举办营利性机构。近年来，我国地方政府和政府举办医疗机构在探索社会资本进入政府举办医疗机构的路径中所形成的，包括后来被广为诟病的合作方式（政府举办医院承包有关科室给社会资本参与分成、政府举办医院有关科室与社会资本合作约定收益分成、社会资本通过在政府举办医疗机构投放大型医疗设备获取高额回报、社会资本与政府举办医院合作举办非独立法人的院中院参与分成等）为法律所禁止。同时，《基本医疗卫生与健康促进法》第 39 条第 4 款进一步明确医疗卫生机构不得对外出租、承包医疗科室。当然，从法律效果上看，强化了医疗机构的公益性，也无疑将增加医院的经营成本和盈利能力的压力，政府层面需要从制度上予以保障投入和稳定医务人员的收入水平。

【案例 15-02】陈某、洛阳市某医院二审合同纠纷案①

2001 年 3 月 23 日，洛阳市某医院与陈某签订《合作协议书》，协议

---

① 河南省洛阳市西工区人民法院（2020）豫 0303 民初 7793 号民事判决书；河南省洛阳市中级人民法院（2021）豫 03 民终 1126 号民事判决书。

约定陈某投资 420 万元在洛阳市某医院建一栋七层 3800 平方米的妇产科肿瘤病房楼并买入配套设施。陈某自签字之日起 3 日内应汇款 100 万元到洛阳市某医院的账户，作为建筑病房楼的启动资金，剩余款根据工程需要再分期分批汇到洛阳市某医院的账户，所有建筑款都从洛阳市某医院账户汇出。双方还约定床位费分成比例 3：7，洛阳市某医院 30%，陈某 70%；手术费分成比例按纯收入 4：6 分成，洛阳市某医院 40%，陈某 60%；以上分成均为 30 年。另外，妇产科手术室药费按 5% 提成给陈某。2001 年 12 月 10 日，洛阳市某医院与陈某再次签订《补充协议》，对上述《合作协议书》的内容进行变更，约定将床位费分成改为由洛阳市某医院每月给陈某 5.5 万元，手术费改为由洛阳市某医院每月给陈某 2 万元，药费不再给陈某提成，30 年后所有投资收益归属洛阳市某医院，陈某不再参与分配。协议签订后，双方均按照协议履行。2020 年 5 月 18 日到 7 月 18 日，中共洛阳市委第五巡察组对洛阳市某医院党委进行了延伸巡察，9 月 28 日出具反馈意见，指出违规合作办医项目整改不到位，医院违反国家《基本医疗卫生与健康促进法》规定，向妇产科肿瘤病房楼出资人分配收益。洛阳市某医院收到反馈后，自 2020 年 1 月起不再支付陈某每月的投资收益。从第一份协议开始履行，洛阳市某医院共计支付陈某投资收益款 1645 万元，2018 年该病房楼拆除。

一审法院认为，陈某与洛阳市某医院合作建设妇产科肿瘤科病房楼时，相关法律法规也并未禁止个人对政府举办医院的投资项目进行收益分成，双方于此前签订的一系列协议及补充协议应当认定为有效，洛阳市某医院按照协议约定向陈某支付投资收益并无不妥。但是 2019 年 12 月 28 日第十三届全国人民代表大会常务委员会第十五次会议通过的《基本医疗卫生与健康促进法》第 39 条规定："国家对医疗卫生机构实行分类管理。医疗卫生服务体系坚持以非营利性医疗卫生机构为主体、营利性医疗卫生机构为补充。政府举办非营利性医疗卫生机构，在基本医疗卫生事业中发挥主导作用，保障基本医疗卫生服务公平可及。以政府资金、捐赠资产举办或者参与举办的医疗卫生机构不得设立为营利性医疗卫生机构。医疗卫生机构不得对外出租、承包医疗科室。非营利性医疗卫生机构不得向出资人、举办者分配或者变相分配收益。"故陈某与洛阳市某医院签订的四份协议违反了现行法律的规定，其要求继续履行协议有违公平原则。陈某诉求解除协议，该院予以准许，但要求继续支付投资收益款，该院不予支持。综上，依照《合同法》① 第94条、第97条之规定，经该院审判委员会讨论决定，判决如下：解除陈某与洛阳市某医院于2011年3月15日、16日签订的《合作协议书》《补充协议》；驳回陈某的其他诉讼请求。

二审法院认为，2019年12月28日第十三届全国人民代表大会常务委员会第十五次会议通过的《基本医疗卫生与健康促进法》第39条规定，非营利性医疗卫生机构不得向出资人、举办者分配或者变相分配收益。虽然上述法律的实施日期为2020年6月1日，但是已经于2019年12月28日第十三届全国人民代表大会常务委员会第十五次会议通过，从上述政策立场看，此时国家对政府举办医院与社会资本合作举办非营利性医疗机构并分配收益予以禁止。从双方利益衡量、风险分配的角度，并结合国家对政府举办医院与社会资本合作办医的政策立场，洛阳市某医院不得违反社会公益性原则继续向陈某分配投资收益，故陈某的该项上诉请求不能成立，本院不予支持。判决如下：驳回上诉，维持原判。

评析

在《基本医疗卫生与健康促进法》颁布以前，尤其涉及国有医疗机构改制，相关政策、法律规定不完善，规则不清晰，类似本案的情况引发纠纷的案件还有很多。目前我国各级法院处理的思路，一般是以《基本医疗卫生与健康促进法》的通过时间作为节点。自2019年12月28日

---

① 已废止。

起，禁止从政府举办的医疗机构与社会资本合作举办非营利性医疗机构并分配收益。从利益衡量、风险分配的角度，结合国家对政府举办医院与社会资本合作办医的政策立场，社会资本的合作方不得再进行利益分配。

2. 严禁公立医疗卫生机构与社会资本合作举办营利性医疗卫生机构

《基本医疗卫生与健康促进法》第 40 条第 3 款"不得与社会资本合作举办营利性医疗卫生机构"的规定，进一步明确了公立医疗卫生机构与社会资本合作的路径，那就是只能设立非营利性医疗机构，不能改变医疗机构的性质，而且"非营利性医疗卫生机构不得向出资人、举办者分配或者变相分配收益"。这一规定是对既往公立医疗卫生机构改变性质，从非营利性转制为营利性与社会资本合作分成模式的否定，同时也是对一部分大型政府举办医院与社会资本合作成立营利性新的医疗机构模式的否定。

上述法条规定涉及自身溯及力问题，即对既往已经采取上述合作模式的是否产生法律效力的问题。《立法法》第 104 条明确规定："法律、行政法规、地方性法规、自治条例和单行条例、规章不溯及既往，但为了更好地保护公民、法人和其他组织的权利和利益而作的特别规定除外。"该条文前半部分肯定了"法不溯及既往"原则，后半部分是对"法律溯及既往"的例外，笔者认为，应该遵循"法不溯及既往"的基本原则，尊重历史过程中已经形成的客观事实，既往契约待合同到期后予以终止。但从各地的做法来看，普遍采取了"一刀切"的做法，对存量合作项目采取明令取消的方式，即承认该款规定具有法律溯及力。

【案例 15-03】政府举办医院与民营资本合作办"人民医院"合同纠纷案①

2014 年 6 月 19 日贵州某医院与某公司签订投资协议，约定双方共同在贵州省都匀经济开发区科教城规划区内投资新建"某人民医院新院"，双方共同出资组建元某公司，以元某公司作为建设主体建设新院。黔南州政府作出《关于研究加快州人民医院和州中医医院异地扩建项目建设的专题会议纪要》《常务会议纪要》，均表示大力支持贵州某医院引进社会资本参与合作，并部署具体工作。元某公司于 2014 年 8 月设立后，公司章程规定公司注册资本 15000 万元，某公司出资 12000 万元，贵州某医院以货币出资 3000 万元。但事实上，某公司投入 204086500.5 元，贵州某医院投入 22581653 元，尚欠缴 7418347 元。

2015 年 1 月 28 日都匀经济开发区管理委员会与元某公司签订招商引资协议书，约定都匀经济开发区管理委员会对元某公司的投资建设在供地、土地使用权办理等方面予以支持。经贵州某医院申请，2015 年 1 月 15 日黔南州发展和改革委员会作出《关于变更黔南州人民医院建设项目及地下停车场建设项目业主单位的函复》，同意将贵州某医院建设项目及地下停车场建设项目业主单位由贵州某医院变更为元某公司。投资协议开始履行后，截至案件诉讼时，案涉项目第一期主体工程已完工，施工过程中贵州某医院为元某公司垫付部分工程款用于解决农民工工资。

贵州某医院将"某人民医院新院"的名称报黔南州卫生和计划生育委员会审批，2016 年 3 月 28 日黔南州卫生和计划生育委员会向贵州某医院作出《关于对某人民医院新院设置的批复》，内容为："人民医院"的名称由各级人民政府或卫生行政部门设置的医疗机构使用。除各级地方人民政府设置的医疗机构外，其他医疗机构不得使用行政区划名称和

---

① 贵州省高级人民法院（2018）黔民初 49 号民事判决书。

"人民医院"等字样来命名医疗机构。请你院按照国家、省有关文件精神，进一步规范并核定新院医疗机构的命名后，再次向我委提交申报材料。

2017年9月20日黔南州住房和城乡建设局向黔南州政府作出情况报告，认定由元某公司实施的贵州某医院"C栋"建设项目属违法建筑。案涉工程施工过程中元某公司与其他公司签订装饰装修及安装工程施工等合同，并按照合同约定支付了部分款项。

贵州某医院以项目实施过程中某公司存在根本违约、利用大股东控股的权利侵害其合法利益以及合同签订后"人民医院"的名称不能使用构成情势变更为由，向一审法院起诉请求：解除双方签订的投资协议，诉讼费由某公司承担。

法院判决认为，"人民医院"的名称担保了医疗机构的公益性质，政府举办医院不得使用"人民医院"的名称作为投资的资本与社会资本合作办医，但可与社会资本合作举办非营利性医疗卫生机构，二者的合作符合我国基本经济制度的要求和医疗卫生事业发展的需要。秉持对投资协议进行诚信解释的合同解释原则，以及从双方利益衡量、风险分配的角度，并结合国家对政府举办医院与社会资本合作办医的政策立场，贵州某医院要求解除投资协议的理由不能成立，法院不予支持。判决：驳回贵州某医院的诉讼请求。

评析

人民医院是我国医疗卫生事业的中坚力量，"人民医院"的名称既担保医疗机构的公益性质，又肩负公众对医疗机构的信任和人人享有基本医疗卫生服务的社会责任。政府举办医院与社会资本合作办医并非没有底线，而是限于举办"非营利性的医疗机构"。在医疗卫生事业的改革发展中，不乏政府举办医院与社会资本合作打"擦边球"的现象，使得公私界限模糊，最终损害广大患者利益，损害"人民医院"的形象。

因此，"人民医院"的名称只能由各级人民政府或卫生行政部门设置的医疗机构使用。本案系有着"人民医院"名称的政府举办医院与社会资本合作办医引起的合同纠纷，争议焦点在于双方签订的合作办医合同是否应当解除。政府举办医院不得使用"人民医院"的名称作为投资的资本与社会资本合作办医，但可与社会资本合作举办非营利性医疗卫生机构，本着对投资协议进行诚信解释的合同解释原则，最终法院没有支持解除合同的诉讼请求。

（三）常见合作模式的合法合规性评析

随着医改的不断深入，"三医联动"加强、药品和耗材带量采购，不少政府举办医院的营利能力不断减弱，甚至入不敷出，负债累累，亟须社会资本"输血"。另外，我国幅员辽阔，医药行业有着巨大市场，社会资本参与政府举办医疗机构投资的动力很强，综观各地，也对社会资本参与医疗机构的改革多有尝试。值得注意的是，成文法总是滞后于丰富多彩的社会生活，政府举办医疗机构与社会资本合作办医的形式依然多样，在《基本医疗卫生与健康促进法》的框架中，厘清合法与非法的边界也殊为不易。

1. 社会资本通过无偿捐赠医疗设备捆绑销售配套耗材谋利的合法合规性

政府举办医疗机构有权接受社会捐赠，但必须具备以下四个前提：（1）以法人名义接受捐赠，即只有医疗机构法人或者医院的基金会才有权接受捐赠，医院下属科室和个人无权接受社会捐赠；（2）获捐财物必须由单位财务部门统一管理，需要履行严格的财务管理制度；（3）不得附加影响公平竞争的其他捐赠协议条款；（4）捐赠财物用于公益性非营利性业务活动。[1] 因此，社会资本无偿捐赠医疗设备并通过其配套的耗

---

[1] 郑大喜：《政府举办医院接受捐赠内部控制、账务处理与信息披露》，载《现代医院管理》2018年第3期，第69—71页。

材营利的模式，其合法合规性的前提是：（1）该设备只能捐赠给政府举办医疗机构法人，一般为医疗机构或者其所属基金会；（2）该设备捐赠后应按照国有资产管理程序办理入库；（3）该医疗设备所使用的耗材不应具有排他性或者唯一性；（4）该设备使用的耗材必须通过合法合规招采程序进入接受捐赠的医疗卫生机构。

对于通过以"长期试用"的方式提供给医疗机构的设备，从现有法律和制度框架来看属于违法行为。《基本医疗卫生与健康促进法》第38条第2款和第39条第4款规定，非营利性医疗卫生机构不得向出资人分配收益，禁止伪造、变造、买卖、出租、出借医疗机构执业许可证。"长期试用"的行为可被视为医疗卫生机构"出借执业许可证"，因为提供医疗设备的公司不具有医疗执业许可，而通过医疗机构"长期试用"设备的所有权仍属于公司，并通过公立医疗卫生机构开展了诊疗活动，因此该行为属于变相"出借"执行许可证书，系为法律法规所禁止的行为。

《卫生计生单位接受公益事业捐赠管理办法（试行）》规定受赠事宜应当由医疗机构捐赠管理部门统一受理，其他内部部门或个人不得直接接受捐赠。捐赠与采购不得挂钩，《医疗机构医用耗材管理办法（试行）》（国卫医发〔2019〕43号）明确要求耗材采购由医用耗材管理部门统一管理，其他科室或部门不得从事采购活动。而违规捆绑销售中常见企业直接捐赠设备给医院某科室，科室负责人能同时决定采购配套试剂耗材。

【案例 15-04】赠送医疗设备搭售耗材被认定为商业贿赂案[①]

某医械企业与淄博某医院签订委托采购协议。双方合作期间，免费向该医院提供 25 台（套）检验设备及设备维护保养服务，临床检验及

---

① 赵永、蔡占东：《向政府举办医院免费提供检验设备捆绑销售耗材构成商业贿赂吗》，载《中国质量报》2023 年 4 月 11 日，第 3 版。

输血试剂、医用耗材。经审计，当事人在销售供应试剂耗材业务中获利4645058.12元。淄博市市场监管局依据《反不正当竞争法》第19条规定，责令当事人改正违法行为，没收违法所得4645058.12元并处罚款20万元的行政处罚。

评析

淄博某医院作为属于政府举办的非营利性医疗机构，行使公共服务职能，其在采购检验设备、试剂耗材上具有较强的决定权和影响力。医院在试剂耗材采购业务中，利用其职权或影响力背离其在商业活动中的义务，从中获取当事人给予的不当利益，排挤了同类供应商公平竞争的权利，扭曲了正常交易活动，扰乱市场竞争秩序。作为行政管理相对人的某医械企业，通过免费提供检验设备及维修保养服务这些不当利益的输送，诱使医院违背忠实义务，谋取交易机会或竞争优势，其本质是行贿人（当事人）提供财产性利益（免费提供检验设备及维修保养服务），通过受贿主体的职权或者影响力（决定交易与否的"权力"），谋取交易机会和竞争优势，变相排除了同类医疗设备、试剂耗材供应商的公平竞争。因此，当事人的行为构成商业贿赂行为，被市场监管行政部门处罚。

【案例 15-05】上海某医疗器械科技发展有限公司不正当竞争案①

上海某医疗器械科技发展公司与黑龙江省某医院签订购销合同，该医疗器械科技发展公司向该医院免费提供全自动血液细胞分析仪一套，并在合同中约定排他性条款——在合同有效期内，医院科室使用的所有血常规试剂必须由该公司供应，不得向第三方采购。上海市金山区市场监督管理局认定该公司捆绑销售试剂、耗材的行为属于实施不正当竞争行为，该公司销售利润被全部没收，并被罚款10万元。

---

① 上海市金山区市场监督管理局沪市监金处（2021）282021000500号行政处罚决定书。

评析

捐赠有捐赠的规矩，慈善有慈善的规则。药械企业如果是将药品、医疗器械等物品捐赠给政府举办医院，则适用《慈善法》《公益事业捐赠法》《卫生计生单位接受公益事业捐赠管理办法（试行）》等规范性法律文件。企业捐赠医疗设备给政府举办医院，不应与采购物品或服务挂钩，不应附有影响公平竞争的条件，否则不符合《卫生计生单位接受公益事业捐赠管理办法（试行）》要求接受捐赠应当遵循的自愿无偿、非营利性的原则。按照《民法典》规定，赠与可以附条件，但所附条件不得违反国家法律规定，更不能采取排挤同行的方式作为捐赠条件，否则构成不正当竞争。

【案例 15-06】 温州某医院（普通合伙）商业贿赂案[①]

上海某医疗设备有限公司为销售体外诊断试剂，以"投放合作"名义向温州某医院免费提供一台 XL1000i 全自动凝血测试仪。双方签订协议，要求医院购买使用该公司销售的试剂耗材，不得使用其他同类产品。在投放合作期间测试仪的所有权归公司所有，合作期满归医院所有。此外，温州另一家医疗试剂有限公司为销售体外诊断试剂，以"借用"名义向该医院免费提供化学发光测定仪。双方约定医院必须购买使用该医疗试剂有限公司提供的原装配套试剂，仪器借用时间为五年，期满后仪器所有权归医院。医院收受使用前述全自动凝血测试仪、化学发光测定仪后并未如实记入财务账。温州市市场监督管理局认定医院收受商业贿赂，按照仪器使用评估价值、收受的免费耗材进货价值没收违法所得，并处罚款 2.5 万元。

评析

医疗实践中，医疗器械企业为了推销自己的医疗器械设备和相应的

---

① 温州市市场监督管理局温市监处字（2017）241 号行政处罚决定书。

耗材，往往采取设备投放与耗材销售捆绑的模式，向医疗机构捐赠医疗器械设备。表面上看，这是企业的善举，为医疗机构免费提供医疗设备，对周转资金困难的医疗机构而言可谓解了燃眉之急。然而，医疗机构在日后使用医疗设备的过程中，需要不断使用试剂等耗材，但药械企业在捐赠设备时已经与医疗机构约定，只能购买和使用该药械企业的耗材，实际上是将同类企业排除在销售之外。该行为违反了《反不正当竞争法》的规定，构成不正当竞争，因此被市场监管部门处罚。

2. 政府举办医疗卫生机构通过融资租赁采购大型医疗设备的合法合规性

当下，大型政府举办医疗机构普遍面临资金困境，医疗行业政策严禁政府举办医院举债建设，金融机构的贷款、其他集资行为都被明令禁止，导致政府举办医疗机构资金筹措的渠道单一。[①] 同时，医疗机构之间的竞争日趋激烈，各家医院对于先进的大型医疗设备的需求非常迫切。2016年国务院办公厅下发了《关于促进医药产业健康发展的指导意见》第11条中规定，"探索医疗器械生产企业与金融租赁公司、融资租赁公司合作，为各类所有制医疗机构提供分期付款采购大型医疗设备的服务"。该条款为政府举办医疗机构通过与融资租赁公司、金融租赁公司采用分期付款的方式采购大型医疗设备提供了政策依据。《基本医疗卫生与健康促进法》未对此作出禁止性规定。因此，笔者认为公立医疗卫生机构采用分期付款的方式从金融或融资租赁公司采购医疗设备的行为不为法律所禁止，是医疗机构可以开展的一项融资业务。

在美国、欧盟等经济发达国家，融资租赁已经发展成为仅次于银行贷款的第二大融资方式。在我国尤其是医疗行业，融资租赁切入的时间短、范围窄，存在发展和改善空间。根据青岛市工程咨询院项目投融资

---

① 郭琳、车士义：《医疗健康产业的融资模式与风险管理》，载《金融理论与实践》2017年第5期，第114—117页。

研究中心的调查研究表明，目前，融资租赁在我国医疗卫生健康保健行业主要存在以下三个方面的问题。

（1）覆盖的范围不够广。采用融资租赁方式采购设备的仍主要是中小型政府举办医院或民营医院。大多数三甲医院因为资金充足或出于风险因素都不考虑此模式。

（2）从融资租赁对象来看，融资公司及医疗机构均较偏爱国外知名品牌技术含量较高、价格较昂贵的大型医疗设备，如 64 排 CT、MRI、PET-CT 等。

（3）从融资租赁出资方的角度划分，主要有三种公司：第一种为专业的融资租赁公司，如远东国际租赁有限公司；第二种为具有银行背景的金融租赁公司，如五大行设立的金融租赁公司；第三种为厂商控股设置的融资租赁部门或金融子公司，如国际医疗制造商巨头 GPS（GE 通用、飞利浦 PHILIPS、西门子 SIENMENS）均有自己的融资金融公司。

3. 政府举办医疗机构药房等非医疗服务项目由第三方托管的合法合规性

随着药品带量采购的深入实施，政府举办医院药房从过去的"聚宝盆"和"摇钱树"变成了医院运营过程中迫切希望丢弃的"成本包袱"和"经营负担"。近几年，我国不少医疗机构开始尝试让第三方机构进行"药房托管"，来减轻医疗机构的成本负担。所谓"药房托管"，即医院药房在所有权不发生变化的前提下，医院通过契约的形式，将药房交给具有较强经营管理能力的医药企业进行有偿经营与管理，而药房的所有权仍旧属于医院。据2016年《经济参考报》调查，此前全国范围内，有半数以上的二级及以下医院已实施或计划实施药房托管。但总体来看，其发展历程几经起伏，多数试点以失败告终，实施的效果并未达到预期。相反，在部分试点凸显了很多问题，并未实现遏制药价虚高的政策初衷，甚至背道而驰。2018年11月21日，国家卫健委、国家中医药管理局联合下发《关于加快药学服务高质量发展的意见》第 6 条规定，"坚持公立医院药房的公益性，公立医院不得承包、出租药房，不得向营利性企业托管药房"。此后，北京、山东、四川、广东、青海、江苏等省市分别发文响应，禁止政府举办医疗机构与第三方机构开展药房托管业务。因此，政府举办医疗机构出租、承包药房的"托管"行为不具有合法合规性。

此外，我国大型医疗卫生机构为了进一步优化流程、降低成本、提高效率，纷纷开展药品、耗材的供应—管理—配送（Supple, Processing and Distribution, SPD）模式。其中目前开展比较多的是医用耗材的 SPD 配送商通过信息系统进行医用耗材的供应、库存、加工、物流等集中管理统一配送，实现医院耗材的订购、验收，并高效及时配送至临床一线的物流管理的模式。这一管理模式在欧美、日本等国滥觞已久，实践效果明显。国内不少大型医院的尝试也证明了这一模式对于降低医院经营成本、提高耗材配送效率、加强耗材使用的质量管理等方面成效显著。需要关注的是，SPD 模式容易造成配送商对医疗机构数据信息的泄露、耗材供应的垄断，以及可能存在利益输送等诸多问题。但这一模式，当下未被法律法规和国家卫生行政部门所禁止，政府举办医院开展药品耗材的 SPD 合作不具有违法性。但从长期看，这一合作模式与药房托管行为具有异曲同工之处，也因此具有较强的政策不确定性和决策风险，这一模式在高度重视医疗机构公益性的当下，有可能随时会被国家叫停。[①]据悉，广东省目前已全面叫停政府举办医院药房 SPD 模式。

4. 医疗机构整体托管的合法合规性

政府举办医院托管，指政府举办医院产权所有者（委托方，一般为政府）通过签订托管合同，将政府举办医院的经营管理权交由具有较强

---

① 吴涛、任臻等：《从风险管控视角谈医院 SPD 项目在资产全生命周期中的管理》，载《中国卫生经济》2018 年第 10 期，第 78—79 页。

经营管理能力，并能够承担相应风险的医疗集团或医院（受托方），受托方有条件地管理和经营委托方的全部或部分资产，并实现资产增值保值的一种医院经营管理方式。

实践中，医院托管双方的合作，既可以是公办民助，也可以是民办公助。多见于大型城市三级政府举办医院托管二级以下医院，或医疗管理集团等社会资本托管经营不善的政府举办医院，常见形式包括直接托管和医疗联合体。2018 年，为规范医联体建设，国家卫健委、国家中医药管理局联合出台《医疗联合体综合绩效考核工作方案（试行）》，从制度层面确认其合法合规性。一般而言，托管方与被托管方通过协议，由被托管方承担合理的人力成本和管理费用。托管行为是否合法，取决于以下四个方面：（1）不得涉及政府举办医院所有权性质的变更及改变政府举办医院非营利性的性质；（2）托管协议不能约定合作利润分配事宜，托管方可以通过目标管理，合理约定管理费用和人力资源成本，但利润分配为《基本医疗卫生与健康促进法》所明文禁止，也不得变相分配经营利润；（3）落实管办分离原则，即政府举办医院的举办者，地方政府不能参与管理;[①]（4）其管理体制可在医院层面成立理事会或管委会，实现托管方对被托管方实质性的经营管理。

【案例 15-07】 某医院投资管理有限公司与灵璧县某医院合同纠纷案[②]

被告灵璧县某医院（甲方）将灵璧县某医院经营管理权托管给原告某医院投资管理有限公司（乙方），在托管合同中约定双方权利与义务：甲方将所属灵璧县某医院经营管理权托管给乙方，包括现有医院场地使用权及医院医疗、人事、财务、采购等经营管理权，甲方保留门诊 1 间

---

① 阚为、孙虹：《公私医院合作办医与政府作用机制研究》，载《湖南社会科学》2015 年第 6 期，第 80—81 页。
② 安徽省灵璧县人民法院（2019）皖 1323 民初 810 号民事判决书；安徽省宿州市中级人民法院（2019）皖 13 民终 2825 号民事判决书。

诊室，产生的经济收入归甲方所有，其他的中医诊疗业务及收入全部归乙方。在合同生效时甲方应将灵璧县某医院医疗执业许可证、民政营业执照、组织机构代码证、公章（财务专用章、医疗专用章、采购专用章）等相关资料移交给乙方并允许乙方自行开设银行账户和独立账户；乙方以灵璧县某医院的名义对外开展的经营活动甲方应给予支持，以甲方名义作出的行为后果由乙方承担。

一审法院认为，双方关于"灵璧县某医院在保留部分科室的情况下将其余科室及医院医疗执业许可证、民政营业执照、组织机构代码证、公章交付原告，以自己名义对外开展诊疗活动"的约定违反了国务院《医疗机构管理条例》第 23 条、第 24 条的规定①，应属无效合同。原、被告双方签订的《医院委托管理协议》，被判决确认无效。合同无效后，因履行合同而取得的财产依法应予返还，不能返还或者没有必要返还的，应当折价补偿。因合同无效造成的损失，由双方当事人根据双方过错程度承担相应的责任。

本案二审期间，当事人围绕上诉请求依法提交了证据。一审查明事实基本属实，本院予以确认。灵璧县某医院上诉请求不能成立，应予驳回；一审判决认定事实基本清楚，适用法律及裁判结果正确，应予维持。

评析

本案原、被告双方的合作实际上是将医疗机构的科室出租、承包，这是违反《医疗机构管理条例》规定的行为。虽然原、被告双方在诚实信用、平等协商的基础上签订了合作协议。在《民法典》实施前，《合同法》第 52 条第 3 项规定，"以合法形式掩盖非法目的"签订的合同无效。但《民法典》将此规定删除，取而代之的是《民法典》第 153 条规定，违反法律、行政法规的强制性规定的民事法律行为无效。《医疗机

---

① 本案发生在 2022 年《医疗机构管理条例》修改之前，因此法条序号是修改前的，2022 年修改后的《医疗机构管理条例》将两条序号调整为第 22 条、第 23 条。

构管理条例》第 22 条第 1 款规定："《医疗机构执业许可证》不得伪造、涂改、出卖、转让、出借。"第 23 条规定："任何单位或者个人，未取得《医疗机构执业许可证》或者未经备案，不得开展诊疗活动。"这都是强制性规定，并且在"罚则"一章中的第 43 条、第 45 条有相应的行政处罚规定。同时，《基本医疗卫生与健康促进法》第 38 条第 2 款规定："医疗机构依法取得执业许可证。禁止伪造、变造、买卖、出租、出借医疗机构执业许可证。"第 99 条第 2 款也有相应的行政处罚规定。

5. 政府举办医疗卫生机构与社会资本合建"互联网医院"的合法合规性

2018 年，国家卫健委和国家中医药管理局联合发布了《互联网诊疗管理办法（试行）》《互联网医院管理办法（试行）》和《远程医疗服务管理规范（试行）》的通知。这三个文件明确规定，"互联网医院必须有实体医疗机构"，即没有实体医疗机构的互联网医院从事诊疗行为将被视为违规，不能存在脱离实体的互联网医院。第三方申请举办互联网医院取得牌照的前提，必须跟一家实体医疗机构建立紧密的合作。互联网企业依托实体政府举办医院，同时与其他医院在线上广泛合作的模式，从现有政策文件来看，是被政策所允许的，同样所依托的实体政府举办医院应当连带承担互联网医院诊疗行为所产生的法律责任。

6. 政府举办医疗卫生机构与社会资本合办病理、影像、检验中心的合法合规性

医疗活动的诊断环节至关重要，现代医学发展到今天，医学诊断对设备和技术的依赖日益增强。其中病理诊断是外科手术的前提和基础，病理医生的诊断水平非常重要，从发展现状看，国内大多数医院的病理科不断萎缩，技术力量呈下滑趋势，因此建设区域性高水平病理诊断中心符合医疗卫生体制改革的现实需要。此外，影像和检验的诊断对大型设备依赖性强，投入资金要求高，特别是诊断结果影响治疗的方案和效

果，社会资本介入该领域的意愿强烈。基于最新的法律法规的要求，公立医疗卫生机构与社会资本合办该类中心合法合规的前提是：（1）该中心如需进行利润分成，一般应该由社会资本或者第三方独立设置并取得诊疗资格的法人机构，其关键点在于要是营利性法人机构，同时取得病理、影像、检验的行业医疗准入资格；（2）政府举办医疗机构参与该类中心的合作，一般主要是基础技术、人力资本的投入，可以收取技术服务费用和人力资本的合理回报；（3）如果该类中心是依托公立医疗卫生机构的行业医疗准入资格进行运营的，则不能进行利润分成，否则可能构成出租出借医疗机构执业资格或者违反政府举办医院"利润分成"的禁止性条款。

近年来，政府举办医疗机构从学科发展和医疗服务需求的角度，积极通过第三方检验检测机构开展相关的合作已经成为一种趋势。国家卫生行政主管部门尚未出台规范的行政法规或者部门规章，但一些省市已经陆续先行先试。毋庸讳言，这一领域存在一定的廉洁风险，但第三方检验检测与医疗机构都有积极的动因和内在迫切合作的需求。一般而言，究其本质，属于政府举办医院购买社会服务的行为，类似于政府采购，从形式上，应该具备以下条件：（1）应当由政府举办医疗机构，从医院层面进行规范的招标程序，引入第三方检验检测机构；（2）第三方检验检测机构也属于医疗机构，应该具备行政管理部门的对其医疗机构的规范认证，从而在检测检验质量上形成闭环，其质量控制应该符合行业的基本要求；（3）从收费层面应该纳入政府举办医院统一收费，经医院严格审核后，按照合同要求，支付第三方检验检测机构合理的服务费用，并定期进行严格的审计。

三、政府举办医院与社会资本合作办医的合规性建议

（一）立法层面应大力支持政府举办医院与社会资本开展多种形式的合作办医

医疗卫生体制改革是国际性难题，看病难、看病贵在世界上多数国家是普遍存在的现象。政府对医疗卫生投入的有限性与国民对医疗服务需求的无限性是无法弥合的一对矛盾。因此，从体制机制上调动社会力量参与医疗卫生事业是被各国证实的行之有效的途径。当下，医改进入深水区，面临诸多迟迟得不到破解的难题。分级诊疗制度落实情况差，大医院人满为患，小医院门可罗雀的现象依然存在。大型政府举办医院社会贡献度大，但过去数十年的发展主要依赖于"以药养医""以耗养医"，在药耗带量政策不断落地的情况下，如何通过增加医疗服务费用和政策投入，调动医务人员的积极性，实现大型政府举办医院可持续发展，是医疗体制改革下一阶段面临的新问题。

民营医疗机构的数量在过去的十年已经实现了大规模的增长，截至2019年9月底，我国拥有民营医院21671个，占比64.5%，政府举办医院11918个，占比35.5%，但政府举办医院的诊疗达到23.6亿人次，民营医院只有4.2亿人次，政府举办医院的医疗贡献度达到85%。[1] 从数量上看，社会资本举办的民营医疗机构已经远超政府举办医院，但早期发展中"多而不强""公益性差""美誉度低"等问题客观存在，并被广为诟病。当然，近些年不乏优秀的民营医疗卫生机构正在不断涌现。

良法是善治的前提。因此，从立法上支持政府举办医院与社会资本多渠道的合作办医，其目的就是要在政府举办医院人才、技术和学科的拉动下，全面带动民营医院的内涵发展，做大做强民营医疗卫生机构，

---

[1] 《2019年1—9月中国医院行业发展现状及2020年行业发展趋势预测》，载"中国产业信息网"，http://www.chyxx.com/industry/201912/816667.html，最后访问日期：2023年10月30日。

从而提升我国医疗服务保障水平。[①] 民营医院与政府举办医院的错位发展，如提供高端医疗、特需医疗服务等方面发挥优势和特长。一方面满足了社会不同阶层人群对医疗服务的特殊需求，另一方面节约了医保资金的支付，缓解了医保资金和政府投入的不足。

（二）突破所有制权属，尝试社会资本参与经营不善的政府举办医疗机构改革

随着医改的不断深入，政府举办医疗机构的发展显示出强者越强、弱者越弱的局面。部分政府举办医疗机构社会贡献度低，经营困难，资不抵债，逐渐成为政府和社会的负担，也是社会不稳定的因素。允许社会资本参与濒临绝境的政府举办医疗机构转制改革，借助社会资本在资本和管理上的优势，尝试让这部分政府举办医疗机构起死回生，应当是不错的选择。现有法律与政策的设计，政府举办医疗机构与社会资本不允许成立营利性医疗机构，无法实现资本投入的回报，势必影响社会资本的积极性，关闭了社会资本参与政府举办医院改制的大门。笔者认为，在保证不造成国有资产流失的前提下，鼓励社会资本参与投资部分政府举办医疗机构、风险与利益共担，有利于部分濒临绝境政府举办医疗机构摆脱发展困境，实现政府、医疗机构、社会资本等多方共赢。

所有制的权属限制是当下政府举办医院与社会资本合作的瓶颈和禁区。因此，着眼长远，从制度设计上，应该逐步打破这一瓶颈。我国国有企业与社会资本合作具有丰富的经验，英美等国通过 PPP 模式[②]实现社会资本广泛介入医疗卫生行业，有着诸多可以借鉴的模式。现行的立

---

① 金嘉杰、董丽佳等：《政府鼓励和引导政策下中国社会资本办医的发展状况》，载《中国卫生政策研究》2017 年第 9 期，第 73—74 页。

② PPP 模式即 Public Private Partnership 的缩写，通常译为"公共私营合作制"，是指政府与私人组织之间，合作建设城市基础设施项目。或是为了提供某种公共物品和服务，以特许权协议为基础，彼此之间形成一种伙伴式的合作关系，并通过签署合同来明确双方的权利和义务，以确保合作的顺利完成，最终使合作各方达到比预期单独行动更为有利的结果。

法和政策对权属的限制，属于对社会资本介入政府举办医疗机构的过度反应。没有利益回报的投资对社会资本而言是难以想象的，也是不可操作的，约定好社会资本参与政府举办医疗机构的改制的范围、合理的资产收益回报，对于当下和未来的中国医疗卫生行业都有着十分积极的意义。

（三）完善社会资本与政府举办医院合作办医的监管体系，确保医疗的公益性

医疗的公益性不排斥医疗机构合理的营利能力和水平，相反，在现有制度框架内，医疗机构较强的营利能力能够保障其更好地实现其公益性。诚然，从我国社会资本介入医疗行业发展历程看，既往粗放的监管和行业的不自律，对医疗公益性造成的负面影响是巨大的。对此，政府采取审慎、严谨的态度，切实有效的监管措施是十分必要的。首先，卫生行政主管部门实行严格准入制度，参与医疗卫生行业的社会资本需要取得相应的准入资格，应优先考虑医药相关财团法人，或者非营利性法人组织。社会资本只有具备良好的商业信誉、相应的经营和管理能力、必要的人力和技术支撑，才能保障合作的顺利开展。其次，建立医疗机构内的合规审查、评价、监管机制，三级医疗机构应当建立合规部门，有专职的合规管理专业人员，二级及以下医疗机构，应当负责合规的部门，至少应当有兼职的专门人员。合规部门涉及法律、审计、合规等专业，建立合规管理制度体系，确保合规管理得以落实。最后，要加大处罚力度，通过患者、第三方评价机构、医疗服务质量的监督，对发现存在重大违法违规问题的合作方要予以严惩，直至取消其行业准入资格，通过严格的处罚措施，切实保障合作后医疗公益性的实现。[1]

---

[1]　熊林平、刘沛、闫磊磊等：《社会资本进入政府举办医院政策演进分析》，载《中国医院管理》2011年第7期，第1—3页。

后　记

不管什么制度，无论什么职业，但凡涉及带有为他人利益做决策，都有"权力"的属性。对行使权力的人，必须进行有效的监督和制衡，否则必会被权力反噬。手握权力者一定要遵守国家法律、法规、规章及规范，慎用手中的权力，让权力真正为"委托人"的利益服务。医务人员就是这样一种角色。医学，乃人学；医疗，乃救死扶伤，治病救人；医院，乃善始善终之地；医者，乃施仁心仁术之人。医疗执业就是医务人员利用医疗专业知识、技能和经验，在人的生命全周期健康管理的背景下，为患者提供医疗服务，诊治疾病，矫正畸形，消除病痛，平安降生，尊严离世。医务人员如果违背希波克拉底誓言，患者的生命健康不仅得不到保障，患方的权益还可能受到侵害。

国家振兴，民族兴旺，社会发展，起决定性作用的是人。自然人作为社会存在，最重要的是其生命和健康得以维系和保障。长期以来，党中央和国务院都非常重视人民的生命健康保障工作。党的十九大报告明确提出了"健康中国"的构想，将人民健康作为民族昌盛和国家富强的重要标志。要完善国民健康政策，为人民群众提供全方位全周期健康服务。健康中国，不仅要有政策和法律设计、资金投入、医疗资源贮备，更要建设良好的、公正的、有序的医疗环境、医疗秩序，医务人员要有良好的品德，恪守医学执业伦理规范，遵守诊疗技术规范，廉洁自律，以患者为中心，保障医疗质量和医疗安全，提供有品质的医疗服务。因此，对医药领域集中整治是必然之举，其目的在于消除医药领域的毒瘤，净化医药市场，发展医药经济，提升医疗服务能力。

在此背景下我们策划了这本书的写作。我们的初衷，就是想在《九项准则》的基础上，针对《九项准则》的要求，结合我国医疗实践情况，进行实务性解读，归纳和总结可供医务人员执业中直接遵守和把握的要领，廉洁、自律、规范、及时地开展医疗服务，保护医患双方的合法权益。这是笔者团队的想法，但是由于我们学识浅薄，研究、分析问题的能力有限，加之时间仓促，在政策把握、规则理解及案例剖析上，难免有不当之处，欢迎各位方家批评指正。

本书在编写过程中，得到中国政法大学、北京口腔医院、中国人民解放军总医院、中国研究型医院学会、中国法医学会等单位的支持，在此表示衷心感谢！向对本书的写作提供支持和帮助的专家、学者以及笔者团队的家人们表示诚挚谢意！

刘鑫　陈伟　谈在祥
2024 年 4 月 25 日

图书在版编目（CIP）数据

医务人员依法廉洁从业指南／刘鑫，陈伟，谈在祥
主编．—北京：中国法制出版社，2024.5（2024.7重印）
ISBN 978-7-5216-4433-3

Ⅰ．①医… Ⅱ．①刘… ②陈… ③谈… Ⅲ．①医药卫
生人员-反腐倡廉-中国-指南 Ⅳ．①R192-62
②D630.9-62

中国国家版本馆 CIP 数据核字（2024）第 071513 号

策划编辑：赵　宏
责任编辑：陈晓冉　　　　　　　　　　　　　　　　封面设计：李　宇

医务人员依法廉洁从业指南
YIWU RENYUAN YIFA LIANJIE CONGYE ZHINAN

主编/刘鑫　陈伟　谈在祥
经销/新华书店
印刷/三河市国英印务有限公司
开本/710 毫米×1000 毫米　16 开　　　　　　印张/ 35.5　字数/ 423 千
版次/2024 年 5 月第 1 版　　　　　　　　　　2024 年 7 月第 2 次印刷

中国法制出版社出版
书号 ISBN 978-7-5216-4433-3　　　　　　　　　　　　定价：119.00 元

北京市西城区西便门西里甲 16 号西便门办公区
邮政编码：100053　　　　　　　　　　　　　　传真：010-63141600
网址：http：//www.zgfzs.com　　　　　　　　编辑部电话：010-63141835
市场营销部电话：010-63141612　　　　　　　印务部电话：010-63141606

（如有印装质量问题，请与本社印务部联系。）